儿科常见病与疾病预防

主编　李　阳　　李瑞芬　　周丽萍　　刘晏如
　　　李园园　　沈　丹　　侯素香

黑龙江科学技术出版社
HEILONGJIANG SCIENCE AND TECHNOLOGY PRESS

图书在版编目（CIP）数据

儿科常见病与疾病预防 / 李阳等主编. -- 哈尔滨：
黑龙江科学技术出版社，2023.12
ISBN 978-7-5719-2221-4

Ⅰ．①儿… Ⅱ．①李… Ⅲ．①小儿疾病－常见病－诊
疗 Ⅳ．①R72

中国国家版本馆CIP数据核字（2023）第248030号

儿科常见病与疾病预防
ERKE CHANGJIANBING YU JIBING YUFANG

主　　编　李　阳　李瑞芬　周丽萍　刘晏如　李园园　沈　丹　侯素香
责任编辑　陈兆红
封面设计　宗　宁
出　　版　黑龙江科学技术出版社
　　　　　地址：哈尔滨市南岗区公安街70-2号　邮编：150007
　　　　　电话：（0451）53642106　传真：（0451）53642143
　　　　　网址：www.lkcbs.cn
发　　行　全国新华书店
印　　刷　黑龙江龙江传媒有限责任公司
开　　本　787 mm×1092 mm　1/16
印　　张　23.75
字　　数　598千字
版　　次　2023年12月第1版
印　　次　2023年12月第1次印刷
书　　号　ISBN 978-7-5719-2221-4
定　　价　198.00元

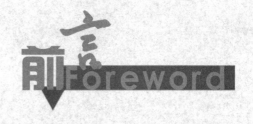

前言 Foreword

儿科学是现代医学的重要分支。在医学技术日新月异的当代，儿科学经过多年的发展已经取得了巨大的成就。现代医学科技的快速进步为儿科的临床发展提供了更深入的科学探索和更有效的治疗手段。然而，儿童面临的健康问题仍然是一项全球性的挑战。儿童处于生长过程中，疾病对儿童的身体和心理发育会产生负面影响，甚至可能威胁他们的生命。儿童的健康是社会的宝贵财富，而儿科学的发展正是为了更好地保障和促进儿童的身心健康。将儿科学的发展应用于临床治疗，不仅需要儿科医师丰富的临床经验，更需要不断更新的相关知识和技能。为总结儿科学现有的理论与实践，融合最新的研究成果和治疗方法，提高儿科医务工作者对于儿科常见病诊疗及预防的能力，更好地应对儿童的健康问题，我们特邀请了具有丰富学术知识和临床经验的儿科医师及研究人员共同编写了《儿科常见病与疾病预防》一书。

本书基于临床需要编写，首先介绍了儿童生长发育与儿童保健的重要内容；其次介绍了儿童营养性疾病及新生儿疾病的内容；然后分别介绍了神经系统、心血管系统、呼吸系统、消化系统等儿科常见疾病的诊疗方法，全面阐述了儿科常见病的病因、临床特点、诊断方法和治疗原则，以及预防与保健等相关内容；最后介绍了儿科护理常规。本书内容丰富，专业性强，语言通俗易懂，适合各级医院儿科医师及医学院的学生参考使用。

在本书编写过程中，由于编者的编写经验不足、编写时间紧张，加之儿科学范围广泛、知识更新速度较快，书稿中存在的不足之处，恳请广大读者批评指正，以期再版时修正完善。

《儿科常见病与疾病预防》编委会
2023 年 7 月

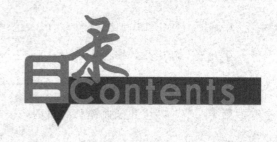

Contents

1

儿童生长发育与儿童保健

第一节 儿童体格发育的基本内容与评价

儿童体格发育评价是一种以体格生长标准为依据,判断个体儿童或群体儿童生长状况的过程。通过数学的统计分析方法来反映儿童生长的生物学特征。儿童处于快速生长发育阶段,身体形态及各部分比例变化较大,同时,儿童生长发育阶段有自身的规律与特点。通过对儿童个体的体格评价,能够了解儿童既往与近期营养状况,并可预测发育趋势。对群体儿童的体格评价,不仅能了解本地区儿童的营养状况,而且可间接反映该地区的经济、文化、教育及社会文明程度的发展水平。体格发育评价需要有儿童体格生长的常模数据,即具有代表性人群的体格生长测量值作为参考,其主要指标为身高(长)、体重等。此外,根据临床工作及研究内容,可选择其他生长指标,如头围、胸围、上臂围、腰围、皮褶厚度、上部量、下部量等。正确评价儿童体格生长状况,必须采用规范的测量用具及统一的测量方法。根据儿童各阶段生长发育规律,评价其生长发育状况,早期发现问题,及时给予指导与干预,以利于儿童的健康成长。

一、儿童体格发育的基本内容与规律

处于生长发育中的儿童,其身体形态变化较大,临床医师可定期对儿童进行体格测量,并对测量结果做出合理评价。

(一)体重增长

1.新生儿期

出生体重与胎次、胎龄、性别及宫内营养状况有关,足月男婴的出生体重为(3.33 ± 0.39)kg,女婴为(3.24 ± 0.39)kg,与世界卫生组织的参考值相近(男3.3 kg,女3.2 kg)。正常足月产儿出生后第一个月体重增加可达$1\sim1.7$ kg,可伴有生理性体重下降,是由于最初$2\sim3$天摄入少,水分丧失和胎粪及小便排出,体重可减轻$3\%\sim9\%$,至$7\sim10$天可恢复到出生时体重。若下降的幅度超过10%或至出生后第10天仍未恢复,则为病理状态,应及时分析其原因。

2.婴儿期

出生后立即呈现生长的第一个高峰,这是胎儿宫内生长的延续。正常情况下,婴儿期前3个月增长速度最快,以后随月龄增长而逐渐减慢。3个月时可达出生体重的2倍(约6 kg),与此后

9 个月期间体重的增加值几乎相等。1 周岁时,约为出生体重的 3 倍(约 9 kg)。其估算公式为 1～6 个月体重(kg)=出生体重(kg)+月龄×0.7(kg);7～12 个月体重(kg)=出生体重(kg)+6×0.7(kg)+(月龄-6)×0.3(kg),或者 3～12 月婴儿体重(kg)=[年龄(月)+9]/2。

3.儿童期

1～2 岁,体重可增长约 3 kg。2～10 岁,每年增长约 2 kg。其估算公式为 2 岁至青春期前体重(kg)=年龄(岁)×2(kg)+8(kg),或者 1～6 岁儿童体重(kg)=年龄(岁)×2+8 kg;7～12 岁儿童体重(kg)=[年龄(岁)×7-5 kg]/2,或=年龄(岁)×3+2 kg。体重增长的规律可用曲线表示,同龄儿童体重的个体差异较大,波动范围可在±10%。

4.青春期

进入青春期后,体重的增长呈现第二个高峰,此时体重增长明显加快,男孩每年增重约 5 kg,女孩约 4 kg。由于体重的增加并非呈等速,临床应用时应以测量自身体重的增长变化为依据。

(二)身高(长)的增长

其增长规律与体重的增长相似,也表现为婴儿期和青春期两个生长高峰,年龄越小身高增长越快。出生时,男、女婴儿为 46～53 cm,生后第一年身长增长最快,约为 25 cm;前 3 个月身长增长 11～13 cm,约等于后 9 个月的增长值,1 岁儿童的身长约 75 cm。1～2 岁时,身长增长速度减慢,为 10～12 cm,即 2 岁时身长 87 cm。2 岁以后,身高平均每年增长 6～7 cm,在青春期时,生长突然加快,其估算公式为 2～12 岁的身高(cm)=年龄(岁)×7+77(cm)。由于儿童身高的增加并非呈等速,同龄的身高波动范围可在 30% 以内,临床应用时应以测量自身身高的增长变化为依据。2 岁以后每年身高增长若低于 5 cm,可视为儿童生长速度下降。身高的增长主要受遗传、内分泌、母体营养与健康状况的影响,尤其是宫内生长水平的影响,而短期患病、营养波动一般不会影响身高的增长。

(三)头围增长

胎儿期脑的生长居全身各系统之首,出生时头围相对较大,平均可达 33～34 cm。

1.头围

第一年前 3 个月头围的增长可达 6 cm,约等于后 9 个月增长值之和(也为 6 cm),1 岁时头围约 46 cm。生后第 2 年头围增长速度减慢,全年约为 2 cm,2 岁时头围约 48 cm;2～15 岁头围仅增加 6～7 cm。5 岁时可达 50 cm,15 岁时可基本接近成人水平,平均 54～58 cm。头围的增长是脑发育的重要指标之一,临床中测量 2 岁以内头围最具诊断价值。连续追踪测量头围比 1 次测量更为重要,婴儿期若头围测量值小于均值减 2 个标准差(SD),常提示有脑发育不良;若头围增长过快常提示脑积水。

2.囟门

包括前囟门与后囟门,出生时前囟大小为 1.5～2.5 cm(对边中点连线的距离)。在生后数月随着头围的增大而稍变大,6 个月以后逐渐骨化而变小,正常健康儿童前囟约在生后 12～18 个月闭合。后囟门是由顶骨和枕骨形成的三角形间隙,出生时已闭合或很小,一般在生后 6～8 周闭合。

(四)胸围增长

胸廓在婴儿期呈圆筒形,前后左右径相等;出生时胸围比头围小 1～2 cm,平均 32 cm。1 周岁时,胸围与头围相等,大约 46 cm,形成了所谓的头胸围交叉。1～2 岁时增加 3 cm,大约 49 cm;3～12 岁胸围平均每年增加 1 cm。2 岁后胸围超过头围的厘米数约等于其周岁数减 1,

到青春期增长又加速。头胸围交叉出现的时间常作为营养状况的优劣指标,一般营养状况好的小儿头胸围交叉出现早,反之则推迟。儿童胸廓生长除营养因素外,与各种体格锻炼的活动质量也有关。

(五)指距的增长

反映上肢长骨的增长,正常情况下指距略小于身高 1～2 cm,若指距大于身高 2 cm,对诊断长骨的异常生长有一定的参考价值。

(六)腹围的增长

代表腹部发育情况。2 岁前腹围与胸围相等,2 岁后则腹围小于胸围。新生儿期由于肠管相对较长,且腹壁肌肉薄弱,腹部常较饱满,以后逐渐变平,但此测量值易受各种因素的影响,正常范围伸缩性很大,因此一般不测量。若患有腹部疾病,如腹水、巨结肠时,应及时测量。若腹围过小则不利于肝脏发育。

(七)上臂围的增长

代表上臂肌肉、骨骼、皮下脂肪和皮肤的发育,可反映儿童的营养状况,特别适合 5 岁以下儿童筛查营养状况。婴儿出生后上臂围增长较快,第一年可从 11 cm 增长至 16 cm,共增长约 5 cm。1～5 岁增加 1～2 cm。1～5 岁小儿臂围若＞13.5 cm 则营养良好,若在 12.5～13.5 cm 则为营养中等,若＜12.5 cm 则是营养不良。

(八)青春期的体格生长特征

青春期的儿童受性激素的影响,其体格增长迅速,呈现生长的第二个高峰,身高增加值约占最终身高的 15%,且有明显的性别差异。男孩的身高增长高峰约晚于女孩 2 年,且每年身高的增长值大于女孩,因此男孩比女孩高。女童以乳房发育(9～11 岁),男童以睾丸增大为标志(11～13 岁),青春期身高突增的时间一般持续 3 年左右。男孩每年可增长 7～12 cm,平均 10 cm,整个突增期平均长高 28 cm;女孩每年可增长 6～11 cm,平均 9 cm,整个突增期平均长高 25 cm。因此,儿童生长的年龄相同,若生长的第二个高峰提前,则停止生长时间也较早,若儿童期生长时间延长,即使生长的第二个高峰发动延缓,其最终身高生长的潜力能得到较好的增长,仍可达到正常人群的良好范围。男童骨龄为 15 岁,女童骨龄为 13 岁时,已达最终身高的 95%。直到女童 17 岁,男童 20 岁身高基本停止增长。此期儿童的体重增加与身高平行,内脏器官也生长,体型发生了显著改变,女童耻骨与髂骨下部的生长与脂肪堆积,使臀围加大,而男童则肩部增宽,下肢较长,肌肉增强,呈现男女童不同的体型特点。

二、儿童体格发育评价的基本内容

体格生长评价内容包括生长水平、生长速度以及身体匀称度。

(一)生长水平

将某一年龄时点所获得的某一项体格生长指标测量值(横断面测量)与参考人群值比较,得到该儿童在同质人群中所处的位置,即此儿童该项体格生长指标在此年龄时点的生长水平,可用于个体或群体儿童的评价。其优点是简单、易掌握和应用简便。生长是一连续过程,1 次测量值不能反映是属于正常范围的差异,还是生长的偏离,也不能直接估计生长的过程,仅反映目前的状况,既不能反映过去存在的问题,也不能预示该儿童的生长趋势。

(二)生长速率

对某一项体格生长指标定期连续测量(纵向观察),又称监测,获得该项指标在某一年龄阶段的增长值,再将该增长值与参照人群值比较,得到该儿童该项体格生长指标的生长速率,结果以正常、下降、缓慢、加速等表示。通过动态纵向观察个体的生长速率可了解其生长轨迹与趋势,反映遗传、环境的影响。生长速率的评价较发育水平更能了解儿童生长状况,生长速率正常的儿童则生长基本正常。以曲线图法表示生长速度,既简单、直观,又能早期发现体格生长偏离。定期体格检查是生长速度评价的关键,儿童年龄越小,生长越快,发现问题后纠正恢复也越容易。儿童正常生长速率的参考范围:婴儿期≥23 cm,生后第二年≥8 cm,生后第 3 年≥7 cm,3 岁至青春期前每年≥5 cm。如果生长速率低于以上水平,则应警惕可能有身高生长迟缓的危险。提倡6 个月以内的儿童宜每月测量 1 次,6~12 个月时应每 2 个月 1 次,1~2 岁时则每 3 个月 1 次,3~6 岁时可每半年 1 次,6 岁以上者应每年 1 次,若是高危儿、体弱儿宜适当增加观察次数。

(三)身体匀称度

通过对人体的重量、长度、围度等指标进行有目的的数学组合来评价,也称指数评价。体重和身高位于同一百分位数(P)水平,表明体态匀称。体型匀称度可判断胖、瘦的程度和倾向,而身材匀称度可判断身体上、下肢比例。

1.体型匀称度

临床上常选用身高/体重来表示一定身高的相应体重增长状况,间接反映身体的密度与充实度,将实际测量值与参照人群值比较,结果常以等级表示。体重指数则更能说明身体匀称度,分年龄和性别的体重指数(BMI)位于 P50,表明体型匀称,BMI≥P85 为超重;BMI≥P97 为肥胖。

2.身材匀称度

以坐高(顶臀高)/身高(长)的比值反映下肢发育状况,按实际测量值与参照人群值比较,结果以匀称、不匀称表示。

三、儿童体格发育评价的基本要求

(一)参照标准

使用不同的儿童生长常模,即生长参照值可得出不同的结论,因此正确选择和使用儿童生长常模或生长参照值非常重要。一般采用具有代表性人群的体格生长测量值作为参考,对个体儿童的评价,最好采用本国儿童的生长常模,群体儿童评价采用本国标准进行不同地区人群间的比较;采用国际生长常模以进行不同种族人群间的比较。①现状标准:样本来源于某地的整体人群,一般未做严格的选择,仅剔除曾患有各种明显的急、慢性疾病和各种畸形的儿童而得出的参考值。此标准是一个国家或一个地区在某段时间内某一特定人群(如城市、农村)正常儿童的体格生长水平。②理想标准:样本来源于营养状况较好、身体健康、居住在适宜环境中并有良好医疗保健服务的儿童人群而制定的参考值,称为理想标准采用不同的标准,对同一儿童的评价结果有所不同。

(二)界值点的选择

选择参考值的正常值范围,从统计学角度来评价时,可采用 P3~P97 作为界值点(正常范围),但在常规工作中,可根据具体情况进行选择参考值和界点,如某地区的资源有限,可选用较低的界值点来筛查。

(三)可靠的测量数据

应采用规范、准确、恒定的工具及正确的测量方法,定期进行测量,测量需由受过专业训练的人员实施。称重时,婴儿可取卧位,1~3 岁幼儿可坐位,3 岁以上可站立位。3 岁以内儿童应仰卧位测量身长,3岁后应立位测量身高,3岁内采用软尺测量头围。准确读取所测数据。

（四）横向与纵向的比较观察

儿童在生长发育过程中获取体格测量资料,可选择各种方法推荐的合适的参照人群值进行比较,以了解个体在同龄儿童人群中的位置。而定期纵向观察可发现个体生长轨迹,了解儿童生长趋势。新生儿访视4次,<6个月龄儿童每月1次,6~12个月龄每2个月1次,1~3岁每3个月1次,3~6岁每半年1次,≥6岁每年1次进行体格测量。高危儿、体弱儿童宜适当增加观察次数。在纵向观察中,最常用的是生长曲线图,其优点是简便、直观,不仅能准确、快速地了解儿童生长水平,还能通过连续追踪获得儿童生长的"轨迹",以及时发现生长偏离现象,并采取干预措施。

四、儿童体格发育评价的基本方法

依据体格发育指标,儿童体格发育的基本评价方法如下。

（一）均值离差法

以某一生长参考值为依据,按其均数 $\overline{X}$ 和 SD 评价,适用于正态分布状况的现状评价。通常 $\overline{X}\pm1SD$ 包含总体人群的 68.3%, $\overline{X}\pm2SD$ 则包含总体人群的 95.4%,而 $\overline{X}\pm3SD$ 却包含总体人群的 99.7%。根据离差范围的不同可分为不同等级,如六等级法 $\overline{X}+1SD$ 的范围而为中+ $\overline{X}-1SD$ 的范围为中-, $\overline{X}+(1\sim2SD)$ 的范围为中上, $\overline{X}-(1\sim2SD)$ 为中下, $>\overline{X}+2SD$ 为上, $\overline{X}-2SD$ 为下。又如五等级法,则是在六等级法中,将+1SD 和-1SD 合并,即中+和中-合并为中,即< $\overline{X}-2SD$ 为下等、 $\overline{X}-(1\sim2SD)$ 为中下等、 $\overline{X}\pm1SD$ 为中等、 $\overline{X}+(1\sim2SD)$ 为中上等、 $\overline{X}+2SD$ 为上等。通过定期、连续测量某项生长指标(身高、体重等),获得该项指标在某一年龄段增长情况,与参考人群值进行比较,多用于评价个体儿童。

（二）百分位数法

适用于正态或非正态分布状况的现状评价。当人群调查结果呈偏态分布时,该方法更能准确地反映现况。在正态分布时,百分位数法与均值离差法相当接近。评价时,常以 P3、P10、P25、P50、P75、P90、P97、的数值来划分等级。P3 相当于离差法的均值减 2SD($\overline{X}-2SD$);P97 则相当于离差法的均值加 2SD($\overline{X}+2SD$);从 P3 到 P97 包括全部样本的 95%;P50 即为中位数,约与均值 $\overline{X}$ 相当。用该法连续观察儿童生长发育速度,方法简便,既能准确地反映儿童的发育水平,又可对儿童的某项指标的生长进行准确、连续的动态追踪观察。

（三）曲线图法

根据体格生长参考值,在身高、体重图上连成曲线绘制,图的底端为年龄刻度,每月1格,左侧是体重或身高的数值,图中有三条参考曲线,最上端一条为 P97,最下端的是 P3,中间一条则为 P50。①正常增长:与参照曲线相比,儿童的自身生长曲线与参照曲线平行上升即为正常增长。②增长不良:与参照曲线相比,儿童的自身生长曲线上升缓慢,增长不足(增长值为正数,但低于参照速度标准)、持平(不增,增长值为零)或下降(增长值为负数)。③增长过速:与参照曲线相比,儿童的自身生长曲线上升过速(增长值超过参照速度标准)。通过定期、连续的体格测量和评价,可直观地反映儿童生长的水平和速度,动态地观察其生长的趋势,可早期发现生长迟缓现象。通过使用该评价方法,父母可亲自监测儿童的营养状况,及时发现问题,提高家庭自我保护能力,有利于促进儿童健康成长。

(四)标准差的离差法(Z 评分)

该方法可反映个体或群体儿童的生长现况,是学龄前儿童群体营养状况评价时最常用的方法之一。Z 值在±2 以内为正常范围。个体值大于平均数值时,Z 值为正,反之为负,其优点在于标化了年龄,可进行跨年龄组的分析。在群体水平上,不但可以估计低于或高于某界值点的儿童比例,而且可以计算出群体 Z 值的均数和标准差,利用 t 检验、回归分析等进行统计分析,可区分营养不良的严重程度。但在使用 Z 值时要根据排除标准剔除不合理数据。个体正负值的变化表明体格生长状况的动态变化。

(五)指数法

指数法主要用于身体匀称度的评价。可通过对人体的重量、长度、围度等指标进行有目的的数学组合,以评价儿童的身体匀称度。

1.Kaup 指数

Kaup 指数表示一定的体积的重量和机体组织的密度,是国际上推荐评价 2～19 岁儿童和青少年肥胖的首选指标。婴儿为[体重(g)/身高(cm)^2]×10,幼儿为[体重(g)/身高(cm)^2]×10 000。Kaup 指数小于 15 有消瘦倾向,15～18 为正常,大于 18 则有肥胖倾向。

2.BMI 指数

BMI 代表体型匀称性,其计算公式为 BMI=[体重(kg)/身高(m^2)],该指数与 Kaup 指数仅换算单位不同,其实际意义一致。由于儿童、青少年的脂肪细胞随着年龄改变、性别的不同而不同,因此,BMI 具有年龄、性别的特异性。BMI 值在 P85 与 P95 之间为超重,超过 P95 为肥胖。世界卫生组织制定的体重指数界限值随年龄而变化,18 岁 BMI 在 25.0～29.9 为超重,BMI≥30 为肥胖。

3.身高体重指数

以相对体重来反映人体的密度和充实度,计算公式为[体重(kg)/身高(cm)]×1 000。

4.劳雷尔指数

劳雷尔指数多用于学龄儿童,计算公式为[体重(g)/身高(cm)^3×10^7]。表示每单位体积的体重,反映了人体的营养和充实程度。

5.身高胸围指数

身高胸围指数反映胸围与身高之间的比例关系。与儿童的胸廓发育及皮下脂肪有关。可反映体型的粗壮或纤细。计算公式为[胸围(cm)/身高(cm)]×100。

6.维尔维克指数

维尔维克指数是身高体重指数与身高胸围指数的总和,反映人体的体型、营养状况,并与心、肺呼吸功能有关。其计算公式为{[体重(kg)+胸围(cm)/身高(cm)]}×100。

7.坐高/身高指数

坐高/身高指数反映了上、下身长度的比例。指上身占整个身长的比例。随着年龄增加,上身占身长的比例逐渐减少,而下身所占的比例逐渐增加。新生儿为 66.57%～66.64%,6～7 岁为 55.91%～56.89%。约在 12 岁时,上、下身长度接近,即上身占身长的比例在 50%左右,其计算公式为[坐高(cm)/身高(cm)]×100。

(六)儿童骨龄评价

通过 X 线检查长骨骨骺端骨化中心出现的时间、数目及干骺端融合的情况,来评价儿童生长的生物学特征。它是反映儿童真实骨发育状况的客观指标,与儿童身高生长关系极为密切。

它是通过衡量骨骼发育程度来评价儿童生长的重要方法,可反映个体儿童的发育水平和成熟程度。按照儿童骨龄对应的身高进行评价,较按照儿童年龄进行身高评价更为客观和准确。手腕部是判断骨龄的常选部位,其对全身骨骼的发育具有较好的代表性。骨龄可通过腕骨的骨化中心数目、大小来粗略估算。临床上,X线摄片的放射剂量小,简单方便,以拍摄左手为佳。目前国内外已制定的手腕部骨龄标准,其方法有图谱法、计分法和重点标志观察法。

1.标准图谱法

将适宜人群从出生到成熟个体年龄组的X线片的中位数片按顺序排列,构成系列图谱标准。评价时将个体儿童的腕骨萌出时间、数目、大小与标准图谱进行比较,即可确定其骨龄。此法操作简单,评价结果可靠。

2.计分法

按各骨骼成熟过程中的形态变化,人为将其划分为不同的发育阶段,对手腕部骨化中心的详细特征给予相应年龄发育分,再综合各骨骼发育分之和换算成骨龄,骨骼发育完全成熟时总分为1 000分,此法应用复杂,准确使用难度大。

3.重点标志观察法

通过观察若干继发性骨化中心出现的时间、成熟程度、数目、干骺愈合的年龄性别特征来衡量个体的成熟水平。此法较灵活,结果可靠,但操作烦琐。

(沈　丹)

第二节　儿童体格发育异常的因素

儿童体格发育从受精卵形成开始就受到各种生物学因素及非生物学因素的影响,各因素相互作用,决定了其最终的特异性的生长发育模式。影响儿童生长发育的因素主要包括以下几种。

一、遗传

染色体携带了父母的遗传信息,小儿生长发育的特征、潜力、趋向、限度等都受父母双方遗传信息的影响。如若在胚胎发育的过程中发生染色体畸变和/或基因突变,将导致儿童罹患各种染色体疾病、遗传代谢病及内分泌疾病等,根据病情轻重,对儿童的生长发育造成不同程度的影响。21-三体综合征、威廉姆综合征等染色体疾病患儿可表现出生长发育落后。此外,任何影响生长激素释放激素-生长激素-胰岛素样生长因子内分泌轴的基因突变(生长激素受体基因)均可导致儿童生长落后。遗传对生长发育的影响主要通过多个等位基因、功能基因团等共同实现。肥胖有明显的遗传倾向,目前发现600余种基因位点与肥胖有关,包括瘦素基因、阿黑皮素基因、促黑激素可的松受体基因、神经肽基因、解偶联蛋白基因、增食欲素基因及FTO基因等,肥胖是多种基因共同作用的结果。

二、宫内环境

胎儿在子宫内的生长发育情况与母亲的营养、疾病、生活环境及情绪密切相关。如孕母身体健康、营养充足、环境舒适、心情愉悦,则胎儿发育良好。反之,如母亲怀孕早期病毒感染、用药、

X线照射、中毒或精神受创,均可阻碍胚胎发育,严重时可导致胎儿畸形。孕母如营养不良、心情压抑,容易造成胎儿早产、低出生体重等后果。孕后期营养过剩容易生出巨大儿,造成孕后期肥胖。

宫内不良环境不仅影响胎儿发育、儿童及青春期体能及智力的发育,还是成人期心血管疾病、糖尿病、恶性肿瘤的危险因素。宫内营养不良导致的宫内发育迟缓与成年期代谢综合征密切相关。此类儿童容易在出生后出现追赶性生长、脂肪异常堆积,在成年期更容易发生向心性肥胖、胰岛素抵抗(2型糖尿病)、高血压、高血脂等多种代谢异常。病因可能与胎儿组织器官的"程序化"改变及内分泌轴重新调整有关,如胎儿体脂分布异常、激素水平改变及表观遗传学修饰异常(包括DNA甲基化、组蛋白修饰)等。

出生体重是衡量胚胎(胎儿)发育的基础指标,能反映其所得到的营养供应情况。有文献报道出生体重与成年期BMI呈J或U型相关,即出生体重大的婴儿与成年期肥胖有关(J型相关),或低出生体重和出生体重大的婴儿均与成年期肥胖有关(U型相关)。尽管两类人群所经历的宫内不良环境及与成人肥胖之间联系的机制有所不同,却导致相同的健康危害,即肥胖相关胰岛素抵抗和代谢综合征。处于出生体重两分极端的婴儿,未来发生肥胖和代谢综合征的危险性均高于正常出生体重儿,科学家称为U型关系。许多宫内不良因素如孕期营养不足、高脂肪饮食(过度营养)、蛋白质摄入不均衡、母体肥胖、妊娠糖尿病等都可改变宫内胚胎发育,导致胚胎发生适应性反应,即使生后给予标准饮食,仍可使子代有发生肥胖和代谢综合征的倾向。宫内营养不足导致出生前代谢"调低"以耐受营养不足,增加胎儿的生存机会,形成节俭表型,此时可能伴有胰岛β细胞发育不良及胰岛素抵抗;若生后营养足够或过度,这种节约表型便增加了小于胎龄儿发生肥胖和代谢综合征的倾向。目前国内外研究的代谢编程机制有基因和非基因效应两种,更为常见的是非基因效应,即表观遗传学修饰,但详细机制尚不明了。宫内营养不良,不仅体格生长落后,严重时还影响脑的发育。

三、出生后营养

婴儿出生后体格增长迅速,是各器官的发育尤其是脑发育的关键时期,需要良好的营养支持。母乳是婴儿早期营养的最佳来源,不仅含有婴儿生长发育需要的各种营养素,而且含有各种生物活性因子,影响母乳喂养儿胃肠道、神经及免疫系统的发育。母乳喂养能在生命的早期营养代谢、摄食行为、膳食结构等多方面建立起预防儿童肥胖发生的屏障。传统的营养观点认为,小于胎龄儿为了加快生长发育,弥补宫内生长迟缓的不足,出生后需要高热量饮食以实现小于胎龄儿的追赶生长。而现在的研究发现,过快地追赶生长虽然有助于小于胎龄儿体格发育接近正常同龄足月儿,但是可能会增加其胰岛素抵抗和发生成年期代谢综合征的危险,尤其是小于胎龄儿出生后的快速体重追赶生长。建议不采取任何特殊喂养行动,缓慢生长可能更有益。早产儿(适于胎龄儿+小于胎龄儿)正处于脑部发育的敏感时期,出生后喂养以满足其生长发育需要,促进各组织器官的成熟及保证神经系统的发育。

合理安排儿童饮食,提供足量的热量和比例合适的营养素,是保证儿童良好生长发育的物质基础,使生长潜力得到最大限度发挥。如果能量或营养素供应不足,特别是生后2年内的严重营养不良,将导致儿童生长发育落后,并可能阻碍其智力的发育。总之,儿童营养促进应当从孕前开始,从出生到青春期结束,贯穿儿童整个生长发育时期。

四、疾病

各种急、慢性或先天性疾病均可直接或间接影响儿童的体格发育。急性疾病常引起儿童体重减轻。慢性疾病则可影响身高与体重的增长,如慢性肾衰竭。先天性心脏病也可导致儿童生长迟缓。若儿童患先天性甲状腺功能低下症、苯丙酮尿症、黏多糖病或糖原贮积症,不仅表现出体格发育的迟缓,还可伴有认知行为发育的异常。严重食物过敏婴幼儿也会出现生长迟缓现象。疾病对体格生长发育影响在婴幼儿较为明显,当然也应从其自身体质基础、疾病的种类和严重程度、疾病发生和作用的时间以及治疗效果与康复状况综合考虑。

五、环境因素

环境因素包括自然环境与社会环境,家庭养育环境直接决定着婴幼儿的养育质量与早期发育水平。良好的居住环境与生态环境配合良好的生活习惯、科学护理、良好教育、体育锻炼、完善的医疗卫生保健服务等都是促进儿童生长发育达到最佳状态的重要因素。社会心理性身材矮小,常发生在社会结构混乱的家庭中,如父母离异、患儿与监护人关系不正常、父母有精神或心理疾病等,患儿常有食物被剥夺、严重被忽视或受虐待。患儿身高常在正常参考值的 P3 以下,行为古怪,可有多饮、多尿、精神状态不正常、容易发脾气、不合群、抑郁、冷漠、缄默、睡眠紊乱、语言和青春发育延迟。本病是由于下丘脑功能受抑制,导致垂体分泌的生长激素减少,多为部分、暂时的可逆性生长激素缺乏。

家庭意外事件、父母分离、离婚与再婚、意外伤害、自然灾害、社会动乱等都会影响儿童身心发育。长期沉溺于电视或电子游戏、胆小、孤僻等也使儿童肥胖发生风险增加。

(吴立霞)

第三节 儿童认知发育及其评估

一、认知概念及理论

认知指获得和应用知识的心理过程,是人对客观世界的认识活动,是注意、感知觉、记忆、观察、思维和语言共同参与、交互作用的复杂过程。儿童认知的发展是与其社会性发展相辅相成的。

在儿童认知发展研究领域中有众多学术流派,其中,以皮亚杰的认知建构主义和维果茨基的社会建构主义最为突出。皮亚杰认为,在人类个体发展中,认知结构背后的推动力量是"平衡",即由生物个体驱动的认知结构与环境之间的最优化的适应程度,社会文化对发展而言是次要的、外在的。与之相反,维果茨基强调社会因素对儿童认知发展的作用,认为心理过程和外部的社会文化环境是相互渗透的。

皮亚杰是瑞士的心理学家,他通过大量的研究工作,认为儿童认知发展的实质是主体通过动作对客体的适应,从而达到平衡。认知发展结构包含格式-同化-顺应-平衡。儿童接受外界信息后就在脑中形成一系列的认知结构,这称为格式,当以后认识新事物(或解决新问题)时,即用原有的格式给予对照,如当旧格式可用于认识解决新事物时,此过程称为同化,若不能解决,则需要改变旧格式,形成新格式以便适应新情况,此过程称为顺应。小儿通过吸收和调节这两种形式达到机体与环境的平衡,如果机体和环境失去平衡,就需要改变行为以重建平衡。这种不断调整的过程,就是适应的过程,也是儿童智力发展的实质和原因。

皮亚杰具体论证了儿童从出生到青春期认知发展大体经过四个阶段。

(一)感觉运动阶段(0～2岁)

儿童主要通过感觉和运动认识周围的事物。这一阶段是人的智力和思维的萌芽期,进行"早期教育"可促进这一时期儿童认知能力的发展。

(二)前运算阶段(2～7岁)

这一时期是儿童表象和形象思维阶段。在前一阶段基础上,各种感觉运动格式开始内化为表象或形象图式,儿童频繁地用表象符号来代替外界事物,从而进行想象。小儿凭借这种表象思维,就可以进行各种象征性活动或游戏(如"过家家")、模仿、绘画、搭模型等,但易受外部环境的影响。"自我中心"是这个时期的特征之一。3岁时可认识到别人有内心想法,需求和情绪与自己不一样。5岁时开始理解别人在想什么,并进行简单的抽象和推理。

(三)具体运算阶段(7～12岁)

相当于学龄期,是前一阶段很多表象因式融化、协调而形成的。这一阶段的儿童已具有"运算"的知识,能在一定程度上做出推理,用逻辑处理客观事物。"运算"的含义包括:①内化,进行思维活动;②可逆性,有逆向思维;③守恒性;④系统性。儿童通过对日常生活中的实物认识,可理解抽象数字、数量及时间概念。

(四)形式运算阶段(12～15岁)

儿童的认知能力迅速发展,能对抽象和表征性材料进行逻辑运算、演绎推理、规律归纳和因素分析,具有系统解决问题的能力。形式运算是思维的高级形式。

以上各阶段都有它独特的结构,代表着一定阶段的年龄特征;各阶段的出现有一定次序,不能逾越,也不能互换;前一阶段为后一阶段做准备,后一阶段和前一阶段相比,有质的差异;两个相邻阶段之间不是截然划分的,而是有一定的交叉的;由于各种因素,如环境、教育、文化及主体的动机等的差异,阶段可以提前或推迟,但阶段的先后次序不变。

二、儿童认知发育过程及特点

儿童认知是逐步发展的过程,由近及远,由局部到整体,由认识表面现象到事物的本质,由最初的认识到完全的认识,经历多个水平和阶段(表1-1)。

表1-1 儿童认知与社会行为发育过程

年龄	认知与社会行为
出生至1个月	物理刺激引起痛苦、厌恶或兴趣,如铃声使全身活动减少
1～2个月	社会性微笑、有面部表情,眼睛随着物体转动
2～3个月	两眼随物体转动180°
3～4个月	注意自己的手,有意识地笑和哭
4～5个月	伸手取物,喜欢逗着玩,辨别人声
5～6个月	认出熟悉的人和陌生人,自拉衣服,自握足玩

年龄	认知与社会行为
6～7个月	对着镜子微笑,听懂自己的名字,出现分离焦虑
7～8个月	看见熟人做出要抱的姿势,记忆可保持2周
8～9个月	当眼前的东西掉了,做出寻找的样子
9～10个月	叫名字有反应,有目的摇铃
10～11个月	模仿招手表示"再见"
11～12个月	能找到藏起的玩具,穿衣合作
12～15个月	认识一些日常生活用品,指出自己身体的几个部位
15～18个月	指认卡片,表示同意、不同意
18～21个月	正确指认五官,表示大小便
21～24个月	完成简单的命令,意识到镜中的自己
24～30个月	认识大小、多少,再认几周前的事物
30个月至3岁	分辨基本颜色,再认几个月前的事物,认识男、女
4岁	画人像,记忆力强,辨别上、下、前、后
5岁	分辨颜色,数10个物体,辨别左、右
6～7岁	简单加减

儿童认知发育具有以下几个特点。

(一)注意发育特点

婴幼儿以无意注意为主,注意时间及范围受限,容易分散,随着年龄的增长逐渐出现有意注意。5岁以上儿童能较好控制自己的注意力。

(二)记忆发育特点

婴儿只有再认而无重现,1岁以后出现重现。幼儿以机械记忆为主,随着年龄增长,重现、理解和逻辑记忆能力增强。

(三)思维发育特点

1岁以后儿童开始产生思维,3岁以前只有初级的形象思维,3岁以后开始有初步的抽象思维,6岁以后儿童逐渐学会综合分析、分类比较等抽象思维方法。

(四)想象发育特点

新生儿没有想象,1～2岁儿童仅有想象的萌芽,且内容贫乏,往往重复生活中的经验,创造性的内容很少。3～4岁想象的内容比以前增多,以无意的自由想象为主,没有目的,内容贫乏。5～6岁儿童有意想象和创造想象迅速发展,在学龄前期最为活跃,突出的特点是喜欢夸张,易混淆想象与真实内容,常被人误认为说谎。

除了皮亚杰的认知理论,还有其他一些有关认知的假说,如萨丕尔-沃夫假说,提出语言决定论和语言相对论的概念,从语言文化的角度来阐述认知。

三、影响儿童认知发育的因素

(一)生物学因素

(1)出生缺陷与先天异常:先天性甲状腺功能低下症、苯丙酮尿症患儿如未经治疗,认知发育受到严重影响。

（2）染色体疾病：21-三体、脆性 X 染色体综合征、13-三体综合征、18-三体综合征等患儿有不同程度认知功能损害。

（3）围产期因素：新生儿缺氧缺血性脑病、颅内出血、胆红素脑病患儿均可能在发育后期表现出认知功能障碍。值得特别关注的是，早产儿因出生时胎龄较小（胎龄＞34 周通常被认为是胎儿发育成熟的里程碑），神经系统发育不完善，容易出现各种认知障碍，胎龄越小，认知发展出现障碍的风险越大。研究发现，早产儿与足月儿相比，视觉诱发电位潜伏期显著延长，提示视觉认知功能受到影响。此外，极早早产儿的智商、语言及执行功能随胎龄减小而降低。早产儿某些认知功能障碍在远期仍持续存在。早期干预可有效改善早产儿的认知功能损伤。

（4）神经系统疾病：癫痫儿童认知功能障碍主要表现为注意力缺陷、学习能力下降、执行功能受损。脑膜炎、脑膜脑炎患儿依据病情轻重，可有不同程度认知损害。

（5）营养因素：严重营养不良、缺铁、缺锌等均可对儿童认知功能产生影响。其中，铁缺乏症是目前最常见营养缺乏症之一。在发展中国家，高达 $30\%\sim60\%$ 的妊娠期妇女及 $20\%\sim25\%$ 的婴儿患有缺铁性贫血，不表现为贫血的铁缺乏更加普遍。铁是人体必需而且含量最高的微量元素，不仅是合成血红蛋白所必需的，还是一种重要的酶辅助因子，是细胞增生、神经髓鞘形成、神经信号传递和细胞代谢所必需的。国内外学者研究发现，铁不仅对血液系统有影响，对神经发育和行为认知也起到极为重要的作用。婴儿期缺铁的儿童可表现出脑功能的异常，在写作、阅读、数学、运动能力、空间学习等方面与正常儿童有显著差异，缺铁性贫血症状越严重的婴儿，视觉诱发电位的潜伏期越长，接受补铁治疗后虽可纠正贫血，但在他们 4 岁时仍可表现出视觉诱发电位的异常。缺铁儿童同时易出现焦虑、失落、沮丧、易激惹，注意力不集中，活动力下降等，即使后期给予补铁治疗，依然存在远期认知和行为的差异。早期缺铁能引起行为认知功能障碍及不完全可逆性的现象已引起越来越多国内外学者的关注，其机制可能与脑发育期的一些重要过程（如髓鞘化的启动与维持，神经递质系统的建立，树突和突触的形成）有关。

（6）环境毒物、药物等。

（二）非生物学因素

主要包括家庭类型、父母婚姻状况、家庭功能失调、学校环境、社会灾难及动乱等。

四、评估方法

儿童神经心理发育测试可分为筛查性和诊断性两大类，对筛查结果为异常或可疑者，可进一步进行诊断性测试。

（一）发育筛查测试

1.新生儿行为评定量表

由美国儿科医师 T.B.Brazelton 制定，适用于新生儿，可评价新生儿行为发育水平，对高危新生儿的检测尤为重要。

2.丹佛发育筛查测验

由美国儿童医师弗兰肯伯格和心理学家道兹制定的，于 1967 年发表。我国修订的丹佛发育筛查测验由 104 个项目组成，用于 0～6 岁儿童，分为四个能区，即个人-社会、精细动作-适应性、语言、大运动。检查项目中有的允许询问儿童家长报告的情况判断通过与否，有的是检查者观察儿童对项目的操作情况来判断。筛查的结果分为正常、可疑、异常及无法解释四种。对于后三种情况的儿童应在 2～3 周后复查。

3.绘人测验

1926 年美国 Goodenough 女士首先提出绘人可作为一种智力测试,此后,许多心理学家进行了各种修订。其中,日本的小林重雄的 50 分评价方法得到广泛认可和应用。该法适用于 4.5～12 岁儿童,测试时给儿童一张 16 开白纸、一支铅笔和一块橡皮,要求儿童按照自己想象画出一个站立的人像(不论男女),时间5～10分钟。测毕可用小林重雄 50 分评分法计分,再换算出智商。此测验对儿童认知、自我意识乃至潜意识研究有较大价值。

4.皮博迪图片词汇测验

适用年龄范围为 2.5～9 岁,不需要操作或语言。这套工具共有 120 张黑白图片,每张图片上有 4 个图,其中一个图与某一词的词义相符合。被试者指对一个词得 1 分,在连续 8 个词中有 6 个词错误时,被认为是达到了顶点中止试验,顶点数减错误数为总得分,测验所得的原始分数可以转化为智龄,离差智商分数或 P 等级。整个测验则要求在 15 分钟内完成。

5.瑞文标准推理测验

由英国心理学家瑞文设计的非文字智力测验,编制理论依据斯皮尔曼的智力"二因素论",适用于 5 岁以上儿童及成人。瑞文测验属于渐进性矩阵图,整个测验一共有 60 张图组成,由 5 个单元的渐进矩阵构图组成,矩阵的结构越来越复杂。后来心理学家又编制了适用于更小年龄儿童和智力落后者的彩色推理测验和适用于高智力水平者的高级推理测验。我国张厚粲成立的全国协作组开始修订,出版了瑞文标准型测验中国城市修订版;李丹等完成了彩色型和标准型合并本联合型瑞文测验,并完成城市、成人和农村三个常模。

(二)发育诊断测试主要包括

1.贝利婴儿发育量表

贝利是美国的儿童心理学家,发表并修订了"贝利婴儿发育量表"。国内据此制作了中国修订版,适用于 2～30 个月儿童。评定智力发育水平的是智力发育指数;评定运动发育水平的是心理运动发育指数。

2.格塞尔发展量表

在我国的修订本适用于 0～3 岁儿童,能较准确地诊断儿童神经发育水平。检查内容为五大方面:适应性行为、大运动、精细动作、语言及个人-社交行为。医师通过测查和询问家长可计算出发育商数来表示被测儿童的发育成熟水平。

3.韦氏学龄儿童智力量表及韦克斯勒学龄前儿童智力量表

通过我国学者对这两个量表的再次修订,二者目前是国内使用最广泛的智力量表。韦克斯勒学龄前儿童智力量表适用于 3 岁 10 个月至 6 岁 9 个月儿童,韦氏学龄儿童智力量表适用于 6～16 岁儿童。量表分为言语测验和操作测验两大部分,每部分包括六个分测验,每位被试者需分别作言语部分的五个分测验和操作测验中的五个分测验(每部分中的六个分测验可作为某种原因不能实施某个子测验时的补充)。

4.斯坦福-比奈智力量表

目前国内较广泛使用的版本是中国比奈量表,适用于 3～18 岁。量表包括 51 个试题,包括大量的认知作业和操作作业,由易到难排列。

5.麦卡锡儿童智力量表

适用于 2.5～8.5 岁儿童,可测定儿童在言语、知觉-操作、数量、一般智力、记忆、运动诸方面的能力。

除智力测试外,还有一些量表是针对语言技能、适应功能、气质和行为模式及学业成就的测试。

(彭宁宁)

第四节　环境与儿童健康

一、自然环境

(一)概述

自然环境主要包括胎儿宫内环境、疾病、营养及环境污染、毒物等。出生前后良好的环境有利于儿童的健康成长。但随着工业发展、全球气候变化,与环境污染相关的疾病发生率呈现显著上升的趋势,引起人们越来越多的关注。从近年发生的奶粉"三聚氰胺"污染、"苏丹红""地沟油"、含"双酚 A"塑料奶瓶、沙尘暴等事件中可以看出,我国儿童正处于无处不在的环境污染威胁中,宣传环保理念、治理环境污染刻不容缓。

儿童对环境污染的易感性是由其特殊的生理结构及行为决定的。

(1)胎儿及婴幼儿处于快速生长期,细胞增殖及分化速度非常快,如果受到环境中有害物质(如酒精、烟草、可卡因、大麻和鸦片类药物等)的干扰,将造成不可逆的后果,导致生理结构或功能缺陷,如出生缺陷或生长迟缓等。

(2)儿童特殊的行为及代谢:儿童活动量巨大,新陈代谢旺盛,每单位体重的体表面积比成人大,每单位体重摄入的空气也是成人的数倍。儿童喜舔、咬物品,手口接触次数频繁,且常坐在地上玩耍或吃东西。此外,儿童由于身高限制或坐于婴儿车内,更接近地面汽车尾气区域,因此易通过皮肤接触、消化道或呼吸道吸收环境中的毒性物质。儿童每单位体重消耗的水、鱼、蔬菜、水果及乳制品比成人多,残余农药、重金属及乳制品中的脂溶性污染物容易被儿童吸收。但是,儿童肝脏、肾脏等组织的解毒系统尚未成熟,对毒素的解毒功能不足。因此儿童容易比成人吸收更多环境毒素。

(3)神经系统:大脑各部位发育速度不均衡,2 岁神经元全部形成,5 岁左右突触形成结束,但髓鞘发育可持续到青春期。血-脑屏障直到 6 个月才发育完善,脂溶性有害物仍可通过血-脑屏障。许多毒素对发育中的神经系统的结构和功能会产生明显的有害影响。

(4)呼吸系统:支气管的发育、分支及肺泡形成在 6 岁左右才完成,初生婴儿约有 2 400 万个肺泡,至 4 周岁可增加到 2.57 亿个肺泡,成年期可达到 6 亿个肺泡。儿童气道较成人狭窄,肺发育期若暴露于空气中的毒性物质,易引发呼吸道疾病,如支气管炎、肺炎、哮喘等。

(5)生殖系统:青春前期暴露于具有生殖毒性的物质或外源性激素,可引起青春发育提前或推迟及睾丸、卵巢功能异常。

(6)免疫系统:如发育早期暴露于免疫抑制剂(如紫外线、高剂量电离辐射、二噁英、杀虫剂、重金属及人工合成的免疫抑制剂等),可干扰淋巴细胞的发育,影响免疫系统的建立及成熟,甚至引发自身免疫病。

(二)胎儿酒精综合征

胎儿酒精综合征是由美国西雅图华盛顿大学的 Kenneth Lyons Jones 及 David W.Smith 于 1973 年所命名,是指孕妇饮酒过多,引起胎儿出现以智力发育受损为主的中枢神经系统功能障碍、发育障碍、颜面发育不良等特征性的表现,还可伴有其他畸形。在美国,胎儿酒精综合征的发生率高达 0.22%。

胎儿酒精综合征的影响程度取决于摄入酒精的数量和酒精摄入的阶段。在怀孕的头三个月饮酒,对胎儿具有破坏性。同样在 3~6 个月时饮酒比 6~9 个月时饮酒对胎儿损害更大。

胎儿酒精综合征有以下临床表现。①发育不良;②面部特征:上颌骨小,短而上翻的鼻子,人中平坦,上唇扁平,眼睛小且上眼睑下垂;③关节、手、足、手指、脚趾发育异常;④协调性差;⑤学习障碍;⑥记忆障碍;⑦心脏缺陷,如房间隔、室间隔缺损;⑧注意力不集中;⑨与他人交往能力差。

孕妇戒酒是防止胎儿酒精综合征的根本措施。

(三)环境内分泌干扰物

环境内分泌干扰物指广泛存在于环境中、能通过干扰激素分泌功能、引起个体或人群可逆性或不可逆性生物学效应的环境化合物。主要包括:①表面活性剂(洗涤剂)的降解物;②邻苯二甲酸酯类(广泛应用于塑料的增塑剂);③双酚 A;④农药、杀虫剂;⑤天然或人工合成雌激素等。

长期暴露于环境内分泌干扰物的孕妇容易发生流产、早产、胎儿宫内发育迟缓、出生缺陷等情况。环境内分泌干扰物还可导致男婴睾丸发育不全综合征。欧洲研究发现,孕妇接触多氯化联苯基可导致婴儿出生低体重。环境激素与睾丸癌、尿道下裂及性早熟的发生率增加有一定关联。

(四)大气颗粒物污染

大气颗粒物是空气污染的主要来源,且儿童对此种污染特别敏感,是对儿童健康的巨大威胁。大气颗粒物包括大气中的固体及液体颗粒状物质。颗粒物可分为一次颗粒物和二次颗粒物。一次颗粒物是由天然污染源和人为污染源释放到大气中直接造成污染的颗粒物。自然来源则包括风扬尘土、火山灰、森林火灾、漂浮的海盐、花粉、真菌孢子、细菌。人为来源包括道路扬尘、建筑施工扬尘、工业粉尘、厨房烟气、化石燃料(煤、汽油、柴油)的燃烧、生物质(秸秆、木柴)的燃烧、垃圾焚烧等。二次颗粒物是由大气中某些污染气体组分(如二氧化硫、氮氧化物、碳氢化合物等)之间,或这些组分与大气中的正常组分(如氧气)之间通过光化学氧化反应、催化氧化反应或其他化学反应转化生成的颗粒物。

儿童呼吸道每单位面积的颗粒沉积数量是成人的 4~5 倍,因此更易受到颗粒污染的危害。颗粒物的直径越小,进入人体呼吸道部位就越深,对人体的危害就越大。粒径 10 μm 以上的颗粒物,会被挡在人的鼻子外面;粗颗粒能够进入上呼吸道,但部分可通过痰液等排出体外,另外也会被鼻腔内部的绒毛阻挡,对人体健康危害相对较小;而粒径在 2.5 μm 以下的细颗粒物,直径相当于人类头发的 1/10 大小,不易被阻挡,能被吸入人的支气管和肺泡中并沉积下来,引起或加重呼吸系统的疾病,且不经过肝脏解毒直接进入血液循环分布到全身,会损害血红蛋白输送氧的能力。其中的有毒、有害物质、重金属等溶解在血液中,对人体健康的伤害更大。

大气中的细颗粒物可通过孕妇胎盘和脐带对胎儿产生危害。孕母暴露于严重的颗粒物污染时,可能会造成胎儿宫内发育迟缓、低出生体重、早产、死产和出生畸形等。美国纽约的研究者在新生儿脐血中检测出 200 种环境污染物(主要来自汽车尾气)。妊娠后期,PM_{10} 浓度每增加

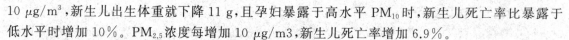

$10 \mu g/m^3$，新生儿出生体重就下降 11 g，且孕妇暴露于高水平 PM_{10} 时，新生儿死亡率比暴露于低水平时增加 10%。$PM_{2.5}$ 浓度每增加 10 $\mu g/m3$，新生儿死亡率增加 6.9%。

颗粒物对儿童身体的影响主要包括呼吸道疾病、肺功能和免疫功能。国外研究发现，$PM_{2.5}$ 浓度每增加 10 $\mu g/m^3$，患喘息性支气管炎的儿童增加 5%。大气颗粒物污染与儿童肺功能低下（FEV1 降低）有关系，而改善空气质量与儿童肺功能增强有相关性。汽车尾气相关的颗粒物污染可介导过敏性疾病、增强 IgE 应答（柴油机排出的颗粒物可使机体 IgE 水平增加 50 倍）和提高机体的超敏反应，还可使儿童机体免疫功能不同程度降低，导致对其他疾病的抵抗力下降。氧化应激是大气颗粒物对人体主要的损伤机制，使用抗氧化剂（如维生素 C、维生素 E）可能有助于改善症状。

（五）中毒

儿童中毒为儿童误食、误吸或以其他方式接触毒性物质后，毒性物质进入儿童体内，导致器官和组织功能紊乱或器质性损害，产生一系列症状、体征，甚至导致死亡。儿童认知能力差、好奇心重，自我预防能力差，易发生中毒，可分为急性中毒和慢性中毒。

常见毒性物质包括农药、细菌性食物、毒素、亚硝酸盐、重金属、药物、一氧化碳等。

1.铅中毒

铅是一种有毒的重金属元素，铅对人体无任何生理功能，人体理想的铅水平应为"0"，但由于工业化与城市化的发展，人们事实上暴露在一方"铅的世界"里，儿童尤易受到伤害。

当儿童血铅连续测定超过 200 $\mu g/L$ 时，可诊断为临床铅中毒，在该血铅水平时，可能伴有食欲下降、胃部不适、便秘、多动、注意力缺陷、易冲动、易疲劳和失眠等非特异性临床表现，也可能仅出现其中某些表现或无任何临床症状，有时即使出现其中某些临床表现，如果没有血铅水平的支持，也不能诊断为临床铅中毒，因为其他很多疾病都有可能伴有上述症状。目前，在中国儿童血铅水平低于 100 $\mu g/L$，属于是可以接受的血铅水平。在 100~199 $\mu g/L$ 时称为高铅血症，表明这一水平对处于生长发育中的儿童，尤其是 0~6 岁的儿童具有潜在的健康危害，需要给予重视，并给予必要的指导，同时要随访观察，尽可能避免接触铅源。减少铅暴露，降低血铅水平。

铅污染主要来源于：①工业污染，铅开采、蓄电池厂、五金加工厂、饰品加工厂、电子回收等均为含铅行业。②含铅汽油也是儿童铅中毒的重要来源，可随汽车尾气排出，但随着无铅汽油的推广应用，很大程度上降低了儿童血铅水平。③生活铅污染，如装修污染（含铅油漆、涂料），进食高铅食品、用锡壶加热食物、饮用地下水、使用红丹（四氧化三铅）爽身粉、使用劣质塑料制品等情况，也可导致儿童血铅水平超标。④学习用品和玩具的污染，因各类油漆及课本的彩色封面的含铅量很多均超过国家标准。

铅对机体的毒性是多方面的，其中神经系统、血液系统和免疫系统是铅毒性的最敏感靶器官。不同的血铅含量对儿童体格发育的影响也不一致。妊娠期低水平铅暴露不仅可对胎儿的生长发育及妊娠结局产生不利影响，而且可影响婴儿出生后的生长发育、行为及认知功能。此外，母亲血铅水平与婴儿的血铅水平之间存在显著的正相关性。

儿童铅中毒重在预防，一级预防是确定和根除铅污染源，二级预防是通过一系列干预措施，使儿童铅吸收的量降低到最低的程度，尽可能少受或免受铅中毒的危害。健康教育在儿童高铅血症和各种程度临床铅中毒的干预和治疗上均起着极其重要的作用。尤其在高铅血症的干预中，健康教育尤其重要，因为此血铅水平往往难以找到确定的铅暴露源，同时由于此时机体铅负荷不是太高，对驱铅治疗往往难以达到应有的效果。

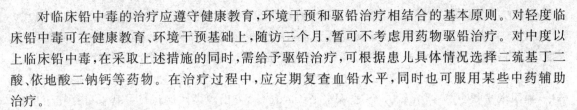

对临床铅中毒的治疗应遵守健康教育，环境干预和驱铅治疗相结合的基本原则。对轻度临床铅中毒可在健康教育、环境干预基础上，随访三个月，暂可不考虑用药物驱铅治疗。对中度以上临床铅中毒，在采取上述措施的同时，需给予驱铅治疗，可根据患儿具体情况选择二巯基丁二酸、依地酸二钠钙等药物。在治疗过程中，应定期复查血铅水平，同时也可服用某些中药辅助治疗。

2.汞中毒

汞是对中枢神经系统有毒性并为人类广泛接触的重金属元素，尽管有关汞的研究不像铅中毒的研究一样广泛与深入，但是汞和铅均被列为地球十大污染物之首。自然界的汞存在的形式主要为中汞元素、无机汞以及有机汞。中汞元素闪闪发亮，银色，无味，温度计中的汞即是中汞元素。无机汞是由汞与无碳的物质结合在一起形成的，最常见的是汞盐。有机汞则是汞和碳连接在一起，最常见的则是甲基汞。汞的来源如下。

（1）自然来源：汞是一种天然物质，地壳运动、火山爆发、地震、森林火灾等都可将汞以蒸气的形式释出，排放到大气。

（2）环境污染：汞是燃煤火力发电厂的副产物，煤炭燃烧时，排出的汞经大气循环，降雨过程进入河道水体。在水中含有甲基化辅酶的细菌作用下，可转化为毒性极强的甲基汞。河流、湖泊中的甲基汞被水生植物链富集，浓度升高。处于食物链高端的鱼类，如金枪鱼、鲨鱼等体内含汞量相对较高。由于甲基汞是脂溶性的短链的羟基结构，很容易被消化道吸收进入血液，并可通过胎盘和血-脑屏障，胎盘的汞不能再返回到母亲的血液循环。因此，胎儿体内甲基汞含量总是高于母亲甲基汞含量。胎儿对甲基汞更为敏感，所以摄入一定量的甲基汞时，母亲还没有任何症状，胎儿就可能产生明显的神经损伤。

（3）生活中汞的来源：日常生活中低水平汞暴露普遍存在，某些药物和疫苗的制剂中含有汞，硫柳汞是疫苗防腐剂，而外用红药水（红汞）、牛皮癣药膏和某些消毒剂均含硫柳汞。补牙材料中，含汞合金作为补牙材料已经使用多年，可释放出少量汞。某些化妆品中含有大量的汞，有些甚至超标数千倍。

汞一旦进入人体，会迅速溶解堆积在人的脂肪和骨骼里，并大量聚积在神经胶质细胞中，作用于钠钾泵，增加细胞膜的通透性，导致细胞肿胀。甲基汞能迅速通过血-脑屏障和胎盘，胎儿对甲基汞毒性较为敏感，产生明显的神经损伤。

当前，严重的元素汞或无机汞中毒已较少见，更多的是慢性暴露的有机汞，尤其是食物链导致的甲基汞接触。高水平的甲基汞暴露主要见于日本水俣湾和伊拉克的甲基汞污染事件。根据水俣湾甲基汞中毒流行病学调查，儿童大剂量的甲基汞中毒经过数周或数月的潜伏期呈现出迟发性神经毒性，表现为运动失调、麻痹、步态异常、视听嗅味觉的损伤、记忆丧失、进行性精神障碍甚至死亡。胎儿最易受到毒性影响，出生时表现为低体重、小头畸形、多种发育迟缓、脑瘫、耳聋、失明和癫痫等。长期低水平甲基汞暴露也可以引起儿童的神经发育障碍，包括注意力、记忆力、语言、精细动作、听觉和视觉等方面的异常。

汞是一种易于蓄积的重金属，长期低剂量暴露可导致慢性中毒，临床上，主要分急性汞中毒和慢性汞中毒。

目前汞中毒的诊断主要依据接触史、临床表现、实验室检查。急慢性汞暴露史是诊断的关键，仅依据实验室的阴性结果，不能完全排除汞中毒。机体汞负荷的指标主要如下。①无机汞检测：可通过测定尿液中汞的水平进行评估，尤其是 24 小时尿。24 小时尿汞水平＞20 $\mu g/L$，即可认为有汞的过量暴露，而神经系统毒性症状，则要在 24 小时尿汞水平＞100 $\mu g/L$ 时才会表现，如果单纯尿汞高，无临床症状，可继续观察。尿汞的检测无法评估慢性汞中毒以及汞中毒的严重程度。②有机汞检测：有机汞化合物主要存在于红细胞中，可用全血汞测定进行评估。在美国，1～5 岁儿童中，血汞的几何均数为 0.34 $\mu g/L$，而 16～49 岁女性中则为 1.02 $\mu g/L$。在非暴露人群中，血汞水平很少＞1.5 $\mu g/L$。若血汞水平≥5 $\mu g/L$，可出现毒性症状。甲基汞可存在于生长的头发中，人群中发汞的水平常＜1 ppm。无论是测定全血，还是发汞，均需严格的无汞采集环境和严格的污染控制程序，通常在正规的实验室才能进行。

儿童汞中毒比较少见，防治汞污染的根本途径是治理环境、根除汞污染、禁止食用汞类污染的水源及食物。急性汞中毒者，应立即灌肠洗胃，将未吸收的含汞毒物洗出，可用蛋清、牛奶保护胃黏膜，也可加活性炭吸附，注意护理，并给予适当的支持疗法。儿童避免接触含汞的油漆、墙纸和家具。防止孕妇、乳母及儿童摄食被污染的贝壳、鱼类。驱汞治疗可采用二巯基丁二酸、二巯丙醇等螯合剂。

3.砷中毒

砷具有很强的生物毒性，被国际癌症机构定为一类致癌物，主要用于杀虫剂、木材防腐剂及颜料、烟火制造、养殖业的抗生素、军事、半导体制造等。广泛存在于岩石、石油、水、空气、动植物中，最常见的是无机砷酸盐，包括三氧化二砷与五氧化二砷，极易溶于水并生成酸性化合物。

(1)砷的来源主要有：①饮用水中的砷。以地下水为主要饮水来源的国家与地区，经常会遇到区域性的砷中毒。在孟加拉国、印度、越南、柬埔寨、中国、智利、阿根廷、墨西哥，甚至在德国和美国等发达国家，饮水中的砷，影响到约一亿人的健康。在中国的新疆、内蒙古、山西、吉林、青海、宁夏等省份都曾发生过区域性饮用水砷中毒事件，特别是在农村地区。②空气中的砷。煤炭中砷的含量，与煤炭的地理位置密切相关。东北和南部地区的煤含砷量较高。烧煤厨房空气中的砷含量可达到 0.46 mg/m^3。煤炭中砷引起的砷中毒是中国特殊的健康问题。另外，垃圾燃烧，采矿，熔炼，造纸，玻璃与水泥制造过程中，都可以产生砷。③食物中的砷。海水中(例如金枪鱼)和贝壳类水生物总的砷含量最高。每星期吃鱼少于 1 次的儿童，尿砷水平为 5.9 $\mu g/L$，而在 1 次以上者，则为 10.5 $\mu g/L$。

(2)毒性作用：主要表现为致畸、致突变及致癌性，砷化物(三氧化二砷)进入人体，在体内转化成亚砷酸盐。后者快速作用于细胞与组织，产生活性氧和自由基，引起氧化应激提高，影响亚铁血红蛋白的生物合成，导致细胞膜的过氧化，线粒体相关的细胞凋亡，DNA 的氧化损伤而产生基因突变。并可抑制许多功能酶类，甲基化和去甲基化的三价砷剂具有非常强的细胞毒性、基因毒性和酶抑制作用。长期砷暴露，可造成人体皮肤损伤、高血压、动脉粥样硬化等心血管疾病，增加患皮肤癌、肺癌和膀胱癌的风险。在亚急性砷中毒患儿，可表现腹痛、腹泻、消化不良等胃肠道反应，以及白细胞减少、肝脏、肾脏受损的表现，继而可发生严重的周围神经系统病变。砷中毒还可导致儿童认知发育迟缓、智力发育受损伤、记忆功能低下和学习能力下降等。无机砷可穿过人体胎盘，随着饮用水或者空气中的砷水平增加，自然流产、出生缺陷或死产的风险也增加。而出生前暴露于高剂量无机砷，可导致神经管畸形、生长发育迟缓和死胎等。

目前，砷中毒诊断主要依据接触史、临床表现与实验室检查而定。砷主要经肾脏排泄，而在血液中的半衰期非常短，故不推荐进行血砷的检查，头发与指甲的砷检测也不推荐。因为头发与指甲的外部砷污染很难除去。因此，诊断砷中毒主要依靠尿液检测，尿液采集简单方便，基质干扰小。在成人是收集 1 次尿液，校正肌酐后得出相应值。在儿童则推荐收集 8～24 小时的尿液。

此外,无机砷与有机砷的毒性差异很大,要在尿液收集前 2~5 天,记录人体的饮食,以排除食用海产品对测定结果的影响,并帮助判断尿液中的砷来源。除测定尿液之外,还可以测定尿液中砷的代谢相关的生理生化指标,提示砷中毒或更具体的何种类型损伤。

砷中毒一旦诊断,首先要查明砷的可能来源,避免砷的再暴露,同时可用螯合剂进行治疗。常用的螯合剂有二巯丙醇、d-青霉胺以及二巯基丁二酸等。砷中毒,不仅取决于砷的暴露程度和暴露形态,而且还与环境因素、暴露主体的基因、营养等因素密切相关。硒与砷有拮抗作用,低硒的摄入,抑制了无机砷在人体内的生物甲基化,提高了砷引起的皮肤损伤风险。补充叶酸可以减轻亚砷酸盐引起的肝细胞毒性。

防治砷中毒的根本途径是治理环境。消除砷污染,重点是对水质中砷的监控。世界卫生组织推荐的水中砷含量为 10 ppb,在高度怀疑水中砷超标的地区,可使用净化水或饮用瓶装水。要根据地域差异和种族差异制定不同的砷摄入安全标准,建立和完善降低饮用水中砷的方法与技术。

(六)自然灾害

自然灾害主要包括地震、台风、洪灾、山崩、泥石流、冰雹、海啸、火灾、旱灾等。儿童缺少自我保护的意识和能力,在灾害中较成人更容易受到伤害。

灾难儿童可能经历身体伤害、灾后传染病流行、营养不良及心理伤害。需要临床医师、心理治疗师、老师及家长共同进行生理治疗及心理行为指导。

二、社会环境

社会环境主要包括家庭类型、父母育儿方式、父母婚姻状况、亲子关系、家庭家外条件、家庭功能和功能失调、学校环境与学校教育、电子媒介、儿童医疗保健、意外伤害、战争与社会动乱等,直接影响儿童的早期发展和健康。本节以儿童虐待为例。

(一)儿童虐待的分型

儿童虐待现象是一个严重的公共卫生问题,即使在现代文明高度发达的今天,仍普遍存在。美国的研究显示,每年有 200 万儿童遭受虐待。其中 16.9 万儿童受到严重的外伤或剥削,更多的儿童遭受非致死性虐待和忽视。目前,对于儿童虐待的定义,不同种族、不同文化的国家和地区,有不同的见解。世界卫生组织对儿童虐待的定义是:儿童虐待指对儿童有义务抚养、监管及有操纵权的人,做出足以对儿童的健康、生存、生长发育及尊严造成实际的或潜在的伤害行为,包括各种形式的躯体虐待、情感虐待、性虐待、忽视及对其进行经济性剥削。已有证据表明,各种形式的虐待都与成年后的情绪障碍、酒精和物质滥用及人格障碍有关。

儿童虐待主要表现为以下四种类型。

1.躯体虐待

不同的国家对这一虐待形式有不同的定义,一般指对儿童造成身体伤害或痛苦,或不做任何预防使儿童受伤或遭受痛苦。亚洲一些国家认为儿童须服从家长,而对儿童有意地施加体罚可培养儿童忍耐力,使其变得坚强,因此体罚常常被父母和老师用作管教孩子的重要手段,以此来培养孩子的性格,而不被视为身体虐待。儿童躯体虐待可使儿童身体不同程度受伤,最常见的致死性躯体虐待是头部外伤,其次是腹内损伤。受虐儿童可能会选择离家出走逃避躯体虐待。

2.精神虐待

精神虐待往往通过羞辱、恐吓、拒绝、孤立、蔑视、剥夺等方式危害儿童的情感需求,并潜在而长期的影响儿童心理发展。但精神虐待存在界定困难,主要是因为没有可观察的具体表现,细节回忆困难及难以通过实验手段检测等。

3.性虐待

对这一虐待形式,国际上有较统一的认识,即无论儿童是否同意,任何人在任何地方对儿童直接或间接做出的性利用或性侵犯都视为性虐待,它包括所有形式的性活动。例如让儿童接触淫秽书刊或利用儿童制作色情制品等。

4.忽视

儿童忽视是一种特殊形式的虐待,但是国际上也缺乏明确的定义和科学的判断标准。忽视可概括为:严重的或长期的有意忽略儿童的基本需要,以致危害了儿童的健康或发展;或在本来可以避免的情况下使儿童面对极大的威胁。目前普遍认为忽视应包括身体、情感、医疗、教育、安全及社会等多个领域。

各种虐待形式中,一半以上是躯体虐待,两种或多种虐待形式可共存,任何形式的虐待都包含一定的精神虐待。研究发现任何形式的虐待都会增加成年后轴Ⅰ和轴Ⅱ精神类疾病的可能性。

目前国内的研究主要集中于休罚和忽视方面,由于文化的差异,对于精神虐待和性虐待的研究很少。

(二)儿童虐待的高危因素

1.社会因素

不同人种、国籍,不同文化背景、经济状况以及社会的稳定程度,均会影响教育儿童的观点,进而影响虐待的发生。

2.家庭因素

社会经济地位低下、居住环境不固定者,失业者,单亲、暴力家庭,家庭中有酗酒、吸毒、人格障碍者及有儿童虐待史的家庭发生率高。

3.儿童方面

具有身体残疾、学校表现差、智力低下的儿童容易受到虐待和忽视。学龄期儿童受到体罚的发生率最高。麻烦型气质儿童,由于固执、我行我素,经常打架、惹祸,多次说服仍不服从者,易招致虐待。另外,遗弃儿童、留守儿童情感缺失严重。

(三)儿童虐待的危害

1.身体伤害

身体伤害主要表现为儿童身体受伤。由轻(如擦伤)到重(如硬膜下血肿等)。儿童被忽视常见烧伤、摔伤、溺水,甚至终身残疾或死亡。严重的儿童虐待可破坏儿童正常的生理功能,免疫力下降,可继发多种疾病。

2.精神心理伤害

精神心理伤害包括儿童的精神、情感、认知、行为、社会能力等。与同样社会经济文化背景的正常儿童相比,经历过虐待的儿童表现出更多不利于适应的功能。受虐经历会直接或潜在地给儿童的认知、语言、情绪、社交以及精神生理等方面的发展带来后遗症。甚至使这些儿童处于一系列行为问题,精神失调以及病态人格等发展危机之中。

(四)儿童虐待的预防干预

制定保护儿童免受虐待的相关法律,大力发展教育、经济、文化事业,消除种族、性别歧视,建设稳定和谐的社会环境和家庭环境,均有利于保护和促进儿童健康,预防和减少儿童虐待的发生。

预防言语和躯体虐待应加强对成人的教育,尤其是家庭主要成员(如父母),平常注意自己的言行,禁止在家庭中使用暴力,严格侮辱儿童人格。教育儿童警惕、躲避可能的虐待,特别是性虐待。建立儿童保护机构,提供举报电话。及时发现,迅速干预使受害者尽快脱离危险环境,对情感虐待和性虐待尤其重要,以便使远期不良影响减至最低限度。

矫正性干预强调应将目标锁定在已经确认的受虐儿童。开展针对性的干预,重现心理治疗,情感关怀。预防性干预应着重于对潜在的儿童虐待问题的控制。同时,更应强调全社会特别是通过提高儿童所在家庭早期依恋关系达到减少或消除虐待现象的发生。

(马　燕)

第五节　儿童各年龄期保健

儿童时期是人生的基础阶段,处在不断生长发育的过程中。各年龄段儿童具有各自的解剖、生理和生长发育特点,其主要的发展任务不同,保健措施、工作重点也有所不同,只有区别对待才能有效降低儿童的发病率、死亡率,保持和促进儿童的生长发育。因此,保障儿童身心健康,必须做好必要的预防保健工作。

一、概述

儿童生长发育是一个连续的过程。从胎儿、新生儿、婴幼儿到青少年,其体格发育、生理功能、心理发展有各自的特点,保健重点也应有所侧重。根据不同阶段的特点,生活和学习环境的不同,以及医疗和卫生保健工作的需要,常用的儿童年龄分期如下。

胎儿期:从卵子和精子结合到婴儿出生。

新生儿期:从胎儿娩出脐带结扎时起至出生后满 28 天。

婴儿期:出生后到满 1 岁之前。

幼儿前期:1 岁后到满 3 岁之前。

幼儿期:3 周岁到入小学前(6～7 岁),也可称学龄前期。

童年期:从入小学起(6～7 岁)到 12 岁,青春期开始之前称学龄期。

青春期:10～20 岁,一般女孩比男孩约早两年,也称青春发育期。

青年期:18～25 岁。

儿童保健包括散居儿童和集体儿童保健两部分。散居儿童是指未入托幼机构而散居在家庭中,由父母或其他人照料的从初生至入小学前的儿童;而集体儿童主要是指在托儿所或幼儿园中生活的儿童。两者保健内容一致,但管理的方式不同。

儿童保健的目的就是促进生长发育、降低发病率和死亡率、增强体质,使儿童能健康成长。集体儿童保健的重要意义除了上述目的外,托幼机构做好儿童卫生保健工作,既保证了儿童身体健康,又可以解除妇女家长的家务劳动和后顾之忧,更多地投入到国家建设当中。

二、胎儿期特点与保健

胎儿由于生理功能的发育尚未成熟,具有相当程度的脆弱性,特别容易受内外环境中不利因素影响而发生病理变化。这些不利因素会使胎儿发病,严重时导致死胎、死产或早期新生儿死亡,有时也可能损害胎儿脑组织、身体的重要器官及身体各部分,引起智力发育障碍、各种功能障碍,最终形成终身残疾残障。因此,胎儿期的特点决定孕母与胎儿双方都需要特殊保健,才能保障胎儿的安全。而加强胎儿期保健就是要降低发病率和死亡率,减少致残性损伤的发生,提高健康水平和生命的质量。

(一)胚胎形成与胎儿发育

胎儿期是指从受精卵发育成胚胎直到胎儿娩出的这一时期。通常将胚胎发育分为两个时期。

1.胚胎期(1~8周)

胚胎期为细胞和组织分化,主要器官系统雏形形成期。受精卵形成各个器官的胚芽,脐带、胎盘、羊膜囊已经形成。外胚层发育,形成最初的皮肤、感觉细胞、神经细胞、肌细胞和内脏细胞。此期是主要器官系统雏形形成时期,对环境的影响十分敏感,如受有害因素的作用,胎儿容易发生先天畸形。

2.胎儿期(9周至出生)

胎儿期为器官和功能分化期。胚胎外形和各器官系统已成形,组织、器官生长迅速,一些器官已表现一定的功能活动,并逐渐成熟。8~10周是胎儿神经管发育的敏感时期,也是发育危险期。

胎儿身长在4~6个月增长约27.5 cm,占正常新生儿身长的一半以上,是一生中生长最快的阶段;体重在胎儿7~9个月增长约2.3 kg,占正常新生儿体重的2/3以上,也是一生中增长最快的阶段。

(二)胚胎期危险因素

胎儿期危险因素是指在胎生期对胎儿有害的因素。

1.遗传因素

遗传因素的作用包括主要基因、特异性基因和染色体畸变。而以遗传因素为主引起的疾病有单基因遗传病、多基因遗传病和染色体病3大类。

(1)单基因遗传病。①常染色体显性遗传病:这类疾病已达1 700多种,如家族性多发性结肠息肉、多指等。遗传谱系特点是遗传与性别无关;患儿的双亲往往一方有病;患儿常为杂合型,如与正常人结婚,子女有50%的患病概率;常见连续的遗传。②常染色体隐性遗传病:已确定的疾病约1 200种,如白化病、苯丙酮尿症等。遗传谱系特点是遗传与性别无关;父母双方为无病携带者,子女有25%的发病概率;常为越代遗传;如近亲结婚时其子女的隐性遗传患病率大为增加。③性连锁遗传病:已确定的疾病近200种,红绿色盲、血友病等。致病基因常是父传女、母传子,也可隔代遗传,人群中患儿男性远多于女性。

(2)多基因遗传病:冠心病、高血压、糖尿病、精神分裂症及智力缺陷等都有多对基因遗传的基础,其遗传方式复杂。多基因遗传病的亲属发病率与群体发病率有关;一级亲属发病率高于二级、二级高于三级;一级亲属发病率越高,下代的发病率越高。

(3)染色体病:由于染色体的数目和结构异常引起机体结构和功能异常的疾病,约300种,如

21-三体综合征、5p-综合征等。

2.孕妇方面的危险因素

(1)孕母年龄和身材:一般认为妇女最佳生育年龄为 25~29 岁。此时期妇女身体发育完全成熟,生育能力旺盛,卵细胞质量最高,并有能力哺育婴儿。生育年龄低于 18 岁或超过 35 岁时,对胎儿的不利影响最常见的为早产儿、低出生体重儿等。同时,婴儿遗传、先天性缺陷疾病发生率相对增加。早于 18 岁生育还易致难产和婴儿夭折,这是因为母体发育尚未成熟,也不具备哺育孩子的相应能力;女子超过 35 岁才生育,由于阴道和子宫颈组织弹性减弱,使产程延长,难产率升高,妊娠和分娩的并发症增多。此外,因为此时卵细胞发生畸变的可能性增加,出生缺陷发生的可能性也增大。身高低于 145 cm 与骨盆狭窄变形者,容易发生难产。

(2)异常孕产史:曾有习惯性流产、早产、死胎、死产等,以及分娩过畸胎儿、巨大儿和低出生体重儿等异常孕产史的孕妇,发生异常儿的可能性增加。

(3)孕妇患病:孕妇有心脏、肾脏、肝脏、糖尿病、结核和肝炎等慢性传染病,都可能对胎儿带来影响;若有妇科疾病如子宫肌瘤、卵巢囊肿或子宫发育不良、畸形,可使胎儿宫内生长迟缓;孕妇严重的妊娠高血压综合征可使胎儿宫内生长迟缓,严重者可遗留脑性瘫痪、智力障碍等中枢神经系统后遗症等。

(4)孕妇长期用药:不少常用药物可以通过胎盘对各期胎儿造成伤害,尤其是长期使用。孕期对胎儿质量肯定有害的药物有激素类药物、抗癌药类及某些抗生素(四环素、氯霉素、链霉素等),镇静药及退烧镇静药类也应慎用。因此,在怀孕前和怀孕过程中要谨慎用药,以免影响孕妇和胎儿的安全。

(5)烟酒:烟酒对生殖功能有不良影响。主动吸烟或被动吸烟都可影响精子质量,从而影响胎儿发育,造成流产、早产、死胎,还可导致低体重儿、生长发育迟缓、先天性心脏病等。酒精可导致胎儿酒精综合征,引起胎儿畸形、智力低下等。

(6)有害物质:高温环境、噪声、放射线照射、铅、苯等毒物都可损伤生殖功能,造成流产、死胎、死产、早产、新生儿出生缺陷等;多种农药也可致胎儿发育异常,如致畸、生长发育迟缓等。

(7)病原微生物:病原微生物对胎儿的影响可以是直接或间接作用。风疹病毒、巨细胞病毒、单纯疱疹病毒、弓形虫、梅毒螺旋体等均可由母婴宫内传播使胚胎畸变、胎儿宫内生长迟缓。有的出生后不久虽无症状,但以后出现大脑发育不全,听、视觉障碍等中枢神经系统后遗症。

(8)异常分娩:孕妇如前置胎盘、羊膜早破、产前出血、难产等,都可能引起新生儿缺氧、窒息等。

(9)孕妇营养:孕母营养不良主要是热量及蛋白质的不足,严重时造成新生儿出生体重低;低体重儿伴先天异常者较正常儿多 8 倍;新生儿死亡率上升;此外,营养不良儿有 30% 存在神经和智力方面的问题。

孕期缺乏叶酸可致流产、死胎或畸胎等异常。孕妇碘缺乏可导致胎儿流产、死胎、先天异常、甲状腺功能减退、神经运动损伤和新生儿死亡增加;孕母缺锌易造成习惯性流产、死胎、畸胎及胎儿宫内发育迟缓等;缺铁可影响胎儿的生长发育,常造成胎儿早产和低出生体重,严重贫血可增加母亲死亡率。

孕妇食用有害化学物质污染的食物,如黄曲霉毒素污染的五谷杂粮、甲基汞污染的海产品、含有硝酸盐和亚硝酸盐的腌制品等都可能使胎儿死亡、畸形或发生肿瘤。

(10)情绪因素:孕妇长期处在焦虑、恐惧、抑郁的恶劣情绪中,将影响胎儿的正常发育,甚至产生严重的发育缺陷。如果在孕3个月时遭受严重的精神打击,或经常焦虑和抑郁,就有可能增加胎儿神经畸形的发生率。

3.胎儿方面的危险因素

多胎、先天畸形、巨大儿、羊水过多、羊水过少、宫内生长迟缓、胎位异常、脐带绕颈、宫内缺氧、窒息等都是影响胎儿发育的危险因素。

(三)胚胎期保健

胎儿的发育与孕母的身心健康、营养状况、疾病、生活环境等密切相关,所以胎儿期保健即孕妇的保健。胎儿期保健就是通过对母亲孕期的系统保健,保护胎儿健康生长、安全出生,达到优生优育目的,属Ⅰ级预防保健。胎儿保健的重点在于预防先天性发育不全、先天性营养不良和低出生体重、宫内感染、畸形、脑发育不全、缺氧窒息等,以保障胎儿脑、各器官系统和身体的正常生长发育。

由于胎儿期的特点,决定了在胚胎期和胎儿期早期的保健重点是预防先天性发育不全的发生;在胎儿中、后期保健主要是为了保证胎儿健康快速的生长。孕妇要加强营养,远离烟、酒、一些药物和毒品,安排合理的生活制度和预防感染。同时,进行自我监护(母子安全)以及注意胎教。

1.预防遗传性疾病和先天性发育不全

(1)预防遗传性疾病:有人可能携带某种遗传病的基因,但不发病,成为"隐性遗传病携带者"。但当他们与有相同血缘的、带有遗传病基因的近亲结合,他们的子代就会将父母隐性遗传病外显出来成为显性,临床上即表现为疾病;如果他和非相同血缘的人结合,他们的后代患遗传病的概率就会减少。因此,预防遗传性疾病应避免近亲结婚。此外,对确诊或疑似遗传性疾病患儿的家庭,可通过遗传咨询、预测风险、产前诊断的综合判断,决定是否要保留胎儿;同时,婚前还应对青年男女进行遗传咨询、婚前检查,尽量减少遗传病的发生。

(2)预防感染:孕母在妊娠早期预防各种病毒性感染非常重要。在胚胎期和胎儿器官形成期,如果孕妇患病毒性感染(如风疹、巨细胞病毒等)以及弓形体病等都可能引起宫内感染,而引起胎儿早产、死产、生长发育迟缓、多种畸形,或围产期儿死亡率升高。

(3)慎用药物:药物对胚胎、胎儿的影响和用药的孕周及药物种类有关。受精卵在着床阶段对一些药物很敏感,轻微的伤害可导致胚胎死亡(流产)。在器官形成期一些药物可使胚胎发生畸形。而3个月后除性激素类药物外,一般药物不再致畸,但可能影响胎儿的生长发育与器官功能发育。原因是很多药物可通过胎盘进入胎儿体内,而胎儿各系统器官功能尚不成熟,排泄功能差,解毒能力弱,如抗肿瘤药物、雄激素、黄体酮、磺胺、抗甲状腺药物等可通过胎盘进入胎儿体内,导致胎儿畸变或损害胎儿器官功能;孕妇在孕早期服四环素可影响胎儿牙齿、骨骼和脑部的发育;链霉素损害胎儿第Ⅷ对脑神经;卡那霉素可致胎儿听觉障碍;孕母服过量抗甲状腺药物可致胎儿甲状腺功能减退、甲状腺肿;抗癫痫药物可致唇裂、腭裂、先天性心脏病;大量服用可的松类激素可致胎儿腭裂、无脑儿等畸形;抗代谢药物或免疫抑制剂也可导致各类畸形等。

2.避免不良因素的影响

(1)烟酒:烟草中有数以千计的有毒物质。不管主动吸烟或被动吸烟都可影响胎儿的发育。居室中燃煤炉、煤气炉产生的有害气体也影响胎儿的宫内发育;孕母慢性酒精中毒可致胎儿发生中枢神经系统障碍、畸形、生长迟缓的胎儿乙醇综合征。因此,夫妇双方在计划受孕前3个月必须戒烟酒。

（2）农药:多种农药可致胎儿发育异常,如致畸、生长迟缓等。

（3）职业性有害因素:工作环境中的高温环境、噪声、放射线照射、铅、苯等毒物都可损伤人的生殖功能,引起胎儿流产、早产、死产及新生儿出生缺陷等。因此,夫妇双方在计划受孕前、妇女受孕后直至哺乳期都应避免接触。

胎儿尤其在胎龄 16 周之前对放射线十分敏感,可引起神经系统、眼部及骨骼系统等畸形,甚至导致死亡。孕母应尽可能避免接触各类放射线,特别在妊娠早期。

铅、镉、汞、苯等化学毒物污染环境,可引起孕妇急、慢性中毒,导致胎儿生长发育障碍或发生先天畸形。如重金属铅可能通过胎盘屏障在胎儿体内蓄积,对发育中的神经系统有很强的毒性,抑制神经细胞存活及分化;对胎儿生长发育产生危害,并可能致畸。因此,妇女怀孕前后应立即离开污染环境,避免接触有毒化学物质。

3.预防早产、积极治疗孕妇的慢性疾病

早产儿由于体内各系统和器官的生理功能尚未成熟,适应能力差,出生以后易发生窒息、呼吸窘迫综合征、感染等疾病而死亡。早产儿死亡率约占围产儿死亡率的 50%,所以要降低新生儿死亡率,预防早产是十分重要的。早产的发生常与下列情况有关:孕妇患有如子宫肌瘤、子宫畸形、胎盘功能不良等生殖器官疾病;妊娠并发症或妊娠高血压综合征;母亲患有心、肾、肝等急慢性疾病,或急性感染、高热、外伤等;孕母过度疲劳、精神紧张、营养不足等;胎儿畸形、羊膜早破、多胎等也易发生早产。因此,预防早产必须重视孕妇保健。孕前积极治疗各种疾病,孕期预防急性感染及妊娠并发症;定期进行产前检查,发现问题积极处理;孕妇注意劳逸结合、心情愉快、营养充足并搭配合理;避免不良因素的影响,防止早产现象的发生。

母亲健康对胎儿影响极大,保障孕母健康就是保障胎儿的安全。患有心肾肝疾病、糖尿病、甲状腺功能亢进、结核病等慢性疾病的孕妇必须在医师指导下进行积极的治疗,高危孕妇应定期进行产前检查,必要时终止妊娠。

4.保证充足营养

大脑神经组织要经历增殖、增殖并增大、增大和逐渐成熟 4 个生长阶段。其中,前 2 个阶段出现在胎儿中后期到出生后 6 个月,是脑组织生长关键期。此时若发生严重的蛋白质营养不良或病变,脑细胞的分裂、增殖速度会减慢,患儿的智力将可能受到较严重的影响。因此,孕后期母亲要保证饮食的质和量,以满足胎儿生长发育所需营养和产后泌乳储备所需的能量。当然孕妇营养应做到膳食平衡,在食物的配制中除要满足量的需要外,特别要注意各种营养素的合理搭配,每天饮食中有动物蛋白和/或植物蛋白、新鲜深色蔬菜和水果、奶类等食物。

同时,此期补充铁和钙是十分重要的。贫血可增加母体感染的机会,常常发生胎儿早产和低出生体重儿。重度贫血可引起胎儿缺氧、窘迫,甚至窒息,使胎儿脑发育障碍。胎儿过早发生贫血,降低免疫功能,今后还会出现认知、注意记忆及情绪障碍等;缺钙增加新生儿的佝偻病以及低血钙的可能。所以我国北部寒冷地区,如孕妇不能接受足够的日光照射,孕后期可考虑利用保健药物补充。因此,妊后期孕妇要加强铁、锌、钙和维生素 D 等重要微量营养素的补充。

5.注意劳逸结合、保持愉快心情

孕妇要保持愉快、乐观的情绪,这对胎儿营养吸收、激素分泌和生理平衡都有很大益处;还要注意劳逸结合,减少精神负担,增强自身的抵抗力。

6.胎教

有研究发现,3 个月胎儿的眼、耳、鼻等感觉器官能对声音作出反应,6 个月胎儿的活动强度可随母亲的情绪改变而发生变化。因此,孕妇欣赏优美的音乐有利于平和的心境和愉悦的情绪,有利于胎儿的心理正常发育。

产时的胎儿保健中心是"安全",无论农村或城市一般均应住院分娩、科学接生。其重点包括预防并及时救治缺氧或宫内窒息的胎儿,防止产伤,预防感染,也要避免产妇用药对胎儿造成的不良影响。

三、新生儿期特点与保健

从胎儿娩出结扎脐带开始至生后 28 天,称为新生儿期。从出生到足 7 天以内,称为新生儿早期;从出生足 7 天到足 28 天内,称为新生儿晚期。在新生儿期,小儿为了适应子宫外新的环境,需要发挥全身各器官和各系统的生理功能。但此时其身体各器官的功能发育尚不完善,对外界环境的适应能力差,抗病的能力弱,如果护理不当,易患各种疾病且病情变化快、死亡率高。新生儿早期是适应的关键期,也是生命的最脆弱时期。因此,生后第 1 周的新生儿保健尤为重要。

新生儿保健是儿童保健的重要内容,保健的重点是使新生儿适应新的宫外环境,预防感染和伤害,建立健康的亲子关系。其目的是保护和促进新生儿正常的生长发育、降低发病率和死亡率。

(一)新生儿分类

1.根据胎龄分类

(1)足月产儿:指胎龄满 37 周至不满 42 足周内娩出的新生儿。

(2)早产儿:指胎龄满 28 周至不满 37 足周内娩出的新生儿。

(3)过期产儿:指胎龄满 42 周及以上娩出的新生儿。

2.根据体重分类

(1)正常体重儿:指初生 1 小时内体重在 2 500～3 999 g 的新生儿。

(2)低出生体重儿:指初生 1 小时内体重不足 2 500 g 的新生儿。凡体重不足 1 500 g 者又称极低出生体重儿。

(3)巨大儿:指出生体重超过 4 000 g 的新生儿。

3.根据体重与胎龄的关系分类

(1)小于胎龄儿:指出生体重在同胎龄平均体重第 10 百分位以下的新生儿。我国将胎龄已超过 37 周体重在 2 500 g 以下的新生儿称为足月小样儿。

(2)适于胎龄儿:指出生体重在同胎龄平均体重第 10～90 百分位的新生儿。

(3)大于胎龄儿:指出生体重在同胎龄平均体重第 90 百分位以上的新生儿。

4.其他

(1)早期新生儿:指出生后 1 周以内的新生儿。

(2)晚期新生儿:指出生后 2～4 周的新生儿。

(3)高危新生儿:指已经发生或可能发生危重疾病的新生儿。以下情况可列为高危儿:①孕妇有过死胎、死产史,吸烟、吸毒、酗酒史、孕期阴道出血史、感染史等情况;②孕母有妊高征、先兆子痫、子痫、羊膜早破、各种难产等异常分娩史;③孕妇出现早产、各种先天性重症畸形等出生异常情况等。

(二)新生儿期的特点及特殊生理状态

1.新生儿期的特点

(1)外观特点:新生儿皮肤呈粉红色。基本上没有胎毛,全身皮肤覆盖着一层薄的白色胎脂。耳壳软骨发育良好,轮廓清楚。其头约占身长的 1/4,头围超过胸围。新生儿腹部膨隆,但摸起来柔软,肝脏较大。四肢较短,呈外展屈曲。指甲长到指端或长过指端,足底有较多的足纹。女童大阴唇完全遮盖小阴唇,男童阴囊多皱褶,睾丸已下降。

(2)循环、呼吸系统:胎儿出生后血流动力学发生了重大变化,由胎儿循环向成人循环转变。新生儿心率为 120~140 次/分。

胎儿 13 周时已有微弱的呼吸运动,但真正的呼吸从出生后开始。新生儿呼吸主要靠膈肌的升降,呼吸节律不规则,呼吸较表浅而频率快,30~50 次/分。

(3)消化系统:新生儿吸吮及吞咽功能完善。由于消化道面积相对较大,肌层薄,可适应生后纯乳汁的营养摄入,故娩出后即可哺乳。但新生儿胃容量较小并呈水平位,贲门括约肌尚不能完全关闭,所以容易发生溢乳。

新生儿期蛋白酶活性较好,对蛋白质的消化好;消化吸收单糖、双糖的酶发育较成熟,而多糖酶活性低,消化淀粉能力差;消化吸收脂肪能力也较差。因此,新生儿能很好地消化吸收母奶中的营养物质,满足身体生长发育的需要。

新生儿绝大多数在出生后 12 小时内开始排出墨绿色胎便,随着哺乳的进行,转为黄色含奶块的过渡性大便,胎粪于出生 3~4 天排尽。

(4)泌尿系统:新生儿肾脏已具有成人相同数目的肾单位,虽功能还不完善,但可适应一般的正常需要。其肾稀释功能与成人相当,但肾小球滤过功能低下,肾浓缩功能和肾排泄过剩钠能力不足,且排磷能力差。因此,选用蛋白质、矿物质(磷)高的牛乳喂养新生儿对肾有潜在的损害。

新生儿多在出生时或生后 6 小时内排尿。

(5)神经系统:出生时新生儿脑重为 350~400 g,是成人脑重的 1/4。脑细胞数已达成人水平,中枢神经系统已具备一定功能,视、听、嗅、触、温度觉都有了一定发展,并对刺激能做出相应的反应,具备了接受早期教养的可能性。但新生儿大脑皮质兴奋性低,功能易抑制,对外界刺激反应易疲劳,每天睡眠时间需 20 小时以上。

新生儿已有视觉感应功能,瞳孔有对光反应,可注视人脸,用眼追随移动着的物体;听觉和嗅觉已发育成熟,会对不同味觉产生不同的反应;痛觉反应较迟钝,而温度觉较敏感;对触觉高度敏感,多抚摸有利于情感发育。

(6)免疫系统:由于胎儿可从母体通过胎盘获得 IgG,所以新生儿及生后数月的婴儿对一些传染病具有天然被动免疫力;但新生儿非特异性和特异性免疫功能发育不成熟,IgA 和 IgM 不能通过胎盘屏障,新生儿自身产生 IgA 和 IgM 能力弱,因而新生儿易患肺部和肠道细菌性感染。人乳(特别是初乳)中 IgA 含量高,且耐酸,在胃中不被破坏,可提高新生儿抵抗力。

(7)代谢:新生儿能量代谢较旺盛,产热能源主要来源于糖代谢。但出生时肝糖原储备不多,仅能维持 12 小时的需要,头几天机体要动用脂肪和蛋白质产热;因此,新生儿也要及时开奶喂食,否则容易发生低血糖。新生儿血钾也较高,而血钙较低。

(8)体温调节:胎儿的宫内环境温度较恒定,娩出后体表温度下降,出现生理性体温降低。而此时新生儿体温调节中枢发育尚不成熟,外界环境温度过高或过低均可影响其正常的生理活动,对低出生体重儿或早产儿的影响更大。

新生儿皮下脂肪较薄,体表面积相对较大,皮下毛细血管丰富,易散热;另一方面汗腺发育不全,排汗、散热功能不佳,体温不稳定。如在寒冷的冬季,若不注意保暖,小儿的体温就会下降,皮肤就可能发生冻伤或硬肿症;如在炎热的夏季,若不注意散热,小儿就可能中暑,此时体内水分不足,血液溶质过多,小儿会发生"脱水热"。所以,新生儿的保暖、散热工作是非常重要。

(9)皮肤、黏膜、脐带:新生儿出生时皮肤上覆有一层胎脂,具有保护皮肤和保暖的作用,生后数小时开始逐渐吸收,但需将头皮、耳后、腋下及其他皱褶处的胎脂轻轻揩去。新生儿皮肤薄嫩,容易受损伤而导致感染,严重者可发展为败血症而危及生命。新生儿口腔上的"板牙"或"马牙"可于生后数周至数月内自行消失。新生儿两颊部的脂肪垫有利于吸奶,不应挑割,以免发生感染。脐带经无菌结扎后可于 1～7 天内自行脱落。

(10)体格发育:新生儿身高、体重生长发育与新生儿的胎次、胎龄、性别以及宫内营养状况有关,也与生后的营养、疾病等因素密切相关。新生儿体重减少是由于摄取水分和食物减少、体液丧失,通常在出生后的第 2 周恢复到出生时体重。一般新生儿生后第 1 年中身长增长 20～25 cm,为出生时的 40%～50%;体重增长 6～7 kg,约为出生时的 2 倍,是出生后生长最快的一年。

2.新生儿的特殊生理状态

(1)生理性黄疸:新生儿每天胆红素生成较多,而肝脏摄取胆红素、形成结合胆红素和排泄胆红素功能差,仅为成人的 1%～2%。约 60% 足月儿和 80% 以上的早产儿在生后第 2～5 天出现黄疸,如一般情况良好,足月儿在 14 天内消退,早产儿可延迟至 3～4 周。黄疸出现过早、过深,伴临床症状(呕吐、发热、吮吸力低下等)和黄疸持续时间过长属病理性黄疸。

(2)假月经(生理性阴道出血):由于母亲雌激素在孕期进入胎儿体内,出生后突然中断,使部分女婴出生后 5～7 天可见少量阴道出血,持续 1～3 天自止,这种情况一般不必处理。但同时伴有新生儿出血症时,要按新生儿出血症来处理。

(3)生理性乳腺肿大:男女足月新生儿均可在出生后 3～5 天出现生理性乳腺肿大,如蚕豆或大至鸽蛋,多于 2～3 周消退,不需特殊处理,不可挤压。原因是母亲的黄体酮和催乳素经胎盘进入胎儿体内,生后突然中断所致。

(4)生理性体重下降:几乎所有新生儿由于排出胎粪,皮肤也开始排泄水分,一般吃奶又较少,使体重在生后开始下降,第 3～4 天达到最低限度,第 7～10 天则又恢复到出生时体重。下降幅度一般在 3%～9%,不超过 10%。如体重下降幅度过大,恢复超过 3 周则属不正常现象,一般是由于疾病或喂养不足引起的。

(三)新生儿期保健要点及措施

1.保暖

新生儿由于自身体温调节功能差,对外界环境适应能力弱,体温随外界气温的波动而波动,因此,注意保暖是非常重要的。

胎儿在母亲子宫里的体温比母亲体温略高,无须自身调节体温;出生后,由于蒸发散热,体温明显下降。以后体温逐渐回升,在 36～37 ℃波动。居住环境温度对新生儿体温影响非常大,新生儿在适中温度下使产热和散热保持平衡,肛温保持在 36.5 ℃左右,手足温暖,无寒冷损害发生;若体温降至 32 ℃以下,则可能发生寒冷损伤,严重时可导致硬肿症。新生儿居室的温度宜保持在 24～26 ℃,湿度保持在 50%～60%。

新生儿居室的温度与湿度应随气候温度变化而调节,保暖的方法应根据居室环境的大气候和新生儿局部保暖情况而定。城市居室的保暖多采用暖气、空调等。农村多采用火墙、地炕和室内生炉子等办法。热水式采暖,温度波动较小,利用空调机来调节室内温度可保持恒温,但造价高。北方农村采用的火墙和地炕形式的采暖,室内温度较均匀。而火炉形式的采暖一定要注意安全,防止一氧化碳中毒和烫伤的发生,并预防火灾。新生儿局部保暖是指医疗保健机构使用的恒温箱取暖;家庭中常用的有襁褓法(俗称蜡包)、新生儿睡袋、母亲怀抱、热水袋等。襁褓法保暖是我国民间传统的保暖方法。但不要包裹得过紧,限制新生儿手足活动,使产热减少,不利于保暖,也不利用神经系统和体格发育。

总之,冬季居室温度过低可使新生儿体温过低,影响代谢和血液循环,故要强调保暖。夏季居室温度过高,衣被过厚、包裹过紧,又易引起发热,要强调散热。因此,要随着气温的高低,及时增减衣被。同时,还要保持室内卫生,空气新鲜,经常开窗通风。

2.喂养

新生儿娩出后应尽早吸吮母奶,医师要指导母亲正确的哺乳方法,保证良好的乳汁分泌以满足新生儿生长所需;指导母亲按需哺乳,喂奶的时间和次数以新生儿的需要为准,一昼夜不应少于8次。所谓按需哺乳是指新生儿期喂母乳可按新生儿需要随时哺乳。如新生儿哺乳后能安静入睡、大小便正常、体重增加正常,就是母乳充足的表现;如母乳不足应设法增加孩子吮吸次数,乳母要增加营养的摄入,保证良好的睡眠和保持愉快的心情;如母乳确实不足或无法进行母奶喂养的小儿,可混合喂养。混合喂养比母乳喂养差,但比完全人工喂养好。若由于工作关系,则可在两次母乳喂养之间加一次人工喂养;若母乳不足,小儿每次先喂母乳,再给予人工喂养。

母乳是新生儿最理想的食物,含有所有的基本营养物质,其成分和比例对于这个年龄小儿消化和吸收最为适宜;它含有许多抗体,帮助小儿抵抗疾病;小儿从母亲处摄取无菌乳汁,安全卫生;母乳喂养还有助于建立母子间感情,对小儿健康成长起到巨大的作用。用母乳喂养的小儿较混合喂养或人工喂养的小儿发育得好,不易生病,即使生病,也好得快。

每次喂奶前,母亲都要洗干净手,再用清洁的淡盐水湿纱布擦乳头,然后喂新生儿吃。哺乳时母亲应取半坐姿势,用上臂托住小儿头颈,用中指和示指轻夹住乳房,将乳头放入新生儿嘴里,乳房不要触及小儿的鼻子,以免妨碍呼吸。每次喂奶,应先喂空一只乳房,再喂另一只乳房,吃不完的余奶要挤出,以防以后乳量减少。每次喂完奶后,应将小儿立起轻拍背部,使吞入的空气排出,防止溢奶。

当产妇有化脓性乳腺炎、肝炎、活动性肺结核、严重心脏病、癌症及精神病等疾病时,都应禁止喂奶;乳腺炎治愈后可喂奶;当产妇感冒发热时,应在戴多层口罩的情况下喂奶。

3.护理

(1)脐带:新生儿脐带剪断后残端应立即消毒,用消毒过的线进行结扎,然后用消毒的纱布和脐带布进行包扎。脐带未脱落前要保持脐部清洁,防止沾水和污染脐带布。如脐带布沾湿,要消毒并更换新的消毒纱布。脐带脱落后,根部痂皮让其自行剥离。脱落后如脐窝潮湿或有浆液状分泌物,每天可用75%乙醇将脐窝擦净,再盖上新的消毒干纱布,几天即好。如脐窝已有肉芽组织形成,处理仅需用硝酸银涂抹使其干燥,但不要碰到正常皮肤。

(2)衣服和尿布:尿布用柔软、耐洗、易干、吸水性强的棉布制成,也可用商店出售的质量好的一次性尿布。尿布要勤洗勤换,日光下晒干。每次换尿布或大便后,用温开水清洗小儿臀部,预防尿布疹(红臀)的发生。

新生儿的衣服宜选用单色、淡色、不易褪色、轻软的棉布制作;不必做领子,不用纽扣;衣服要稍宽大些,易穿易脱;干燥清洁,冬衣要能保暖。新生儿的包裹也应宽松,使新生儿手足能活动,有利于生长发育。

(3)皮肤护理:新生儿出生后第2天就可洗澡,这样既可清洁皮肤,又可检查身体状况。在脐带未脱落前不可将小儿全身浸入水中,防止脐带沾水、受污染而引起感染;洗澡的水温不宜过冷或过热,以略高于体温为宜;洗澡时可用纱布擦脸、手和身体,可用中性的婴儿肥皂;洗后要用干布迅速轻轻擦干,尤其是腋窝、颈下、腹股沟部和手臂、大腿的皮肤皱褶处。擦干后扑些爽身粉保持皮肤干燥,预防褶烂的发生,然后用清洁而干燥的衣服包好,并在易湿烂处擦上凡士林或葵花籽油。

新生儿特别容易呕吐或溢奶。奶汁流到衣服上、颈部、头发中,易细菌繁殖;小儿容易出汗,皮肤腺分泌多,大小便的次数又多,所以小儿的皮肤是比较脏的。另外,新生儿皮肤薄嫩,皮下毛细血管丰富,防御功能差,若护理不当易受损伤,严重时可引起败血症。因此,新生儿应每天洗澡保持皮肤清洁,勤换内衣,经常检查皮肤有无感染,如有小脓点,要及时处理。

4.预防感染

新生儿免疫力弱,预防感染十分重要。新生儿居室要经常通风换气,冬季也要定时开窗换气,保持空气清新;新生儿期尽量减少亲友探望,避免亲吻,防止交叉感染。凡患有皮肤病、呼吸道和消化道感染及其他传染病者,不能接触新生儿;新生儿一切用具都要经常煮沸消毒,洗脸与洗臀部的毛巾要分开;新生儿如有体温升高或不适,家长不要随便给新生儿用药,应去医院在医师的指导下治疗。此外,出生后24小时以内要为新生儿接种卡介苗和乙肝疫苗。

5.新生儿疾病筛查

生后及时筛查,尽早诊断,减少发育中的后遗症。

通过听力筛查,尽可能发现有听力障碍的新生儿,尽早进行适当的干预,使语音发育不受损害;进行遗传、代谢、内分泌疾病筛查(我国目前主要是苯丙酮尿症和先天性甲状腺功能低下),以早期发现、早期诊断,预防疾病发生带来的严重后果。

6.感知觉刺激和早期教养

感觉是人类最简单、最低级的心理活动,也是心理活动最基本的指标。感知觉的发展对认知、语言和学习等都起着重要的促进作用。新生儿的视、听、触觉已初步发展,具备了接受早期教养的基础,可以通过反复的视觉、听觉和触觉训练,培养新生儿对周围环境的定向和反应能力,促进手眼协调动作。母亲通过哺喂、怀抱、抚摩、说话、唱歌、微笑等行为建立和培养母子依恋感情,促进婴儿智力发育,是早期教育的开始。

良好的亲子依恋关系可使新生儿得到安全感,更好地熟悉、认识和适应新的环境,为今后语言、运动和理解等能力的发展打下良好的基础;否则就可能影响儿童的身心发育,导致儿童情绪和行为障碍的发生。

因此,母亲产后尽快给孩子哺乳,在为新生儿提供了营养丰富初乳的同时,也使新生儿得到了温暖和安全感,这种身体和视觉上的接触,是日后良好依恋关系建立的基础。同时要为产妇提供心理支持,帮助产妇克服遇到的困难。

7.正常新生儿家庭访视

为了防止交叉感染,正常新生儿自医院返家后很少再到有关机构进行保健检查。而新生儿家庭访视是降低新生儿发病率、死亡率的一个重要保健措施。

新生儿自生后或出院后1个月内家庭访视应≥3次,即生后1~2天或出院后1~2天的初访,生后5～7天的周访,生后10～14天的半月访和生后27～28天的满月访。若发生异常情况,应增加访视次数。

(1)初访:在新生儿出院后1～2天内进行。访视内容:①新生儿居室的室温、湿度、通风状况等情况,孩子用具是否清洁,新生儿的衣被及尿布是否合乎卫生要求等。②新生儿出生时体重和身长值,顺产或难产、有无窒息,以及新生儿吸吮、睡眠、哭声、大小便性状等,是否接种乙肝疫苗和卡介苗。③测量新生儿的身长和体重,进行全身检查。检查时要注意身体各部位有无畸形、皮肤有无糜烂、有无红臀、脐部有无分泌物或感染,观察新生儿面部及全身皮肤的颜色和四肢活动情况等。④宣传指导母乳喂养的好处,指导喂养方法和乳房护理及预防感染等方法。

(2)周访:在出院后5～7天进行。观察新生儿一般健康状况,如黄疸是否消退,脐带是否脱落;测量体重;了解新生儿吮奶、哭声、大小便情况及护理中是否存在问题。初访及周访是家庭访视的重点,如发现异常问题应增加访视次数。

(3)半月访:在出院后10～14天进行。记录新生儿在安静状态下每分钟呼吸次数;测量体重,了解体重是否恢复到出生时体重,若未恢复应分析原因,给予指导;了解喂养和护理的情况,并针对存在的问题给予指导。此外,对在北方冬季出生的新生儿要指导补充维生素D制剂的方法和剂量,以预防佝偻病的发生。

(4)满月访:在出院后27～28天进行。除了解喂养、护理等情况外,对孩子测量体重和进行全面的体格检查。满月访视结束后,填写儿童健康档案,撰写访视小结,并指导家长进行生长发育监测和定期体格检查,并转入婴幼儿系统保健管理。

妇幼保健机构专业工作者每次访视应有重点,根据新生儿、孕母和家庭的具体情况进行有针对性的指导。在家庭访视中若发现新生儿和孕妇有异常情况要早诊断、早治疗,并做详细记录。如发现新生儿疾病的常见表现和危重信号(发热或体温不升、喂奶量减少甚至不吃等),应及时转院。在新生儿转院过程中随时观察病情变化,以确保安全。

四、婴儿期特点与保健

婴儿期指出生至未满1岁的时期。这一年是生后体格发育最快的一年,也是动作和语言的发展、智力和个性发展的关键时期。

(一)婴儿期特点

1.身长和体重

出生后增长速度开始减慢,但第1年中身长仍增长20～25 cm,为出生时的40%～50%;体重增长6～7 kg,约为出生时的2倍,是出生后生长最快的一年。

2.皮肤、肌肉和骨骼

婴儿皮肤层薄嫩,皮下血管丰富;而汗腺功能差,体温调节不佳易使婴儿着凉或受热,也易使皮肤遭受损伤和发生感染。

婴儿肌纤维较细,间质组织较多。出生一两个月的婴儿,屈肌紧张性较高,四肢总是蜷曲的。随着月龄的增长,躯干和下肢的肌肉会逐渐发达起来。

婴儿骨骼水分较多,而固体物质和无机盐成分很少。富有弹性,不易折断,但压迫时较易变形。随着小儿抬头、会坐和行走时,分别形成颈曲、胸曲和腰曲。如此期母亲营养不良,婴儿户外活动的时间少,又没及时地添加辅食,极容易患佝偻病。

3.乳牙生长特点

乳牙早者 4 个月、晚者 9～10 个月,一般 6～7 个月萌出。最先长出的是下切牙,然后是上切牙。周岁左右长出 6～8 个切牙。出牙的时候,一般没有不良反应,如个别出现发热、腹泻、流口水等症状时,应当就医诊治。

4.消化系统

婴儿在最初的 3 个月,唾液分泌极少;4～5 个月,唾液分泌增多。因不能完全吞入胃内,出现流涎现象。6 个月后逐渐添加辅食,唾液起到分解淀粉和帮助吞咽的作用。

婴儿在头 3 个月时,吸饱奶后常有溢奶现象,这对婴儿的营养和生长并无影响。3 个月以后,随着胃神经调节功能的加强,胃由出生时横置逐渐变为直立,溢奶现象也就自行消失。

婴儿肠的长度超过了身长 6 倍。由于婴儿肠神经支配尚未完善,消化力差,如辅食添加过多,很容易引起腹泻。又由于婴儿肠道黏膜层发达而肌肉层薄,易发生腹胀;加之肠肌壁的渗透性高,因而消化不完全的产物或肠毒素,易被吸收入血液,引起中毒。

婴儿肝脏占体重的 4％～5％。肝脏将血液中营养物加工与合成,为身体所利用,同时将带毒物质进行解毒,经肾随尿排出或随胆汁一起从粪便中排出。

婴儿期生长速度快,对能量和蛋白质的需求特别高。若能量和蛋白质供给不足,又由于消化功能尚未发育成熟,易患消化紊乱、腹泻、营养不良等疾病或发育落后;而婴儿铁贮备在生后 4～6 个月常常耗竭,最易缺乏的营养素是铁。缺铁性贫血不仅影响婴儿大脑发育和认知能力,同时还会降低机体免疫功能,造成反复感染。

5.呼吸系统

婴儿鼻腔短小,鼻道窄,黏膜柔嫩,富于血管。发炎时由于黏膜充血肿胀,常使鼻腔发生闭塞,出现呼吸困难;耳咽管宽而短,呈水平位,如感染后很容易从咽部侵入中耳,并发中耳炎;喉腔也较窄,富于淋巴组织和血管,当有炎症时,容易引起呼吸困难;右侧支气管较易吸入异物或病原体,易发生炎症,并导致呼吸困难。

婴儿由于呼吸道的管腔狭小,肺泡数目又较少,常用增加呼吸次数来补偿气体交换不充分。当小儿患有呼吸道疾病时,由于组织缺氧,而呼出二氧化碳不足,常表现为呼吸困难、口周发青,在口唇及指端等末梢出现明显的发绀。

6.免疫系统

6 个月后从母体获得的被动免疫抗体逐渐消失,而主动免疫功能尚未成熟,易患感染性疾病。儿童计划免疫的实施使一些传染病通过预防接种得到有效预防。但许多疾病尚缺乏有效的预防措施,所以婴幼儿期的感染性疾病的发病率和死亡率仍较高。

7.神经系统

婴儿神经系统的发育还不成熟,大脑皮质的功能是随着小儿的发育而逐渐完善的。随着月龄的增加,应从视、听、嗅、味、触等方面给婴儿以适当的训练,使大脑对外界刺激的反应逐渐提高,也可促进了大脑的发育。

随着神经系统的发育和智力的发展,小儿清醒的时间越来越长,认识的东西越来越多,大脑的分析和综合能力也越来越完善。此期不能过长时间和小儿谈话或活动,但周围太不安静对小儿也是有害的。

8.感知觉的发育

视觉在婴儿 6 个月前发展非常迅速,是视力发育的敏感期,12 个月时视觉调节能力基本完成。4～12周的婴儿两眼能追随物体移动180°,3个月能主动搜寻视觉刺激物,3～4个月对明亮、鲜艳的色彩,尤其是红色感兴趣。10～12个月的婴儿可以根据成人的表情作出不同的行为反应。

婴儿对语言声音反应敏感,2个月的婴儿已经能辨别不同人说话的声音;6个月龄时能区分父母的声音;8个月时眼和头能同时转向声源;而12个月时对声音的反应可以控制。

人类的味觉系统在婴幼儿期最发达,3～4个月龄时能区别愉快和不愉快的气味,4～5个月龄婴儿对食物的任何改变会表现出非常敏锐的反应,7～8个月龄时开始分辨出芳香的刺激。

9.动作的发育

运动的发育与大脑的发育、肌肉的功能有密切的关系,并遵循一定的规律。1个月的婴儿俯卧时稍能抬头;3个月时可以控制头部和抬胸;4个月时能够翻身,并能抓住玩具;5个月时能从仰卧翻成俯卧,而6个月时能从仰卧翻到俯卧,此时能独自玩弄小玩具,并可从一只手换到另一只手;8个月时可以坐得很稳,开始用上肢向前爬;9个月时可以灵活地使用拇指和示指捡拿物品或撕纸;10个月可拉着双手向前走;12个月时可以独自站立行走。此时的婴儿在开始抓握物体之前可以对物体进行准确的定位。

10.语言的发展

婴儿期是语言的准备期,主要是通过哭、表情变化和身体接触与大人交流。婴儿在1个月以内哭是与人交流的主要手段;5个月左右开始出现咿呀学语,9个月时达到了高峰;8～9个月已能听懂大人的一些语言,并作出反应;9～12个月能够辨别母语中的各种音素,经常模仿成人的语音;11个月才真正理解词的意义;大多数12个月的小儿开始会说第一个与特定对象相联系的词。

11.情绪和气质

情绪是人们对事情或观念所引起的主观体现和客观表达,并通过内在或外在的活动及行动表现出来。婴幼儿良好的情绪表现为依恋、高兴、喜悦、愉快;不良的情绪主要有恐惧、焦虑、愤怒、嫉妒等。小儿7～8周出现第一次社会微笑。2～3个月对人的接近和语音产生了兴趣,2～7个月婴儿可能会出现快乐、惊奇、愤怒、悲伤和恐惧情绪,但看见熟悉的面孔会发出有意识的微笑。婴儿在6个月时,可区分母亲和陌生人,对母亲有一种特殊的亲热感,7个月左右对家庭成员亲密感也增加。但6～8个月时见陌生人可能出现焦虑的情绪。8～10个月的婴儿在不确定的情况下,能开始根据他人的情绪线索做出相应的反应。

气质是婴儿出生后最早表现出来的一种较为明显而稳定的个人特征,是人格发展的基础。一般将婴儿气质类型划分为容易型、困难型、迟缓型和混合型。易于抚养型婴儿情绪愉快,作息制度规律,能很快地接受新的事物,参加活动的愿望高;抚养困难型的婴儿表现为情绪消极,作息制度不规律,适应新环境慢,哭闹无常、烦躁易怒;迟缓型表现为情绪消极,对新环境适应较慢,活动水平低,反应强度弱。

(二)婴儿期保健要点和保健措施

促进儿童早期健康发展是婴儿期保健的重点,包括婴儿的营养、体格锻炼、卫生保健、情感关爱、生活技能培养及智力早期开发。家庭是婴儿期保健的主要场所,提高家长的科学育儿知识水平和技能是婴儿期保健的主要内容之一。

1.合理喂养

婴儿期合理喂养应根据婴儿的生长发育特点和营养需要,在足量的基础上保证质的营养供给,其中特别要满足热能和蛋白质的需要。通过宣传使家长了解婴儿喂养知识和技术,自觉地实行母乳喂养;通过生长发育监测和体格检查,早期发现营养不良、肥胖症、佝偻病等,及时进行干预和纠正。

婴儿喂养分母乳喂养、混合喂养与人工喂养3种,母乳喂养是最合理的喂养方式。

(1)母乳喂养:人乳含乳蛋白多,脂肪颗粒小,易于消化吸收,并含有各种必需脂肪酸,对脑和神经的发育极为重要;人乳的乳糖含量比牛乳含量高;人乳中钾、钠、镁、钙、磷等的含量比牛奶少,可减轻婴儿肾脏负担;人乳温度适宜、新鲜,污染机会少;并可增强婴儿对某些疾病的抵抗能力。哺喂可以密切母子关系,可能使母亲再次受孕有某种程度的推迟等。

一般母乳从产后15天到9个月,分泌量逐渐增多,质量也不断提高。9个月以后奶汁的质和量都有所下降。当奶量不足时,婴儿常常睡眠不安,哭闹,体重减轻,皮下脂肪减少。在出现上述中任何一种症状时,应查找原因,如母亲奶量不足,应用奶粉或牛奶补充,或适当地添加辅食。

周岁左右断奶最为适宜。断奶太早,由于婴儿的消化功能不强,会引起消化不良、腹泻,甚至营养不良等;断奶太晚,又不添辅食或添加不合理,婴儿就会消瘦、体弱多病,也会影响母亲的健康。断奶应在春秋季逐步进行,逐渐以辅食代替母奶,一岁左右用辅食做主食。断奶后,每天仍要给牛奶和其他富于营养、容易消化的食物。

(2)混合喂养和人工喂养:当母乳不足或缺乏时,用牛、羊乳或用其他代乳品喂养婴儿,称人工喂养。用部分兽奶以补充母乳不足称为混合喂养。

当母乳不足或其他原因不能纯母乳喂养时,可以根据婴儿的月龄和奶量缺少的情况,添加代乳品或辅食,但必须喂完母乳后再补充。

人工喂养是一种不得已的办法。只有母亲确实缺奶,或有结核病、急慢性传染病或严重贫血等疾病而不能喂养时才采取的方法。最常用的食品是牛奶、羊奶、奶粉或大豆制品。

人工喂养时需注意以下问题:奶的质量;奶头、奶瓶等用具每天都要清洗消毒;人工奶头孔不宜过大;时常观察婴儿大便是否正常,这与奶的调配关系很大。如奶中脂肪过多,婴儿不仅大便增多,而且出现不消化的奶瓣;如蛋白质过多,糖量过少,大便容易干燥;如糖过多,大便会发酵而稀,而且有泡沫和气体;一天所需奶量,2～4个月时,约等于体重的1/6;6个月时,约为体重的1/7;7～12个月时,约为体重的1/8。

(3)辅食:周岁以内的婴儿是以奶为主食,除奶以外添加的食品都叫辅食。4个月以内的婴儿可进行纯母乳喂养,以后逐渐开始添加辅食。

1～3个月龄的婴儿,主要添加含维生素类食品。喂鲜橘、橙等水果汁和菜汁。开始每天添加鱼肝油(尤其北方冬季出生的孩子)。人工喂养的婴儿最好满月后即开始补充鱼肝油、维生素C等。4～6个月,应及时添加蛋黄,以补充铁质。先将1/4煮熟的蛋黄压碎,混在米汤或牛奶中哺喂,以后再增加到半个至整个蛋黄。5～6个月后,每天可喂稀粥、米糊、营养米粉、面片、豆腐、菜泥、水果泥等。7～8个月,可喂馒头片或饼干,促进牙的生长。8个月后,可喂肉末、肝泥、鱼肉,1～2次软稠的食品。10～12个月,每天可喂软饭、馒头、面条、面包及碎菜和碎肉等食品。

辅食的添加必须与婴儿的月龄相适应。过早添加不适合婴儿消化的辅食,会造成消化紊乱;添加过晚,会出现营养不佳。在添加辅食时,必须遵循由少量到多量、由细到粗、由稀到稠的原则,一种食物接受后再添加另一种食物,并注意观察婴儿的大便,以了解食物的消化情况。

2.婴儿的卫生及衣着

每天早晨,在哺喂之前先用温水给婴儿洗脸,而后用软毛巾擦干。不要涂化妆品。鼻腔、口腔一般不宜洗,耳朵防止灌水。大小便后要清洗大腿根部和臀部,最好每天洗澡,不要用肥皂,可用刺激性弱的婴儿皂。婴儿住处要清洁,阳光充足,空气新鲜。

婴儿的衣服要用浅色的棉布、法兰绒、厚绒布来缝制,衣服接缝要平展,纽扣、系带尽量少用,便于穿脱。婴儿的鞋不要紧小,也不要太大。尿布要用浅色、易吸水的棉布或一次性的尿布。衣服和尿布要经常换洗,尤其要用专用盆洗涤,不残留洗涤液,日光下晒干。

3.婴儿的睡眠

周岁以内的小儿一定要保证有充足的睡眠,这样才能有利于婴儿大脑和身体的发育。月龄越小,需要睡眠的时间也越长。新生儿一昼夜要睡 20 小时。到 2 个月时,每天除饥饿、大小便后觉醒外,大部分时间也在睡觉。3～6 个月时昼夜睡眠总量 17 小时。6～10 个月时 16 小时。10 个月后时 15 小时。因此,从 2 个月开始,就要养成定时睡眠的良好习惯。

4.体格锻炼

婴儿的体格锻炼主要是通过日常生活来进行,如晒太阳、呼吸新鲜空气、户外活动、接受一些不同温度的冷热刺激。锻炼要循序渐进,坚持经常,并同合理的生活制度、正确护理和教养相结合。这样不仅能使小儿身体健壮,减少疾病,而且能够锻炼意志。

(1)婴儿体操:婴儿在出生 2 个月后就可开始做体操。婴儿体操共分 16 节,其中 8 节完全在成人的帮助下进行,称为被动操,适用于 6 个月以内的婴儿;另外 8 节需成人稍加帮助,婴儿自己就能完成,叫作主动操,适用于 6 个月以上的婴儿。体操主要是促进基本动作的发展,增强骨骼、肌肉的发育,增强心肺功能,促进新陈代谢。同时,促进婴儿的语言、意志、情绪和注意力的发展。

被动体操主要做胸部、上肢、肘关节、肩关节、下肢、膝关节、髋关节和举腿运动;主动操主要做牵双臂坐起,牵单臂坐起、脊椎后屈及顿足运动。扶腰部站立,做跳跃运动。

做操的房间室温为 18～20 ℃,空气要新鲜。高于 20 ℃可在户外进行。时间一般安排在喂奶前、后 30 分钟到 1 小时为宜,每天做 1～2 次。婴儿衣服要宽大、轻便。做操前应先和小儿说话,使之情绪愉快。做完后让小儿躺在床上休息一会。

(2)户外活动:户外活动可以让小儿更早地认识外界环境。接受阳光和空气的刺激,增强身体对环境的适应力和机体的新陈代谢,并可促进生长发育、预防佝偻病的发生。

户外活动要根据小儿的月龄、身体健康状况及当地气候条件而定。一般每天 2 次,小于 6 个月的孩子每次 10～15 分钟,逐渐增加到 2 小时;6 个月以上可户外活动 3 小时。

(3)开窗睡眠和户外睡眠:开窗睡眠可使孩子吸收新鲜的空气,皮肤和呼吸道受到凉气流的刺激,可以增强呼吸系统的抵抗力和新陈代谢。

开窗睡眠要从夏季开始,逐渐过渡到冬季(室温≥15 ℃),常年坚持。但在寒冷的北方开窗换气要在孩子不在屋时进行;遇到孩子有病、大风和大雨时不要进行;如发现孩子发抖、口唇发青时要停止。

户外睡眠是在开窗睡眠基础上的进一步锻炼,一般在午睡时进行,但要避免阳光直射,仔细观察孩子的反应。

另外,还可用冷水给小儿洗脸和洗手,增强体质,预防呼吸道疾病的发生。

5.预防疾病和意外伤害、做好口腔保健

预防感染首先提倡母乳喂养,培养婴儿良好的卫生习惯,并按计划进行卡介苗、脊髓灰质炎、百白破、麻疹、乙型肝炎等疫苗的免疫接种。必须积极预防影响婴儿生长发育和健康的常见病、多发病,如呼吸道感染、腹泻等感染性疾病,以及贫血、佝偻病等营养性疾病。

婴儿期常见的意外伤害有从床上跌落、吞进异物、婴儿窒息等。预防主要是加强家长的安全意识教育,减少婴儿周围环境中存在的危险因素。

婴儿在长牙前就应进行口腔保健。餐后或吃甜点心后,给婴儿喝一些温开水;乳牙萌出后,每晚睡觉前要用柔软的婴儿用指套牙刷清理牙上的附着物。婴儿不要含乳头入睡,以免影响乳牙发育,避免婴儿不良吸吮习惯的形成。

6.婴儿期的早期教育

婴儿的早期教育以感知觉和动作训练为主,及早进行语言训练,并通过生活环节提高认知能力、培养良好的亲子关系及与小朋友之间的关系。

(1)建立合理的生活制度,养成良好习惯:可根据小儿自身的特点,通过有规律的作息时间,养成按时睡眠、吃饭、定时大小便,以及爱清洁、讲卫生的良好习惯。这些习惯的培养有利于小儿独立能力、控制情绪能力和适应社会能力的发展,是婴儿期最早和最重要的教育内容。

(2)视听能力训练。①出生至3个月:最初的3个月中,主要是通过看和听从外界向大脑输入信号,发展婴儿心理。此期可以在儿童床上方悬挂颜色鲜艳的物品或能发声的鲜艳玩具,训练小儿两眼视物的习惯,并刺激脑部功能;父母要经常面对面地与小儿亲切交谈、唱歌或念儿歌;每天定时放悦耳的音乐等。②4~6个月:玩具宜挂低些,使婴儿伸手就能碰到,开始可能是偶尔碰一下,以后就会有意识地去玩。还可选择体积稍大、色泽鲜艳、不同形状(如各种动物)、带声响的吹塑玩具和可以摇响的玩具,逗引小儿看、摸和倾听,继续训练视听觉能力。也可以选择手摇铃或能捏响的小玩具,放在婴儿能拿到的地方,以训练手的抓握能力。③7~12个月:小儿仍为无意注意,要引导他们观察周围事物,培养注意力,并逐渐认识周围的事物。随着听觉及运动能力加强,开始学爬行,此时可选择塑料、绒毛、皮球及能敲打的玩具。10~12个月时婴儿手的动作逐渐加强,并开始学走路,可选择小推车、滚动玩具及手拉玩具等,以训练小儿行走及手的活动能力。12个月后,要注意培养小儿爱护玩具和爱好整洁的习惯。

(3)促进婴儿的动作发育:动作的发育与神经系统日臻成熟有着密切关系,它可促进小儿心理发展和体格发育,也可培养小儿观察力、与人交往的能力和活泼、勇敢、坚毅等优良品质。婴儿期是动作发育的重要阶段,重点发展粗大动作和手及手指的精细动作。①粗大动作:小儿满月后开始训练抬头,可在喂奶前让他俯卧,此时小儿会主动抬头;2个月开始训练翻身,可用一个鲜艳、带响的玩具,从小儿的一侧向另一侧移动,帮助小儿由仰卧转为侧卧再到俯卧,完成翻身动作;4个月开始训练拉坐,每次时间不要太长;5个月开始训练爬,可用玩具在前方吸引他向前爬,但要注意安全;8个月开始训练扶站;10个月开始练习牵走,并逐步过渡到独立行走。②精细动作:3个月时,用颜色鲜艳、有响声、带柄的玩具吸引小儿伸手,或放在孩子的手里,训练用手抓物;6~10个月可训练用手指捏取小的物体,促进精细动作的发展。

(4)促进婴儿的语言发育:小儿的语言能力是其智力水平的主要标志。促进小儿语言发育最简便方法是成人多与小儿说话、唱歌、讲故事,对婴儿自发的"baba""mama"之类语言,应及时给予应答或微笑;在日常生活中把语言与人物、事物、动作等联系起来,为语言发展打好基础。

(5)交往能力的培养:良好的亲子关系是未来与他人进行交往的基础。家长应通过生活上细心的照顾、亲切的语言交流、愉快地共同玩耍和游戏与小儿建立良好的依恋感情,帮助他们逐渐认识周围世界。

7.预防接种

预防接种是预防传染病的有效手段之一。我国计划免疫程序要求在1岁内接种乙型肝炎疫苗、卡介苗、脊髓灰质炎疫苗、白喉、百日咳、破伤风疫苗、麻疹疫苗、流脑疫苗和乙脑疫苗。家长要按时带孩子到所属机构进行预防免疫接种。

8.生长监测和定期体检

定期对婴儿身高、体重等指标进行生长监测，通过评价发育曲线的走势，早期发现生长发育缓慢现象，及时分析原因，采取相应的措施干预，保证小儿健康的生长。

每 3 个月对儿童进行一次健康检查，包括问诊、体格测量、全身检查及必要的实验室检查。检查小儿体格心理发育和神经精神发育状况，了解在护理、喂养、教养中存在的问题，及时进行治疗和指导。

此外，大多数的婴儿是散居在家，不仅人数众多、居住分散，而且家长的文化水平和家庭环境条件各不相同。因此，需要儿童保健工作者为他们提供必要的服务。为了使小儿从初生到 7 周岁都能得到连续的、系统的保健服务，在城市应完善地段儿童保健医师负责制，在农村建立完善的乡村妇幼医师负责制度；认真开展儿童保健系统管理；加强对早产和低出生体重儿的管理；对高危儿进行智力监测；采取综合措施防治常见病和传染病；及时为适龄婴儿进行各种疫（菌）苗的预防接种；对家长进行必要的健康教育。

五、幼儿期特点与保健

幼儿是指 1～3 岁的小儿，其体格生长速度较婴儿期缓慢，但语言和动作能力快速发展。由于活动范围扩大而没有安全感，其意外伤害开始多发；又由于接触感染的机会增多，必须注意预防传染病的发生。

（一）幼儿期的特点

1.身高和体重发育特点

生后第 2 年，身长约增加 10 cm，体重增加 2～3 kg，2 岁后生长速度急剧下降，并保持相对稳定，平均每年身长增加 4～5 cm，体重增加 1.5～2 kg。

2.牙的生长和视觉发育

周岁时，已有 6～8 个牙，1.5 岁已有 12 个牙，2 岁时已有 16 个牙，2.5 岁 20 个乳牙都出齐了。

由于婴幼儿时期的眼轴较短，物体成像于视网膜后，多表现为生理性的远视，随着年龄的增加而逐渐改善。6～7 岁时多数小儿从远视逐渐发展为正视，少数仍可能为远视。也有小儿不注意用眼卫生，可能形成近视。

3.神经系统发育

幼儿期仍是脑发育的快速增长时期。2～3 岁幼儿的脑重已增加到 1 000 g 左右，相当于成人脑重的 2/3。2 岁时，主要的运动神经已经髓鞘化，3 岁时细胞分化基本完成。神经细胞突触数量增多，长度增加，向皮质各层深入。2 岁前，神经纤维的延伸呈水平方向，2 岁以后则有斜行和垂直纤维向皮质深入，3 岁时已完成 80%。此外，儿童认知能力和动作协调性不断增加，情绪反应越来越稳定等。

4.动作和语言发育

幼儿脑功能发育已较成熟，四肢活动更加灵活，能双脚交替上下楼梯、奔跑、双脚跳，能不扶东西迈过矮的障碍物。会用勺子吃饭，并做简单的游戏。3 岁时，能独立玩耍，自己会洗脸，在大人帮助下脱穿简单的衣服等。但此时小儿要注意营养均衡、睡眠充足，既防止出现营养不良，也要预防单纯肥胖。同时,要防止意外事故的发生。

2~3岁是口头语言发育的快速期,从简单发声到会讲完整语句,语言能力得到迅速发展。1~5岁时,能听懂成人告诉他生活中的一些事情。2岁时能说出自己的姓名和年龄,能用简单的语言来表达自己的意思。3岁时已能说出较长的句子,会唱歌、会跳舞。

5.感知觉和认知发育

幼儿期的感知觉和认知能力发育迅速,智力发展也很快,是智力开发的最佳时期。1.5岁的幼儿能注视3米远的小玩具。2~3岁能分辨物体的大小、方向、距离和位置,能辨别各种物体的属性(如冷、热、硬等),能认识日常生活中的物品,识别几种基本颜色,分辨男女。

1岁左右的幼儿出现随意注意的萌芽,但不稳定易被分散或转移,对感兴趣的事情注意力能集中较长时间。1岁左右随意注意不超过15分钟,2~3岁能集中注意10~20分钟;幼儿期的记忆多为自然记忆,不持久,容易遗忘。1岁以内小儿只有再认而无再现,1岁再认潜伏期是几天,2岁可达几个星期,3岁可保持几个月。而2岁时再现潜伏期只有几天,3岁时可延至几个星期;1岁以后小儿才出现具有一定形象性思维活动,2~3岁时的思维具有直观性;1~2岁是仅有想象的萌芽,3岁后想象进一步发展,有意想象已初步形成,如喜欢做象征性游戏。

6.情绪和社会行为发育

幼儿期的情绪是一种原始的简单感情,如喜、怒、哀、乐、悲、恐、惊。随着年龄的增长,情绪进一步分化,社会感情增多,得到表扬和称赞就高兴,受到责备就会伤心或愤怒。如12个月的婴儿已具备兴奋、愉快、苦恼、喜爱、得意、厌恶、愤怒等各种情绪体验,1岁半至2岁左右又分化为嫉妒和喜悦。3岁时儿童对物体、动物、黑暗等客观环境容易产生恐惧。在2~3岁时幼儿产生了自我意识,自主性逐渐增强,进入"第一反抗期"。

幼儿的游戏以平行性游戏为主要特征。幼儿游戏有5种主要形式:感觉性游戏、运动性游戏、模仿性游戏、受容性游戏和构建性游戏。他们喜欢触摸振动的物体;喜欢摇铃、丢球、推玩具车、滑滑梯、骑三轮车;玩过家家,扮演医师护士,模仿歌星唱歌的游戏;爱看电视和电影、听故事、看图画书,以及搭积木、堆沙、玩黏土、折纸等游戏。

(二)幼儿期的保健

幼儿良好的发育是婴儿良好发育的继续,也为学龄前期儿童的良好发育奠定了基础。其保健内容与婴儿期大体相同。

1.合理安排膳食

幼儿的膳食要注意合理营养、膳食平衡,提供足量的热量和各种必需营养素,以满足身体发育和活动增多的需要。

膳食必须要保证足够的热能和营养素。一般认为,蛋白质供给热能应占总热能的12%~15%、脂肪应占20%~30%、糖类应占50%~60%;食品要易消化、多样化、感官性状良好,以增进孩子食欲。1~2岁孩子采取三餐二点制,3岁以上应三餐一点制;严格保证食品卫生,防止食物中毒;经常更换食谱,定期监测儿童生长发育水平,以便不断改进和提高小儿营养水平。

此外,小儿不要摄入过多的食盐、脂肪等,也不宜多吃糖果、巧克力、糕点等零食。吃零食习惯是造成食欲缺乏的主要原因之一。偏食同样也会对小儿的营养和健康产生不良的影响。

2.口腔保健

目前我国乳牙龋齿十分普遍,而且充填率很低,这必须引起家长的足够重视。乳牙龋齿影响幼儿的咀嚼功能、食物的消化吸收,还易形成恒牙咬合畸形。因此,父母可以用指套牙刷或小牙刷帮助幼儿刷牙,每晚 1 次;父母要督促幼儿做到饭后或吃甜点心后及时漱口或刷牙;孩子要少吃过于精细且糖分高的食品,如糕点;1 岁半以后,每半年检查口腔 1 次,早期发现牙齿及口腔发育的异常情况,及时进行矫治和治疗。

3.生长发育监测及疾病筛查

1～2 岁幼儿每 3 个月体检 1 次,2～3 岁每半年体检 1 次,体检后应对幼儿的生长发育情况进行评定,及时发现生长偏离。

每年做 1～2 次有关缺铁性贫血及佝偻病的健康检查,进行 1 次视力筛查,做 1 次尿、大便常规检查;另外,检查 2 岁后的男童外生殖器发育有无包茎、小阴茎等。

4.预防接种及预防意外事故的发生

要根据每种菌苗或疫苗接种后的免疫持续时间,定期进行加强免疫;根据传染病流行病学、卫生资源、经济水平、家长的自我保健需求接种乙脑、流脑、风疹、腮腺炎、水痘等疫苗。

意外伤害已成为我国 1～4 岁儿童的第一位死因。由于幼儿判断能力差、缺乏识别危险能力、缺乏安全意识和生活经验,无自我保护能力,以及家长安全意识淡薄,使幼儿成为意外伤害的高危人群之一。因此,采取积极的预防措施非常重要。

父母应提供给幼儿安全的环境,注意避免幼儿活动环境与设施中有致幼儿发生危险的因素,如烫伤、跌伤、溺水、触电等。

5.早期教育

1～2 岁幼儿教育的重点是接触周围的实际生活,了解周围环境,发展认知能力、提高运动功能和语言表达能力。2 岁以上的小儿与外界的交往增多,神经心理得到进一步发展,教养要进一步加强。

(1)建立合理的生活制度和培养必要的生活技能:建立合理的生活制度,培养幼儿独立生活能力和养成良好的生活习惯,为适应幼儿园的生活做好准备。规律的生活一旦形成,要严格遵守,不要轻易改变。

1～3 岁前是儿童各种习惯形成的重要时期,是在成人的训练和影响下,通过日常生活逐渐养成的,是保证孩子健康的关键。如每天洗脸、洗手、饭后漱口或刷牙,不随地吐痰的卫生习惯,不挑食、不偏食的饮食习惯,良好睡眠、排泄习惯的培养等。

鼓励小儿做其力所能及的事,训练穿脱衣服、鞋袜,解纽扣和系鞋带,学会自我进食等。15～18 个月是学习进食的关键期,父母不要怕麻烦,要让幼儿自己吃饭;此期也是训练大小便的关键时期,通常大便训练在 1 岁至 1 岁半、小便训练在 2 岁左右进行。要鼓励小儿树立克服困难的信心,当其遇到困难时,教育者不要马上伸手相助,应鼓励其进行尝试。小儿经尝试获得成功后,对将来智力发展和意志力的培养有积极的促进作用。

(2)促进语言发展:出生后的第 2～3 年是口头语言形成的关键时期,及时训练小儿说话能力是此期的重要任务。1～2 岁主要培养和加深其对语言的理解和简单的表达能力。多让小儿观看图片、实物,教小儿认识周围的人和物;成人多与孩子做游戏、多进行语言交流,要鼓励孩子多说话,并及时纠正错误发音,但切忌讥笑他,否则会造成小儿心理紧张,易引起口吃。随着语言理解能力的不断提高,可教小儿念儿歌;复述简单的故事等。

2～3 岁的小儿生活内容逐渐丰富,与外界交流的机会也日益增多。此时一定要教小儿说普通话,发音要正确,语句要连贯完整,不断丰富小儿的词汇量等。

(3)进行动作训练:1～2 岁小儿,主要应加强独立行走、稳定性、运动协调性和躯体平衡能力的训练,克服怕跌跤的恐惧心理。1岁半后,在走稳的基础上,训练小儿跑、跳、跳跃和攀登的能力,促进大动作的发育。鼓励小儿用匙自己吃饭,也可通过学搭积木、用塑料绳穿有孔玩具等,训练小儿手部精细动作的灵活性和准确性;还可通过游戏、做手工等促进手的稳定性和协调性的发育。

2～3岁小儿通过活动性游戏、体育活动、自由活动,在发展基本动作的基础上,训练随意跑、跳的能力。鼓励小儿独自上、下楼梯,练习两脚交替独站、双足离地蹦跳、从台阶跳下或跳远。教小儿骑三轮童车,既培养胆大心细、集中注意力的良好习惯,又可训练小儿动作的协调性、敏捷性和良好的反应能力,并帮助小儿了解交通常识。利用玩具和教具,如串塑料珠、拣豆豆、画画、折纸等发展精细动作。通过玩球、堆积木等游戏促进小肌肉动作协调发育,也可发展幼儿的想象力、创造力、思维能力。

(4)认识能力的培养:在发展感知觉的基础上,逐步培养小儿注意、记忆、观察、思维等能力。1～2岁时主动引导小儿观察动物、植物及周围的一切事物,通过实物进行记忆练习和强化训练,或教小儿念儿歌,由简到难,促进记忆力的提高;训练小儿较长时间注意于一个物体或做游戏;通过看书、看图片、手影表演等来培养其想象力;有意识、有计划地培养小儿绘画,欣赏音乐,培养鉴赏艺术美、自然美和社会生活美的能力。

2～3岁时继续培养观察能力,培养小儿注意的持久性和集中性;让小儿复述成人讲的小故事、说过的话,来强化其机械记忆能力;根据故事或童话的情节和内容,让小儿模仿表演,发展想象力和创造能力;通过绘画可以提高小儿手眼动作的协调性,通过听歌和唱歌训练听觉和欣赏音乐的能力,并激发幼儿的想象力。

(5)交往能力的培养:对1～2岁小儿来说,亲子交往非常重要,父母会向小儿传授道德准则、行为规范和社会交往的技能。家为小儿提供练习有关社交行为和技能的场所。亲子交往对小儿与同伴交往有很大影响,甚至影响成年后人际交往的能力。2～3岁时可让小儿与其他伙伴一起做游戏,教育他们懂得遵守一定规则,并通过游戏建立与同龄伙伴的关系,培养小儿良好的道德品质和情感。

(6)玩具和图书在早期教育中的作用:在婴幼儿的早期教育中玩具和图书是必不可少的工具。利用适合的玩具可发展小儿的感官、动作和语言,也可以帮助小儿认识周围事物。此期的小儿可选择球类、拖拉车、积木、木马、滑梯、球类、形象玩具(积木、娃娃等)、能拆能装的玩具、三轮车、攀登架等做各种游戏,促进动作发育,提高注意、想象、思维等能力。玩具要符合小儿心理和年龄特点,并被喜爱,具有教育性及符合卫生、安全的要求。

图书可使儿童增长知识,促进其语言发育,培养高尚情操,还有利于小儿和父母的交流。选择图书一定要根据孩子的年龄特点,具有教育性和启发性,故事生动有趣、语言简短。

6.预防心理卫生问题

断奶对儿童来说是件大事,应在断奶之前两三个月里就有计划地添加辅食,使断奶"水到渠成"。如处理不当可能会对小孩的心理造成重大的精神刺激。

此期易出现分离焦虑,表现为幼儿在父母或养育者不在身边时出现的一种恐惧、悲伤等情绪反应。出现的原因是幼儿与父母已建立了良好的依恋关系;养育不良往往会使幼儿出现反应性依恋障碍或脱抑制性依恋障碍。此期也易出现反抗,它是幼儿自主性和独立性的表现。此时父母既要让幼儿有自主和独立选择做事或做决定的机会,又要给予适当的限制,防止幼儿从小养成霸道行为。

六、学龄前期特点与保健

学龄前儿童是指 3～6 岁的儿童,这一时期大部分儿童进入幼儿园过集体生活,也有部分散居儿童。此期体格生长较以前缓慢,但儿童智力、语言、动作等发育较快;游戏是他们的中心活动,在游戏活动中思维能力、想象能力、观察能力等都得到了发展;并在与社会的不断适应过程中形成初步的道德意识。同时,此期要非常重视学前教育,使他们能在学龄期很好地适应学校生活。

(一)学龄前期特点

1.身高和体重的发育

学龄前儿童的身高、体重发育速度比较平稳,每年身高平均增长 4～5 cm,体重增加 1.5～2 kg。

2.牙的发育

小儿到 5～6 岁时,乳牙开始松动脱落,新的恒牙开始长出,一般要到 12 岁全部乳牙更换为恒牙。先在乳牙的第二磨牙的后面长出第一恒牙,以后按乳牙先后生长的顺序脱落换牙。

孩子体内缺乏钙、磷和维生素 A、维生素 D 等,都可使牙发育不良。乳牙过早或过晚的脱落,也会影响恒牙的生长。如乳牙过早脱落而恒牙又没及时长出,会影响幼儿的咀嚼;乳牙过晚脱落,恒牙就从旁边长出,会影响牙的正常位置。另外,学龄前儿童乳牙患龋率较高。龋齿不仅使儿童疼痛难忍,而且影响食欲、咀嚼和消化功能。因此,学龄前儿童防治龋齿很重要。

3.动作和语言发育

由于肌肉组织进一步发育和肌肉神经调节系统的形成,小儿能完成各种需高度协调的体育动作,学会快跑和跳跃、能自如地上下楼梯、玩乐器、能绘画、做手工及参加一些轻微的劳动。儿童参加各种体育与游戏性的活动增多,促进了社会行为的发展和思维与想象能力的发育。

1～2 岁的幼儿掌握的词汇开始迅速增加,3 岁时增加更快,5～6 岁时增加速度开始减慢。3 岁时约能听懂 8 000 个单词,会使用 300～500 个词,说出 3～4 个词的句子;4 岁时能简单叙述不久前发生的事,说出许多实物的用途,读 100 以内的数;6 岁时说话已流利,句法正确。

学龄前儿童是口吃的高发年龄。父母对幼儿的口吃不要刻意矫正或批评,应分散儿童的注意力,一般绝大多数儿童的口吃可以逐渐自行消除。

4.情绪发育

3～6 岁儿童的情绪体验已经非常丰富,如恐惧、抑郁、焦虑、愤怒、嫉妒、爱等,也出现高级情感如信任、同情、道德等。此时儿童的冲动性行为和发脾气仍然很明显,但逐渐学会了忍耐、自制、坚持等品质。父母要为儿童提供良好的情感环境,积极引导儿童减少焦虑和抑郁等负性情绪的发生,培养积极向上的乐观情绪。

5.性别社会化与性别认同

一个婴儿降生到世界上来,根据外生殖器官而辨认为"男孩"或"女孩",这就是"性别标识"。男女具有不同的性腺、性激素、性生殖器官和第二性征,这都属于生物学上的差异,是生物遗传所致,谁都无法选择。但性别心理、性别智力、性别行为、性别角色分工及两性能力和地位的差异,则主要是后天的性别社会化内容所致。如父母的抚养方式就已经有性别差异,给男童选择玩具时往往是汽车、球类,而女童是洋娃娃、炊具等;父母更是为女童选择鲜艳的服装,男童衣服要素些;对淘气的男孩持赞同的态度,对男孩优柔寡断持反对态度,对女孩要求是温柔、文静的性格,而反对女孩具有攻击性行为。社会和父母的教养方式塑造和强化了男童和女童不同的性别角色。

学龄前儿童对性别概念的理解和性角色的认同得到发展,3 岁儿童可通过衣着、发型等外部特征判定男女;3～4岁儿童出现行为上的性别倾向,在衣着、玩具选择和游戏内容及活动特点上都明显表现出不同性别特点倾向;4～5岁能够准确理解性别概念;6～7岁知道性别是天生的、不可改变的,必须遵循对不同性别的要求去行事。但学龄前儿童多数喜欢与同性伙伴在一起玩耍。学龄前儿童的活动除幼儿园组织的做操、跑步等运动外就是游戏,也就是说学龄前儿童把大部分时间花在游戏上。对儿童来说游戏不仅具有娱乐功能,还有学习的功能。

学龄前儿童开始喜欢与其他人玩合作性游戏,如3～4岁儿童在一起玩过家家,玩医师与患儿、警察与小偷的模仿游戏,使他们的想象力和模仿力得到很大的发挥和提高。4～5岁儿童喜欢听情节精彩的故事,也能复述并自己编故事。自己搭积木、做手工等,既促进了手部精细运动和手眼协调能力的发展,又发展了语言、思维和想象能力。这时的儿童还非常喜欢在室外骑车、玩沙、滑滑梯、奔跑、翻滚、玩水等。5～6岁儿童喜欢合作性游戏,喜欢表演、听故事、讲故事、朗诵儿歌、背唐诗、唱歌等。

(二)学龄前期保健要点和保健措施

保健措施与婴儿期和幼儿期的保健措施大致相同。

1.合理营养

学龄前儿童活动量大,要保证热能和蛋白质的摄入。做到每天"三餐一点心",主食以普通米饭、面食为主,菜肴同成人一样,但要避免过于油腻和过于酸辣的食品。膳食结构合理、多样化,荤素搭配,营养丰富;学龄前儿童的饮食行为和对食物的态度会持续终身。因此,父母要以身作则,培养小儿良好的饮食习惯,不挑食,不偏食,不贪食。减少饮用碳酸性饮料和糖分含量高的饮料,鼓励喝牛奶、果汁,尽量少摄入含糖分太高的点心、糖果等。同时,父母要为儿童创造宽松的就餐环境。

2.体格锻炼

学龄前儿童的体格锻炼可结合户外活动、游戏和日常生活进行,充分利用自然因素,因地制宜地进行。如进行三浴锻炼、做操、跳皮筋、做游戏、玩篮球、踢足球、打乒乓球等体育活动。活动持续时间,3～5岁儿童为20～25分钟,6～7岁为30～35分钟。在温暖的季节,应发展运动技能的训练,多在户外进行。活动时所穿的服装应宽松轻便,便于动作的伸展;在冬季,条件许可的话,北方的孩子可开展冰上、雪上运动。最初孩子滑雪或滑冰的时间不得超过10分钟,以后,4～5岁儿童时间可延长至15～20分钟,6～7岁可延至30分钟,每周滑冰不宜超过3次。

三浴锻炼是利用空气、水、日光等自然因素进行锻炼的方法。进行三浴锻炼,应注意循序渐进、坚持经常、综合性地进行,并照顾儿童个体特点,同时与合理的生活制度结合起来。

(1)空气浴:新鲜的、凉的空气对呼吸系统、皮肤感受器有良好的刺激作用,可以加快物质代谢,增强神经系统反应和心血管系统的活力。方法有户外活动、游戏、体操,一年四季开窗睡觉等。时间最好从夏季开始,过渡到冬天。一般先从室内锻炼,习惯后再到室外进行。空气浴开始时产生冷的感觉,但以反应良好,不引起"鸡皮疙瘩"发生为适宜温度,要注意结合游戏或体育活动进行,使机体产生热量。如有寒战感觉就应停止。患急性呼吸道疾病、各种急性传染病、急慢性肾炎、化脓和炎症过程以及代偿不全的心瓣膜病等患儿应禁止锻炼。

(2)水浴:利用身体表面和水的温差刺激全身或局部皮肤,促进血液循环和新陈代谢,增强体温的调节功能。方法是用冷水擦身或冷水淋浴。先习惯冷水擦身后,再改为冷水淋浴,也可游泳。健康的孩子,一年四季都可以利用冷水锻炼身体。锻炼过程中,如孩子出现皮肤苍白,同时感受寒冷为第一期。但不应出现"第二次寒战",表现为脸色苍白,出现"鸡皮疙瘩"、口唇发青、全身发冷等。冷水锻炼一般安排在午睡以后或晚上睡觉以前。患心脏病、肾脏病、贫血、神经兴奋性亢进以及风湿病等疾病的孩子,要禁止冷水锻炼。

(3)日光浴:进行适当的日光照射,对儿童少年的生长发育具有促进作用,可提高基础代谢,刺激造血功能,提高皮肤的防御能力和人体的免疫功能。实施日光浴之前,应先做健康检查,并进行 5～7 天的空气浴。日光浴场所最好选择清洁、平坦、干燥、绿化较好、空气流畅但又避开强风的地方。儿童尽量在裸露状态下进行,躺在床上或席子上,头上方应有遮阴的凉帽或设备。在日光浴现场,如儿童出现虚弱感、头晕头痛、睡眠障碍、食欲减退、神经兴奋、心跳加速等症状,应限制日光浴量或停止进行。活动性肺结核、心脏病、重症贫血、消化系统功能紊乱、体温调节功能不完善、身体特别虚弱或神经极易兴奋的儿童应禁止。

3.生长发育监测及疾病防治

每年进行 1～2 次体格发育测量,以评价身高、体重的发育等级和营养状况,分析生长曲线的变化趋势;每次做定期健康检查时,托幼机构要对贫血、肠道寄生虫病进行普查普治。重点防治缺铁性贫血、龋齿、沙眼、肠道寄生虫病(蛔虫病、蛲虫病)、甲型肝炎、营养不良等。对某些传染病如腮腺炎、水痘、风疹、痢疾等要加强流行季节的防范措施,做到早发现、早隔离、早治疗。

4.预防意外伤害的发生

学龄前儿童活泼淘气,是意外伤害的高发年龄。防止车祸、溺水、电击等意外伤害的发生,主要是加强宣传教育。家长不要将学龄前儿童单独留在家中;家庭和幼儿园要将刀剪、火柴、电器插座、药品等远离儿童的视线,不让孩子轻易拿到;教育儿童不单独上街,不在公路上骑三轮车,不在公路旁玩球;教育儿童不单独下河塘戏水、不玩火和电器、不玩尖锐物品、不吃不清洁的东西。另外,农村家庭不要将农药放在屋内,防止儿童接触农药而中毒。

5.健康教育

学龄前儿童的健康教育对象包括儿童和家长两方面。大多数学龄前儿童教育主要在幼儿园进行,而家长的教育可通过家长学校和社会媒体宣传、专业机构的培训等方式进行。儿童教育内容主要包括个人卫生、饮食卫生和习惯的培养,预防意外伤害和意外事故的知识,道德品质、意志毅力的教育,记忆、思维等能力的培养等,尽量结合游戏和日常活动进行。家长主要了解孩子生长发育的规律,掌握良好的教养方式及教育方法,不娇纵、不溺爱,摒弃打骂粗暴的不良方法;同时,要求家长学习一些简单实用的儿童保健知识和技术,增强健康意识,做好儿童的家庭保健,促进孩子身心健康发展。

6.入学前准备

从学龄前儿童到小学生是人生中的一个重要转折,使儿童生活的许多方面发生了变化。学龄前儿童每天游戏占了大部分时间,学习时间很少。生活主要由成人来照料,孩子的依赖性强、独立性差;成为小学生后,学习成为他们的主要活动,与幼儿园的游戏有本质的区别。他们要自己上学、回家,独自完成作业。另外,入学前儿童只学习和使用口头语言,而入学后开始学习和使用书面语言,并逐渐由具体形象思维向抽象逻辑思维过渡,并开始参加集体生活,要求他们懂得遵守学校纪律,处理好与老师、同学的关系等。因此,在学龄前期对孩子进行入学前教育是非常必要的。

为了帮助儿童在入学后能尽快适应小学生活,家长和幼儿园老师要对儿童进行入学前教育,做好各种入学前准备。

(1)培养基本的生活能力和环境适应的能力:建立与学校作息制度相互协调统一的生活制

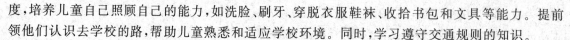

度,培养儿童自己照顾自己的能力,如洗脸、刷牙、穿脱衣服鞋袜、收拾书包和文具等能力。提前领他们认识去学校的路,帮助儿童熟悉和适应学校环境。同时,学习遵守交通规则的知识。

(2)学习能力的准备:培养儿童学习和阅读的习惯,激发他们的读书、写字的热情。训练儿童上课时认真听讲的能力,还要培养他们用语言表达自己思想的能力,培养儿童放学回家后自觉做作业的习惯等。

(3)人际关系的培养:通过游戏、体育活动不仅可以增强体质,还可以在活动中学习遵守规则和与人交往的技能。教育儿童主动和新伙伴打招呼、鼓励他们与小朋友之间的合作,共同做游戏;教导他们尊重老师,和教师建立友好的关系,为今后建立良好人际关系打下基础。

(4)学习用具的准备:各种文具要适用,不要功能太多、过于艳丽新奇,以免上课时分散注意力。书包要双背带的,有利于双肩平衡发展等。

七、学龄期特点与保健

6~12岁相当于小学年龄段。学龄期的儿童大脑皮质功能更加发达,儿童的认知能力有了质的变化,理解能力更强。同时,此期沙眼、龋齿等学生常见病患病率很高,卫生保健需求大,是接受健康教育最为迫切的时期。此期儿童的主要活动是学习,学习的成功会使儿童获得自信;而学习的失误,有可能使他们自卑。因此,学校环境、老师的态度和教育方式是儿童心理健康成长的重要影响因素。

(一)学龄期特点

1.身体发育

未进入青春期的学龄期儿童体格生长稳定增长,平均每年身高增长 4~5 cm,体重增长 1.5~2 kg。部分女生在学龄期的中后期、少部分男生在学龄期的后期进入了青春期,对这部分学生应给予关注,提供必要知识和帮助。

儿童骨骼含有机成分多,无机成分少,因此骨骼弹性大,不易骨折,但易变形;呼吸系统已发育成熟,肺活量不断增大;心率、脉搏随年龄增大而下降,血压随年龄增大而上升;恒牙在 6 岁左右开始萌出,13 岁左右除第三恒磨牙外,全部恒牙萌出完毕。儿童的肝脏对病毒和其他化学毒物比较敏感,解毒能力差,但再生能力强;儿童年龄越小,不成熟和不起作用的肾单位越多,如儿童时期患肾脏病时,不仅肾功能受损,且影响肾的发育;6 岁儿童脑的重量 1 200 g,为成人脑重的 80%,7~8 岁儿童的脑重已接近正常成人,9 岁后大脑皮质内部结构和功能进步复杂化。此外,儿童如不讲究用眼卫生,易发生近视。

2.心理发育

童年期是心理发育的重要转折时期。随着儿童进入小学,学习取代游戏,成为主导活动形式。小学低年龄时期,注意力、观察力、记忆力等能力全面发展;记忆也从无意识向有意识快速发展,10 岁时机械记忆能力达到一生的最高峰;小学生仍然喜欢做集体游戏,但他们的伙伴关系不稳定。情绪易波动;低年级小学生的模仿能力很强,想象力的发展也以模仿性想象为主。因此,成人的言行及其行为有楷模作用。

高年级小学生随着口头语言向书面语言的发展,从具体思维形象向抽象逻辑思维发展;在情绪发育深化的同时,责任感、义务感、社会道德等高级情感开始落实在行为表现上。情绪的稳定性和调控能力逐渐增强,冲动行为减少。但如受到不良因素的影响,也可能同时滋长一些消极的、不健康的情绪和情感。

(二)学龄期保健要点和保健措施

1.保证营养,加强体育锻炼

学龄期学生膳食要在营养的质和量方面给予保证,每天提供足够量的各种食物、营养种类齐全、比例合适,遵守合理营养、平衡膳食的原则。此期的学生一定要吃好高质量的早餐,重视营养午餐。要培养良好的饮食卫生习惯,纠正偏食、吃零食、暴饮暴食等不良习惯。

小学生的体育锻炼主要是依靠体育课,课外体育活动,有系统地学习体育锻炼方法和技巧,改善身体素质,增强体质。

2.生长发育监测及疾病防治

小学生每年要进行一次体格检查,监测生长发育情况,及时发现体格生长偏离及异常,以便及早进行干预。

通过定期的、全面的体格检查,及时发现各种急、慢性疾病,并采取相应的防治措施。积极地做好传染病的预防工作;做好近视、龋齿、脊柱弯曲、扁平足等常见病的预防和矫治,同时有计划地开展视、听和口腔保健的宣传教育工作。在儿童时期积极对成年时期的常见病进行早期预防和干预工作。

3.健康教育

要充分利用学校板报、刊物、电视、广播、电影和健康教育课等形式向儿童少年进行法制教育,增加儿童法律知识;积极宣传卫生知识,培养他们良好的卫生习惯;要适当进行性卫生知识教育,抵制不良因素的影响。同时,专业工作者要对学校卫生工作进行预防性和经常性卫生监督,保障广大学生的身体健康,也保证学校各项卫生工作的顺利进行。

4.提供适宜的学习条件

要为学生提供适宜的学习条件和良好的学校环境。对学校网点规划,对新建、改建、扩建的普通学校的选址,建筑设计的审查和建筑用房的验收等实行预防性卫生监督;对学校内影响学生健康的学习、生活、劳动、环境、食品等方面的卫生和传染病防治工作,对学生使用的文具、娱乐器具、保健用品等实行经常性卫生监督,以适合儿童少年的学习和生长发育的需要。

要防止学习负担过重,反对只强调文化课而忽视体育锻炼的倾向,注意学习、休息、课外活动、劳动、文娱的合理安排,营造一个适合年龄特点的、科学的、有规律、有节奏的生活学习环境,以达到培养现代化人才的需要。

5.学校适应能力

儿童从幼儿园或家庭进入学校,以游戏为主导活动转变为以学习为主导活动需要一个过渡,所以尽快让儿童适应学校生活,对儿童顺利完成学业、身心的健康发展具有重要作用。因此,此期是儿童生活中的一个重大转折。

要让学生做好生理、心理及物质准备。首先,孩子要身体健康,调整好生活规律,尽可能与学校日程同步;提前向儿童介绍学校的环境,以及学校和幼儿园的区别;增加儿童的交通安全知识,遇到紧急情况知道如何寻求帮助。其次,要培养儿童热爱学校生活,提高他们对学习的兴趣和积极性,养成良好的学习习惯;采用正确的方法训练儿童听、说、读、写、算的能力,培养儿童的语言表达能力、注意力和思维能力等各种能力。同时,培养儿童与老师、同学的交往能力。

如果在学龄前期没有做好入学的准备,学生会在学龄期出现害怕去学校,不愿与老师和同学交往,或出现交往障碍等问题。因此,要积极引导和提供帮助,使儿童能够迅速适应学校生活。

(吕民英)

第二章

营养性疾病

第一节 蛋白质-能量营养不良

蛋白质-能量营养不良是因为食物中蛋白质和/或能量供给不足或由于某些疾病等因素而引起的一种营养不良,在世界各地均有发生。主要表现为渐进性消瘦、皮下脂肪减少、水肿及各器官功能紊乱。严重的蛋白质-能量营养不良可直接造成死亡,轻型慢性的蛋白质-能量营养不良常被人们忽视,但对儿童的生长发育和疾病康复有很大影响,所以蛋白质-能量营养不良是临床营养学上的重要问题。

一、病因

蛋白质-能量营养不良根据引起蛋白质和能量缺乏的发病原因分为原发性和继发性两种。

(一)原发性蛋白质-能量营养不良

原发性蛋白质-能量营养不良是因食物中蛋白质和/或能量的摄入量不能满足身体的生理需要而发生的。其主要原因为饮食不当和摄入不足,如婴儿期母乳不足,而未及时和正确地采用混合喂养;如奶粉配制过于稀释;未按时和适当添加辅食;骤然断奶,婴儿不能适应或拒绝新的食品。较大小儿常见饮食习惯不良,偏食或素食,多食糖果,厌食奶类、肉类、蛋类,长期食用淀粉样食品(如奶糕、粥),饮食中长期食物成分搭配不当,热能不够或蛋白质太少。以上原因均可造成摄入不够致热能-蛋白质不足。

(二)继发性蛋白质-能量营养不良

继发性蛋白质-能量营养不良多与疾病有关。主要由食欲减低、吸收不良、分解代谢亢进、消耗增加、合成代谢障碍所致。多见于消化道感染(如迁延性腹泻、慢性痢疾、严重寄生虫感染等)、肠吸收不良综合征、消化道先天性畸形(如唇裂、腭裂、先天性肥厚性幽门狭窄等)、慢性消耗性疾病(如结核、肝炎、长期发热、恶性肿瘤)等。

二、病理生理

由于热能和蛋白质供应不足,机体首先动用贮存的糖原,继而动用脂肪,出现脂肪减少。最后致使蛋白质氧化供能,使机体蛋白质消耗,形成负氮平衡。随着全身脂肪大量消耗和血浆蛋白低下,全身总液体量相对增多,使细胞外液呈低渗性。如有呕吐、腹泻,易出现低渗性脱水和酸中毒,出现低钠、低钾、低镁及低钙血症。重度营养不良对消化系统、心肾功能以及中枢神经系统均有影响。

(一)消化系统

胃肠黏膜变薄甚至萎缩,上皮细胞变形,小肠绒毛失去正常形态。胃酸减低,双糖酶减少。胰腺缩小,胰腺的分泌酶活性降低。肠蠕动减慢,消化吸收功能下降,菌群失调,易引起腹泻。

(二)心脏功能

严重病例引起心排血量减少、心率减慢、循环时间延长,外周血流量减少,心电图常常无特异性改变,X线显示心脏缩小。

(三)肾功能

严重者肾小管细胞浑浊肿胀、脂肪浸润,肾小球滤过率和肾血流量减少,浓缩功能降低,尿比重下降。

(四)中枢神经系统

营养不良对大脑和智力发育有很大影响。营养不良如发生在脑发育的高峰期,将影响脑的体积和化学组成,使脑的重量减轻、磷脂减少。表现为想象力、知觉、语言和动作能力落后于正常儿,智商低下。

三、临床表现

临床上根据体重,皮下脂肪减少的程度和全身症状的轻重将婴幼儿营养不良分为轻度、中度和重度。重度营养不良在临床上又分为消瘦型、水肿型及消瘦-水肿型。

消瘦型以消瘦为主要特征。儿童体重明显下降,骨瘦如柴,生长发育迟缓,皮下脂肪减少,皮肤干燥松弛,多皱纹,失去弹性和光泽,头发稀松,失去固有光泽,面若猴腮,体弱无力,缓脉,低血压,低体温,易哭闹。

水肿型以周身水肿为主要特征。轻者见于下肢、足背,重者见于腰背部,外生殖器及面部也可见水肿。儿童身高可正常,体内脂肪未见减少,肌肉松弛,似满月脸,眼睑水肿,可出现易剥落的漆皮状皮肤病,指甲脆弱有横沟,表情淡漠,易激惹和任性,常发生脂肪肝。

单纯性蛋白质或能量营养不良较少见,多数病例为蛋白质和能量同时缺乏,表现为混合型蛋白质-能量营养不良,分类见表 2-1。

表 2-1 蛋白质-能量营养不良的分类

严重程度	病程	主要缺乏的营养素
轻	急性	能量
中	慢性	蛋白质
重	亚急性	兼有两者

四、诊断

(一)病史

应详细询问喂养和饮食情况,采用回顾法了解患儿的发病情况与饮食的关系,估算出一天蛋白质和热能的摄入量,对诊断有重要价值。

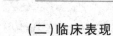

(二)临床表现

蛋白质-能量营养不良临床上有体重下降、皮下脂肪减少、全身各系统功能紊乱的症状和体征。

(三)体格测量

世界卫生组织关于儿童营养不良体格测量的评估标准如下。①体重低下:根据年龄别体重,与同年龄、同性别正常参照值相比,低于中位数减2个标准差,但高于或等于中位数减3个标准差者为中度体重低下;低于中位数减3个标准差者为重度体重低下。此指标反映儿童过去和/或现在有慢性和/或急性营养不良,但单凭此项不能区别急性还是慢性营养不良。②生长迟缓:按年龄别身高,与同年龄、同性别正常参照值相比,低于中位数减2个标准差,但高于或等于中位数减3个标准差者为中度生长迟缓;低于中位数减3个标准差者为重度生长迟缓。此指标主要反映过去或长期慢性营养不良。③消瘦:按身高别体重,与同年龄、同性别正常参照值相比,低于中位数减2个标准差,但高于或等于中位数减3个标准差者为中度消瘦;低于中位数减3个标准差者为重度消瘦。此指标反映儿童近期、急性营养不良。

(四)实验室检查

营养不良患儿的血糖、血胆固醇水平下降。蛋白质缺乏患儿的血清蛋白和总蛋白值明显下降,当血浆总蛋白在45 g/L以下、清蛋白<28 g/L时会出现水肿。血清前清蛋白、血清转铁蛋白和结合蛋白如甲状腺素结合前清蛋白、血浆铜蓝蛋白、维生素A醇结合蛋白等也减低,血尿素氮水平下降。伴贫血时,血红蛋白和红细胞计数减少。

(五)综合诊断

蛋白质-能量营养不良是一个复杂的临床综合征,目前尚无简单可靠的方法对各类型(尤其是亚临床类型)进行诊断,大多数需根据主要临床症状和人体测量参数进行综合评价。

五、治疗

营养不良的患儿要采取综合措施,治疗原则为去除病因、调整饮食、补充营养物质、防治并发症、增进食欲、提高消化能力。

(一)去除病因

积极查清病因,治疗消化道疾病、慢性消耗性疾病、感染性疾病等,以去除病因。

(二)调整饮食、补充营养物质

要针对婴幼儿营养不良程度、消化道能力的强弱以及对食物耐受的情况进行调整,补充营养物质。轻度营养不良患儿的消化功能和食物耐受能力均接近正常小儿,在基本维持原有膳食的基础上,较早增加热能,添加含蛋白质和高热能的食物。能量供给可从100～120 kcal/(kg·d)开始,以后逐渐递增,当供给达到140 kcal/(kg·d),体重常获得满意的增长后,再恢复到正常小儿需要量。

中度和重度营养不良患儿的消化能力和食物耐受能力均较差,食欲低下甚至缺乏。热能供给要逐渐递增,对重度营养不良患儿更要缓慢递增。在增加的过程中,应观察小儿的胃纳情况及消化道症状,勿操之过急。能量供给可自40～60 kcal/(kg·d)开始,数天后增加至60～100 kcal/(kg·d),再逐渐增加至120～140 kcal/(kg·d),待食欲和消化功能恢复后,热量可再提高至150～170 kcal/(kg·d),以促进体重增长。如体重增长良好,体重与身高的比例接近正常,能量的供给应再恢复到每天正常生理需要量。食物的补充以蛋白质食物为主,脂肪和碳水化合物的补充也应逐渐补充,还应补充各种维生素和微量元素。

(三)并发症治疗

1.低血糖

低血糖常见于消瘦型患儿。婴儿和儿童血糖低于 400 mg/L,足月新生儿低于 300 mg/L,早产新生儿低于 200 mg/L,且伴有临床症状时,应立即静脉注射 25% 或 50% 浓度的葡萄糖 0.5 g/kg 以纠正血糖水平,低血糖症状一般可以得到改善。如神志仍不清,可重复 1 次,危险症状消除后,头 24 小时内可每小时供给加葡萄糖的饮食 1 次,头 12 小时每 4 小时测定血糖 1 次,观察恢复情况。一般此类患儿采用少食多餐可以得到纠正。

2.低体温

低体温主要由能量供应不足、体温调节体能障碍、环境温度低以及合并败血症所致。治疗方法主要是要保持环境温度(30～33 ℃),特别夜间温度不能降低,以暖水袋或其他方法包裹身体,可防止体温丢失。每 2 小时摄取含葡萄糖饮食 1 次。

3.贫血

贫血是常见的临床症状。轻度贫血可通过饮食治疗,增加含铁丰富的食物摄入,如动物肝脏、动物血和红色肉类等;中度贫血需口服铁剂及维生素 C,也可根据体重注射铁剂;严重贫血则需输全血或红细胞。严重水肿型患儿除了因贫血而出现虚脱或心力衰竭外,通常不宜输血。

(四)增进食欲、提高抵抗力

可补充胃蛋白酶、胰酶或多酶制剂以提高食欲和消化能力。蛋白同化类固醇如苯丙酸诺龙,有促进蛋白质合成、增进食欲的作用,但有轻度潴钠作用,宜在水肿消退后应用。锌具有提高味觉的阈值、增加食欲的作用。胰岛素的使用可以增加饥饿感,提高食欲。

六、预防

营养不良的预防至关重要,预防工作的重点应是加强儿童保健、进行营养指导、宣传合理的喂养知识、注意卫生、预防疾病。

(一)营养指导

大力鼓励母乳喂养,生后 4 个月内完全母乳喂养,4～6 个月应逐渐按需添加辅食。母乳不足者或不宜母乳喂养者应采取合理的混合喂养或人工喂养。不应该单独供给淀粉类或炼乳、麦乳精等喂养。对幼儿应注意食物成分的正确搭配,对偏食、挑食的习惯予以纠正。

(二)注意卫生、防治疾病

改善个人和环境卫生,防止急、慢性传染病的发生,注意食具的消毒,防止胃肠道疾病的发生,按期进行预防接种,对唇裂、腭裂、先天性肥厚性幽门狭窄进行及时处理。

(三)生长发育监测图的应用

定期测体重并在生长发育监测图上标出,将测量结果连成曲线,如发现体重增长缓慢、不增或下跌,应及时寻找原因,予以处理。

(四)合理安排生活制度

保证睡眠,适当的户外运动和身体锻炼,使小儿生活具有规律性。

(江倩男)

第二节 维生素 A 缺乏症

维生素 A 的原形化合物是全反式维生素,天然维生素 A 只存在于动物体内,并分两种类型:维生素 A_1 和维生素 A_2(3-脱氢维生素)。维生素 A 缺乏症是一种因体内维生素 A 缺乏引起的疾病,常伴随蛋白质-能量营养不良。

一、发病机制及病因

(一)摄入不足

出生时维生素 A 在肝脏中的贮存量很少。出生后维生素 A 的主要来源是食物。母乳中的维生素 A 含量丰富,一般母乳喂养的小儿不会发生维生素 A 缺乏症。故婴儿时期,应提倡母乳喂养,人工喂养时,须给含脂肪的牛乳,婴儿如果单靠炼乳、脱脂牛乳、豆浆、米粉等食品喂养,容易发生维生素 A 缺乏。早产儿肝脏内维生素 A 的贮存量更少,且脂肪吸收能力也有限,生长发育的速度又较快,故更容易发生维生素 A 缺乏症。如在疾病状态下,长期静脉补液未补充维生素 A,或因饮食受到限制,也将导致维生素 A 缺乏。

(二)吸收减少

维生素 A 缺乏可见于多种临床情况,如吸收障碍综合征、慢性腹泻、慢性痢疾、慢性肝炎、胆道梗阻、胆囊纤维化、钩虫病、肠道感染等均可影响维生素 A 的吸收。

(三)锌摄入不足

当锌缺乏时,维生素 A 结合蛋白、前清蛋白、维生素 A 还原酶都降低,使维生素 A 不能利用而排出体外,造成维生素 A 缺乏。Rahman 等证实锌的缺乏限制了维生素 A 的生物利用率,锌和维生素 A 的缺乏经常同时存在于营养不良的小儿,同时给予维生素 A 和锌的补充可以改善维生素 A 的缺乏。近来有报道指出,铁的不足对维生素 A 的利用也有影响。

(四)消耗增加

当小儿患结核、麻疹、水痘、肺炎以及高热时,维生素 A 的消耗增加,如此时未予及时补充,则造成维生素 A 的血浆浓度降低。

(五)利用障碍

如小儿患有肝脏、肾脏、甲状腺疾病、胰腺囊性纤维变性及蛋白质-能量营养不良时,将导致血浆中维生素结合蛋白代谢异常,导致维生素 A 缺乏。

二、临床表现

由于维生素 A 和维生素 A 原缺乏所引起的营养缺乏病,临床上首先出现暗适应能力下降,小婴儿此症状不明显,如不仔细观察,容易被忽视。首先由母亲发现,患儿在暗环境下安静,视物不清,行走、定向困难。数周及数月后出现结膜干燥症,结膜干燥,失去光泽,主要是由于结膜和附近腺体组织增生,分泌减少,继而发生干燥。在眼球巩膜近角膜缘外侧,由脱落的角膜上皮形成三角形白色泡沫状斑块称结膜干燥斑(Bitot 斑)。如果维生素 A 持续缺乏,将发生角膜干燥症,伴有畏光,随后发生视物变形。睑板腺肿大,并且沿着睑缘出现一串特征性的水疱,表面上皮的连续性遭到破坏,伴有非炎症性的溃疡形成和基质浸润,引起角膜软化、变性、溃疡甚至穿孔等损害,晶状体、虹膜脱出,造成整个眼睛的损害,通常为双侧性的,单侧发病少见。

维生素 A 缺乏也可引起皮肤的改变,开始时皮肤较正常干燥,以后由于毛囊上皮角化,发生角化过度的毛囊性丘疹,主要分布在大腿前外侧、上臂后侧,后逐渐扩展到上下肢伸侧、肩和下腹部,很少累及胸、背和臀。丘疹坚实而干燥,色暗棕,多为毛囊性,针头大至米粒大,圆锥形。丘疹的中央有棘刺状角质栓,触之坚硬,去除后留下坑状凹陷,无炎症,无主观症状,丘疹密集犹似蟾蜍皮,称蟾蜍皮病。皮疹发生在面部,可有许多黑头。患儿毛发干燥,缺少光泽,易脱落,呈弥漫稀疏,指甲变脆,表面有纵横沟纹或点状凹陷。

维生素 A 缺乏对骨骼(特别是长骨)的生长也有明显影响,使骨变得又短又厚。HuW 等学者通过色层分析法测定维生素 A 浓度,证明维生素 A 浓度和体重以及 BMI 有明显的统计学意义,提示维生素 A 对儿童的生长发育有明显的影响。

维生素 A 缺乏,对呼吸系统也有不同程度的影响,使气管及支气管的上皮细胞中间层的细胞增殖,变成鳞状、角化,并使上皮细胞的纤毛脱落,失去上皮组织的正常保护功能,容易发生呼吸系统的感染。

维生素 A 缺乏可使小儿的免疫力低下,容易反复出现感染;容易有精神障碍,甚至出现脑积水。

三、实验室检查

(一)视觉暗适应功能测定

维生素 A 缺乏症患儿的暗适应能力比正常人差,但是其他因素也可引起暗适应能力降低,如视神经萎缩、色素性视网膜炎、睡眠不足等。

(二)血清维生素 A 水平测定

血清维生素 A 水平测定是评价维生素 A 营养状况的常用指标,也是最可靠的指标,正常值为 $300\sim500\ \mu g/L$,若低于 $200\ \mu g/L$ 为缺乏。

(三)血浆中维生素结合蛋白测定

近来有学者认为维生素结合蛋白与人体维生素 A 水平呈正相关,维生素结合蛋白的含量可反映人体维生素 A 的营养水平。正常儿童的血浆维生素结合蛋白的含量为 23.1 mg/L。

(四)维生素 A 的相对剂量反应试验

当血清中维生素 A 浓度在正常范围时,肝脏维生素 A 已有耗尽的可能,因此采用相对剂量反应法间接评价个体体内维生素 A 的贮存量。口服 1 000 mg 维生素 A 棕榈酸,分别于口服前和口服后 5 小时测定血清维生素 A 浓度。若服后 5 小时的血清维生素 A 浓度增高幅度,即相对剂量反应率≥20%,表示肝脏内维生素 A 的贮存已处于临界状态。用此方法可以进一步确定亚临床状态维生素 A 缺乏。

四、诊断

仔细询问病史,如患儿存在维生素 A 摄入不足,或者存在维生素 A 的吸收、利用障碍,或有引起维生素 A 消耗过多的疾病,同时合并暗适应障碍、夜盲、结膜干燥、角膜软化或四肢伸侧有毛囊性角化丘疹,通过暗适应检查和血浆维生素 A 浓度的测定可基本做出诊断。世界卫生组织推荐的诊断标准:血清维生素 A<0.7 $\mu mol/L$ 为维生素 A 缺乏;0.7~1.4 $\mu mol/L$ 为亚临床维生

素 A 缺乏(维生素 A 存在不足);1.4~2.79 μmol/L 为维生素 A 贮存充足。

若血清维生素 A 水平在正常低值,此时肝内维生素 A 的储存也可能已耗竭。在这种情况下,可采用敏感而可靠的相对剂量反应试验来进一步确定亚临床维生素 A 的缺乏。亚临床维生素 A 缺乏已成为儿童广泛的营养缺乏症而备受关注。亚临床维生素 A 缺乏是指儿童因维生素 A 摄入不足导致的轻度维生素 A 缺乏,其特点是无典型的临床表现。

尽量做到尽早诊断、尽早治疗,防止严重后果的发生。

五、治疗

如患儿因为疾病引起维生素 A 缺乏,应首先去除病因,同时给予维生素 A 丰富的饮食。用维生素 A 治疗维生素 A 缺乏症,疗效迅速而有效。每天补充维生素 A 0.25×10^5 U(1 U 的维生素 A=0.3 μg 的维生素),口服或肌内注射均可,共 1~2 周(或大剂量 1 次 2×10^5 U),同时给予高蛋白饮食,以后再给予预防量。如有角膜软化则给水溶性维生素 A 1×10^5 U,1 周后再给予 2×10^5 U,然后给预防量。夜盲症可于治疗后数小时好转,干眼于 2~3 天后改善。必要时保持两眼清洁,使用抗生素眼膏,角膜溃疡者用 1% 阿托品滴眼防止虹膜粘连。

六、预防

应提倡母乳喂养,对稍大的儿童,应及时添加含有维生素 A 的辅食,如鱼肝油、动物肝脏、肾脏、蛋黄、胡萝卜汁及番茄汁等,避免偏食,增加维生素 A 的摄入量,避免维生素 A 的缺乏。早产儿应适当早期添加维生素 A。如小儿因患有疾病而影响了维生素 A 吸收和利用时,应首先去除病因,然后及时补充维生素 A。

维生素 A 每天推荐摄入量婴儿期为 1 500 U,12 岁以下的儿童为 1 500~2 500 U。如饮食中维生素 A 含量丰富,可不必另外补充维生素 A。

(牛璐璐)

第三节　维生素 B_1 缺乏症

维生素 B_1 又称抗脚气病因子或抗神经炎因子,它是最早被发现的维生素之一。维生素 B_1 在高温,特别是高温碱性溶液中易被破坏,在酸性溶液中稳定性较好。体内维生素 B_1 80% 是以维生素 B_1 焦磷酸盐的形式存在,10% 是以维生素 B_1 三磷酸盐的形式存在,其余的为维生素 B_1 单磷酸盐或游离的维生素 B_1。维生素 B_1 缺乏将引起一种典型的疾病,被称为脚气病。

一、病因

(一)摄入不足

母乳中维生素 B_1 的含量较牛乳低,母乳中的含量为 16 μg/mL,牛乳中的含量为 42 μg/mL,但母乳中的维生素 B_1 含量对婴儿的生长需要已足够。但如果乳母膳食中维生素 B_1 的摄入量缺乏,则会引起母乳中的维生素 B_1 不足,如不及时补充,也将引起婴儿维生素 B_1 缺乏症。对于已添加辅食的小儿,如长期以精白米、面以及淀粉为主食,或煮饭时为增加其黏稠度而加入少量的碱,将破坏维生素 B_1。故淘米时不应淘洗过分,做饭时不应去米汤,切碎的蔬菜不应过久浸泡。

(二)吸收障碍

如患有消化系统疾病,如慢性腹泻、慢性痢疾、胆囊纤维化、肠道感染等疾病,均可减少维生素 B_1 的吸收。肝、肾疾病将影响维生素 B_1 焦磷酸盐的合成,造成维生素 B_1 缺乏。维生素 B_1 缺乏使胃液中酸度降低,从而在胃肠道中维生素 B_1 复合物内的维生素 B_1 释放减少,影响了维生素 B_1 的吸收。

(三)维生素 B_1 的需要量增加

儿童生长发育速度较快,需要量也相对较多;如小儿患结核病、麻疹、水痘、肺炎以及高热时,或患有如甲状腺功能亢进等代谢率增加的疾病时,维生素 B_1 的消耗增加,如此时未给予及时补充,则造成维生素 B_1 的缺乏。

(四)遗传代谢障碍

遗传性维生素 B_1 代谢与功能障碍引起的维生素 B_1 缺乏症,一般具有高度的家族性遗传性疾病史或父母近亲结婚史。

二、病理生理

在身体中,维生素 B_1 80％是以维生素 B_1 焦磷酸盐的形式存在,它是丙酮酸氧化脱羧酶系的辅助因子,也是磷酸己糖氧化支路中转羧乙醛酶的辅酶。因此,维生素 B_1 与糖代谢密切相关,其缺乏使糖代谢受阻,能量产生减少,会产生一系列的病理变化。

(一)神经系统

神经系统尤其是末梢神经受损严重、髓鞘退化及色素沉着。中枢神经系统和周围神经系统的神经纤维的髓鞘发育不良,因此表现为易激惹。重者神经轴被破坏,以坐骨神经及其分支受累较为常见,并且出现较早。其他如前臂神经等也可累及。

(二)心血管系统

由于能量缺乏,心肌无力,严重时发生心力衰竭,周围血管平滑肌张力下降,小血管扩张。心脏扩张肥厚,尤以右心明显。心肌水肿,其心肌纤维粗硬。血管充血,但组织结构正常。

(三)组织水肿及浆膜腔积液

组织水肿多见于下肢,当体腔浆液渗出时,可见心包腔、胸腔及腹水。

(四)肌肉萎缩

肌肉萎缩出现于受累神经支配的肌肉。镜下可见肌纤维横纹消失、浑浊肿胀及脂肪变性。

(五)消化系统

消化道平滑肌张力下降,影响胃肠蠕动,消化功能减弱。

三、临床表现

维生素 B_1 缺乏将导致脚气病。脚气病是维生素 B_1 摄入不足的最终结果。本病主要影响心血管和神经系统。主要表现为多发性神经炎、肌肉萎缩、组织水肿、心脏扩大、循环失调及胃肠症状。

婴儿型脚气病多发生于数个月的婴儿,发病急、突然,较成人型难以捉摸,可出现多种临床表现,但以心血管症状占优势。

(一)消化系统症状

发病初期主要表现为消化系统症状,如食欲缺乏、厌食、恶心、呕吐、腹痛、便秘或腹泻。

(二)神经系统症状

消化道系统症状出现后不久就出现神经系统症状,神经系统症状突出者可分为脑型或神经炎型。脑型表现主要为发作型哭叫似腹痛状,烦躁不安,前囟饱满,头后仰,严重者可发生脑充血、颅内高压、昏迷而死亡。神经炎主要表现为周围性瘫痪,早期表现为四肢无力,其后症状加重,同时足趾的背屈运动受限。跟腱反射和膝反射初期增强,随后减弱,最后消失。软腭反射障碍,吃奶出现呛咳,吞咽困难。

(三)心血管症状

出现心悸、心动过速,婴儿可出现奔马律,呼吸困难,晚期出现发绀、心脏扩大、心力衰竭、肺充血及肝淤血。如不及时治疗,很快死亡。

(四)水肿及浆膜腔积液

水肿可遍及全身,多发生于下肢,浆膜腔积液,可发生于心包腔、胸腔和腹腔。由于喉的水肿而出现失声,或出现特殊的喉鸣(脚气病哭声)。

(五)其他

先天性维生素 B_1 代谢缺陷有关的遗传性疾病包括枫糖尿症、婴儿慢性乳酸酸中毒、婴儿及儿童的亚急性坏死性脑病及对维生素 B_1 有反应的巨幼红细胞贫血。

1.枫糖尿症

枫糖尿病的病因是由于缺乏支链 α-酮酸脱氢酶复合物,患儿的相应 α-酮酸不能通过氧化脱羧作用而降解,而引起支链氨基酸(亮氨酸、异亮氨酸、缬氨酸)代谢异常。此病是常染色体隐性遗传性疾病,可出现精神及身体发育延迟、嗜睡、喂养困难、注意力减退、肌张力交替性升高和减弱。给予口服大剂量维生素 B_1 治疗,可减轻临床症状,血清支链氨基酸水平恢复正常,如停止给予维生素 B_1 时,血清支链氨基酸水平再度升高。

2.婴儿慢性乳酸酸中毒

婴儿慢性乳酸酸中毒主要以乳酸和丙酮酸酸中毒、神经性异常以及发育迟缓为特征。对大剂量维生素 B_1 治疗有效者考虑为维生素 B_1 代谢有缺陷,对维生素 B_1 无效者可能为丙酮酸脱羧酶缺少。但有文献报道,丙酮酸脱羧酶缺少的婴儿,接受大剂量维生素 B_1 治疗后好转。

3.婴儿及儿童的亚急性坏死性脑病

此为婴儿期和儿童发育早期的一种致命性疾病,伴有虚弱、厌食、说话和眼球震颤、抽搐、瘫痪及复合感觉障碍,甚至生长停止。其血中的乳酸和丙酮酸升高,机制目前仍不详,考虑与维生素 B_1 焦磷酸盐降低有关。

4.对维生素 B_1 有反应的巨幼红细胞贫血

对维生素 B_1 有反应的巨幼红细胞贫血是婴儿期和儿童期的一种罕见疾病,其特点是巨幼红细胞性贫血,并伴有感觉神经性耳聋和糖尿病,也可能出现心脏异常。此病与继发于维生素 B_1 在细胞内的转运和吸收障碍所引起的维生素 B_1 缺乏状态有关。

四、维生素 B_1 营养水平评价

评价维生素 B_1 的营养状况,可通过测定维生素 B_1 负荷前后的尿维生素 B_1 排泄量,血清维生素 B_1 水平、红细胞转酮醇酶活性及空腹 1 次测定尿液中维生素 B_1 和/或肌酐比率进行评价。

(一)维生素 B_1 负荷前后的尿维生素 B_1 排泄量

摄入过多的维生素 B_1 会从尿中排出,故可利用测定尿中的维生素 B_1 来估计体内维生素 B_1 的状态,因为维生素 B_1 的需要量与其尿排泄量之间具有一定的关系,因此维生素 B_1 负荷试验可以测定维生素 B_1 的营养状况。通常用荧光法或微生物法进行维生素 B_1 的测定,被测者于清晨排尿后禁食,给维生素 B_1(口服 5 mg 或肌内注射 1 mg),然后饮水 200 mL,收集 4 小时尿,测定尿中维生素 B_1 量,若在 100 μg 以上者为正常,脚气患病常低于 50 μg。

(二)血清维生素 B_1 水平

因为血中的游离维生素 B_1 及其磷酸盐的含量很低,故测血中的维生素 B_1 水平作为维生素 B_1 营养状况的指标一直未被广泛采用,但是,近年来采用灵敏的高效液相色谱法,此方法简单而可靠,易于标准化,但因其参考值幅度较广,血中含量不稳定,不能及时反映早期缺乏状况,故临床很少采用。正常参考值为 103～306 nmol/L(3.1～9.2 $\mu g/dL$),如血清维生素 B_1 水平 <100 nmol/L(3 $\mu g/dL$),则提示维生素 B_1 缺乏。

(三)红细胞转酮醇酶活性

这是测定维生素 B_1 营养状况的特异性指标,也是评价维生素 B_1 营养状况的最有效指标。在临床维生素 B_1 缺乏的症状出现之前,红细胞转酮醇酶已有改变,故称为亚临床诊断或边缘状态的检查。通过测定溶解的红细胞中戊糖消失率或己糖出现率来测量红细胞转酮醇酶活性。采用体外不加(基础)或加入维生素 B_1 焦磷酸盐(刺激)后测定红细胞转酮醇酶的活性,通常以基础活性(红细胞转酮醇酶 A)或以刺激后活性与基础活性之差占基础活性的百分率(红细胞转酮醇酶-AC 活性系数或维生素 B_1 焦磷酸盐效应)来表示。维生素 B_1 缺乏与红细胞转酮醇酶 A 的降低与红细胞转酮醇酶-AC 的增加有联系;红细胞转酮醇酶-AC 值越高,则维生素 B_1 缺乏越严重。维生素 B_1 焦磷酸盐效应的正常参考值为 0%～15%,维生素 B_1 低水平时为 16%～20%,缺乏时 >20%。

(四)空腹 1 次测定尿液中的维生素 B_1/肌酐比率

其正常值为 176 $\mu g/g$ 肌酐,幼儿如低于 120 $\mu g/g$ 肌酐,4～12 岁小儿低于 60 $\mu g/g$ 肌酐则为维生素 B_1 缺乏。

五、诊断

依靠病史、临床症状和体征、实验室检查和实验性维生素 B_1 治疗可作出可靠诊断。

(一)病史

患儿是否有维生素 B_1 摄入不足,已添加辅食的小儿,是否有长期食用精白米、面及有无偏食。有无妨碍维生素 B_1 吸收和利用的疾病,如慢性消耗疾病、胃肠疾病、肝胆疾病等。患儿是否存在维生素 B_1 需要量增加的因素,如生长发育阶段、发热及甲状腺功能亢进等。

(二)临床特点

有无周围神经炎的表现,如肌肉萎缩、感觉异常、跟腱及膝反射异常。有无进行性水肿、心脏扩张肥厚、心率增加、脉压加大。有无其他营养缺乏的征象。

(三)实验室检验

可通过测定维生素 B_1 负荷前后尿维生素 B_1 排泄量、血清维生素 B_1 水平、红细胞转酮醇酶活性及空腹 1 次测定尿液中的维生素 B_1/肌酐比率等实验室检查帮助诊断。

六、治疗和预防

（一）去除病因

仔细询问病史，查明缺乏维生素 B_1 的原因，治疗造成维生素 B_1 缺乏的原发性疾病，如发热、感染、甲状腺功能亢进等。

（二）饮食

增加含维生素 B_1 丰富的食物的摄入量，并注意合理配合。如果乳母维生素 B_1 缺乏，应及时予以补充，避免婴儿发生维生素 B_1 缺乏症。未精制的粮谷类中维生素 B_1 丰富，故碾磨精度不宜过度。豆类、坚果类、瘦肉及内脏维生素 B_1 也较为丰富。蛋类、绿叶菜（芹菜叶、莴笋叶）等也是维生素 B_1 的良好来源，应充分加以利用。

（三）应用维生素 B_1 治疗

小儿症状较轻，一般维生素 B_1 的剂量为 5 mg/d；重症则需 10 mg/d 静脉注射，每天 2 次，如症状缓解，则可改为口服。用维生素 B_1 治疗，神经症状一般于 24 小时内缓解，心脏症状一般于 24～48 小时缓解，而水肿则需 48～72 小时缓解，运动无力的一般恢复时间较长，需 1～3 个月。如口服有严重不能耐受的不良反应；长期腹泻、呕吐或大部分小肠切除后需要全肠外营养维持者可通过肠外途径予以补充。

（曾　芳）

第四节　维生素 B_6 缺乏症

维生素 B_6 有三种形式，即吡哆醇、吡哆醛和吡哆胺。这三种形式通过酶可互相转换。吡哆醛及吡哆胺磷酸化后变为辅酶磷酸吡哆醛及磷酸吡哆胺。吡哆醇为人工合成的产品，在植物中也有；在动物体内，多以辅酶磷酸吡哆醛及磷酸吡哆胺的形式存在。

一、病因

（一）膳食组成的影响

因为 5-磷酸吡哆醛是氨基酸代谢中许多酶的辅酶，故蛋白质代谢需要维生素 B_6 的参与，当膳食中蛋白质的摄入量高时，维生素 B_6 的需要量也多，如以蛋白质摄入量为基础计算，摄取 100 g蛋白质，每天需摄入维生素 B_6 1.5～2.5 mg。每天适宜摄入量：婴儿为 0.1～0.3 mg，儿童为 0.5～1.5 mg。

（二）摄入不足

婴儿由于母亲维生素 B_6 摄入不足，引起乳汁中维生素 B_6 的分泌量减少，或者人工喂养的婴儿，牛乳经过多次加热、煮沸，造成维生素 B_6 的破坏，均可造成婴儿的维生素 B_6 缺乏。

（三）需要量增加

儿童生长发育速度较快，需要量也相对较多。如小儿患结核、水痘、肺炎以及高热时，维生素 B_6 的消耗增加，如未予及时补充，则造成维生素 B_6 的缺乏。患甲状腺功能亢进时，维生素 B_6 辅酶活力降低，维生素 B_6 的需要量增加。

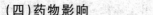

（四）药物影响

异烟肼、环丝氨酸、L-多巴、肼苯达嗪、D-青霉胺、四环素等均可导致维生素 B_6 缺乏。异烟肼、肼苯达嗪与维生素 B_6 形成非活性衍生物,加速了维生素 B_6 排泄;青霉胺、环丝氨酸是维生素 B_6 的抗代谢剂,均会加重维生素 B_6 缺乏。

（五）吸收障碍

如患有消化系统疾病,如慢性腹泻、肠道感染、肠吸收不良综合征等疾病,均可减少维生素 B_6 的吸收。

二、临床表现

虽然明显缺乏维生素 B_6 的症状较为少见,但是轻度缺乏却比较多见。当人体缺乏维生素 B_6 时,常伴有其他营养素的缺乏,尤其是其他水溶性维生素的缺乏,特别是维生素 B_2,因维生素 B_2 参与维生素 B_6 的代谢。

（一）生长发育不良

维生素 B_6 缺乏的患儿,氨基酸、蛋白质代谢异常,在婴儿期表现为生长发育迟缓。还可出现贫血。

（二）皮肤脂溢性皮炎

维生素 B_6 缺乏可致眼、口腔和鼻周围皮肤脂溢性皮炎,并可向面部、前额、耳后等扩展,也可导致舌炎、口炎、口唇干裂。

（三）神经精神系统症状

个别伴有神经系统症状,如兴奋性增高、尖声哭叫、全身抽搐。6 个月内的小儿可因频繁抽搐而导致智力发育障碍。

（四）消化系统症状

常伴有一些胃肠道症状,如恶心、呕吐、腹泻等。

（五）感染

维生素 B_6 对免疫系统也有影响。维生素 B_6 缺乏,细胞介导免疫系统受损。Talbot 和 Meydani 等学者研究发现,如补充吡哆醇,对淋巴细胞增殖会产生有利的作用。有研究表明,维生素 B_6 缺乏会损害 DNA 的合成,故对维持免疫功能很重要。因此,如维生素 B_6 缺乏,抗体生成减少,容易发生感染。

三、营养状况评价

评价体内维生素 B_6 水平的方法包括直接法(如血浆磷酸吡哆醛浓度、血浆总维生素 B_6 浓度或尿维生素 B_6 浓度测定)和间接法(尿色氨酸降解产物的水平、红细胞内依赖性维生素 B_6 酶活性或血浆高半胱氨酸含量的测定)。

（一）直接法

1.血浆磷酸吡哆醛浓度测定

血浆 5-磷酸吡哆醛是肝脏维生素 B_6 的主要存在形式,并且反映组织中的储存情况,但是血浆 5-磷酸吡哆醛对该维生素摄入量的反应相当缓慢,需要 10 天才能达到一个新的稳定状态。但在评价时应考虑可能影响磷酸吡哆醛浓度的各种因素,如蛋白质的摄入增加、碱性磷酸酶的活性升高都可使血浆磷酸吡哆醛浓度下降。目前是以 20 nmol/L 血浆磷酸吡哆醛浓度为评价维

生素 B_6 营养状况的指标。但胎儿体内 5-磷酸吡哆醛浓度非常高，出生后第一年内迅速降低，然后降低缓慢。所以，评价新生儿及婴儿维生素 B_6 的营养状况较困难。

2.血浆总维生素 B_6 浓度测定

本方法较为简单，是了解体内维生素 B_6 营养状况的敏感指标，但是测定值的波动较大，因此限制了它的使用价值。

3.尿中维生素 B_6 浓度测定

尿中维生素 B_6 排泄，特别是 4-吡哆酸的排泄，已被广泛用于研究维生素 B_6 的需要量。吡哆酸的排泄量约占维生素 B_6 摄入量的 50%，4-吡哆酸的排出量反映近期膳食维生素 B_6 摄入量的变化，正常尿内排泄 4-吡哆酸量>0.8 mg/d，如果<0.2 mg/d，即表明维生素 B_6 缺乏。

(二)间接法

1.尿中色氨酸降解产物的水平

尿中黄尿酸的排出量是维生素 B_6 缺乏的最早标志物之一。正常情况下，黄尿酸是一种微量的色氨酸降解产物，色氨酸降解的主要途径是通过 5-磷酸吡哆醛依存的犬尿氨酸酶。微量黄尿酸也涉及 5-磷酸吡哆醛依存的酶。维生素 B_6 缺乏时，色氨酸的代谢产物及衍生物生成增加，由尿排出体外。黄尿酸能可靠地反映维生素 B_6 的营养状况，给予色氨酸负荷剂量（色氨酸 50~100 mg/kg，配成溶液，总量<2 g），通过测定色氨酸降解产物来评价维生素 B_6 的营养状况，维生素 B_6 缺乏患儿的尿中黄尿酸排出量>50 mg。

2.红细胞内依赖性维生素 B_6 酶活性的测定

红细胞内需要磷酸吡哆醛酶，如谷丙酮酸转氨酶（EGPT）、谷草酰乙酸转氨酶（EGOT）、天门冬氨酸转氨酶等，也是评价体内维生素 B_6 营养状况的敏感指标。常将红细胞加或不加磷酸吡哆醛之比作为评价维生素 B_6 营养状况的指标，加上磷酸吡哆醛测定谷丙或谷草转氨酶的活性，如活性上升 20% 以上，表明维生素 B_6 缺乏。

EGOT 指数＝EGOT＋磷酸吡哆醛/EGOT－磷酸吡哆醛

EGPT 指数＝EGPT＋磷酸吡哆醛/EGPT－磷酸吡哆醛

EGOT 活性指数≤1.80 为正常，EGPT 活性指数≤1.25 为正常。最近也有学者测定天门冬氨酸酶的活性作为评价维生素 B_6 营养状况的指标，但测定数值变异较大，使其应用受到了限制。

3.血浆高半胱氨酸的含量

最近提出以血浆高半胱氨酸作为评价维生素 B_6 营养状况的指标。因为高半胱氨酸的降解开始于转硫化到半胱氨酸的过程，涉及 5-磷酸吡哆醛依存酶。但最近有研究表明，叶酸和维生素 B_{12} 与血浆高半胱氨酸的水平关系更密切。

四、诊断

依靠病史、临床症状和体征、实验室检查可作出诊断。

(一)病史

仔细询问病史：患儿是否有摄入不足、偏食厌食；是否合理膳食，各营养素的比例是否合理；有无妨碍吸收和利用的疾病，如慢性消耗疾病、胃肠道疾病等；患儿是否存在需要量增加的因素，如生长发育速度较快、发热等；近来是否服用影响维生素 B_6 活性的药物。

(二)临床表现

婴儿有无生长发育不良、惊厥、抽搐等神经系统表现，以及末梢神经炎、皮炎、口腔、鼻周围皮肤脂溢性皮炎和贫血等表现。

(三)实验室检验

可通过测定血浆中磷酸吡哆醛浓度、血浆总维生素 B_6 浓度、尿中的维生素 B_6 浓度、尿中色氨酸降解产物的水平、红细胞内依赖性维生素 B_6 酶活性、血浆高半胱氨酸的含量等方法帮助诊断。

五、预防及治疗

(一)去除病因

询问病史,了解患儿喂养情况及辅食添加情况,查明缺乏维生素 B_6 的原因,治疗消化道疾病、慢性消耗性疾病及感染等造成维生素 B_6 缺乏的疾病,以去除病因。

(二)调整饮食

维生素 B_6 推荐的每天适宜摄入量:6 个月以下的婴儿为 0.1 mg,较大婴儿增加为 0.3 mg,1～3 岁为 0.5 mg,4～6 岁为 0.6 mg,7～13 岁为 0.7～0.9 mg,14 岁以后为 1.1～1.2 mg,乳母为 1.9 mg。合理补充含维生素 B_6 丰富的食物,并注意合理搭配。高蛋白质、低碳水化合物饮食时,应适当增加维生素 B_6 的摄入,如果乳母维生素 B_6 缺乏,应及时予以补充,避免婴儿发生维生素 B_6 缺乏症。人工喂养的婴儿,牛乳不宜经过多次加热、煮沸,避免造成维生素 B_6 的破坏,造成婴儿的维生素 B_6 缺乏。如存在维生素 B_6 缺乏,应多摄入含维生素 B_6 丰富的食物,如肉类、水果、蔬菜、谷类食物,都含有一定量的维生素 B_6。

(三)维生素 B_6 治疗

通常用维生素 B_6 10～20 mg/d 足量治疗,连续 3 周,症状好转后,减量为 2～5 mg/d,根据症状连续用数周即可。婴儿如静脉注射 10 mg 维生素 B_6,可立即缓解由维生素 B_6 缺乏所引起的抽搐;如用 10 mg/d 口服,需 1～2 周方可缓解。如辅用异烟肼,应按照 100 mg/d 异烟肼补充 10 mg/d 维生素 B_6 的比例进行补充;如服用如青霉胺、环丝氨酸等维生素 B_6 拮抗剂,应补充 2 mg/kg 的维生素 B_6。如口服有严重不能耐受的不良反应,长期腹泻、呕吐或大部分小肠切除后需要全肠外营养维持者,可通过肠外途径予以补充。

六、维生素 B_6 依赖症

(一)维生素 B_6 依赖性惊厥

这种疾病可能由于在神经系统中,磷酸吡哆醛与谷氨酸脱氨酶的辅基酶蛋白不能合成,使 γ-氨基丁酸合成减少,γ-氨基丁酸是中枢神经系统抑制性神经递质,其脑内浓度降低,造成惊厥阈降低。多发生于出生数小时至 3 个月的婴儿,出现反复惊厥,抗癫痫药物治疗无效,静脉注射维生素 B_6 后可缓解,通常使用维生素 B_6 5～10 mg 静脉注射,维持剂量为 10～25 mg/d,该病治疗需维持终身。如患儿出生后不积极予以治疗,可能出现智力低下。

(二)维生素 B_6 依赖性小细胞低色素性贫血

5-磷酸吡哆醛是血红蛋白合成的第一步反应(甘氨酸与琥珀酸结合生成 δ-氨基乙酰丙酸)过程中不可缺少的辅酶,该疾病可能由于 δ-氨基乙酰丙酸合成缺陷,从而导致血红蛋白合成障碍。其血液学表现为低色素性贫血,骨髓中红细胞增生活跃,骨髓和肝内有含铁血红素沉着。贫血很少发生周围神经病变。用维生素 B_6 0.1～1.0 g/d 治疗 3～4 天后网织红细胞迅速增加。

（三）高胱氨酸尿症

患儿表现为智力低下、骨骼畸形、肌肉发育不良，其中 80%患儿伴有视力障碍，30%患儿有类似 Marfan 综合征的心脏病。部分病例给予大剂量维生素 B_6 治疗，高胱氨酸尿消失，但也有部分病例无效。

（四）胱硫醚尿症

胱硫醚酶是维生素 B_6 依赖酶，如维生素 B_6 缺乏，胱硫醚酶的活性降低，胱硫醚不能分解，积聚在体内，患儿表现为智力迟滞、肢端肥大、耳畸形、耳聋、血小板减少、肾性尿崩症，易发肾结石。应用大剂量维生素 B_6 治疗，具有一定的疗效。

（姚　洁）

第五节　维生素 K 缺乏症

维生素 K 分为两大类，一类是脂溶性维生素 K_1（从植物中提取）和 K_2（从微生物中提取，也可由肠内细菌制造），另一类是水溶性维生素 K_3 和 K_4（由人工合成），其中以 K_1 和 K_2 最为重要。维生素 K 是促进血液凝固的化学物质之一，是四种凝血蛋白（凝血酶原、转变加速因子、抗血友病因子和司徒因子）在肝内合成必不可少的物质。维生素 K 的缺乏将导致凝血功能失常而出现出血。维生素 K 缺乏症是由于维生素 K 缺乏引起的凝血障碍性疾病。

一、病因

本病的发病原因是体内维生素 K 缺乏，使凝血因子Ⅱ、Ⅶ、Ⅸ、Ⅹ在肝内合成不足，从而引起出血。

二、分类

（一）早发型

多见于新生儿出生后 24 小时内发病。在婴儿出生后第一小时内即可出现，可导致致命性出血。发病原因如下。

1.母体缺乏维生素 K

维生素 K 经胎盘转运不足，经放射免疫方法检测大部分新生儿脐血中维生素 K 缺乏。

2.孕期药物影响

母亲怀孕期间服用影响维生素 K 代谢及合成的药物能导致新生儿期维生素 K 缺乏。如果长期应用抑制肠道内细菌生长的药物，如广谱抗生素和肠道内不易吸收的磺胺类药物，能抑制肠道内寄生的非致病菌，减少肠道内维生素 K 的合成，导致维生素 K 的缺乏。摄入过量的维生素 A，也能抑制维生素 K_2 的肠内合成，并且因为维生素 K_1、K_2 均为脂溶性物质，其他脂溶性维生素都能影响其吸收。口服抗凝药物的结构与维生素 K 相似，可与维生素 K 竞争，减少凝血酶原在肝脏内的合成；孕妇服用抗惊厥药物后，可经胎盘输送，并以类似抗凝药物的作用来抑制维生素 K 的生成，引起新生儿维生素 K 的缺乏。

（二）经典型

生后 2～3 天发病，早产儿可迟 2 周。其原因如下。

1.单纯母乳喂养

母乳喂养是婴儿最佳的喂养方式已得到公认,应该大力提倡和推广,但由于人乳中含维生素 K 的量极低,平均为 15 μg/L(牛奶中含量为 60 μg/L)。故如单纯母乳喂养的婴儿未给予适当量的维生素 K 的补充,很容易导致维生素 K 的缺乏。据相关文献报道,90％以上的维生素 K 缺乏出血是发生在母乳喂养的婴儿中。

2.吸收利用功能不良

新生儿(特别是早产儿)胆汁分泌有限,且胆汁中胆酸含量低,脂肪及脂溶性维生素的吸收有限,影响维生素 K 的吸收;新生儿及早产儿肝脏功能未发育成熟,使凝血因子Ⅱ、Ⅶ、Ⅸ、Ⅹ在肝内合成不足,以至维生素 K 依赖因子生成减少。

肠道细菌可合成一部分维生素 K,但新生儿出生时肠道内无细菌,维生素 K 合成减少。

(三)迟发型

多发生于出生后 1 个月。发病原因如下。

1.摄入不足

新生儿吃奶量少且母乳中维生素含量低,初乳中几乎不含维生素 K,如长期单纯母乳喂养,未及时添加辅食,未添加含维生素 K 丰富的蔬菜、水果,均可引起维生素 K 缺乏。

2.吸收不良

因慢性腹泻、溃疡性结肠炎、肠切除、囊性纤维化等疾病引起的小儿肠道吸收不良,均可引起维生素 K 吸收障碍;胆道阻塞、胆瘘等胆道梗阻性疾病、胆汁缺乏性疾病,也可影响维生素 K 的吸收。

3.利用障碍

新生儿肝炎、新生儿败血症及病毒感染等任何原因引起的肝脏损害均可影响维生素 K 依赖因子的合成。

4.合成减少

肠道细菌也可合成部分维生素 K,在婴儿于肠道菌落出现后,维生素 K 缺乏则明显减少,长期应用抗生素抑制肠道内的正常细菌的生长。

三、临床表现

临床上以出血为主要表现。早发型者可有头颅血肿和颅内、胸腔内出血。经典型者往往首发症状是脐带出血及胃肠道出血。脐部出血不能用脐带结扎不良来解释,轻者为渗血,重者则出血不止;胃肠道出血则表现为不同程度吐血和便血。其次是皮肤出血,多见于分娩时挤压处,轻者为瘀点和紫癜,重者可形成大片瘀斑和血肿;也可见于采血及注射部位、术后伤口处渗血不止。颅内出血少见,但早产儿由于毛细血管脆性增加,往往预后不良。迟发型者约 90％见于单纯母乳喂养儿,单纯母乳喂养儿维生素 K 缺乏性出血的机会是人工喂养儿的 15～20 倍,如合并腹泻、使用抗生素、肝胆疾病和长期禁食患儿更易发生,常见急性或亚急性颅内出血,以蛛网膜下腔、硬膜下、硬膜外出血为多见,脑室、脑实质出血少见,临床上有严重的中枢神经系统功能失常及颅内高压的表现,表现为高声尖叫、频繁呕吐、反复抽搐,严重的患儿可出现昏迷。同时可伴有出血性贫血。

四、实验室检查

凝血酶原时间延长,多数延长至正常对照的 2 倍以上,轻度维生素 K 缺乏只有凝血酶原时间延长,临床无出血倾向。陶土部分凝血活酶时间延长,凝血因子 Ⅱ、Ⅶ、Ⅸ、Ⅹ 因子活性明显降低,第 Ⅶ 因子首先降至最低,第 Ⅶ 因子减低后凝血酶原水平即下降但较缓慢,第 Ⅸ、Ⅹ 因子也有不同程度地减少。凝血酶原检测是维生素 K 缺乏的可靠证据。

如疑有颅内出血者应进行 B 超、CT 或 MRI 检查,以了解出血情况。必要时可行维生素 K 的检测。

五、诊断

根据病史、症状、体征及临床表现、辅助检查可作出诊断。

(一)详细询问病史

了解患儿的喂养情况及辅食添加情况。多见于单纯母乳喂养儿,生后 3 个月内的婴儿,未接受过维生素 K 预防。

(二)观察病情

新生儿出血症多见于出生后 1～7 天,以胃肠道出血为多见,病情较轻,凝血酶原时间延长,血小板、出血时间均正常,给予维生素 K 治疗效果良好,数小时或 24 小时后出血倾向明显好转。

迟发性新生儿出血症,大多表现为颅内出血、烦躁不安、脑性尖叫、拒奶、嗜睡。体检发现前囟饱满,颅缝增宽,Moro 反射、觅食反射消失。不伴其他部位出血的患儿,易误诊为颅内感染,而迟发性新生儿出血症表现为突然起病,无明显感染中毒症状,贫血发展迅速而严重,故可与颅内感染相鉴别。辅助检查也有助于该诊断,脑脊液检查呈现均匀一致的血性和皱缩红细胞,但脑脊液检查正常也不可以完全排除此病,且病情危重者不宜进行该项检查。进行 B 超、CT 及 MRI 检查有助于诊断,不仅可确定出血部位、范围,还可随访疗效,进行预后判断。

六、治疗

有出血现象时,应立即注射维生素 K 2 mg,可迅速改善出血,胃肠道出血者应暂禁食,给予静脉营养支持,止血后应根据适当情况纠正贫血,严重者可输全血或血浆 10～20 mL/kg。

如有颅内出血,首先要加强护理,保持安静,维持通气,抬高头肩部,推迟喂奶,控制补液;如有高声尖叫、频繁呕吐、反复抽搐等表现,应对症止惊,降低颅内压,恢复脑细胞功能;同时要及时止血、纠正贫血。严重者可手术清除血肿。

七、预防

预防新生儿维生素 K 缺乏症应从孕妇开始,分娩前数周即可口服维生素 K 20 mg,能预防新生儿维生素 K 缺乏所致的低凝血酶原血症。乳母应多吃蔬菜、水果以提高乳汁中维生素 K 的含量。

(李 翔)

第六节　维生素C缺乏症

维生素C是水溶性维生素,由于人体缺乏合成维生素C所必需的古罗糖酸内酯氧化酶,故不能自身合成,必须由食物供给。维生素C遇热、碱或金属后,极易被破坏,在胃酸帮助下,维生素C迅速被胃肠道吸收,储存于各类组织细胞中。若长期摄入不足,即出现临床维生素C缺乏症,又名坏血病。

一、病因及病理生理

(一)病因

维生素C摄入不足是主要原因,若缺乏3～6个月即出现症状。当需要量增加,如小儿生长发育快速期或患感染性疾病时,维生素C需要量大而供给不足即可患病。当长期消化功能紊乱影响维生素C的吸收时也导致缺乏。

(二)病理生理

维生素C是一种较强的氧化还原剂,参与和调节体内大量氧化还原过程及羟化反应:如在肠道内将三价铁(Fe^{3+})还原为二价铁(Fe^{2+}),促进铁的吸收;体内将叶酸转变为四氢叶酸,促进红细胞核成熟;调节脯氨酸、赖氨酸的羟化,有利于胶原蛋白的合成等。缺乏时导致毛细血管通透性增加,引起皮肤、黏膜、骨膜下、肌肉及关节腔内出血,并阻碍骨化过程,造成典型的维生素C缺乏的骨骼病变。维生素C在体内还参与肾上腺皮质激素、免疫抗体和神经递质(如去甲肾上腺素)的合成,缺乏时免疫力低下、应激反应差,易受感染,伤口愈合慢等。维生素C还有抗细胞恶变、解毒和降低胆固醇的作用,长期维生素C不足对身体健康不利。

二、临床表现

维生素C缺乏症多见于6个月至2岁的婴幼儿,3岁后随年龄增大而发病减少,近年已比较少见。

(一)一般症状

起病缓慢,表现为食欲差,面色苍白,烦躁或疲乏,生长发育迟缓,常伴腹泻、呕吐、反复感染等,往往易忽略有维生素C缺乏的存在。

(二)出血

出血表现开始常见皮肤小出血点或瘀斑,牙龈肿胀或出血,严重者可有鼻出血、血尿、关节腔出血等。

(三)骨骼病变

骨骼病变典型病变为骨膜下出血、骨干骺端分离,表现为下肢疼痛、大多在膝关节附近,局部肿胀有压痛,不愿被挪动,呈假性瘫痪。肋骨、软骨交界处有尖锐状突起,移动胸廓时疼痛,使呼吸浅速。骨骼X线摄片有典型维生素C缺乏病的特点:①骨干骺端临时钙化带增厚致密,骨干骺分离脱位。②骨质疏松,密度减低呈毛玻璃状,骨小梁不清。③骨膜下血肿等。

三、诊断与辅助检查

根据维生素 C 摄入不足史和临床表现及骨骼 X 线摄片特征,诊断不难。对可疑患儿,可做临床治疗试验,给予大剂量维生素 C 治疗后,症状 1 周内消失而确诊。必要时也可做以下辅助检查:①毛细血管脆性试验阳性。②测血清维生素 C 含量降低(正常为 5～14 mg/L 或 28.4～79.5 mol/L),当＜2 mg/L 时即可出现症状。③测维生素 C 24 小时尿排出量,正常 24 小时尿中维生素 C 排出量为 20～40 mg,若排出量＜20 mg/d 即提示有维生素 C 缺乏。④维生素 C 负荷试验,若尿维生素 C 排出量小于正常的 50%,即表示缺乏,也有学者用 4 小时尿维生素 C 排出的负荷试验来诊断其缺乏。

四、治疗与预防

(一)治疗

口服维生素 C 300～500 mg/d 即可,重症可采用静脉滴注 500～1 000 mg/d。并对症治疗出血和骨骼病变,一般治疗 1 周后症状逐渐消失,预后良好。

(二)预防

维生素 C 每天需要量为 50～60 mg。只要膳食中有富含维生素 C 的食物,乳母的乳汁所含维生素 C 已经足够,故鼓励母乳喂养,以后添加绿叶蔬菜和水果,当患病时增补维生素 C 100 mg,即可预防维生素 C 缺乏症。

(尹　露)

第三章

新生儿疾病

第一节　新生儿窒息

新生儿窒息是指婴儿出生后不能建立正常的自主呼吸而导致低氧血症、高碳酸血症、代谢性酸中毒及全身多脏器损伤,是引起新生儿死亡和儿童伤残的重要原因之一。由于诊断标准未完全统一,国内文献报道的发病率差异很大。

一、病因

窒息的本质是缺氧,凡是影响胎儿、新生儿气体交换的因素均可引起窒息。可发生于妊娠期,但绝大多数发生于产程开始后。新生儿窒息多为胎儿窒息(宫内窘迫)的延续。

(一)孕母因素

(1)孕母有慢性或严重疾病,如心、肺功能不全,严重贫血、糖尿病、高血压等。

(2)妊娠并发症:妊娠期高血压疾病。

(3)孕母吸毒、吸烟或被动吸烟、年龄≥35 岁或<16 岁以及多胎妊娠等。

(二)胎盘因素

前置胎盘、胎盘早剥和胎盘老化等。

(三)脐带因素

脐带脱垂、绕颈、打结、过短或牵拉等。

(四)胎儿因素

早产儿或巨大儿;先天性畸形:如食管闭锁、喉蹼、先天性肺发育不良、先天性心脏病等;宫内感染;呼吸道阻塞:羊水、黏液或胎粪吸入等。

(五)分娩因素

头盆不称、宫缩乏力、臀位、使用高位产钳、胎头吸引、臀位抽出术,产程中麻醉药、镇痛药或催产药使用不当等。

二、病理生理

(一)窒息时胎儿向新生儿呼吸、循环转变受阻

正常胎儿向新生儿呼吸、循环系统转变的特征:胎儿肺液从肺中清除→表面活性物质分泌→肺泡功能残气量建立→肺循环阻力下降,体循环阻力增加→动脉导管和卵圆孔功能性关闭。窒息时新生儿未能建立正常的呼吸,致使肺泡不能扩张,肺液不能清除;缺氧、酸中毒引起肺表面活性物质产生减少、活性降低,以及肺血管阻力增加,胎儿循环重新开放、持续性肺动脉高压。后者进一步加重组织严重缺氧、缺血、酸中毒,最后导致不可逆器官损伤。

(二)窒息时各器官缺血缺氧改变

窒息开始时,缺氧和酸中毒引起机体产生经典的"潜水"反射,即体内血液重新分布,肺、肠、肾、肌肉和皮肤等非生命器官血管收缩,血流量减少,以保证脑、心和肾上腺等生命器官的血流量。同时血浆中促肾上腺皮质激素、糖皮质激素、儿茶酚胺、精氨酸加压素、肾素、心钠素等分泌增加,使心肌收缩力增强、心率增快、心排血量增加,以及外周血压轻度上升,心、脑血流灌注得以维持。如低氧血症持续存在,无氧代谢进一步加重了代谢性酸中毒,体内储存的糖原耗尽,最终导致脑、心和肾上腺的血流量减少,心肌功能受损,心率和动脉血压下降,生命器官供血减少,发生脑损伤。非生命器官血流量则进一步减少,导致各脏器受损。

(三)呼吸改变

1.原发性呼吸暂停

胎儿或新生儿缺氧初期,呼吸代偿性加深加快,如缺氧未及时纠正,随即转为呼吸停止、心率减慢,即原发性呼吸暂停。此时患儿肌张力存在,血压稍升高,伴有发绀。此阶段若病因解除,经清理呼吸道和物理刺激即可恢复自主呼吸。

2.继发性呼吸暂停

若缺氧持续存在,则出现几次深度喘息样呼吸后,继而出现呼吸停止,即继发性呼吸暂停。此时肌张力消失,苍白,心率和血压持续下降,此阶段需正压通气方可恢复自主呼吸,否则将死亡。

临床上有时难以区分原发性和继发性呼吸暂停,为不延误抢救,应按继发性呼吸暂停处理。

(四)血液生化和代谢改变

1.动脉血氧分压↓、pH↓及混合性酸中毒

动脉血氧分压↓、pH↓及混合性酸中毒为缺氧后无氧代谢、气道阻塞所致。

2.糖代谢紊乱

窒息早期儿茶酚胺及高血糖素释放增加,血糖正常或增高,继之糖原耗竭而出现低血糖。

3.高胆红素血症

酸中毒抑制胆红素代谢及与清蛋白结合,降低转氨酶活力,使非结合胆红素增加。

4.低钠血症和低钙血症

由于心钠素和抗利尿激素分泌异常,发生稀释性低钠血症;钙离子通道开放、钙泵失灵、钙内流引起低钙血症。

(五)临床表现

1.胎儿宫内窒息

早期有胎动增加,胎心率≥160次/分;晚期则胎动减少,甚至消失,胎心率<100次/分;羊水胎粪污染。

2.Apgar评分评估

Apgar评分1953年由麻醉科医师Apgar博士提出,是国际上公认的评价新生儿窒息的最简捷、实用的方法。内容包括皮肤颜色、心率、对刺激的反应、肌张力和呼吸5项指标;每项0~

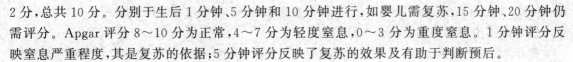

2分,总共10分。分别于生后1分钟、5分钟和10分钟进行,如婴儿需复苏,15分钟、20分钟仍需评分。Apgar评分8～10分为正常,4～7分为轻度窒息,0～3分为重度窒息。1分钟评分反映窒息严重程度,其是复苏的依据;5分钟评分反映了复苏的效果及有助于判断预后。

3.多脏器受损症状

缺氧缺血可造成多器官受损,但不同组织细胞对缺氧的易感性各异,其中脑细胞最敏感,其次为心肌、肝和肾上腺;而纤维、上皮及骨骼肌细胞耐受性较高,因此各器官损伤发生的频率和程度则有差异。

(1)中枢神经系统:缺氧缺血性脑病和颅内出血。

(2)呼吸系统:羊水或胎粪吸入综合征、肺出血以及急性肺损伤或急性呼吸窘迫综合征等。

(3)心血管系统:持续性肺动脉高压、缺氧缺血性心肌病,后者表现为各种心律失常、心力衰竭、心源性休克等。

(4)泌尿系统:肾功能不全、肾衰竭及肾静脉血栓形成等。

(5)代谢方面:低血糖或高血糖、低钙血症及低钠血症、低氧血症、高碳酸血症或代谢性酸中毒等。

(6)消化系统:应激性溃疡、坏死性小肠结肠炎及黄疸加重或时间延长等。

(7)血液系统:弥散性血管内凝血(常在生后数小时或数天内出现)、血小板减少(骨髓缺血性损伤可致骨髓抑制,5～7天后可逐渐恢复)。

三、诊断

目前我国新生儿窒息的诊断多根据Apgar评分系统。但国内外多数学者认为,单独的Apgar评分不应作为评估低氧或产时窒息以及神经系统预后的唯一指标,尤其是早产儿,存在其他严重疾病或母亲应用镇静剂时。因此,美国儿科学会和妇产科学会共同制订了以下窒息诊断标准:①脐动脉血显示严重代谢性或混合性酸中毒,pH<7;②Apgar评分0～3分,并且持续时间>5分钟;③新生儿早期有神经系统表现,如惊厥、昏迷或肌张力低下等;④出生早期有多器官功能不全的证据。

四、辅助检查

对宫内缺氧胎儿,可通过羊膜镜了解羊水胎粪污染程度或胎头露出宫口时取头皮血行血气分析,以评估宫内缺氧程度;生后应检测动脉血气、血糖、电解质、血尿素氮和肌酐等生化指标。

五、治疗

生后应立即进行复苏及评估,而不应延迟至1分钟Apgar评分后进行,并由产科医师、儿科医师、助产士(师)及麻醉师共同协作进行。

(一)复苏方案

采用国际公认的ABCDE复苏方案。①A(airway):清理呼吸道;②B(breathing):建立呼吸;③C(circulation):维持正常循环;④D(drugs):药物治疗;⑤E(evaluation):评估。前三项最重要,其中A是根本,B是关键,评估贯穿于整个复苏过程中。呼吸、心率和血氧饱和度是窒息复苏评估的三大指标,并遵循:评估→决策→措施,如此循环往复,直到完成复苏。

应严格按照A→B→C→D步骤进行复苏,其步骤不能颠倒。大多数新生儿经过A和B步骤即可复苏,少数则需要 A、B 及 C 步骤,仅极少数需 A、B、C 及 D 步骤才可复苏。

(二)复苏步骤和程序

根据 ABCDE 复苏方案,参考美国儿科学会和美国心脏学会编写的《新生儿窒息复苏教程》,复苏分以下几个步骤。

1.快速评估

出生后立即用数秒钟快速评估:①是足月吗?②羊水清吗?③有哭声或呼吸吗?④肌张力好吗?以上任何一项为"否",则进行以下初步复苏。

2.初步复苏

(1)保暖:新生儿娩出后立即置于预热的辐射保暖台上,或因地制宜采取保暖措施,如用预热的毯子裹住新生儿以减少热量散失等。对于 VLBWI,可生后不擦干,将其躯体及四肢放在清洁的塑料袋内,或盖以塑料薄膜置于辐射保暖台。

(2)摆好体位:置新生儿头轻微仰伸位。

(3)清理呼吸道:肩娩出前助产者用手挤出新生儿口咽、鼻中的分泌物。新生儿娩出后,立即用吸球或吸管清理分泌物,先口咽,后鼻腔,吸净口、咽和鼻腔的黏液。但应限制吸管的深度和吸引时间(10 秒),吸引器的负压不应超过 13.3 kPa。如羊水混有胎粪,且新生儿无活力,在婴儿呼吸前,应采用胎粪吸引管进行气管内吸引,将胎粪吸出。如羊水清或羊水污染,但新生儿有活力(有活力的定义为呼吸规则或哭声响亮、肌张力好及心率>100 次/分),则可以不进行气管内吸引。

(4)擦干:用温热干毛巾快速擦干全身。

(5)刺激:用手拍打或手指轻弹患儿的足底或摩擦背部 2 次以诱发自主呼吸。以上步骤应在 30 秒内完成。

如新生儿仍呼吸暂停或喘息样呼吸,心率<100 次/分,应立即正压通气。无论足月儿或早产儿,正压通气均要在氧饱和度仪的监测指导下进行。足月儿可用空气复苏,早产儿开始给 30%~40%的氧,用空氧混合仪根据氧饱和度调整给氧浓度,使氧饱和度达到目标值。正压通气需要 20~25 cmH₂O,少数病情严重者需 30~40 cmH₂O,2~3 次后维持在 20 cmH₂O;通气频率为 40~60 次/分(胸外按压时为 30 次/分)。有效的正压通气应显示心率迅速增快,以心率、胸廓起伏、呼吸音及氧饱和度作为评估指标。经 30 秒充分正压通气后,如有自主呼吸,且心率>100 次/分,可逐步减少并停止正压通气。如自主呼吸不充分,或心率<100 次/分,须继续用气囊面罩或气管插管正压通气。

3.胸外心脏按压

如充分正压通气 30 秒后心率持续<60 次/分,应同时进行胸外心脏按压。用双拇指、示指或中指按压胸骨体下 1/3 处,频率为 90 次/分(每按压 3 次,正压通气 1 次),按压深度为胸廓前后径的 1/3。持续正压通气可产生胃充盈,应常规插入 8F 胃管,用注射器抽气和通过在空气中敞开端口缓解。

4.药物治疗

新生儿复苏时很少需要用药。

(1)肾上腺素:经正压通气、同时胸外按压 30 秒后,心率仍<60 次/分,应立即给予 1:10 000肾上腺素 0.1~0.3 mL/kg,首选脐静脉导管内注入;或气管导管内注入,剂量为 1:10 000肾上腺素 0.3~1.0 mL/kg,5 分钟后可重复 1 次。

（2）扩容剂：给药 30 秒后，如心率<100 次/分，并有血容量不足的表现时，给予生理盐水，剂量为每次 10 mL/kg，于 10 分钟以上静脉缓慢输注。大量失血需输入与新生儿交叉配血阴性的同型血。

（3）碳酸氢钠：在复苏过程中一般不推荐使用碳酸氢钠。

（三）复苏后监护与转运

复苏后仍需监测体温、呼吸、心率、血压、尿量、氧饱和度及窒息引起的多器官损伤。如并发症严重，需转运到 NICU 治疗，转运中需注意保温、监护生命指标和予以必要的治疗。

六、预后

窒息持续时间对婴儿预后起关键作用。因此，慢性宫内窒息、重度窒息复苏不及时或方法不当者预后可能不良。

七、预防

（1）加强围产期保健，及时处理高危妊娠。

（2）加强胎儿监护，避免胎儿宫内缺氧。

（3）推广 ABCDE 复苏技术，培训产科、儿科、麻醉科医护人员。

（4）各级医院产房内需配备复苏设备。

（5）每个产妇分娩都应有掌握复苏技术的人员在场。

（周丽萍）

第二节　新生儿缺氧缺血性脑病

新生儿缺氧缺血性脑病是指围产期窒息引起的部分或完全缺氧、脑血流减少或暂停而导致胎儿或新生儿脑损伤。其有特征性的神经病理和病理生理改变，以及临床上脑病症状。据统计，我国新生儿缺氧缺血性脑病发生率为活产儿的 3‰～6‰，其中 15%～20% 在新生儿期死亡，存活者中 20%～30% 可能遗留不同程度的神经系统后遗症。因此，缺氧缺血性脑病是引起新生儿急性死亡和慢性神经系统损伤的主要原因之一。

一、病因

缺氧是缺氧缺血性脑病发病的核心，其中围产期窒息是最主要的病因。此外，出生后肺部疾病、心脏病变及严重失血或贫血等严重影响机体氧合状态的新生儿疾病也可引起缺氧缺血性脑病。

二、发病机制

（一）脑血流改变

当缺氧缺血为部分性或慢性时，体内血液出现重新分配，以保证心、脑的血液供应。随着缺氧时间延长，这种代偿机制丧失，脑血流最终因心功能受损、全身血压下降而锐减。遂出现第

2次血流重新分配,即大脑半球血流减少,以保证代谢最旺盛部位,如基底神经节、脑干、丘脑及小脑的血供。大脑皮质矢状旁区及其下面的白质(大脑前、中、后动脉的边缘带)则易受损。如窒息为急性完全性,则上述代偿机制不会发生,脑损伤可发生在基底神经节等代谢最旺盛的部位,而大脑皮质不受影响,甚至其他器官也不会发生缺血损伤。这种由于脑组织内在特性的不同而具有对损害特有的高危性称选择性易损区。足月儿的易损区在大脑矢状旁区的脑组织;早产儿的易损区则位于脑室周围的白质区。

(二)脑血管自主调节功能障碍

脑血管具有自主调节功能,但新生儿的自主调节功能较差,尤其是早产儿。缺氧缺血和高碳酸血症时可导致脑血管自主调节功能障碍,形成"压力被动性脑血流",即脑血流灌注随全身血压的变化而波动。当血压高时,脑血流过度灌注可致颅内血管破裂出血;当血压下降、脑血流减少时,则引起缺血性脑损伤。

(三)脑组织代谢改变

葡萄糖是人类脑组织能量的最主要来源,但脑组织储存糖原很少。正常情况下,85%～95%的脑组织能量由葡萄糖氧化而来,仅5%～15%的葡萄糖通过无氧酵解转化为乳酸。有氧代谢时每分子葡萄糖产能是无氧酵解时的19倍。缺氧时,由于脑组织无氧酵解增加,组织中乳酸堆积、能量产生急剧减少,最终因能量衰竭,出现一系列使损害进一步恶化并导致脑细胞死亡的瀑布样反应:①细胞膜上钠-钾泵、钙泵功能不足,使 Na^+、水进入细胞内,造成细胞毒性脑水肿;②Ca^{2+} 通道开启异常,大量 Ca^{2+} 进入细胞内,导致脑细胞不可逆的损害,同时还可激活某些受其调节的酶,引起胞质膜磷脂成分分解,从而进一步破坏脑细胞膜的完整性及通透性;③当脑组织缺血时,ATP 降解,腺苷转变为次黄嘌呤,当脑血流再灌注期重新供氧,次黄嘌呤在次黄嘌呤氧化酶的作用下产生氧自由基;④能量持续衰竭时,兴奋性氨基酸,尤其是谷氨酸在细胞外聚积产生毒性作用,进一步诱发上述生化反应,引起细胞内 Ca^{2+} 超载,自由基生成增多,以及脑血流调节障碍等相继发生,最终导致脑细胞水肿、凋亡和坏死。

三、病理学改变

病变的范围、分布和类型主要取决于损伤时脑成熟度、严重程度及持续时间。

(1)脑水肿为早期主要的病理改变。

(2)选择性神经元死亡(包括凋亡和坏死)及梗死:足月儿主要病变在脑灰质,包括脑皮质(呈层状坏死)、海马、基底节、丘脑、脑干和小脑半球,后期表现为软化、多囊性变或瘢痕形成。

(3)出血包括脑室、原发性蛛网膜下腔、脑实质出血。

(4)早产儿主要表现为脑室周围白质软化和脑室周围-脑室内出血。

四、临床表现

急性损伤、病变在两侧大脑半球者,症状常发生在生后24小时内,其中50%～70%可发生惊厥,特别是足月儿。惊厥最常见的表现形式为轻微发作型或多灶性阵挛型,严重者为强直型,同时有前囟隆起等脑水肿症状、体征。病变在脑干、丘脑者,可出现中枢性呼吸衰竭、瞳孔缩小或扩大、顽固性惊厥等脑干症状,并且常在24～72小时病情恶化或死亡。少数患儿在宫内已发生缺血缺氧性脑损伤,出生时 Apgar 评分可正常,多脏器受损不明显,但生后数周或数月逐渐出现神经系统受损症状。

五、辅助检查

(一)血生化检查

1.血气分析

出生时取脐血行血气分析,了解患儿宫内缺氧状况。

2.血清磷酸肌酸激酶同工酶

其主要存在于脑和神经组织中,正常值<10 U/L,脑组织受损时血和脑脊液均可升高。

3.神经元特异性烯醇化酶

其主要存在于神经元,正常值<6 μg/L,神经元受损时血浆中此酶活性升高。

(二)脑影像学检查

1.B超

B超具有无创、价廉、可在床边操作和进行动态随访等优点,有助于了解脑水肿、基底核和丘脑、脑室内及其周围出血等病变,但对矢状旁区损伤不敏感。可在缺氧缺血性脑病病程早期(72小时内)进行,并动态监测。

2.CT

CT有助于了解颅内出血的范围和类型,对于脑水肿、基底核和丘脑损伤、脑梗死等有一定的参考作用。最适检查时间为生后4~7天。但不能床边检查,且有放射线损伤。

3.MRI

MRI无放射线损伤,对脑灰质、白质的分辨率异常清晰,且轴位、矢状位及冠状位成像,能清晰显示B超或CT不易探及的部位,对于矢状旁区损伤尤为敏感,为判断足月儿和早产儿脑损伤的类型、范围、严重程度及评估预后提供了重要的影像学信息。弥散加权磁共振对早期缺血脑组织的诊断更敏感。

(三)脑电生理检查

1.脑电图

缺氧缺血性脑病表现为脑电活动延迟(落后于实际胎龄)、异常放电,背景活动异常(以低电压和爆发抑制为主)等。应在生后1周内检查,可客观反映脑损害的严重程度、判断预后,以及有助于惊厥的诊断。

2.振幅整合脑电图

振幅整合脑电图是常规脑电图的一种简化形式,具有简便、可床边连续监测危重新生儿脑功能等优点,评估缺氧缺血性脑病程度及预测预后。

六、诊断

(1)有明确的可导致胎儿宫内窘迫的异常产科病史,以及严重的胎儿宫内窘迫表现胎心<100次/分,持续5分钟以上和/或羊水Ⅲ度污染,或者在分娩过程中有明显窒息史。

(2)出生时有重度窒息,指Apgar评分1分钟≤3分,并延续至5分钟时仍≤5分和/或出生时脐动脉血气pH≤7.00。

(3)出生后不久出现神经系统症状,并持续至24小时以上,如意识改变(过度兴奋、嗜睡、昏迷)、肌张力改变(增高或减弱)、原始反射异常(吸吮、拥抱反射减弱或消失),病重时可有惊厥、脑干症状(呼吸节律改变、瞳孔改变、对光反射迟钝或消失)和前囟张力增高。

(4)排除电解质紊乱、颅内出血和产伤等原因引起的抽搐,以及宫内感染、遗传代谢性疾病和其他先天性疾病所引起的脑损伤。同时具备以上4条者可确诊,第4条暂时不能确定者可作为拟诊病例。目前尚无早产儿缺氧缺血性脑病诊断标准。

七、治疗

(一)支持疗法

(1)维持良好的通气功能是支持疗法的中心,保持动脉血氧分压>8.0 kPa、动脉血二氧化碳分压和 pH 在正常范围。根据血气给予不同方式的氧疗,严重者可选用机械通气、一氧化氮吸入,但应避免动脉血氧分压过高或动脉血二氧化碳分压过低。

(2)维持脑和全身良好的血流灌注是支持疗法的关键措施,避免脑灌注过低或过高。低血压可用多巴胺 2～5 μg/(kg·min),也可同时加用等剂量的多巴酚丁胺。

(3)维持血糖在正常高值[4.16～5.55 mmol/L(75～100 mg/dL)],以提供神经细胞代谢所需能源。

(二)控制惊厥

首选苯巴比妥,负荷量为 20 mg/kg,于 15～30 分钟静脉滴入,若不能控制惊厥,1 小时后可加 10 mg/kg。12～24 小时后给维持量,每天 3～5 mg/kg。肝功能不良者改用苯妥英钠,剂量同苯巴比妥。顽固性抽搐者加用地西泮,每次 0.1～0.3 mg/kg 静脉滴注;或加用水合氯醛 50 mg/kg灌肠。

(三)治疗脑水肿

避免输液过量是预防和治疗脑水肿的基础,每天液体总量不超过 80 mL/kg。颅内压增高时,首选利尿剂呋塞米,每次 0.5～1 mg/kg,静脉注射;严重者可用 20%甘露醇,每次 0.25～0.5 g/kg,静脉注射,每 6～12 小时 1 次,连用 3～5 天。一般不主张使用糖皮质激素。

(四)亚低温治疗

亚低温治疗是一项有前景的治疗措施。目前国内外已用于临床,其安全性、疗效已经得到初步肯定。应于发病 6 小时内治疗,持续 48～72 小时。

(五)新生儿期后治疗

病情稳定后尽早进行智力和体能的康复训练,有利于促进脑功能恢复,减少后遗症。

八、预后和预防

本病预后与病情严重程度,抢救是否正确、及时有关。病情严重,惊厥、意识障碍、脑干症状持续时间超过 1 周,血清磷酸肌酸激酶同工酶和脑电图持续异常者预后差。幸存者常留有不同程度的运动和智力障碍、癫痫等后遗症。积极推广新法复苏,防治围产期窒息是预防本病的主要方法。

(周丽萍)

第三节 新生儿颅内出血

新生儿颅内出血是新生儿期尤其是早产儿的常见疾病,也是严重脑损伤的常见形式。其病死率高,严重者常留有神经系统后遗症。

一、病因和发病机制

(一)早产

胎龄 32 周以下的早产儿,在脑室周围的室管膜下及小脑软脑膜下的颗粒层均留存胚胎生发基质。该结构有以下几个特点:①脑血流缺乏自主调节功能,呈压力被动性脑血流,即动脉压力升高时,脑血流量增加,导致毛细血管破裂出血;当动脉压力降低时,脑血流量减少,引起毛细血管缺血性损伤出血。②该组织是一未成熟的毛细血管网,其血管壁仅有一层内皮细胞,缺少胶原和弹力纤维支撑,易于破损。③胚胎生发基质血管壁的内皮细胞富含线粒体,耗氧量大,对缺氧及酸中毒十分敏感。当血流动力学发生变化或窒息缺氧、酸中毒时,可导致毛细血管破裂,引起出血。④小静脉系统呈"U"字形回路汇聚于大脑大静脉。由于这种特殊走向,易引起血流缓慢或停滞、毛细血管床压力增加而致出血。⑤该部位纤维溶解蛋白活性增加。32 周以后胚胎生发基质逐步退化形成神经胶质细胞,构成生后脑白质的基础。

(二)缺血缺氧

窒息时低氧血症、高碳酸血症可损害脑血流的自主调节功能,形成压力被动性脑血流以及脑血管扩张,引起血管内压增加,毛细血管破裂;或静脉淤滞、血栓形成,脑静脉血管破裂出血。

(三)外伤

主要为产伤所致,如胎位不正、胎儿过大、产程延长等使胎儿头部过分受压,或使用高位产钳,胎头吸引器、急产、臀牵引等机械性损伤均可使天幕、大脑镰撕裂和脑表浅静脉破裂而导致硬膜下出血。其他如头皮静脉穿刺、吸痰、搬动、气管插管等频繁操作或机械通气时呼吸机参数设置不当等可造成头部过分受压、脑血流动力学突然改变或自主调节受损,引起毛细血管破裂而出血。

(四)其他

新生儿肝功能不成熟、凝血因子不足,或患其他出血性疾病,如同族免疫性或自身免疫性血小板减少性紫癜,或母孕期使用苯妥英钠、苯巴比妥、利福平等药物引起新生儿血小板或凝血因子减少;不适当地输入碳酸氢钠、葡萄糖酸钙、甘露醇等高渗溶液,可导致毛细血管破裂。

二、临床表现

主要与出血部位和出血量有关,轻者可无症状,大量出血者可在短期内病情恶化而死亡。常见的症状与体征如下。①神志改变:激惹、嗜睡或昏迷。②呼吸改变:增快或减慢,不规则或暂停。③颅内压力增高:前囟隆起、血压增高、抽搐、角弓反张、脑性尖叫。④眼征:凝视、斜视、眼球震颤等。⑤瞳孔:不等大或对光反射消失。⑥肌张力:增高、减弱或消失。⑦其他:不明原因的苍白、贫血和黄疸。

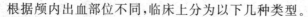

根据颅内出血部位不同,临床上分为以下几种类型。

(一)脑室周围-脑室内出血

脑室周围-脑室内出血是早产儿颅内出血中常见的一种类型。主要见于胎龄<32周、体重<1 500 g的早产儿,且胎龄越小,发病率越高,是引起早产儿死亡和伤残的主要原因之一。据统计,20世纪80年代,出生体重<1 500 g的早产儿发病率高达40%～50%。近年来,由于产前皮质类固醇和出生后表面活性物质的应用脑室周围-脑室内出血发病率已明显降低。2%～3%的足月儿也可发生脑室周围-脑室内出血,其中50%～60%的出血来自室管膜下胚胎生发基质,其余则源于脉络丛。根据头颅影像学检查分为4级。Ⅰ级:室管膜下生发基质出血。Ⅱ级:脑室内出血,但无脑室扩大。Ⅲ级:脑室内出血伴脑室扩大。Ⅳ级:脑室扩大伴脑室旁白质损伤或出血性梗死。出血发生的时间50%在出生后第1天,90%在出生后72小时内,仅少数发病会更晚。预后主要取决于脑室周围-脑室内出血的严重程度及是否合并其他病变。Ⅰ～Ⅱ级出血大部分预后相对良好;Ⅲ～Ⅳ级出血者死亡率较高,伴有出血性梗死者死亡率高达50%。侧脑室血液或小凝块可引起脑脊液循环通路阻塞,导致梗阻性脑积水,致使脑实质受压、脑皮质变薄。临床上出现头围迅速增大、前囟饱满、颅缝分离,并遗留智力、运动发育障碍等后遗症。

(二)原发性蛛网膜下腔出血

出血原发部位在蛛网膜下腔内,不包括硬膜下、脑室内或小脑等部位出血后向蛛网膜下腔扩展。此种出血类型在新生儿十分常见,尤其是早产儿。原发性蛛网膜下腔出血与缺氧、酸中毒、产伤等因素有关。由于出血常为缺氧引起,蛛网膜下腔的毛细血管内血液外渗,而非静脉破裂,故大多数出血量少,无临床症状,预后良好;部分典型病例表现为生后第2天抽搐,但发作间歇正常。极少数病例大量出血,引起反复中枢性呼吸暂停、惊厥、昏迷,于短期内死亡。主要的后遗症为交通性或阻塞性脑积水。

(三)脑实质出血

脑实质出血常见于足月儿,多因小静脉栓塞后毛细血管内压力增高、破裂而出血。由于出血部位和量不同,临床症状差异很大。少量点片状出血,临床上可无明显症状。如出血部位位于脑干,早期可发生瞳孔变化、呼吸不规则和心动过缓等,前囟张力可不高。出血部位可液化形成囊肿,如囊肿与脑室相通,称为脑穿通性囊肿。主要后遗症为脑性瘫痪、癫痫和智力或运动功能发育迟缓。由于支配下肢的神经传导束邻近侧脑室,向外依次为躯干、上肢、面部神经的传导束,因此下肢运动障碍较多见。

(四)硬膜下出血

硬膜下出血是产伤性颅内出血最常见的类型,多见于足月巨大儿,或臀位异常难产、高位产钳助产儿。由于机械损伤使硬膜下血窦及附近血管破裂而发生出血。近年来由于产科技术提高,其发生率已明显下降。出血量少者可无症状;出血量较多者一般在出生24小时后出现惊厥、偏瘫和斜视等神经系统症状。严重的小脑幕、大脑镰撕裂和大脑表浅静脉破裂导致严重后颅凹出血,可引起脑干压迫症状,患儿在出生后数小时内死亡。也有在新生儿期症状不明显,而数月后发生慢性硬脑膜下积液的病例。

(五)小脑出血

小脑出血包括原发性小脑出血:脑室内或蛛网膜下腔出血扩散至小脑、静脉出血性梗死及产伤引起小脑撕裂4种类型。多见于胎龄<32周、体重<1 500 g的早产儿,或有产伤史的足月儿。临床症状与病因和出血量有关。严重者除一般神经系统症状外,主要表现为脑干压迫症状,

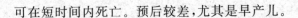

可在短时间内死亡。预后较差,尤其是早产儿。

三、诊断

病史、症状和体征可提供诊断线索,但确诊需靠头颅影像学检查。头颅 B 超对颅脑中心部位病变分辨率高,且可床边进行,因此成为脑室周围-脑室内出血的特异性诊断手段,应为首选,并在出生后尽早进行,1 周后动态监测。蛛网膜下腔、后颅窝和硬膜外等部位出血 B 超不易发现,需进行 CT、MRI 检查,尤其后者,是确诊各种颅内出血、评估预后的最敏感的检测手段。当需与其他引起中枢神经系统的疾病鉴别时,可行脑脊液检查。颅内出血时镜下可见皱缩红细胞,蛋白含量明显升高,严重者在出血后 24 小时内脑脊液糖含量降低,5～10 天最明显,同时乳酸含量低。

四、治疗

(一)支持疗法

保持患儿安静,尽可能避免搬动、刺激性操作,维持正常的动脉血氧分压、动脉血二氧化碳分压、pH、渗透压及灌注压。

(二)止血

可选择使用维生素 K_1、酚磺乙胺、巴曲酶,酌情使用新鲜冰冻血浆。

(三)降低颅内压

有颅内压力增高症状者用呋塞米,每次 0.5～1 mg/kg,每天 2～3 次静脉注射。中枢性呼吸衰竭者可用小剂量甘露醇,每次 0.25～0.5 g/kg,每 6～8 小时 1 次,静脉注射。

(四)脑积水

乙酰唑胺可减少脑脊液的产生,每天 10～30 mg/(kg·d),分 2～3 次口服,疗程不超过 2 周。对Ⅲ级以上脑室周围-脑室内出血并确诊有梗阻性脑积水、侧脑室进行性增大者,可于病情稳定后(生后 2 周左右)连续腰椎穿刺,每天或隔天 1 次,总疗程一般为 2 周至 1 个月。但上述 2 种方法尚存争议。梗阻性脑积水上述治疗多无效,可行脑室外引流。常用的方法有脑室-腹腔分流术,或顶骨帽状腱膜下埋置储液器,以缓解脑室内压力。

五、预后

主要与出血部位、出血量、胎龄及其他围产期因素有关。早产儿以及Ⅲ、Ⅳ级脑室周围-脑室内出血、慢性缺氧、脑实质大量出血预后差,幸存者常留有不同程度的神经系统后遗症。

六、预防

(1)做好孕妇保健工作,避免早产;提高产科技术,减少围产儿窒息和产伤;对患有出血性疾病的孕妇及时给予治疗。

(2)提高医护质量,避免各种可能导致医源性颅内出血的因素。

(周丽萍)

第四节　新生儿胎粪吸入综合征

新生儿胎粪吸入综合征也称胎粪吸入性肺炎,是由于胎儿在宫内或产时吸入混有胎粪的羊水而导致,以呼吸道机械性阻塞及化学性炎症为主要病理特征,以生后出现呼吸窘迫为主要表现的临床综合征。多见于足月儿或过期产儿。分娩时羊水混胎粪的发生率为 $8\% \sim 25\%$,其中约 5% 发生新生儿胎粪吸入综合征。

一、病因和病理生理

(一)胎粪吸入

若胎儿在宫内或分娩过程中缺氧,使肠道及皮肤血流量减少,继而迷走神经兴奋,最终导致肠壁缺血痉挛,肠蠕动增快,肛门括约肌松弛而排出胎粪。与此同时,缺氧使胎儿产生呼吸运动(即喘息),将胎粪吸入气管内或肺内,或在胎儿娩出建立有效呼吸后,将其吸入肺内。胎粪吸入综合征发生率与胎龄有关,如胎龄>42周,发生率>30%,胎龄<37周,发生率<2%,胎龄不足34周者极少有胎粪排入羊水发生。

(二)不均匀气道阻塞和化学性炎症

胎粪吸入综合征的主要病理变化是由于胎粪机械性阻塞呼吸道所致。①肺不张:部分肺泡因其小气道被较大胎粪颗粒完全阻塞,其远端肺泡内气体吸收,引起肺不张,使肺泡通气/血流降低,导致肺内分流增加,从而发生低氧血症。②肺气肿:黏稠胎粪颗粒不完全阻塞部分肺泡的小气道,则形成"活瓣",吸气时小气道扩张,使气体能进入肺泡,呼气时因小气道阻塞,气体不能完全呼出,导致肺气肿,致使肺泡通气量下降,发生 CO_2 潴留;若气肿的肺泡破裂则发生肺气漏,如间质气肿、纵隔气肿或气胸等。③正常肺泡:部分肺泡的小气道可无胎粪,但该部分肺泡的通换气功能均可代偿性增强。由此可见,胎粪吸入综合征的病理特征为不均匀气道阻塞,即肺不张、肺气肿和正常肺泡同时存在,其各自所占的比例决定了患儿临床表现的轻重。

因胆盐是胎粪的组成之一,除引起上述呼吸道阻塞外,胎粪吸入后 $12 \sim 24$ 小时也可刺激局部肺组织引起化学性炎和间质性水肿,进一步加重通换气功能障碍。胎粪尚有利于细菌生长,故胎粪吸入综合征也可继发细菌感染。此外,胎粪可使肺表面活性物质灭活,减少 SP-A 及 SP-B 的产生,其对肺表面活性物质的抑制程度与吸入的胎粪量相关,因此,胎粪吸入综合征时,肺表面活性物质减少,肺顺应性降低,肺泡萎陷进一步影响肺泡的通换气功能。

(三)肺动脉高压

在胎粪吸入所致的肺不张、肺气肿及化学性炎症,以及肺表面活性物质灭活等基础上,缺氧和混合性酸中毒进一步加重,使肺小动脉痉挛,严重而持续的缺氧甚至导致血管平滑肌肥厚,肺动脉阻力增加,右心压力升高,当右心房压力超过左心房时,即发生卵圆孔水平的右向左分流;肺血管阻力持续增加,使肺动脉压增高,当肺动脉压超过体循环动脉压,使已功能性关闭或尚未关闭的动脉导管发生导管水平的右向左分流,即新生儿持续性肺动脉高压。胎粪吸入综合征导致新生儿持续性肺动脉高压的确切机制仍未完全清楚,除肺小动脉平滑肌改变外,产前肺细小动脉改变和生后的肺血管适应不良可能也参与发病过程。

二、临床表现

(1)吸入混有胎粪的羊水是诊断的必备条件。①分娩时可见羊水混有胎粪;②患儿皮肤、脐带和指(趾)甲床留有胎粪污染的痕迹;③口、鼻腔吸引物中含有胎粪;④气管插管时声门处或气管内吸引物可见胎粪(即可确诊)。

(2)呼吸系统表现胎粪吸入患儿早期主要表现为呼吸道梗阻,但症状轻重与吸入羊水的性质(混悬液或块状胎粪等)和量的多少密切相关。若吸入少量或混合均匀的羊水,可无症状或症状轻微;若吸入大量或黏稠胎粪者,可致死胎或生后不久即死亡。患儿常于生后开始出现呼吸窘迫,表现为呼吸急促(通常>60次/分)、发绀、鼻翼翕动和吸气性三凹征等,少数患儿也可出现呼气性呻吟。查体可见胸廓前后径增加,早期两肺有鼾音或粗湿啰音,以后出现中、细湿啰音。若呼吸困难突然加重,发绀明显,听诊呼吸音明显减弱,应疑似气胸的发生。

(3)新生儿持续性肺动脉高压多发生于足月儿。在胎粪吸入综合征患儿中,约1/3可并发不同程度的新生儿持续性肺动脉高压。主要表现为持续而严重的发绀,其特点为:当吸入氧分数>0.6,发绀仍不能缓解;哭闹、哺乳或躁动时发绀加重;发绀程度与肺部体征不平行(发绀重,体征轻)。部分患儿胸骨左缘第2肋间可闻及收缩期杂音,严重者可出现休克和心力衰竭。

发绀是新生儿持续性肺动脉高压最主要的临床表现,但常需与先天性心脏病或严重肺部疾病所导致的发绀相鉴别,如下试验以资鉴别。①高氧试验:吸入纯氧15分钟,如动脉血氧分压或经皮血氧饱和度较前明显增加,提示为肺实质病变;新生儿持续性肺动脉高压和发绀型先天性心脏病则无明显增加。②动脉导管前、后血氧差异试验:比较动脉导管前(右桡动脉或颞动脉)和动脉导管后(左桡动脉、脐动脉或下肢动脉)的动脉血氧分压 或经皮血氧饱和度,若动脉导管前、后动脉血氧分压差值>2.0 kPa 或经皮血氧饱和度差值>4%,表明动脉导管水平有右向左分流。若无差值也不能除外新生儿持续性肺动脉高压,因为也可有卵圆孔水平的右向左分流。③高氧-高通气试验:经气管插管纯氧复苏囊通气,频率为60~80次/分,通气10~15分钟,若动脉血氧分压较通气前上升4.0 kPa)或经皮血氧饱和度上升8%,则提示新生儿持续性肺动脉高压存在。

此外,严重胎粪吸入综合征可并发红细胞增多症、低血糖、低钙血症、缺氧缺血性脑病、多器官功能障碍及肺出血等。

三、辅助检查

(一)实验室检查

动脉血气分析示 pH 下降,动脉血氧分压降低,动脉血二氧化碳分压增高;还应进行血常规、血糖、血钙和相应血生化检查,气管内吸引物及血液细菌学培养。

(二)X 线检查

两肺透过度增强伴有节段性或小叶性肺不张,也可仅有弥漫性浸润影或并发纵隔气肿、气胸等。上述改变在生后12~24小时更为明显。但部分胎粪吸入综合征患儿其胸片的严重程度与临床表现并非呈正相关。

(三)超声检查

彩色多普勒可用于评估和监测肺动脉的压力,若探测到动脉导管或卵圆孔水平的右向左分流,以及三尖瓣反流征象,更有助于新生儿持续性肺动脉高压的诊断。

四、治疗

(一)促进气管内胎粪排出

对病情较重且生后不久的胎粪吸入综合征患儿,可气管插管后进行吸引,以减轻胎粪吸入综合征引起的气道阻塞。动物试验的结果证实,即使胎粪被吸入气道 4 小时后,仍可将部分胎粪吸出。

(二)对症治疗

1.氧疗

当动脉血氧分压<6.7 kPa 或经皮血氧饱和度<90%时,应依据患儿缺氧程度选用不同的吸氧方式,如鼻导管、头罩、面罩等,以维持动脉血氧分压 6.7~10.6 kPa 或经皮血氧饱和度 90%~95%为宜。

2.机械通气治疗

若患儿已符合上机标准,应尽早进行机械通气治疗。对于胎粪吸入综合征常采用相对较高的吸气峰压、足够的呼气时间,以免气体滞留。对于常频呼吸机治疗无效或有肺气漏,如气胸、间质性肺气肿者,高频通气可能效果更佳。

3.纠正酸中毒

(1)纠正呼气性酸中毒:可经口、鼻或气管插管吸引,保持气道通畅,必要时进行正压通气。

(2)预防和纠正代谢性酸中毒:纠正缺氧,改善循环,对于严重的酸中毒,应积极去除病因,在保证通气的前提下酌情使用碱性药物。

4.维持正常循环

出现低体温、苍白和低血压等休克表现者,应选用生理盐水或血浆、全血、清蛋白等进行扩容,同时静脉滴注多巴胺和/或多巴酚丁胺等。

5.其他

(1)限制液体入量:严重者常伴有脑水肿、肺水肿或心力衰竭,应适当限制液体入量。

(2)抗生素:对目前是否预防性应用抗生素仍存在争议,但有继发细菌感染者,常选择广谱抗生素,并进一步根据血、气管内吸引物细菌培养及药物敏感试验结果调整抗生素。

(3)肺表面活性物质:由于胎粪吸入综合征患儿内源性肺表面活性物质合成分泌障碍,近年来有研究证实补充外源性肺表面活性物质可取得较好疗效,特别是肺表面活性物质联合高频通气、一氧化氮吸入效果更佳,但确切结果仍有待于 RCT 进一步证实。

(4)肺气漏治疗:少量气胸不需要处理可自行吸收。但对张力性气胸,应紧急胸腔穿刺抽气,可立即改善症状,然后根据胸腔内气体的多少,必要时行胸腔闭式引流。

(5)其他:保温、镇静,满足热量需要,维持血糖和血清离子正常等。

(三)新生儿持续性肺动脉高压治疗

1.碱化血液

碱化血液是治疗新生儿持续性肺动脉高压经典而有效的方法之一。过去采用人工呼吸机进行高通气,以维持动脉血气:pH 7.45~7.55,动脉血二氧化碳分压 3.3~4.7 kPa,动脉血氧分压 10.6~13.3 kPa 或经皮血氧饱和度 96%~98%,从而降低肺动脉压力。但由于低碳酸血症可能会增加早产儿脑室周围白质软化的发生机会,近年来多主张 pH 7.30~7.40,动脉血二氧化碳分压 5.3~6.6 kPa,经皮血氧饱和度 90%~95%。此外,静脉应用碱性药物,如碳酸氢钠,对降低肺动脉压也有一定疗效,但临床已不采用。

2.血管扩张剂

静脉注射妥拉唑林虽能降低肺动脉压,但也引起体循环压相应或更严重的下降,鉴于妥拉唑林可使肺动脉和体循环压同时下降,其压力差较前无改变甚或加大,故非但不能减少反而可能增加右向左分流,目前临床已很少应用。近年来,磷酸二酯酶抑制剂,如西地那非、米力农等,可选择性扩张肺血管,被应用于临床治疗新生儿持续性肺动脉高压也取得了一定疗效,但有关其有效性及安全性还需要大量的临床资料去证实。

3.一氧化氮吸入

一氧化氮是血管舒张因子,由于一氧化氮吸入的局部作用,使肺血管平滑肌舒张,肺血管阻力下降,肺循环血流增加,逆转肺泡通气/血流失调,迅速改善肺氧合,而动脉血压不受影响,有关其治疗新生儿持续性肺动脉高压的有效性,目前国内外已有大量文献报道,多数认为若联合高频震荡通气效果更佳。

4.其他

在新生儿持续性肺动脉高压的治疗中,高频震荡通气取得了一定效果,体外膜肺对严重胎粪吸入综合征(并发新生儿持续性肺动脉高压)疗效较好,但价格昂贵,人员及设备要求高。此外,液体通气尚在试验中。目前尚没有报道使用持续气道正压通气可以治疗新生儿持续性肺动脉高压。

五、预防

积极防治胎儿宫内窘迫和产时窒息;对羊水混有胎粪,应在胎儿肩和胸部尚未娩出前清理鼻腔和口咽部胎粪。通过评估,如新生儿有活力(有活力的定义为呼吸规则,肌张力好,心率>100 次/分),可进行观察,不需气管插管吸引,如无活力,应立即气管插管,将胎粪吸出。不能确定是否有活力时,一般应气管插管进行吸引。在气道胎粪吸出前一般不应进行正压通气。

(周丽萍)

第五节 新生儿寒冷损伤综合征

新生儿寒冷损伤综合征简称新生儿冷伤,因多有皮肤硬肿,也称新生儿硬肿症,是由于寒冷和/或多种疾病所致。近 20 年来,随着居住条件的改善、新生儿转运技术的开展和新生儿保暖技术的普及,该病的发病率已有显著下降。

一、病因和病理生理

(一)寒冷和保温不足

新生儿,尤其是早产儿,发生低体温和皮肤硬肿的原因如下。①体温调节中枢不成熟:环境温度低时,其增加产热和减少散热的调节功能差,使体温降低。②体表面积相对较大,皮下脂肪少,皮肤薄,血管丰富,易于失热。寒冷时散热增加,导致低体温。③躯体小,总液体含量少,体内储存热量少,对失热的耐受能力差,寒冷时即使有少量热量丢失,体温便可降低。④新生儿由于缺乏寒战反应,寒冷时主要靠棕色脂肪代谢产热,但其代偿能力有限;早产儿由于其储存少(胎龄越小,储存越少),代偿产热能力更差;因此,寒冷时易出现低体温。棕色脂肪分布在颈、肩胛间、腋下、中心动脉、肾和肾上腺周围。⑤皮下脂肪(白色脂肪)中,饱和脂肪酸含量高(为成人的3倍),由于其熔点高,低体温时易于凝固,出现皮肤硬肿。

(二)某些疾病

严重感染、缺氧、心力衰竭和休克等使能源物质消耗增加、热量摄入不足,加之缺氧又使能源物质的氧化产能发生障碍,故产热能力不足,即使在正常散热的条件下,也可出现低体温和皮肤硬肿。严重的颅脑疾病也可抑制尚未成熟的体温调节中枢,其调节功能进一步降低,使散热大于产热,出现低体温,甚至皮肤硬肿。

(三)多器官损害

低体温及皮肤硬肿可使局部血液循环淤滞,引起缺氧和代谢性酸中毒,导致皮肤毛细血管壁通透性增加,出现水肿。如低体温持续存在和/或硬肿面积扩大,缺氧和代谢性酸中毒进一步加重,可引起多器官功能损害。

二、临床表现

主要发生在寒冷季节或重症感染时。多于生后1周内发病,早产儿多见。低体温和皮肤硬肿是本病的主要表现。

(一)一般表现

反应低下,吮乳差或拒乳、哭声低弱或不哭,活动减少,也可出现呼吸暂停等。

(二)低体温

新生儿低体温指体温<35 ℃。轻症为30～35 ℃;重症<30 ℃,可出现四肢甚或全身冰冷。低体温时常伴有心率减慢。

(三)皮肤硬肿

皮肤硬肿即皮肤紧贴皮下组织,不能移动,按之似橡皮样感,呈暗红色或青紫色。伴水肿者有指压凹陷。硬肿常呈对称性,其发生顺序依次为:下肢→臀部→面颊→上肢→全身。硬肿面积可按头颈部20%、双上肢18%、前胸及腹部14%、背部及腰骶部14%、臀部8%及双下肢26%计算。严重硬肿可妨碍关节活动,胸部受累可致呼吸困难。

(四)多器官功能损害

重症可出现休克、弥散性血管内凝血和急性肾衰竭等。肺出血是较常见的并发症。

三、辅助检查

根据病情需要,检测血常规、动脉血气和血电解质、血糖、尿素氮、肌酐、弥散性血管内凝血筛查试验。必要时可做心电图及X线胸片等。

四、诊断

在寒冷季节,环境温度低和保温不足,或患有可诱发本病的疾病;有体温降低、皮肤硬肿,即可诊断。临床依据体温及皮肤硬肿范围可分为三度。轻度:体温≥35 ℃、皮肤硬肿范围<20%;中度:体温<35 ℃、皮肤硬肿范围20%～50%;重度:体温<30 ℃、皮肤硬肿范围>50%,常伴有器官功能障碍。

五、鉴别诊断

应与新生儿水肿和新生儿皮下坏疽相鉴别。

(一)新生儿水肿

1.局限性水肿

常发生于女婴会阴部,数天内可自愈。

2.早产儿水肿

下肢常见凹陷性水肿,有时延及手背、眼睑或头皮,大多数可自行消退。

3.新生儿 Rh 溶血病或先天性肾病

水肿较严重,并有其各自的临床特点。

(二)新生儿皮下坏疽

常由金黄色葡萄球菌感染所致。多见于寒冷季节。有难产或产钳分娩史。常发生于身体受压部位(枕、背、臀部等)或受损(如产钳)部位。表现为局部皮肤变硬、略肿、发红、边界不清楚并迅速蔓延,病变中央初期较硬以后软化,先呈暗红色以后变为黑色,重者可有出血和溃疡形成,也可融合成大片坏疽。

六、治疗

(一)复温

目的是在体内产热不足的情况下,通过提高环境温度(减少失热或外加热),以恢复和保持正常体温。新生儿由于腋窝部皮下含有较多棕色脂肪,寒冷时氧化产热,使局部温度升高,此时腋温高于或等于肛温(核心温度)。正常状态下,棕色脂肪不产热,腋温-肛温差<0 ℃;重症新生儿冷伤,因棕色脂肪耗尽,故腋温-肛温差也<0 ℃;新生儿冷伤初期,棕色脂肪代偿产热增加,则腋温-肛温差≥0 ℃。因此,腋温-肛温差可作为判断棕色脂肪产热状态的指标。

(1)若肛温>30 ℃,可通过减少散热使体温回升。将患儿置于已预热至中性温度的暖箱中,一般在 6～12 小时可恢复正常体温。

(2)当肛温<30 ℃时,一般均应将患儿置于箱温比肛温高 1～2 ℃的暖箱中进行外加温。每小时提高箱温 0.5～1 ℃(箱温不超过 34 ℃),在 12～24 小时内恢复正常体温。然后根据患儿体温调整暖箱温度。若无上述条件,也可采用温水浴、热水袋、火炕、电热毯或母亲将患儿抱在怀中等加热方法。

(二)热量和液体补充

供给充足的热量有助于复温和维持正常体温。热量供给从每天 210 kJ/kg(50 kcal/kg)开始,逐渐增加至每天 419～502 kJ/kg(100～120 kcal/kg)。喂养困难者可给予部分或完全静脉营养。液体量按 0.24 mL/kJ(1 mL/kcal)计算,有明显心、肾功能损害者,在复温时因组织间隙液体进入循环,可造成左心功能不全和肺出血,故应严格控制输液速度及液体入量。

(三)控制感染

根据血培养和药物敏感试验结果应用抗生素。

(四)纠正器官功能紊乱

对心力衰竭、休克、凝血障碍、弥散性血管内凝血、肾衰竭和肺出血等,应给予相应治疗。

七、预防

(1)做好围产期保健工作,宣传预防新生儿冷伤的知识。

(2)避免早产、产伤和窒息等,及时治疗诱发冷伤的各种疾病。

(3)尽早开始喂养,保证充足的热量供应。

(4)注意保暖,产房温度不宜低于24 ℃,生后应立即擦干皮肤,用预热的被毯包裹。有条件者放置暖箱中数小时,待体温稳定后再放入婴儿床中,若室温低于24 ℃,应增加包被。小早产儿生后应一直在暖箱中保温,箱温为中性温度,待体重>1 800 g或室温下体温稳定时,可放置于婴儿床中。

(5)在新生儿外科手术、新生儿转院及各种检查过程中应注意保暖。

(周丽萍)

第六节 新生儿肺透明膜病

新生儿肺透明膜病是由于肺表面活性物质缺乏所致,为生后不久出现呼吸窘迫并进行性加重的临床综合征。多见于早产儿,胎龄越小,发病率越高。

一、病因和发病机制

1959 年,Avery 及 Mead 首次发现,新生儿肺透明膜病是由于肺表面活性物质缺乏所致,与肺上皮细胞合成分泌肺表面活性物质不足密切相关。对于肺解剖结构尚未发育完成的早产儿,其胎龄越小,肺表面活性物质的量也越低,肺泡表面张力增加,呼气末功能残气量降低,肺泡趋于萎陷。故其肺功能异常主要表现为肺顺应性下降,气道阻力增加,通气/血流降低,气体弥散障碍及呼吸功增加。从而导致缺氧和因其所致的代谢性酸中毒及通气功能障碍所致的呼吸性酸中毒;由于缺氧及酸中毒使肺毛细血管通透性增高,液体漏出,使肺间质水肿和纤维蛋白沉着于肺泡表面,形成嗜伊红透明膜,进一步加重气体弥散障碍,加重缺氧和酸中毒,并抑制肺表面活性物质合成,形成恶性循环。此外,严重缺氧及混合性酸中毒也可导致新生儿持续性肺动脉高压的发生。

糖尿病母亲婴儿也易发生此病,是由于其血中高浓度胰岛素能拮抗肾上腺皮质激素对肺表面活性物质合成的促进作用,故糖尿病母亲婴儿的新生儿肺透明膜病发生率比正常增加 5～6 倍。在分娩未发动时行剖宫产,由于缺乏宫缩,儿茶酚胺和肾上腺皮质激素的应激反应较弱,影响肺表面活性物质的合成分泌,故择期剖宫产儿新生儿肺透明膜病的发生率也较高。围产期窒息、低体温、前置胎盘、胎盘早剥和母亲低血压等所致的胎儿血容量减少,均可诱发新生儿肺透明膜病。此外,研究还发现,少数患儿表面活性物质蛋白-A 或表面活性物质蛋白-B 基因变异或缺陷,肺表面活性物质不能发挥作用,此类患儿,不论足月还是早产,均易发生新生儿肺透明膜病。

二、临床表现

生后不久(一般 6 小时内)出现呼吸窘迫,主要表现为呼吸急促(>60 次/分)是为增加肺泡通气量,代偿潮气量的减少;鼻翼翕动为增加气道横截面积,减少气流阻力;呼气呻吟是因呼气时声门不完全开放,使肺内气体潴留产生正压,防止肺泡萎陷;吸气性三凹征是辅助呼吸肌参与的结果,以满足增加的肺扩张压;发绀是由于氧合不足,常提示动脉血中还原血红蛋白>50 g/L。呼吸窘迫呈进行性加重是本病的特点。严重时表现为呼吸浅表,呼吸节律不整、呼吸暂停及四肢松弛。由于呼气时肺泡萎陷,体格检查可见胸廓扁平;因潮气量小,听诊两肺呼吸音减低,肺泡有渗出时可闻及细湿啰音。

随着病情的逐渐好转,由于肺顺应性的改善,肺血管阻力下降,有30％～50％的患儿于新生儿肺透明膜病恢复期出现动脉导管开放,分流量较大时可发生心力衰竭、肺水肿。故恢复期的新生儿肺透明膜病患儿其原发病已明显好转,突然出现对氧气的需求量增加、难以矫正和解释的代谢性酸中毒、喂养困难、呼吸暂停、周身发凉发花及肝脏在短时间内进行性增大,应注意本病。若同时具备脉压增大、水冲脉、心率增快或减慢、心前区搏动增强、胸骨左缘第2肋间可闻及收缩期或连续性杂音,可确诊本病。

新生儿肺透明膜病通常于生后24～48小时病情最重,病死率较高,能存活3天以上者,肺成熟度增加,病情逐渐恢复。值得注意的是,近年来由于肺表面活性物质的广泛应用,新生儿肺透明膜病病情已减轻,病程亦缩短。对于未使用肺表面活性物质的早产儿,若生后12小时出现呼吸窘迫,一般不考虑本病。此外,近年来随着选择性剖宫产的增加,足月儿新生儿肺透明膜病发病率有不断上升的趋势,临床表现与早产儿相比,起病稍迟,症状可能更重,且易并发新生儿持续性肺动脉高压,肺表面活性物质使用效果不及早产儿。

三、辅助检查

(一)实验室检查

1.泡沫试验

取患儿胃液或气道吸引物1 mL加95％乙醇1 mL,振荡15秒,静置15分钟后沿管壁有多层泡沫形成则可除外新生儿肺透明膜病。若无泡沫可考虑为新生儿肺透明膜病,两者之间为可疑。其原理是由于肺表面活性物质利于泡沫的形成和稳定,而酒精则起抑制作用。

2.肺成熟度的判定

测定羊水或患儿气管吸引物中L/S,若≥2提示"肺成熟",1.5～2可疑,<1.5"肺未成熟";肺表面活性物质中其他磷脂成分的测定也有助于诊断。

3.血气分析

pH和动脉血氧分压降低,动脉二氧化碳分压增高,碳酸氢根减少,通常是新生儿肺透明膜病的常见改变。

(二)X线检查

本病的X线检查具有特征性表现,是目前确诊新生儿肺透明膜病的最佳手段。①两肺呈普遍性的透过度降低,可见弥漫性均匀一致的细颗粒网状影,即毛玻璃样改变;②在弥漫性不张肺泡(白色)的背景下,可见清晰充气的树枝状支气管(黑色)影,即支气管充气征;③双肺野均呈白色,肺肝界及肺心界均消失,即白肺。

(三)超声检查

彩色多普勒超声有助于动脉导管开放的确定。

四、鉴别诊断

(一)湿肺

湿肺亦称新生儿暂时性呼吸增快。多见于足月儿,为自限性疾病。肺淋巴和/或静脉吸收肺液功能暂时低下,使其积留于淋巴管、静脉、间质、叶间胸膜和肺泡等处,影响气体交换。生后数小时内出现呼吸增快(>60 次/分),但吃奶佳、哭声响亮及反应好,重者也可有发绀及呻吟等。听诊呼吸音减低,可闻及湿啰音。X 线检查以肺泡、间质、叶间胸膜积液为特征,严重时合并胸腔积液。一般对症治疗即可,重者也需机械通气,但 2～3 天症状缓解消失。

(二)B 组链球菌肺炎

B 组链球菌肺炎是由 B 组链球菌败血症所致的宫内感染性肺炎。其临床表现及 X 线所见有时与新生儿肺透明膜病难以鉴别。但前者母亲妊娠晚期多有感染、羊膜早破或羊水有异味史,母血或宫颈拭子培养有 B 组链球菌生长;患儿病程与新生儿肺透明膜病不同,抗生素治疗有效。

(三)膈疝

表现为阵发性呼吸急促及发绀。腹部凹陷,患侧胸部呼吸音减弱甚至消失,可闻及肠鸣音;X 线胸片可见患侧胸部有充气的肠曲或胃泡影及肺不张,纵隔向对侧移位。

五、治疗

目的是保证通换气功能正常,待自身肺表面活性物质产生增加,新生儿肺透明膜病得以恢复。机械通气和应用肺表面活性物质是治疗的重要手段。

(一)一般治疗

(1)保温:放置在婴儿暖箱或辐射式抢救台上,保持皮肤温度在 36.5 ℃。

(2)监测:体温、呼吸、心率、血压和动脉血气。

(3)保证液体和营养供应:第 1 天 5% 或 10% 葡萄糖液 65～75 mL/(kg·d),以后逐渐增加,液体量不宜过多,否则易导致动脉导管开放,甚至发生肺水肿。

(4)纠正酸中毒。

(5)抗生素:原则上不主张使用,但若合并感染,应依据细菌培养和药物敏感试验结果选择相应的抗生素。

(二)氧疗和辅助通气

1.吸氧

轻症可选用鼻导管、面罩、头罩或鼻塞吸氧,维持动脉血氧分压 6.7～10.6 kPa 和经皮血氧饱和度 90%～95% 为宜。

2.持续气道正压通气

(1)目的是使有自主呼吸的患儿在整个呼吸周期中都接受高于大气压的气体,以增加功能残气量,防止呼气时肺泡萎陷,以改善肺氧合及减少肺内分流。

(2)指征:吸入氧分数>0.3,动脉血氧分压<6.7 kPa 或经皮血氧饱和度<90%。

(3)方法:鼻塞最常用,也可经面罩、鼻咽管或气管插管进行。

(4)参数:压力一般为 4～6 cmH$_2$O,很少超过 8～10 cmH$_2$O。

持续气道正压通气多适用于轻中度新生儿肺透明膜病患儿。对于已确诊的新生儿肺透明膜病,越早使用持续气道正压通气,越能避免后续经气管插管呼吸机的应用。

3.常频机械通气

(1)机械通气的指征:目前国内外尚无统一标准,其参考标准为:①吸入氧分数=0.6,动脉血氧分压<6.7 kPa 或经皮血氧饱和度<85%(发绀型先天性心脏病除外);②动脉血二氧化碳分压>7.8 kPa 伴 pH<7.25;③严重或药物治疗无效的呼吸暂停。具备上述任意一项者即可经气管插管应用机械通气。

(2)呼吸机初始参数:吸气峰压 20~25 cmH_2O,呼气末正压 5~6 cmH_2O,呼吸频率 25~30 次/分,吸气时间 0.3~0.4 秒,吸入氧分数依据目标经皮血氧饱和度调整,15~30 分钟后检测动脉血气,依据结果决定是否调整参数。

近年来,由于肺表面活性物质普遍应用于新生儿肺透明膜病,使得机械通气参数较前降低,机械通气时间明显缩短。

(3)并发症。①呼吸机相关肺炎:是最常见的并发症。由于长时间气管插管和/或应用呼吸机引起的继发性肺内感染,可加重原发疾病,影响呼吸机的撤离。常见致病菌有克雷伯杆菌、铜绿假单胞菌、肠杆菌及不动杆菌。②肺气漏:多由常频机械通气的压力过高所致。包括肺间质气肿、气胸、气腹、心包积气、纵隔积气、皮下气肿和空气栓塞。③支气管肺发育不良:由于长时间机械通气、吸入高浓度氧或感染等因素所致。目前将其定义为生后 28 天或纠正胎龄(胎龄+日龄)36 周时仍需吸氧并伴胸片异常。主要病理变化为肺泡发育障碍和肺间质纤维化。④早产儿视网膜病:除机械通气外,主要为长时间吸入高浓度氧所致,其病理特征为晶状体后纤维组织增生。严重病例可失明。⑤其他:气道损伤、心排血量减少等。

(三)肺表面活性物质替代疗法

可明显降低新生儿肺透明膜病的病死率及气胸的发生率,同时可改善肺顺应性和通换气功能,降低呼吸机参数。

1.应用指征

已确诊的新生儿肺透明膜病或产房内防止新生儿肺透明膜病的预防性应用。

2.临床应用

肺表面活性物质分为 4 类。

(1)天然型肺表面活性物质:从猪肺、小牛肺提取物中提取。

(2)改进的天然型肺表面活性物质:在天然提取的肺表面活性物质中加入了肺表面活性物质的主要成分,疗效更佳。

(3)合成肺表面活性物质:是由人工合成的肺表面活性物质,主要磷脂成分按一定比例分制而成,不含表面活性蛋白。

(4)重组肺表面活性物质:又称合成的天然型肺表面活性物质,目前已应用于临床,疗效较好。

3.使用方法

(1)时间:对于胎龄较小和出生体重较轻的早产儿,出生后最好立即给予肺表面活性物质,可预防新生儿肺透明膜病的发生或减轻新生儿肺透明膜病的严重程度;对于已确诊的新生儿肺透明膜病患儿,应立即给予。对部分新生儿肺透明膜病仍在进展的患儿(如持续不能离氧,需要机械通气),需使用第 2 剂或第 3 剂肺表面活性物质。

(2)剂量:每种肺表面活性物质产品均有各自的推荐剂量,多数报道首次 100~200 mg/kg,再次给予 100 mg/kg。

(3)方法:药物(干粉剂需稀释)摇匀后经气管插管缓慢注入肺内。

4.注意事项

(1)使用前最好拍胸片确认气管插管的准确位置。

(2)因表面活性物质的黏滞,可发生气道阻塞,故在肺表面活性物质从呼吸道扩散到肺泡内之前,应用复苏气囊加压通气或适当增加机械通气的压力。

(3)应用肺表面活性物质后,当潮气量迅速增加时,应及时下调吸气峰压及呼气末正压,以免发生肺气漏。

(4)预防性应用肺表面活性物质时,应避免因气管插管时间过长而发生低氧血症,甚至导致早产儿脑损伤。

(四)关闭动脉导管

1.限制入液量并给予利尿剂

尽可能减少液体的摄入,减少血液从降主动脉分流到肺动脉,以减少肺内液体的积聚。此外,利尿剂尚有利于减轻心脏的前负荷。

2.吲哚美辛

吲哚美辛为前列腺素合成酶抑制剂。前列腺素 E 是胎儿及生后初期维持动脉导管开放的重要物质,而前列腺素合成酶抑制剂可减少前列腺素 E 的合成,故有助于导管关闭。首次剂量为 0.2 mg/kg,静脉用药,用药后 12 小时、24 小时可再重复 1 次,每次 0.1 mg/kg。不良反应包括肾功能损害、尿量减少、出血倾向等,停药后可恢复。

3.布洛芬

布洛芬为非选择性环氧化酶抑制剂。有研究显示,布洛芬治疗动脉导管未闭与吲哚美辛具有同样的疗效,且不发生使用吲哚美辛的一些并发症,如减少肠系膜及肾脏血流,对肾脏的不良反应更小。首次剂量为 10 mg/kg,口服,用药后 24 小时、48 小时后再重复 1 次,每次剂量为 5 mg/kg。但对胎龄＜27 周的早产儿用药应慎重。

4.手术治疗

对应用上述药物治疗无效,有明显的血流动力学变化,且严重影响心肺功能者,可考虑手术结扎。

六、预防

(一)预防早产

加强高危妊娠和分娩的监护及治疗;对欲行剖宫产或提前分娩者,应准确测量双顶径和羊水中 L/S 值,以判定胎儿大小和胎肺成熟度。

(二)促进胎肺成熟

对孕 24～34 周需提前分娩或有早产迹象的胎儿,出生前 24 小时至出生 7 天前给孕母肌内注射地塞米松或倍他米松,可明显降低新生儿肺透明膜病的发病率和病死率。

(三)肺表面活性物质

对胎龄＜32 周的胎儿,力争生后 30 分钟内常规应用,若条件不允许也应争取 24 小时内应用。

(周丽萍)

第七节 新生儿溶血病

新生儿溶血病是指由于母婴血型不合而引起的胎儿或新生儿同族免疫性溶血。在已发现的人类 26 个血型系统中,以 ABO 血型不合最常见,其次为 Rh 血型不合,MN(少见血型)血型不合较罕见。

一、病因和发病机制

新生儿溶血病为母婴血型不合引起的抗原抗体反应,由于母亲体内不存在胎儿的某些由父亲遗传的红细胞血型抗原,当胎儿红细胞通过胎盘进入母体或母体通过其他途径(如输血、接种疫苗等)接触这些抗原后,刺激母体产生相应抗体。当此抗体进入胎儿血液循环后,即与胎儿红细胞表面的相应抗原结合(致敏红细胞),继之在单核-吞噬细胞系统内被破坏,引起溶血。

(一)ABO 溶血

主要发生在母亲 O 型而胎儿 A 型或 B 型,如母亲为 AB 型或婴儿为 O 型,则不发生 ABO 溶血病。

1.40%~50%的 ABO 溶血病发生在第一胎

O 型母亲在第一胎妊娠前,已受到自然界 A 或 B 血型物质(某些植物、寄生虫、伤寒疫苗、破伤风及白喉类毒素等)的刺激,母体内已存在抗 A 或抗 B 抗体。

2.在母婴 ABO 血型不合中,仅 1/5 发生 ABO 溶血病

(1)胎儿红细胞的抗原数量较少,仅为成人的 1/4,不足以与相应的抗体结合而发生严重溶血。

(2)除红细胞外,A 或 B 抗原存在于许多其他组织中,只有少量通过胎盘的抗体与胎儿红细胞结合,其余的被组织或血浆中可溶性的 A 或 B 物质吸收。

(二)Rh 溶血

Rh 血型系统有 6 种抗原,即 D、E、C、c、d、e(d 抗原未测出,只是推测),其抗原性强弱依次为 D>E>C>c>e,故 Rh 溶血病中以 RhD 溶血病最常见,其次为 RhE,由于 e 抗原性最弱,故 Rhe 溶血病罕见。传统上红细胞缺乏 D 抗原称为 Rh 阴性,而具有 D 抗原称为 Rh 阳性,中国人绝大多数为 Rh 阳性。但由于母亲 Rh 阳性(有 D 抗原),也可缺乏 Rh 系统其他抗原,如 E,若胎儿具有该抗原时,也可发生 Rh 不合溶血病。母亲暴露于 Rh 血型不合抗原的机会主要有:①曾输注 Rh 血型不合的血液;②分娩或流产接触 Rh 血型抗原,此机会可高达 50%;③在孕期胎儿 Rh^+ 血细胞经胎盘进入母体。

(1)Rh 溶血病一般不发生在第一胎。因为 Rh 抗体只能由人类红细胞 Rh 抗原刺激产生。Rh 阴性母亲首次妊娠,于妊娠末期或胎盘剥离(包括流产及刮宫)时,Rh 阳性的胎儿血进入母血中,经过 8~9 周产生 IgM 抗体(初发免疫反应),此抗体不能通过胎盘,以后虽可产生少量 IgG 抗体,但胎儿已经娩出。如母亲再次妊娠(与第一胎 Rh 血型相同),怀孕期可有少量(低至 0.2 mL)胎儿血进入母体循环,于几天内便可产生大量 IgG 抗体(次发免疫反应),该抗体通过胎

盘引起胎儿溶血。

(2)既往输过 Rh 阳性血的 Rh 阴性母亲,其第一胎可发病。极少数 Rh 阴性母亲虽未接触过 Rh 阳性血,但其第一胎也发生 Rh 溶血病,这可能是由于 Rh 阴性孕妇的母亲为 Rh 阳性,其母怀孕时已使孕妇致敏,故其第一胎发病。

(3)即使是抗原性最强的 RhD 血型不合者,也仅有 1/20 发病。主要是由于母亲对胎儿红细胞 Rh 抗原的敏感性不同。另外,母亲为 RhD 阴性,如父亲的 RhD 血型基因为杂合子,则胎儿为 RhD 阳性的可能性为 50%,如为纯合子则为 100%,其他 Rh 血型也一样。当存在 ABO 血型不符合时,Rh 血型不合的溶血常不易发生;其机制可能为 ABO 血型不符所产生的抗体已破坏了进入母体的胎儿红细胞,使 Rh 抗原不能被母体免疫系统发现。

二、病理生理

ABO 溶血除引起黄疸外,其他改变不明显。Rh 溶血造成胎儿重度贫血,甚至心力衰竭。重度贫血、低蛋白血症和心力衰竭可导致全身水肿(胎儿水肿)。贫血时,髓外造血增强,可出现肝/脾大。胎儿血中的胆红素经胎盘进入母亲肝脏进行代谢,故娩出时黄疸往往不明显。出生后,由于新生儿处理胆红素的能力较差,很快即出现黄疸。血清非结合胆红素过高,可透过血-脑屏障,引发胆红素脑病。

三、临床表现

症状轻重与溶血程度基本一致。多数 ABO 溶血病患儿主要表现为黄疸、贫血,Rh 溶血病症状较重,严重者甚至死胎。

(一)黄疸

大多数 Rh 溶血病患儿生后 24 小时内出现黄疸并迅速加重,而多数 ABO 溶血病的患儿黄疸在第 2~3 天出现。血清胆红素以非结合型为主,但如溶血严重,造成胆汁淤积,结合胆红素也可升高。

(二)贫血

贫血程度不一。重症 Rh 溶血,生后即可有严重贫血或伴有心力衰竭。部分患儿由于免疫抗体持续存在,也可于生后 3~6 周发生晚期贫血,甚至持续数月。

(三)肝脾大

Rh 溶血病患儿多有不同程度的肝脾增大,ABO 溶血病患儿则不明显。

四、并发症

胆红素脑病为新生儿溶血病最严重的并发症,多发生于出生后 1 周内,最早于生后 1 天出现神经系统表现。当非结合胆红素水平过高,透过血-脑屏障,可造成中枢神经系统功能障碍,如不经治疗干预,可造成永久性损害。胆红素常造成基底神经节、海马、下丘脑神经核和小脑神经元坏死;尸体解剖可见相应的神经核黄染,故又称为核黄疸。

目前将胆红素脑病分为急性胆红素脑病和慢性胆红素脑病。急性胆红素脑病是指生后 1 周内出现的胆红素毒性的急性期表现,持续时间不超过新生儿期;慢性胆红素脑病,又称为核黄疸,是指胆红素毒性所致的慢性、永久性临床后遗症。

一般于重度黄疸高峰后 12~48 小时出现症状,通常将胆红素脑病分为 4 期:警告期、痉挛期、恢复期和后遗症期,现多将前3期称为"急性胆红素脑病",第4期称为"慢性胆红素脑病"(或核黄疸)。

第1期(警告期):表现为嗜睡、反应低下、吮吸无力、拥抱反射减弱、肌张力减低等,偶有尖叫和呕吐。持续12~24小时。

第2期(痉挛期):出现抽搐、角弓反张和发热(多与抽搐同时发生)。轻者仅有双眼凝视,重者出现肌张力增高、呼吸暂停、双手紧握、双臂伸直内旋,可出现角弓反张。此期持续12~48小时。

第3期(恢复期):吃奶及反应好转,抽搐次数减少,角弓反张逐渐消失,肌张力逐渐恢复。此期约持续2周。

第4期(后遗症期):出现典型的核黄疸后遗症表现。①手足徐动:经常出现不自主、无目的和不协调的动作,早则生后18个月出现,也可晚至8~9岁出现。②眼球运动障碍:眼球向上转动障碍,形成落日眼。③听觉障碍:是胆红素神经毒性的最典型表现,耳聋,对高频音失听。④牙釉质发育不良:牙呈绿色或深褐色。此外,也可留有脑性瘫痪、智力落后、抽搐、抬头无力和流涎等后遗症。

此外,与足月儿相比,早产儿更易发生胆红素脑病,尸检结果证实即使低水平的胆红素也可有核黄疸的病理改变。患儿很少有核黄疸的典型表现,在新生儿期也缺乏急性期的特异表现,听觉障碍常是其主要表现。

五、辅助检查

(一)母子血型检查
检查母婴ABO和Rh血型,证实有血型不合存在。

(二)检查有无溶血
溶血时红细胞和血红蛋白减少,早期新生儿血红蛋白<145 g/L可诊断为贫血;网织红细胞增高;血涂片有核红细胞增多;血清总胆红素和非结合胆红素明显增加。

(三)致敏红细胞和血型抗体测定

1.改良直接抗人球蛋白试验

即改良Coombs试验,为确诊试验。是用"最适稀释度"的抗人球蛋白血清与充分洗涤后的受检红细胞盐水悬液混合,如有红细胞凝聚为阳性,表明红细胞已致敏。Rh溶血病其阳性率高,而ABO溶血病仅少数阳性。

2.抗体释放试验

通过加热使患儿血中致敏红细胞的血型抗体释放于释放液中,将与患儿相同血型的成人红细胞(ABO系统)或O型标准红细胞(Rh系统)加入释放液中致敏,再加入抗人球蛋白血清,如有红细胞凝聚为阳性。是检测致敏红细胞的敏感试验,也为确诊试验。Rh和ABO溶血病一般均为阳性。

3.游离抗体试验

在患儿血清中加入与其相同血型的ABO系统或Rh系统致敏,再加入抗人球蛋白血清,如有红细胞凝聚为阳性。表明血清中存在游离的ABO或Rh血型抗体,并可能与红细胞结合引起溶血。此项试验有助于估计是否继续溶血、换血后的效果,但不是确诊试验。

（四）其他

1.脑干听觉诱发电位

脑干听觉诱发电位是指起源于耳蜗听神经和脑干听觉结构的生物电反应,对早期预测核黄疸及筛选感音神经性听力丧失非常有益。新生儿期固定出现的是Ⅰ、Ⅲ、Ⅴ波,且Ⅰ、Ⅲ、Ⅴ波在整个刺激强度范围内比较稳定,所以常以此3个波的波峰潜伏期及峰间潜伏期来代表神经系统的损害程度。血清胆红素对中枢神经系统的毒性作用可以通过观察脑干听觉诱发电位的Ⅰ、Ⅲ、Ⅴ波的波峰潜伏期及Ⅰ～Ⅲ、Ⅲ～Ⅴ的峰间潜伏期的延长来判断。

2.头部 MRI 扫描

头部 MRI 扫描对胆红素脑病的早期诊断有重要价值,双侧苍白球的对称性 T1 加权高信号是急性期胆红素脑病的特异性改变,但有研究发现,此改变与患儿长期预后无关。因数周或数月后上述 T1 加权的高信号逐渐消失,恢复正常或稍低信号,若相应部位呈现 T2 加权高信号,即慢性期胆红素脑病的 MRI 改变,则提示预后不良。

六、诊断

（一）产前诊断

凡既往有不明原因的死胎、流产、新生儿重度黄疸史的孕妇及其丈夫均应进行 ABO、Rh 血型测定,不合者进行孕妇血清中抗体动态监测。孕妇血清中 IgG 抗 A 或抗 B>1：64,提示有可能发生 ABO 溶血病。Rh 阴性孕妇在妊娠 16 周时应检测血中 Rh 血型抗体作为基础值,以后每2～4 周监测 1 次,当抗体效价上升,提示可能发生 Rh 溶血病。

（二）生后诊断

新生儿娩出后黄疸出现早,且进行性加重,有母婴血型不合,改良 Coombs 试验和抗体释放试验中有一项阳性者即可确诊。

七、鉴别诊断

（一）先天性肾病

有全身水肿、低蛋白血症和蛋白尿,但无病理性黄疸和肝/脾大。

（二）新生儿贫血

双胞胎的胎-胎间输血,或胎-母间输血可引起新生儿贫血,但无重度黄疸、血型不合及溶血三项试验阳性。

（三）生理性黄疸

ABO 溶血病可仅表现为黄疸,易与生理性黄疸混淆,血型不合及溶血三项试验可资鉴别。

八、治疗

（一）产前治疗

1.提前分娩

既往有输血、死胎、流产和分娩史的 Rh 阴性孕妇,本次妊娠 Rh 抗体效价逐渐升至 1：32 或1：64,用分光光度计测定羊水胆红素增高,且胎肺已成熟(羊水 L/S>2)时,可考虑提前分娩。

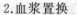

2.血浆置换

对血 Rh 抗体效价明显增高(>1:64),但又不宜提前分娩的孕妇,可对其进行血浆置换,以换出抗体,减少胎儿溶血,但该方法临床已极少应用。

3.宫内输血

对胎儿水肿或胎儿血红蛋白<80 g/L,而胎肺尚未成熟者,可直接将与孕妇血清不凝集的浓缩红细胞在 B 超引导下经脐血管穿刺后直接注入,以纠正贫血。

4.其他

孕妇于预产期前 1~2 周口服苯巴比妥,可诱导胎儿 UDPGT 活性增加,以减轻新生儿黄疸。对胎儿受累较重者,也有报道通过母亲或胎儿静脉注射免疫球蛋白,抑制血型抗体所致的胎儿红细胞破坏。

(二)新生儿治疗

1.光照疗法

简称光疗,是降低血清非结合胆红素的简单而有效的方法。

(1)指征:各种原因导致的足月儿血清总胆红素水平>205 μmol/L(12 mg/dL),均可给予光疗;由于早产儿的血-脑屏障尚未发育成熟,胆红素易引起神经系统损害,治疗应更积极;对于高危新生儿,如窒息、低蛋白血症、感染、酸中毒等,可放宽指征;极低和超低出生体重儿可预防性光疗。根据患儿胎龄、是否存在高危因素及生后日龄,参考光疗干预列线图进行光疗。

(2)原理:在光作用下,非结合胆红素转变成水溶性异构体,包括 4Z、15E 异构体和结构异构体,即光红素,上述异构体不经肝脏处理,直接经胆汁和尿液排出。波长 425~475 nm 的蓝光和波长 510~530 nm 的绿光效果最佳,日光灯或太阳光也有较好疗效。光疗主要作用于皮肤浅层组织,光疗后皮肤黄疸消退并不表明血清非结合胆红素已正常。

(3)设备:主要有光疗箱、光疗灯和光疗毯等。光疗箱以单面光 160 W、双面光 320 W 为宜,双面光优于单面光;上、下灯管距床面的距离分别为 40 cm 和 20 cm。光照强度直接影响光疗效果,通常以光照对象表面所受到的辐照度计算,标准光疗为 8~10 μW/(cm² · nm),强光疗>30 μW/(cm² · nm)。光照时,婴儿双眼用黑色眼罩保护,以免损伤视网膜,除会阴、肛门部用尿布遮盖外,其余均裸露。光疗可连续或间断照射,间隔时间视病情而定。Rh 溶血病或黄疸较重的 ABO 溶血病,多需 48~72 小时,一般高胆红素血症,24~48 小时即可获得满意疗效,但连续光照时间不宜超过 4 天。

(4)不良反应:可出现发热、腹泻和皮疹,但多不严重,可继续光疗;蓝光可分解体内维生素 B₂,光疗超过 24 小时可引起维生素 B₂减少,并进而降低红细胞谷胱甘肽还原酶活性而加重溶血,故光疗时应补充维生素 B₂(光疗时每天 3 次,每次 5 mg;光疗后每天 1 次,连服 3 天);血清结合胆红素增高的患儿,光疗可使皮肤呈青铜色,即青铜症,停止光疗后,青铜症可自行消退。因此,对伴有结合胆红素增高的高胆红素血症患儿,虽并非光疗的禁忌证,但由于胆汁淤积,会影响光疗效果。

2.药物治疗

(1)转氨酶诱导剂:通过诱导 UDPGT 酶活性,增加肝脏处理胆红素的能力。常用苯巴比妥,剂量为 5 mg/(kg · d),分 2~3 次口服,连服 4~5 天。

(2)补充清蛋白:输血浆,每次 10~20 mL/kg 或清蛋白 1 g/kg,以增加其与非结合胆红素的联结,预防胆红素脑病的发生。

（3）静脉用免疫球蛋白：可阻断单核-吞噬细胞系统 Fc 受体，抑制吞噬细胞破坏已被抗体致敏的红细胞，多采用 1 次大剂量疗法 1 g/kg，于 6～8 小时内静脉滴入，早期应用临床效果较好。

（4）其他：有报道口服肠道益生菌，改变肠道内环境，减少肝肠循环，对减轻黄疸有一定的辅助治疗作用；纠正代谢性酸中毒有利于非结合胆红素与清蛋白的联结；肾上腺皮质激素对抑制抗原抗体反应有一定作用，但鉴于其不良反应，目前已不主张使用。

3.换血疗法

（1）作用：换出部分血中游离抗体和致敏红细胞，减轻溶血；换出血中大量胆红素，防止发生胆红素脑病；纠正贫血，改善携氧，防止心力衰竭。

（2）指征：大部分 Rh 溶血病和个别严重的 ABO 溶血病需换血治疗。符合下列条件之一者即应换血：①产前已明确诊断，出生时脐血总胆红素＞68 μmol/L(4 mg/dL)，血红蛋白低于 120 g/L，伴水肿、肝/脾大和心力衰竭者；②生后 12 小时内胆红素每小时上升＞12 μmol/L(0.7 mg/dL)者；③光疗失败，指高胆红素血症经光疗 4～6 小时后血清总胆红素仍上升 8.6 μmol/(L·h)；④已有胆红素脑病早期表现者。

（3）方法。①血源：Rh 溶血病应选用 Rh 系统与母亲同型、ABO 系统与患儿同型的血液，紧急或找不到血源时也可选用 O 型血；母 O 型、子 A 或 B 型的 ABO 溶血病，最好用 AB 型血浆和 O 型红细胞的混合血；有明显贫血和心力衰竭者，可用血浆减半的浓缩血。②换血量：一般为患儿血量的 2 倍(150～180 mL/kg)，大约可换出 85% 的致敏红细胞和 60% 的胆红素及抗体。③途径：近年来，经外周的动、静脉同步换血，因简单、易操作，已广泛应用于临床，也可选用脐动、静脉进行同步换血。

4.其他治疗

防止低血糖、低血钙、低体温，纠正缺氧、贫血、水肿、电解质紊乱和心力衰竭等。

九、预防

Rh 阴性妇女在流产或分娩 Rh 阳性胎儿后，应尽早注射相应的抗 Rh 免疫球蛋白，以中和进入母血的 Rh 抗原。临床上目前常用的预防方法是对 RhD 阴性妇女在流产或分娩 RhD 阳性胎儿后，72 小时内肌内注射抗 D 球蛋白 300 μg，已起到了较满意的预防效果。

（周丽萍）

第八节　新生儿出血病

新生儿出血病是由于维生素 K 缺乏而导致体内某些维生素 K 依赖凝血因子活性降低的自限性出血性疾病。近年来，由于对初生婴儿出生时常规注射维生素 K_1，此病发生率已显著下降。

一、病因和发病机制

Ⅱ、Ⅶ、Ⅸ、Ⅹ 等凝血因子主要在肝微粒体内合成，在此过程中须维生素 K 的参与，这些凝血因子前体蛋白的谷氨酸残基才能 γ-羧基化，羧基型蛋白具有更多的钙离子结合位点，然后方具凝血的生物活性。当维生素 K 缺乏时，上述维生素 K 依赖因子不能羧化，只是无功能的蛋白质，

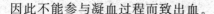

因此不能参与凝血过程而致出血。

本病与下列因素有关。①肝脏储存量低：母体维生素 K 经胎盘通透性很低，仅 1/10 的量到达胎儿体内；母亲产前应用抗惊厥药、抗凝药、抗结核药等，干扰维生素 K 的储存或功能。②合成少：新生儿刚出生时肠道尚无细菌，或使用广谱抗生素抑制肠道正常菌群，均使维生素 K 合成不足。③摄入少：母乳中维生素 K 含量明显低于牛乳，因此纯母乳喂养的婴儿多见；刚出生时摄入少、获得的维生素 K 量亦少。④吸收少：有先天性肝胆疾病、慢性腹泻可影响维生素 K 的吸收。

二、临床表现

根据发病时间分为 3 型。

(一)早发型

生后 24 小时之内发病，多与母亲产前服用干扰维生素 K 代谢的药物有关，少数原因不明。轻重程度不一，轻者仅有皮肤少量出血或脐残端渗血；严重者表现为皮肤、消化道、头颅等多部位、多器官出血，颅内出血常导致严重后果。

(二)经典型

生后第 2～5 天发病，早产儿可迟至生后 2 周发病。表现为皮肤瘀斑、脐残端渗血、胃肠道出血等，而婴儿一般情况好，出血量一般少或中等，并呈自限性。

(三)晚发型

生后 1～3 个月发病，多见于纯母乳喂养、慢性腹泻、肝胆疾病、营养不良、长期接受全静脉营养而又未补充维生素 K 者。除其他部位出血外，几乎均有颅内出血，死亡率高，幸存者遗留神经系统后遗症。

三、辅助检查

(一)凝血功能检测

(1)凝血酶原时间明显延长是诊断的重要指标(为对照的 2 倍以上意义更大)。

(2)活化部分凝血活酶时间或白陶土部分凝血活酶时间也可延长。

(3)凝血酶时间、出血时间、血小板计数、血块退缩试验和纤维蛋白原正常。

(二)活性Ⅱ因子与Ⅱ因子总量比值

两者比值<1 时提示维生素 K 缺乏。

(三)血清维生素 K 缺乏诱导蛋白测定

用免疫学方法或电泳法直接测定无活性的凝血酶原。一般认为，血清维生素 K 缺乏诱导蛋白≥2 μg/L 为阳性，提示维生素 K 缺乏，是反映机体维生素 K 缺乏状况和评估疗效的准确、简便的生化指标，在使用维生素 K 后 2～3 天，凝血酶原时间恢复正常后仍可测得。

(四)维生素 K 测定

用高压液相层析法直接测定血中维生素 K 的含量。因需血量大，限制了其在临床的应用。

四、诊断和鉴别诊断

根据有高危病史、发病时间、临床表现、实验室检查及维生素 K 治疗有效即可诊断，需与以下疾病鉴别。

（一）新生儿咽下综合征

婴儿在分娩过程中咽下母血,生后不久即呕血和/或便血。①无其他部位出血及贫血;②血红蛋白和凝血机制正常;③经1‰碳酸氢钠洗胃1～2次后呕血停止;④Apt试验可鉴别呕吐物中之血是否来自母体:取1份呕吐物加5份水,搅匀,离心(2 000转/分)10分钟后取上清液4 mL,加入1‰氢氧化钠1 mL,1～2分钟后,如上清液变为棕色提示为母血,不变色(粉红色)为婴儿血。

（二）新生儿消化道出血

坏死性小肠结肠炎、应激性溃疡、先天性胃穿孔等可出现呕血或便血。但患儿常有窒息、感染或使用激素等原发病史,一般情况较差,腹部体征明显,易与新生儿出血病鉴别。

（三）新生儿其他出血性疾病

血小板减少性紫癜血小板明显降低;弥散性血管内凝血常伴有严重的原发疾病,纤维蛋白原和血小板减少;血友病患儿以男性多见,且多有家族史,主要表现为外伤后出血不止。

五、治疗

出血者给予维生素 K_1 1～2 mg静脉滴注,出血可迅速停止,通常2小时内凝血因子水平和功能上升,24小时完全纠正。出血严重者可输新鲜全血或冰冻血浆10～20 mL/kg,以提高血浆中有活性的凝血因子水平,纠正低血压和贫血。

六、预防

母孕期服用干扰维生素K代谢的药物,应在妊娠最后3个月及分娩前各肌内注射1次维生素 K_1 10 mg。纯母乳喂养者,母亲应口服维生素 K_1,每次20 mg,每周2次。所有新生儿出生后应立即给予维生素 K_1 0.5～1 mg肌内注射1次(早产儿连用3天),以预防晚发性维生素 K_1 缺乏。早产儿、有肝胆疾病、慢性腹泻、长期全静脉营养等高危儿应每周静脉注射1次维生素 K_1 0.5～1 mg。

（周丽萍）

第九节　新生儿产伤性疾病

新生儿产伤性疾病是指分娩过程中因机械因素对胎儿或新生儿造成的损伤。高危因素有产程延长、胎位不正、急产、巨大儿、母亲骨盆异常及接产方式不当等。产伤可发生于身体的任何部位,常见的部位有神经系统、内脏、软组织、骨骼等。近年来由于加强了产前检查及产科技术的提高,产伤发生率已明显下降。

一、头颅血肿

头颅血肿是由于产伤导致骨膜下血管破裂、血液积聚于骨膜下所致。常由胎位不正、头盆不称、胎头吸引或产钳助产引起。

（一）临床表现

血肿部位以头顶部多见，枕、颞、额部少见，常为一侧性，少数为双侧。血肿在生后数小时至数天逐渐增大，因颅缝处骨膜与骨粘连紧密，故血肿不超越骨缝，边界清楚，触之有波动感，其表面皮肤颜色正常。如由产钳牵拉或胎头吸引所致，皮肤常有溃破或呈紫红色。血肿机化从边缘开始，故在基底部形成硬环，逐渐至血肿中央部，吸收常需6～8周，血肿大者甚至需3～4个月。由于血肿内红细胞破坏增多，常致黄疸加重，严重者甚至发生胆红素脑病。应注意与下列疾病鉴别。①先锋头：又称产瘤，是由于分娩时头皮循环受压，血管渗透性改变及淋巴回流受阻引起的皮下水肿，多发生在头先露部位，出生时即可发现，肿块边界不清、不受骨缝限制，头皮红肿、柔软、压之凹陷、无波动感，出生2～3天即消失。有时与血肿并存，待头皮水肿消退后才显出血肿。②帽状腱膜下出血：出血发生在头颅帽状腱膜与骨膜之间的疏松组织内，因无骨缝限制，故出血量较大，易于扩散。头颅外观呈广泛性肿胀，有波动感，但可超过骨缝。出血量大者，眼睑、耳后和颈部皮下可见紫红色瘀斑，常伴有高胆红素血症、贫血，甚至休克。

（二）治疗

血肿小者不需治疗；大血肿伴中度以上高胆红素血症者，应在严格无菌操作下抽吸血肿，并加压包扎2～3天，以避免胆红素脑病的发生。同时每天肌内注射1次维生素K 11 mg，共3次。帽状腱膜下出血伴严重贫血者应给予输血治疗。

二、锁骨骨折

锁骨骨折是产伤性骨折中最常见的一种，与分娩方式、胎儿娩出方位和出生体重有关。难产、胎儿转位幅度大、巨大儿发生率高。骨折多发生在右侧锁骨中段外1/3处，此处锁骨较细，无肌肉附着，当胎儿肩娩出受阻时，S形锁骨凹面正好卡在母亲耻骨弓下，容易折断。大部分患儿无明显症状，故极易漏诊，多因其他情况摄胸片时发现。但仔细观察可发现患儿病侧上臂活动减少或被动活动时哭闹，对锁骨进行常规触诊发现双侧锁骨不对称，病侧有增厚模糊感，局部软组织肿胀，有压痛、骨摩擦感，甚至可扪及骨痂硬块，患侧拥抱反射减弱或消失，X线片可确诊。青枝骨折一般不需治疗；对于完全性骨折，多数学者认为也无须处理，随着婴儿生长发育，肩部增宽，错位及畸形均自行消失；也可在患侧腋下置一软垫，患肢以绷带固定于胸前，2周可愈合。

三、臂丛神经麻痹

臂丛神经麻痹是新生儿周围神经损伤中最常见的一种。由于难产、臀位、肩娩出困难等因素使臂丛神经过度牵拉受损，足月、大于胎龄儿多见。按受损部位不同可分为以下几型。①上臂型：又称Duchenne-Erb麻痹，由于第5、6颈神经根最易受损，故此型临床最多见。患侧整个上肢下垂、内收，不能外展及外转。肘关节表现为前臂内收，伸直，不能旋后或弯曲。腕、指关节屈曲，受累侧拥抱反射不能引出。②中臂型：颈7神经根损伤，桡神经所支配的肌肉麻痹，前臂、腕、手的伸展动作丧失或减弱，而肱三头肌、拇指伸肌为不完全麻痹。③下臂型：颈8至胸1神经根受累，腕部屈肌及手肌无力，握持反射弱，临床上较少见。如第1胸椎根的交感神经纤维受损，可引起受损侧Horner综合征，表现为瞳孔缩小、睑裂变窄等。磁共振可确定病变部位，肌电图检查及神经传导试验也有助于诊断。预后取决于受损程度，若损伤为神经功能性麻痹，数周内可完全恢复。生后第1周开始做按摩及被动运动，大部分病例可于治疗后2～3个月内获得改善和治愈，如为神经撕裂则留有永久麻痹。

四、面神经麻痹

面神经麻痹常由于胎头在产道下降时母亲骶骨压迫或产钳助产受损所致的周围性面神经损伤。面瘫部位与胎位有密切关系,常为一侧,眼不能闭合、不能皱眉,哭闹时面部不对称,患侧鼻唇沟浅、口角向健侧歪斜。治疗主要是注意保护角膜,多数系受压神经周围组织肿胀所致,故患儿预后良好,多在生后 1 个月内能自行恢复。个别因神经撕裂持续 1 年未恢复者需行神经修复术治疗。

(周丽萍)

第十节　新生儿感染性疾病

一、新生儿败血症

新生儿败血症是指病原体侵入新生儿血液循环,并在其中生长、繁殖、产生毒素而造成的全身性炎症反应。美国统计资料显示,其发生率占活产婴的 $0.1\%\sim0.5\%$,病死率为 $5\%\sim10\%$,且胎龄越小,出生体重越轻,发病率及病死率越高。常见的病原体为细菌,也可为真菌、病毒或原虫等。本节主要阐述细菌性败血症。

(一)病因和发病机制

1.病原菌

因不同地区和年代而异。我国新生儿败血症的病原菌与发达国家有很大的差别,多年来一直以葡萄球菌最多见,其次为大肠埃希菌等革兰阴性杆菌。近年来随着围产医学的发展及NICU 的建立,极低出生体重儿、超低出生体重儿出生率显著提高,长期的住院时间及静脉留置针、气管插管和广谱抗生素的广泛应用,已经使凝固酶阴性的葡萄球菌成为新生儿血培养的首位菌。大肠埃希菌仍占有重要位置,克雷伯菌属在发达城市呈上升趋势,其次为铜绿假单胞菌。B 族溶血性链球菌和李斯特菌虽然为欧美等发达国家新生儿感染常见的致病菌,但在我国及发展中国家少见。

2.非特异性免疫功能

(1)屏障功能差,皮肤角质层薄、黏膜柔嫩易损伤;脐残端未完全闭合,离血管近,细菌易进入血液;呼吸道纤毛运动差,胃液酸度低、胆酸少,杀菌力弱,肠黏膜通透性高,同时分泌型 IgA 缺乏,易发生呼吸道和消化道感染,有利于细菌侵入血液循环;血-脑屏障功能不全,易患细菌性脑膜炎。

(2)淋巴结发育不全,缺乏吞噬细菌的过滤作用,不能将感染局限于局部淋巴结。

(3)经典及替代补体途径的部分成分(C3、C5、调理素等)含量低,机体对某些细菌抗原的调理作用差。

(4)中性粒细胞产生及储备均少,趋化性及黏附性低下,备解素、纤维结合蛋白、溶菌酶含量低,吞噬和杀菌能力不足,早产儿尤甚。

(5)单核细胞产生粒细胞-集落刺激因子、白细胞介素 8 等细胞因子的能力低下。

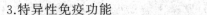

3.特异性免疫功能

(1)新生儿体内 IgG 主要来自母体,且与胎龄相关,胎龄越小,IgG 含量越低,因此早产儿更易感染。

(2)IgM 和 IgA 分子量较大,不能通过胎盘,新生儿体内含量很低,因此对革兰阴性杆菌易感。

(3)由于未曾接触特异性抗原,T 细胞为初始 T 细胞,产生细胞因子的能力低下,不能有效辅助 B 细胞、巨噬细胞、自然杀伤细胞和其他细胞参与免疫反应。

(二)临床表现

1.根据发病时间分类

(1)早发型:①生后 7 天内起病;②感染发生在出生前或出生时,与围产因素有关,常由母亲垂直传播引起,病原菌以大肠埃希菌等革兰阴性杆菌为主;③常伴有肺炎,并呈暴发性起病、多器官受累,死亡率高达 5%～20%。尽管对于有早产史母亲在分娩过程中采取了预防性应用抗生素的措施,新生儿死亡率明显下降,但早发型败血症仍然是导致新生儿发病和死亡的主要原因之一。

(2)晚发型:①出生 7 天后起病;②感染发生在出生时或出生后,由水平传播引起,如环境因素或医源性感染等,病原菌以葡萄球菌、机会致病菌为主;③常有脐炎、肺炎或脑膜炎等局灶性感染,死亡率较早发型低。

2.早期症状与体征

早期症状与体征常不典型,无特异性,尤其是早产儿。一般表现为反应差、嗜睡、发热或体温不升、少吃、少哭、少动、体重不增或增长缓慢等症状。出现以下表现时应高度怀疑败血症。①黄疸:有时是败血症的唯一表现,表现为生理性黄疸迅速加重,或退而复现,严重时可发展为胆红素脑病。②肝脾大:出现较晚,一般为轻至中度肿大。③出血倾向:皮肤黏膜瘀点、瘀斑、针眼处渗血不止,消化道出血、肺出血、严重时发生弥散性血管内凝血等。④休克:面色苍灰,皮肤呈大理石样花纹,血压下降,尿少或无尿,硬肿症出现常提示预后不良。⑤其他:呕吐、腹胀、中毒性肠麻痹、呼吸窘迫或暂停、发绀。⑥可合并肺炎、脑膜炎、坏死性小肠结肠炎、化脓性关节炎和骨髓炎等。

(三)辅助检查

1.细菌学检查

(1)血培养应在使用抗生素之前进行,抽血时必须严格消毒。疑为肠源性感染者应同时进行厌氧菌培养;有较长时间用青霉素类和头孢类抗生素者应进行 L 型细菌培养,以提高阳性率。

(2)脑脊液、尿培养:脑脊液除培养外,还应涂片找细菌;尿培养最好从耻骨上膀胱穿刺取尿液,以免污染,尿培养阳性有助于诊断。

(3)其他:可酌情行胃液和外耳道分泌物(应在生后 1 小时内)、咽拭子、皮肤拭子、脐残端、肺泡灌洗液(气管插管患儿)等细菌培养,阳性仅证实有细菌定植,但不能确立败血症的诊断。

(4)病原菌抗原及 DNA 检测:采用对流免疫电泳、酶联免疫吸附试验、乳胶颗粒凝集等方法,用已知抗体测血、脑脊液和尿中未知致病菌抗原;采用 16SrRNA 基因的 PCR 分型、DNA 探针等分子生物学技术协助诊断。

2.非特异性检查

(1)周围血常规:白细胞总数<5×10⁹/L,或增多(≤3 天者白细胞>25×10⁹/L;>3 天者白细胞＞$20×10^9$/L)。由于新生儿出生后早期白细胞总数正常范围波动很大,应根据采血的日龄进行具体分析。

(2)细胞分类:杆状核细胞/中性粒细胞数(I/T)≥0.16。

(3)血小板计数＜$100×10^9$/L。

(4)C反应蛋白:是急相蛋白中较为普遍开展且比较灵敏的参数,在急性感染6～8小时后即上升,8～60小时达高峰,感染控制后可迅速下降;≥8 μg/mL(末梢血方法)为异常。

(5)血清降钙素原:细菌感染后血清降钙素原出现较C反应蛋白早,有效抗生素治疗后血清降钙素原水平迅速降低,因此具有更高的特异性和敏感性。一般血清降钙素原＞2.0 μg/L为临界值。

(6)白细胞介素6:白细胞介素6敏感性为90%,阴性预测值＞95%。炎症发生后反应较C反应蛋白早,炎症控制后24小时内恢复至正常。有条件的单位可测定。

(四)诊断

1.确诊败血症

具有临床表现并符合下列任意一条。

(1)血培养或无菌体腔内培养出致病菌。

(2)如果血培养发现机会致病菌,则必须于另次(份)血,或无菌体腔内,或导管头培养出同种细菌。

2.临床诊断败血症

具有临床表现且具备以下任意一条。

(1)非特异性检查≥2条。

(2)血标本病原菌抗原或DNA检测阳性。

(五)治疗

(1)抗生素治疗用药原则。①早用药:对于临床上怀疑败血症的新生儿,不必等待血培养结果即应使用抗生素。②静脉、联合给药:病原菌未明确前,可结合当地菌种流行病学特点和耐药菌株情况选择针对革兰阳性菌和革兰阴性菌的两种抗生素联合使用;病原菌明确后可根据药物敏感试验结果选择用药;药物敏感试验不敏感但临床有效者可暂不换药。③疗程足:血培养阴性,但经抗生素治疗后病情好转时应继续治疗5～7天;血培养阳性,疗程需10～14天;有并发症者应治疗3周以上。④注意药物的毒副作用:1周以内的新生儿,尤其是早产儿,肝、肾功能不成熟,给药次数宜相应减少。氨基糖苷类抗生素因可能产生耳毒性,目前我国已禁止在新生儿期使用。

(2)处理严重并发症:①休克时输新鲜血浆,每次10 mL/kg,或清蛋白(1 g/kg);多巴胺或多巴酚丁胺;②清除感染灶;③纠正酸中毒和低氧血症;④减轻脑水肿。

(3)支持疗法:注意保温,供给足够热量和液体,维持血糖和血电解质在正常水平。

(4)免疫疗法。①静脉注射免疫球蛋白:每天200～600 mg/kg,每日1次,连用3～5天,可提高IgG水平。②重症患儿可行交换输血,换血量100～150 mL/kg。③中性粒细胞明显减少者可输粒细胞,每次$1×10^9$/kg粒细胞。④血小板减低者输注血小板0.1～0.2 U/kg。

(5)清除局部感染灶。

二、新生儿感染性肺炎

感染性肺炎是新生儿的常见疾病,也是新生儿感染的最常见形式和死亡的重要病因。据统计,围产期感染性肺炎死亡率为 $5\%\sim20\%$。可发生在宫内、分娩过程中或生后,由细菌、病毒、原虫及真菌等不同的病原体引起。

(一)病因

1.宫内感染性肺炎

宫内感染性肺炎又称先天性肺炎,主要的病原体为病毒,如风疹病毒、巨细胞病毒、单纯疱疹病毒等。常由母亲妊娠期间原发感染或潜伏感染复燃、病原体经血行通过胎盘屏障感染胎儿。孕母细菌(大肠埃希菌、克雷伯菌)、原虫(弓形虫)或支原体等感染也可经胎盘感染胎儿。

2.分娩过程中感染性肺炎

羊膜早破、产程延长、分娩时消毒不严、孕母有绒毛膜炎、泌尿生殖器感染,胎儿分娩时吸入污染的羊水或母亲宫颈分泌物,均可致胎儿感染。常见病原体为大肠埃希菌、肺炎球菌、克雷伯菌等,也可能是病毒、支原体。早产、滞产、产道检查过多更易诱发感染。

3.出生后感染性肺炎

(1)呼吸道途径:与呼吸道感染患儿接触。

(2)血行感染:常为败血症的一部分。

(3)医源性途径:由于医用器械,如暖箱、吸痰器、雾化器、供氧面罩、气管插管等消毒不严,或通过医务人员手传播等引起感染性肺炎;机械通气过程中也可引起呼吸机相关性肺炎。病原体以金黄色葡萄球菌、大肠埃希菌多见。近年来机会致病菌,如克雷伯菌、铜绿假单胞菌、凝固酶阴性的葡萄球菌、枸橼酸杆菌等感染增多。病毒则以呼吸道合胞病毒、腺病毒多见;沙眼衣原体、解脲支原体等亦应引起重视。广谱抗生素使用过久易发生念珠菌肺炎。

(二)临床表现

(1)宫内感染性肺炎临床表现差异很大。多在生后 24 小时内发病,出生时常有窒息史,复苏后可出现气促、呻吟、发绀、呼吸困难,体温不稳定,反应差。肺部听诊呼吸音可为粗糙、减低或闻及湿啰音。严重者可出现呼吸衰竭、心力衰竭、弥散性血管内凝血、休克或持续肺动脉高压。血行感染者常缺乏肺部体征而表现为黄疸、肝/脾大和脑膜炎等多系统受累。病毒感染者出生时可无明显症状,而在 2～3 天,甚至 1 周左右逐渐出现呼吸困难,并进行性加重,甚至进展为慢性肺疾病。周围血常规白细胞大多正常,也可减少或增加。脐血 $IgM>200\ mg/L$ 或特异性 IgM 增高对产前感染有诊断意义。病毒性肺炎胸部 X 线片第 1 天常无改变,24 小时后显示为间质性肺炎改变,细菌性肺炎则为支气管肺炎表现。

(2)分娩过程中感染性肺炎发病时间因不同病原体而异,一般在出生数天至数周后发病。细菌性感染在生后 3～5 小时发病,Ⅱ型疱疹病毒感染多在生后 5～10 天出现症状,而衣原体感染潜伏期则长达 3～12 周。生后立即进行胃液涂片找白细胞和病原体,或取血标本、气管分泌物等进行涂片、培养和对流免疫电泳等检测有助于病原学诊断。

(3)出生后感染性肺炎表现为发热或体温不升,反应差等全身症状。呼吸系统表现为气促、鼻翼翕动、发绀、吐沫、三凹征等。肺部体征早期常不明显,病程中可出现双肺细湿啰音。呼吸道合胞病毒肺炎可表现为喘息,肺部听诊可闻及哮鸣音。沙眼衣原体肺炎出生后常有眼结膜炎病史。金黄色葡萄球菌肺炎易合并脓气胸。可酌情行鼻咽部分泌物细菌培养、病毒分离和荧光抗体检测,血清特异性抗体检查有助于病原学诊断。不同病原体感染所致肺炎胸部 X 线改变有所不同。细菌性肺炎常表现为两肺弥漫性模糊影,密度不均;金黄色葡萄球菌合并脓胸、气胸或肺大疱时可见相应的 X 线改变;病毒性肺炎以间质病变、两肺膨胀过度、肺气肿为主。

(三)治疗

1.呼吸道管理

雾化吸入,体位引流,定期翻身、拍背,及时吸净口鼻分泌物,保持呼吸道通畅。

2.供氧

有低氧血症或高碳酸血症时可根据病情和血气分析结果选用鼻导管、面罩、鼻塞持续气道正压通气给氧,或机械通气治疗,使血气维持在正常范围。

3.抗病原体治疗

衣原体肺炎首选红霉素;单纯疱疹病毒性肺炎可用阿昔洛韦;巨细胞病毒性肺炎可用更昔洛韦。

4.支持疗法

纠正循环障碍和水、电解质及酸碱平衡紊乱,每天输液总量 60～100 mL/kg,输液速率应慢,以免发生心力衰竭及肺水肿;保证充足的能量和营养供给,酌情静脉输注血浆、清蛋白和免疫球蛋白,以提高机体的免疫功能。

三、新生儿破伤风

新生儿破伤风是指破伤风梭状杆菌侵入脐部,并产生痉挛毒素而引起以牙关紧闭和全身肌肉强直性痉挛为特征的急性感染性疾病。随着我国城乡新法接生技术的应用和推广,本病发病率已明显降低。

(一)病因和发病机制

破伤风梭状杆菌为革兰阳性厌氧菌,其芽孢抵抗力极强,普通消毒剂无效。破伤风杆菌广泛存在于土壤、尘埃和粪便中,当用该菌污染的器械断脐或包扎时,破伤风杆菌即进入脐部,并且包扎引起的缺氧环境更有利于破伤风杆菌的繁殖。其产生的痉挛毒素沿神经干、淋巴液等传至脊髓和脑干,与中枢神经组织中神经节苷脂结合,使后者不能释放抑制性神经介质(甘氨酸、氨基丁酸),引起全身肌肉强烈持续收缩。此毒素也可兴奋交感神经,引起心动过速、血压升高、多汗等。

(二)临床表现

潜伏期 3～14 天,多为 4～7 天,此期越短,病情越重,死亡率也越高。早期症状为哭闹、口张不大、吃奶困难。如用压舌板压舌时,用力越大,张口越困难,称"压舌板试验"阳性,有助于早期诊断。随后发展为牙关紧闭、面肌紧张、口角上牵、呈"苦笑"面容,伴有阵发性双拳紧握,上肢过度屈曲,下肢伸直,呈角弓反张状。呼吸肌和喉肌痉挛可引起发绀、窒息。痉挛发作时患儿神志清楚为本病的特点,任何轻微刺激即可诱发痉挛发作。经合理治疗 1～4 周后痉挛逐渐减轻,发作间隔时间延长,能吮乳,完全恢复需 2～3 个月。病程中常并发肺炎和败血症。

(三)治疗

1.护理

将患儿置于安静、避光的环境,尽量减少刺激以减少痉挛发作。痉挛期应暂禁食,禁食期间可通过静脉供给营养,症状减轻后试用胃管喂养。脐部用 3% 过氧化氢清洗,涂抹碘酒、酒精。

2.抗毒素

抗毒素只能中和游离破伤风毒素,对已与神经节苷脂结合的毒素无效,因此越早用越好。破伤风抗毒素 10 000～20 000 U 肌内注射或静脉滴注,3 000 U 脐周注射,用前须做皮肤过敏试验;或破伤风免疫球蛋白 500 U 肌内注射,破伤风免疫球蛋白血浓度高,半衰期长达 30 天,且不会发生变态反应,但该药不易获得。

3.止痉药

控制痉挛是治疗成功的关键。

(1)地西泮:首选,每次 0.3～0.5 mg/kg,缓慢静脉注射,5 分钟内即可达有效浓度,但半衰期短,不适合维持治疗,每 4～8 小时 1 次。

(2)苯巴比妥:首次负荷量为 15～20 mg/kg,缓慢静脉注射;维持量为每天 5 mg/kg,每 4～8 小时 1 次,静脉注射。可与地西泮交替使用。

(3)10％水合氯醛:每次 0.5 mL/kg,胃管注入或灌肠,常作为发作时临时用药。

4.抗生素

青霉素每天 100 000～200 000 U/kg,每天 2 次;或甲硝唑,首剂 15 mg/kg,以后 7.5 mg/kg,每 12 小时 1 次,静脉滴注,7～10 天,可杀灭破伤风杆菌。

(四)预防

严格执行新法接生完全可预防本病。一旦接生时未严格消毒,须在 24 小时内将患儿脐带远端剪去一段,并重新结扎、消毒脐带,同时肌内注射破伤风抗毒素 1 500～3 000 U,或注射破伤风免疫球蛋白 75～250 U。

四、新生儿巨细胞病毒感染

该病是由巨细胞病毒感染引起。巨细胞病毒是人类先天性病毒感染中最常见的病原体,属于疱疹病毒,为双链 DNA 病毒,因病毒在受染细胞内复制时产生典型的巨细胞病毒而得名。巨细胞病毒根据抗原差异有不同毒株,但各株间 DNA 有 80％～90％的同源性。巨细胞病毒普遍存在于自然界,一旦侵入人体,将长期或终身存在于机体内,当机体免疫力正常时呈潜伏感染状态。感染的发生与地区、环境、居住条件、经济状况、性别、年龄等有关。据统计,发达国家先天性巨细胞病毒感染占活产婴儿的 0.5％～2％,是导致先天性耳聋和神经发育障碍的最常见的感染性疾病。我国是巨细胞病毒感染的高发地区,孕妇巨细胞病毒-IgG 抗体阳性率高达 95％。母孕期初次感染(原发感染)或母孕期免疫力下降潜伏感染重新激活(复燃)和不同抗原的巨细胞病毒感染时(又称再发感染),病毒通过胎盘感染胎儿称先天性感染。新生儿出生时经产道吸入含巨细胞病毒的分泌物为出生时感染。出生后不久接触母亲含有巨细胞病毒的唾液、尿液、摄入带病毒的母乳、输血引起的感染称出生后感染。由于母乳中巨细胞病毒排毒为 58％～69％,因此,摄入带病毒的母乳是生后感染的重要途径。

(一)临床表现

(1)先天性感染(宫内感染):①母为原发感染时,30％～50％的胎儿被感染,可引起流产、死胎、死产、早产、宫内发育迟缓、小于胎龄,其中 10％～15％的新生儿出生时出现多器官、多系统受损的症状和体征,20％～30％于新生儿期死亡,主要死于弥散性血管内凝血、肝衰竭或继发严重细菌感染;10％以上死于生后第 1 年;60％～90％留有后遗症,其中神经系统后遗症高达 50％～90％。85％～90％出生时无症状的亚临床感染者中,10％～15％以后出现后遗症。②母为再发感染时,仅 0.5％～3％的胎儿被感染,其中 85％～90％的新生儿出生时无临床症状,但亚临床感染病例中,10％～15％有后遗症,且多限于听力受损。如听力障碍早期进行干预,则智力发育不受影响。③常见的临床症状有黄疸、肝/脾大、肝功能损害、呼吸窘迫、间质性肺炎、心肌炎、皮肤瘀斑、血小板减少、贫血、脑膜脑炎、小头畸形、脑室周围钙化、脑室扩大、胚胎生发层基质囊肿、视网膜脉络膜炎、脐疝等。④常见的后遗症有感觉性神经性耳聋，智力、运动发育障碍，甚至脑性瘫痪、癫痫、视力障碍、牙釉质钙化不全、慢性肺疾病等。其中感觉性神经性耳聋是最常见的后遗症(出生时无症状者发生率为 10%～15%，症状性高达 60%)，多在 1 岁左右出现，常为双侧性，并呈进行性加重。⑤新生儿出生后 2～3 周内病毒学检查阳性。

(2)出生时或出生后感染潜伏期为 4～12 周，多数表现为亚临床感染。新生儿期主要表现为肝炎和间质性肺炎，足月儿常呈自限性经过，预后一般良好。早产儿还可表现为单核细胞增多症、血液系统损害、心肌炎等，死亡率高达 20%。输血传播可引起致命后果。

(二)实验室检查

1.病毒分离

此法最可靠、特异性最强，尿标本中病毒量高，且排病毒持续时间可长达数月至数年，但排病毒为间歇性，多次尿培养分离可提高阳性率；此外，脑脊液、唾液等也可行病毒分离。

2.巨细胞病毒标志物检测

在各种组织或脱落细胞中可检测出典型的包涵体、病毒抗原、颗粒或基因等巨细胞病毒标志物，其中特异性高、敏感的方法是采用 DNA 杂交试验检测患儿样本中的巨细胞病毒；或采用 PCR 技术体外扩增特异性巨细胞病毒基因片段检出微量病毒。取新鲜晨尿或脑脊液沉渣涂片，在光镜下找典型病变细胞或核内包涵体。此法特异性高，但阳性率低，有时需多次采样才能获得阳性结果。

3.检测血清中巨细胞病毒-IgG、IgM、IgA 抗体

IgM、IgA 抗体不能通过胎盘，因此，脐血或新生儿生后 2 周内血清中检出 IgM、IgA 抗体是先天性感染的标志。但其水平低，故阳性率也低。IgG 可通过胎盘，从母体获得的 IgG 在生后逐渐下降，6～8 周降至最低点，若血清 IgG 滴度升高持续 6 个月以上，提示宫内感染。

(三)治疗

1.治疗药物

更昔洛韦是治疗症状性先天性巨细胞病毒感染的首选药物。有报道的剂量为每天 12 mg/kg，分 2 次给药，静脉滴注，疗程 6 周。但鉴于巨细胞病毒感染的普遍性及病毒致病的复杂性，且该药仅能抑制病毒的复制，不能杀灭病毒，长期应用可引起耐药性及远期毒副作用，主要有粒细胞和血小板减少，肝、肾功能损害、胃肠道及神经系统并发症等。因此，应严格掌握更昔洛韦的应用指征：①有中枢神经系统累及的先天性巨细胞病毒感染；②有明显活动期症状的巨细胞病毒感染，如肺炎、肝炎、脑炎或视网膜脉络膜炎等。无症状性巨细胞病毒感染，或轻症，尤其是生后感染，可暂不应用该药。

2.治疗并发症

有听力障碍者应早期干预，必要时可应用人工耳蜗。

五、先天性弓形虫感染

弓形虫病是由刚地弓形虫引起的人畜共患病。该病原广泛存在于自然界。几乎所有哺乳动物和人及某些鸟类都是中间宿主，猫科动物是其唯一的终宿主。世界各地感染以欧美国家为著，其中法国人群阳性率高达 80%，我国在 8% 以下。成人弓形虫感染大多为亚临床感染。经胎盘传播引起胎儿先天性弓形虫感染者，其孕母几乎均为原发性感染，母亲慢性感染引起的先天性感染罕见。弓形虫病经胎盘传播率约为 40%，且传播率随胎龄增大而增加，但胎儿感染严重程度

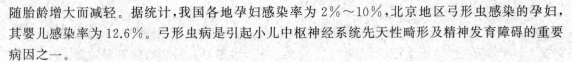

随胎龄增大而减轻。据统计,我国各地孕妇感染率为 2%～10%,北京地区弓形虫感染的孕妇,其婴儿感染率为 12.6%。弓形虫病是引起小儿中枢神经系统先天性畸形及精神发育障碍的重要病因之一。

(一)临床表现

中枢神经系统受损和眼症状最为突出。脉络膜视网膜炎、脑积水、脑钙化灶是先天性弓形虫病常见的三联症。先天性弓形虫感染中 2/3 的患儿出生时无明显症状,但其中 1/3 已有亚临床改变。未治疗者于生后数周或数月,甚至数年逐渐出现症状。症状有轻、中、重之分,与宫内感染时母孕期有关。母妊娠早期感染症状较重者,可引起流产、早产或死胎;妊娠中晚期感染,新生儿可为亚临床感染,或出生后逐渐出现临床症状。

主要表现如下。①全身症状:早产、宫内生长迟缓、黄疸、肝/脾大、皮肤紫癜、皮疹、发热或体温不稳、肺炎、心肌炎、肾炎、淋巴结肿大等。②中枢神经系统:可出现脑膜脑炎的症状和体征,如前囟隆起、抽搐、角弓反张、昏迷等。脑脊液常有异常,表现为淋巴细胞增多、蛋白质增高、糖减少。头颅 CT 示阻塞性脑积水、脑皮质钙化等。脑积水有时是先天性弓形虫感染的唯一表现,可发生在出生时,或出生后逐渐发生。③眼部病变:脉络膜视网膜炎最常见,一侧或双侧眼球受累,还可见小眼球、无眼球等,是引起儿童视力受损的最常见病因之一。仅有 10% 的病例出生时上述症状明显,其中 10% 左右的患儿死亡,幸存者大部分遗留中枢神经系统后遗症,如智力发育迟缓、惊厥、脑性瘫痪、视力障碍等。出生时有症状者中 30%～70% 可发现脑钙化,如不治疗,病灶可增大增多;若经治疗,其中 75% 的钙化灶可在 1 岁时减小或消失。

(二)诊断

应结合孕母感染史、临床表现,但确诊必须依靠病原学或血清学检查。

1.病原检查

取血、体液或淋巴结,直接涂片或接种、组织细胞培养找病原体。但该方法操作复杂,阳性率低。

2.抗体检测

酶联免疫吸附试验检测血清弓形虫 IgG、IgM,该方法敏感性高,特异性强;聚合酶链反应检测血或胎儿羊水弓形虫 DNA,后者阳性提示胎儿宫内感染。

(三)治疗

1.磺胺嘧啶

每天 100 mg/kg,分 4 次口服,疗程 4～6 周。

2.乙胺嘧啶

每天 1 mg/kg,每 12 小时 1 次,2～4 天减半;疗程 4～6 周,用 3～4 疗程,每疗程间隔 1 个月。多数专家推荐两药联合应用至 1 岁。但可引起骨髓抑制和叶酸缺乏,因此用药期间应定期观察血常规并服用叶酸 5 mg,每天 3 次。

3.螺旋霉素

在胎盘组织中浓度高,且不影响胎儿,适用于弓形虫感染的孕妇及先天性弓形虫病患儿。成人每天 2～4 g,儿童每天 100 mg/kg,分 2～4 次服用。

4.皮质激素

适用于脉络膜视网膜炎及脑脊液蛋白水平≥10 g/L 者,可选用泼尼松 0.5 mg/kg,每天 2 次。孕妇应进行血清学检查,妊娠初期感染弓形虫者应终止妊娠,中后期感染者应予治疗。

(四)预后

母亲孕早、中期获得弓形虫感染导致胎儿出生时或围产期死亡率分别为 35％或 7％。出生时有先天性弓形虫感染的婴儿,死亡率高达 12％。先天性感染者高度易感眼部病变、神经发育障碍和听力障碍,其中智力发育障碍发生率为 87％,惊厥为 82％,痉挛和脑性瘫痪为 71％,耳聋为 15％。长期随访资料显示,亚临床型感染的新生儿至成年期,眼部或神经系统病变高达 80％～90％。母孕 20 周前感染者应终止妊娠。

(周丽萍)

第十一节　新生儿低血糖和高血糖

一、新生儿低血糖

(一)定义

新生儿出生后血糖浓度有一自然下降继而上升的过程,并且许多低血糖的新生儿并无任何临床症状和体征,因此,长期以来新生儿低血糖的定义一直未完全统一。目前多数学者认为,血清葡萄糖水平＜2.2 mmol/L(40 mg/dL)应诊断为新生儿低血糖,而不考虑出生体重、胎龄和生后日龄。由于葡萄糖是新生儿脑细胞的基本能源来源,因此,如不及时纠正低血糖将会造成永久性的脑损伤。

(二)病因和发病机制

新生儿低血糖有暂时性或持续性之分。

1.暂时性低血糖

指低血糖持续时间较短,一般不超过新生儿期。

(1)糖原和脂肪储备不足:糖原储备是新生儿出生后 1 小时内能量的主要来源,糖原储备主要发生在妊娠的最后 4～8 周。因此,早产儿可受到不同程度的影响,且胎龄越小,糖原储备越少,而出生后所需能量又相对较高,糖异生途径中的酶活力也低。此外,宫内窘迫也可减少糖原储备。即使是足月儿,由于出生后 24 小时内糖原异生和酮体生成过程中某些关键酶发育不成熟,如生后喂养延迟至 6～8 小时,将有 30％的婴儿血糖降至 2.78 mmol/L(50 mg/dL)以下,10％降至 1.67 mmol/L(30 mg/dL)以下。

(2)葡萄糖消耗增加:应激状态下,如窒息、严重感染等,儿茶酚胺分泌增加,血中高血糖素、皮质醇类物质水平增高,血糖增高,继之糖原耗竭,血糖水平下降。无氧酵解使葡萄糖利用增多,也可引起低血糖。低体温、先天性心脏病等,常由于热量摄入不足,葡萄糖利用增加,可致低血糖。

(3)高胰岛素血症。①糖尿病母亲婴儿:由于母亲高血糖时引起胎儿胰岛β细胞代偿性增生,高胰岛素血症,而出生后母亲血糖供给突然中断所致。②Rh 溶血病:红细胞破坏致谷胱甘肽释放,刺激胰岛素分泌增加;换血时用枸橼酸葡萄糖做保养液血换血后,因保养液中葡萄糖浓度较高,刺激胰岛素分泌增加,导致低血糖。

2.持续性低血糖

持续性低血糖指低血糖持续至婴儿或儿童期。

(1)婴儿先天性高胰岛素血症:世界范围内发病率为活产婴的 0.3‰~0.5‰。主要与基因缺陷有关,其中最常见、最严重的基因缺陷为位于 β 胰岛细胞膜上编码 ATP 敏感性钾通道的 2 个亚单位基因突变引起 ATP 敏感性钾通道缺陷。少见的有 Beckwith 综合征、先天性糖基化疾病等。

(2)内分泌缺陷:先天性垂体功能低下、先天性肾上腺皮质增生症、高血糖素及生长激素缺乏等。

(3)遗传代谢性疾病。①碳水化合物疾病:如糖原贮积症Ⅰ型、Ⅲ型,半乳糖血症等。②脂肪酸代谢性疾病:如中链酰基辅酶 A 脱氢酶缺乏。③氨基酸代谢缺陷:如支链氨基酸代谢障碍、亮氨酸代谢缺陷等。

(三)临床表现

低血糖多出现于生后 24~72 小时。糖尿病母亲所生婴儿低血糖出现较早,经治疗后多于 24 小时内恢复正常。大多数低血糖患儿无临床症状。据统计,无症状性是症状性低血糖的 10~20 倍。症状性低血糖其症状和体征也为非特异性,如反应差、喂养困难、呼吸暂停、嗜睡、发绀、哭声异常、颤抖、震颤,甚至惊厥等,但经静脉注射葡萄糖后上述症状消失,血糖恢复正常。

(四)辅助检查

(1)血糖测定:高危儿应在生后 4 小时内反复监测血糖,以后每隔 4 小时复查,直至血糖浓度稳定。由于纸片法检测简便、快速、无创,可作为高危儿的筛查,但确诊需依据化学法(如葡萄糖氧化酶)测定的血清葡萄糖值。须注意:①取标本后应及时测定,因室温下红细胞糖酵解增加,血糖值每小时可下降 0.83~1.11 mmol/L(15~20 mg/dL);②由于新生儿红细胞多,且其中还原型谷胱甘肽含量高,红细胞糖酵解增加,故全血糖值较血清糖低 10%~15%,当血糖值 <1.67 mmol/L(30 mg/dL)时,这种差异更大。

(2)持续性低血糖者应酌情选测血胰岛素、高血糖素、T_4、TSH、生长激素、皮质醇,血、尿氨基酸及有机酸等。

(3)高胰岛素血症时可行胰腺 B 超或 CT 检查;疑有糖原贮积病时可行肝活检测定肝糖原和酶活力。

(五)治疗

由于并不能确定引起脑损伤的低血糖阈值,因此不管有无症状,低血糖者均应及时治疗。

(1)无症状性低血糖并能进食者可先进食,并密切监测血糖,低血糖不能纠正者可静脉输注葡萄糖,按 6~8 mg/(kg·min)速率输注,每小时监测微量血糖 1 次,并根据血糖测定结果调节输糖速率,稳定 24 小时后逐渐停用。

(2)症状性低血糖:可先给予 1 次剂量的 10% 葡萄糖 200 mg/kg(2 mL/kg),按每分钟 1.0 mL 静脉注射;以后改为 6~8 mg/(kg·min)维持,以防低血糖反跳。每 1 小时监测血糖 1 次,并根据血糖值调节输糖速率,正常 24 小时后逐渐减慢输注速率,48~72 小时停用。低血糖持续时间较长者可加用氢化可的松 5 mg/kg,静脉注射,每 12 小时 1 次;或泼尼松 1~2 mg/(kg·d),口服,共 3~5 天,可诱导糖异生酶活性增高。极低体重早产儿对糖耐受性差,输糖速率 >6 mg/(kg·min)易致高血糖症。

(3)持续性低血糖:①婴儿先天性高胰岛素血症首选二氮嗪,每天 5~20 mg/kg,分 3 次口服。如无效可用二线药物奥曲肽,每天 5~25 μg/kg,6~8 小时肌内注射或静脉注射。②高血糖

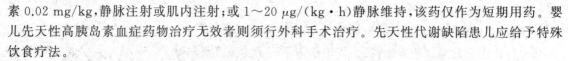

素 0.02 mg/kg,静脉注射或肌内注射;或 1~20 μg/(kg·h)静脉维持,该药仅作为短期用药。婴儿先天性高胰岛素血症药物治疗无效者则须行外科手术治疗。先天性代谢缺陷患儿应给予特殊饮食疗法。

(六)预防

(1)避免可导致低血糖的高危因素(如寒冷损伤等),高危儿定期监测血糖。

(2)生后能进食者宜早期喂养。

(3)不能经胃肠道喂养者可给 10%葡萄糖静脉滴注,足月适于胎龄儿按 3~5 mg/(kg·min)、早产适于胎龄儿以 4~6 mg/(kg·min)、小于胎龄儿以 6~8 mg/(kg·min)速率输注,可达到近似内源性肝糖原的产生率。

二、新生儿高血糖

(一)定义

新生儿全血血糖>7.0 mmol/L(125 mg/dL),或血清葡萄糖水平>8.40 mmol/L(150 mg/dL)为新生儿高血糖的诊断标准。

(二)病因和发病机制

1.血糖调节功能不成熟

血糖调节功能不成熟是新生儿,尤其是极低出生体重儿高血糖的最常见原因。新生儿对葡萄糖的耐受个体差异很大,胎龄越小、体重越轻,对糖的耐受越差。极低出生体重儿即使输糖速率在 4~6 mg/(kg·min)时也易发生高血糖。同时新生儿本身胰岛 β 细胞功能不完善,对高血糖反应迟钝,胰岛素对葡萄糖负荷反应低下,以及存在相对性胰岛素抵抗,引起肝脏产生葡萄糖和胰岛素浓度及输出之间失衡,是新生儿高血糖的内在因素,尤其是极低出生体重儿。

2.应激性

在窒息、寒冷损伤、严重感染、创伤等危重状态下,血中儿茶酚胺、皮质醇、高血糖素水平显著升高,糖异生作用增强而引起高血糖。

3.医源性输注高浓度葡萄糖或脂肪乳

医源性输注高浓度葡萄糖或脂肪乳,尤其输注速率过快时,易引起高血糖。应用某些药物,如肾上腺素、糖皮质激素也可导致高血糖;氨茶碱可抑制磷酸二酯酶,使 cAMP 浓度升高,后者激活肝葡萄糖输出,使血糖增高;其他的药物还有咖啡因、皮质类固醇、苯妥英钠等。

4.新生儿糖尿病

新生儿糖尿病十分罕见,可以是:①暂时性(持续 3~4 周);②暂时性以后复发;③永久性糖尿病,约 1/3 的患儿有糖尿病家族史,多见于小于胎龄儿。

(三)临床表现

轻者可无症状;血糖增高显著者表现为脱水、多尿、体重下降等高渗性利尿症状,严重者可因高渗血症致颅内出血。新生儿糖尿病可出现尿糖阳性、尿酮体阴性或阳性。

(四)防治

早产儿,尤其是极低出生体重儿应用 5%的葡萄糖,输糖速率应≤5~6 mg/(kg·min),并应监测血糖水平,根据血糖水平调节输糖速率。轻度、短暂(24~48 小时)高血糖可通过减慢葡萄糖输注速率纠正;治疗原发病、纠正脱水及电解质紊乱。当高血糖不易控制且空腹血糖水平>14 mmol/L 时给胰岛素。开始每小时 0.01 U/kg,逐渐增至 0.05~0.1 U/kg 输注,但应每30 分钟监测血糖 1 次,以防低血糖发生,血糖正常后停用。

(周丽萍)

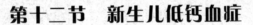

第十二节 新生儿低钙血症

新生儿低钙血症指血清总钙＜1.75 mmol/L（7 mg/dL），血清游离钙＜1mmol/L（4 mg/dL），是新生儿惊厥的常见原因之一。对于极低出生体重儿血清游离钙水平通常为0.8～1 mmol/L，且可没有任何临床症状。

一、病因和发病机制

胎盘能主动向胎儿转运钙，故胎儿通常血钙不低。由于妊娠晚期母亲血甲状旁腺激素水平高，分娩时胎儿脐血总钙和游离钙均高于母血水平，故使新生儿甲状旁腺功能暂时受到抑制（即甲状旁腺激素水平较低）。出生后，因母亲来源的钙供应突然停止，外源性钙摄入尚不足，而新生儿甲状旁腺激素水平较低，骨钙不能动员入血，最终导致低钙血症的发生。

（一）早期低血钙

早期低血钙是指发生于生后72小时内，常见于早产儿、小于胎龄儿、糖尿病及妊娠高血压疾病母亲所生婴儿。有难产、窒息、感染及产伤史者也易发生低钙血症，可能是由于细胞破坏、导致高血磷或与钙结合所致。

（二）晚期低血钙

晚期低血钙是指发生于72小时后，常发生于牛乳喂养的足月儿，主要是因为牛乳中磷含量高（900～1 000 mg/L，人乳150 mg/L），钙/磷比不适宜（1.35：1，人乳2.25：1）导致钙吸收差，同时新生儿肾小球滤过率低，肾小管对磷再吸收能力强，导致血磷过高，血钙沉积于骨，发生低钙血症。此外，也见于长期肠吸收不良的患儿。

（三）其他

因过度通气（如呼吸机使用不当）导致的呼气性碱中毒，或使用碳酸氢钠等碱性药物，可使血中游离钙变为结合钙；换血或输注库存血，血液中抗凝剂枸橼酸钠也可结合血中游离钙，使血中游离钙降低；长期使用袢利尿剂，如呋塞米，导致高钙尿症，使血钙降低。

若低血钙持续时间长或反复出现，应注意有无下述疾病。

1.母甲状旁腺功能亢进

其多见于母亲甲状旁腺瘤。由于母血甲状旁腺激素水平持续增高，孕妇和胎儿高血钙，使胎儿甲状旁腺被严重抑制，从而生后发生顽固而持久的低钙血症，可伴发低镁血症，血磷一般高于2.6 mmol/L（8.0 mg/dL），应用钙剂可使抽搐缓解，疗程常持续数周之久。

2.暂时性先天性特发性甲状旁腺功能不全

该病是良性自限性疾病，母甲状旁腺功能正常，除用钙剂治疗外，还须用适量的维生素D治疗数月。

3.先天性永久性甲状旁腺功能不全

该病是由于新生儿甲状旁腺先天缺如或发育不全所致，为X连锁隐性遗传。具有持久的甲状旁腺功能低下和高磷酸盐血症。如合并胸腺缺如、免疫缺陷、小颌畸形和主动脉弓异常则为DiGeorge综合征。

二、临床表现

症状多出现于生后 5～10 天。主要表现为呼吸暂停、激惹、烦躁不安、肌肉抽动及震颤、惊跳，重者发生惊厥，手足搐搦和喉痉挛在新生儿少见。发作间期一般情况良好，但肌张力稍高，腱反射增强，踝阵挛可呈阳性。早产儿生后 3 天内易出现血钙降低，其降低程度一般与胎龄成反比，通常无明显症状体征，可能与其发育不完善、血浆蛋白低和酸中毒时血清游离钙相对较高等有关。

三、辅助检查

血清总钙＜1.75 mmol/L（7 mg/dL），血清游离钙＜1.0 mmol/L（4 mg/dL），血清磷常＞2.6 mmol/L（8 mg/dL），碱性磷酸酶多正常。还应同时检测患儿血清镁、甲状旁腺激素水平，必要时需测定母亲血钙、磷和甲状旁腺激素水平。心电图示心律不齐、QT 间期延长（早产儿＞0.2 秒，足月儿＞0.19 秒）。胸片上看不到胸腺影可能提示 DiGeorge 综合征。

四、治疗

（一）补充钙剂

1.方法

（1）凡因严重低钙导致惊厥发作或心力衰竭时，需立即静脉补钙。10％葡萄糖酸钙溶液（含元素钙 9 mg/mL）每次 1～2 mL/kg，缓慢推注（10～15 分钟），必要时间隔 6～8 小时再给药 1 次，每天最大剂量为 6 mL/kg。惊厥停止后可口服补充元素钙 50～60 mg/(kg·d)，病程长者可持续 2～4 周，以维持血钙在 2～2.3 mmol/L(8.0～9.0 mg/dL)为宜。

（2）不伴有惊厥发作，但血清游离钙＜1 mmol/L（出生体重＞1 500 g）或血清游离钙＜0.8 mmol/L（出生体重＜1 500 g）时，应静脉持续补充元素钙 40～50 mg/(kg·d)。

（3）对于某些新生儿，如患有严重新生儿肺透明膜病、窒息、感染性休克，以及新生儿持续性肺动脉高压等，也应持续静脉补钙，使血清游离钙维持在 1.2～1.5 mmol/L（出生体重＞1 500 g）或 1～1.4 mmol/L（出生体重＜1 500 g），以预防低钙血症的发生。

2.注意事项

静脉内快速推注钙剂可使血钙浓度迅速升高而抑制窦房结引起心动过缓，甚至心脏停搏，故静脉推注时应密切监测心率和心律变化，同时应防止钙剂外溢至血管外造成严重的组织坏死和皮下钙化。

（二）补充镁剂

若使用钙剂后惊厥仍不能控制，应检查血镁。若血镁＜0.6 mmol/L(1.4 mg/dL)，可肌内注射 25％硫酸镁，每次 0.4 mL/kg。

（三）补充维生素 D

甲状旁腺功能不全者长期口服钙剂的同时还应给予维生素 D_2 10 000～25 000 IU/d 或二氢速变固醇 0.05～0.1 mg/d 或 1,25-$(OH)_2D_3$ 0.25～0.5 μg/d。治疗过程中应定期监测血钙水平，调整维生素 D 的剂量。

（四）调整饮食

停喂含磷过高的牛乳，改用母乳或钙磷比例适当的配方乳。

（周丽萍）

第四章

神经系统疾病

第一节 惊 厥

惊厥是由多种原因所致暂时性脑功能障碍,大脑运动神经元异常放电,引起全身或局部肌肉出现强直性或阵挛性抽搐,伴有程度不等的意识障碍。5‰~6‰的小儿曾有过1次或多次惊厥,其中尤以热性惊厥和癫痫最常见。

一、病因

(一)热性惊厥

1.颅内感染性疾病

细菌性脑膜炎、脑脓肿、脑血管炎、颅内静脉窦炎、结核性脑膜;病毒性脑膜炎、脑炎;脑寄生虫病;真菌性脑炎。

2.颅外感染性疾病

(1)呼吸道感染:上呼吸道感染、急性扁桃体炎、各种肺炎。

(2)消化道感染:各种细菌性、病毒性胃肠炎。

(3)泌尿系统感染:急性肾盂肾炎。

(4)全身性感染和传染病:败血症、破伤风、幼儿急症、百日咳、麻疹、猩红热、伤寒等。

(5)瑞氏综合征。

(二)无热惊厥

1.颅内非感染性疾病

癫痫;颅脑创伤(包括产伤、手术);颅内出血;颅内占位性病变,如肿瘤、囊肿等;中枢神经系统畸形;中枢神经系统遗传性、变性及脱髓鞘疾病;脑血管病发育异常,脑叶、沟回发育畸形。

2.颅外非感染性疾病

(1)中毒:包括有毒(如蛇毒等)、植物(毒蕈、包果、桃仁、苦杏仁、荔枝、木薯、发芽马铃薯、马桑子、苍儿子、蓖麻子、地瓜子等)、药物(中枢兴奋药、氨茶碱、阿托品、抗组胺类药、山道年、呱嗪、异烟肼、阿司匹林、安乃进、氯丙嗪等)、农药(1605、1509、敌敌畏、敌百虫、乐果、666、DDT等)、杀鼠药(磷化锌、安妥、毒鼠强等)及其他如一氧化碳、煤油、汽油等。

（2）代谢性疾病：低血糖、低血钙、低血钠、低血镁、高血钠、高胆红素血症，遗传代谢缺陷如苯丙酮尿症、半乳糖症、有机酸尿症、维生素 B_6 依赖症、脂质积累症，维生素 B_1、B_6、D、K 缺乏症，糖尿病等。

（3）心源性疾病：法洛四联症失水时易致脑血栓，肺动脉漏斗部痉挛时脑缺氧、缺血，克山病引起的脑血栓等，均可导致惊厥发生。

（4）肾源性疾病：任何肾脏疾病或尿道畸形导致高血压或尿毒症时均可引起惊厥。

（5）其他：每天大剂量放射治疗，接种百日咳疫苗后，出血性疾病伴颅内出血及其他全身或及其他系统疾病并发症，如系统性红斑狼疮、风湿病、肝性脑病等。

二、诊断

（一）病史

要详细了解惊厥发作的类型、持续时间、意识状态、伴随症状及发作前有无诱因，发热与惊厥的关系。医师应争取亲自观察到惊厥发作的全过程。

（二）临床特征

1.典型惊厥发作

患儿突然意识丧失，全身骨骼肌不自主、持续强直收缩，继而转入阵挛期，不同肌群交替收缩，肢体及躯干有节律地抽动，口吐白沫。发作后可入睡，醒后对发作不能回忆。

2.局限性运动发作

发作时意识不丧失，常有某个肢体或面部抽搐。

3.新生儿惊厥发作

可表现为轻微发作，如双眼凝视、眨眼或上翻，甚至可出现呼吸暂停，也可表现为局部痉挛（如面部、四肢）或全身强直性发作，头后仰，角弓反张。

4.惊厥持续状态

一次惊厥发作持续 30 分钟以上，或频繁发作连续 30 分钟以上、发作间期意识不能恢复。

（三）辅助检查

三大常规、血生化、脑脊液、脑电图和头部 CT 或 MRI 检查。

三、治疗

（一）一般治疗

惊厥发作时，让患儿取侧半卧位，解开衣领，避免摔倒。频繁惊厥者可用纱布包住压板放在上下磨牙之间，但牙关紧闭者不用。注意保持呼吸道通畅及对患儿生命体征的监护。

（二）控制惊厥的药物

控制惊厥的理想药物应该是：①能够迅速进入脑组织；②具有即刻起效的抗惊厥作用；③对意识状态或呼吸功能没有明显的抑制作用；④有一长时间的抗惊厥作用，以至惊厥发作无复发；⑤能有效地阻断惊厥对运动、大脑和全身的影响作用。

1.一线药物

具体药物见表 4-1。

（1）地西泮（安定）：进入大脑迅速，止惊快，静脉给药一般 1～2 分钟生效，80％患儿在 5 分钟内迅速止惊，作用可持续 15～30 分钟。

表 4-1　一线抗惊厥药物一览表

药物	每次剂量	用法
地西泮	0.2～0.4 mg/kg	iv
	0.5 mg/kg	pr
劳拉西泮	0.05～0.1 mg/kg	iv
氯硝西泮	0.02～0.1 mg/kg(<4 mg)	iv
咪达唑仑	0.05～0.2 mg/kg(<5 mg)	iv
苯巴比妥	20 mg/kg	iv
丙戊酸钠	15～20 mg/kg	iv

(2)劳拉西泮:0.06～0.1 mg/kg(<4 mg)静脉注射。静脉注射后很容易透过血-脑脊液屏障,作用迅速,2～3分钟起效,作用时间持续12～48小时,北美国家常作为癫痫持续状态首选药。

(3)苯妥英钠:单药对癫痫持续状态的控制率为41%～90%,不影响意识和呼吸。

(4)丙戊酸钠:本药具有广谱、耐受性好、无呼吸抑制及降压的不良反应,能直肠给药。

(5)苯巴比妥钠:抗惊厥治疗有效安全,持续时间可达6～12小时,常与地西泮合用,可取得较好的疗效。主要缺点是呼吸抑制较强,也影响血压和意识。

2.二线用药

(1)利多卡因:该药作用快,维持时间短,但可有心血管系统的不良反应发生。

(2)磷苯妥英:目前最理想的抗惊厥新药。

(三)新生儿惊厥的治疗

1.一般处理

吸氧、保暖、细心护理、保持安静及呼吸道通畅、禁食、纠酸等。

2.监护

观察生命体征、神志、瞳孔、前囟变化。维持血气及 pH 在正常范围。

3.抗惊厥治疗

(1)伴低血糖:10%葡萄糖 2 mL/kg,静脉注射。然后维持静脉治疗,葡萄糖剂量最高为 8 mg/(kg·min)。

(2)无低血糖:首选苯巴比妥 20 mg/kg,静脉注射(10～15 分钟);必要时 10～15 分钟附加 5 mg/kg静脉注射。也可选用苯妥英钠 20 mg/kg,静脉[1 mg/(kg·min)];或劳拉西泮 0.05～0.1 mg/kg,静脉注射。维持治疗用苯巴比妥 3～5 mg/(kg·d),静脉注射或肌内注射;苯妥英钠 3～4 mg/(kg·d),静脉注射,3～4 天。

(3)其他:葡萄糖酸钙(5%):4 mL/kg,静脉注射;维生素 B_6:50～100 mg,静脉注射;硫酸镁 (25%):0.2～0.4 mL/kg,肌内注射。维持治疗用葡萄糖酸钙 500 mg/(kg·d),口服;硫酸镁 (25%)0.2 mL/(kg·d),肌内注射。

4.新生儿抗惊厥药物的疗程

取决于神经系统检查、病因、脑电图。

(1)新生儿期:神经系统检查已正常可停止用药;神经系统检查持续异常要寻找病因、复查脑电图,多数须继续用苯巴比妥,停用苯妥英钠,1 个月后复查。

(2)出院后 1 个月:神经系统检查已正常可停止用苯巴比妥;神经系统检查仍持续异常要复

查脑电图,若脑电图无惊厥放电,停药。

(四)控制惊厥持续状态的用药步骤

(1)首选苯二氮䓬类药物:常用的药物是地西泮、咪达唑仑和劳拉西泮,任选一种。如不能建立静脉通道,则用地西泮(0.5 mg/kg)直肠给药。在欧洲国家咪达唑仑通常作为惊厥持续状态的首选苯二氮䓬类药物。咪达唑仑可肌内注射、静脉注射和直肠给药。咪达唑仑作用时间短,单次静脉注射后易复发。其从体内清除的速度快于地西泮,故而不容易蓄积。咪达唑仑静脉推注的用量为 0.1～0.2 mg/kg,肌内注射为 0.2 mg/kg,最大量 5 mg。目前国内推荐使用的方法是静脉推注咪达唑仑后以 2～12 μg/(kg·min)持续泵入维持治疗。

(2)静脉注射地西泮或劳拉西泮后未能控制发作,10～15 分钟后可重复 1 次。若在第 1 剂直肠用地西泮后仍未建立静脉通道,则用副醛灌肠(0.3～0.4 mL/kg)。

(3)10 分钟后仍无效,进入第 3 步。可使用磷苯妥英,因其作用时间长,不产生呼吸抑制,也不导致意识障碍,从而优先选用。静脉注射与肌内注射均可,但静脉注射更好。磷苯妥英可快速静脉注射,且不需要再给予苯二氮䓬类药物。如果患儿惊厥持续状态停止后未在预期的时间清醒过来,应行脑电图排除非惊厥性癫痫持续状态。也可使用静脉用丙戊酸钠以生理盐水稀释后于 2～5 分钟静脉推注。也可用苯巴比妥静脉注射,但要注意呼吸抑制和血压下降。

(4)开始第 3 步治疗后 20 分钟仍持续惊厥,应采用硫硫喷妥钠等快速诱导麻醉。全身麻醉应在 ICU 监护下进行,监测患儿的血压、心率、体温和血氧饱和度,并持续脑电图和脑功能监测,随时观察麻醉下惊厥控制的情况。惊厥控制后,至少维持 24 小时,再缓慢撤药。如惊厥复发,再重新麻醉。

(五)防治脑水肿和脑损伤

(1)20%甘露醇(新生儿用小剂量)、呋塞米、地塞米松或清蛋白。

(2)改进脑细胞代谢:胞磷胆碱、脑活素、ATP、辅酶 A 等。

(六)病因治疗

根据不同病因予以治疗。

(七)预防发作

惊厥控制后继续用抗惊厥药

(1)若为癫痫患儿,应按发作类型选药,规律服药 2～4 年,控制发作后再逐渐减药和停药。

(2)为防止短期内再发作,可给予苯巴比妥肌内注射维持,每次 5～10 mg/kg。

(3)如本次惊厥由急性脑疾病(脑炎、脑膜炎)引起,可继续用苯巴比妥数月或 1～2 年,每天 3～5 mg/kg。

(4)代谢异常所致者,主要纠正代谢紊乱,抗癫痫药仅短期使用。

(李园园)

第二节 脑 水 肿

脑是人体最重要的器官,脑重量虽占全身重量的 2%左右,但其血流占全身血液循环的 15%,儿童的脑耗氧量为全身耗氧量的 40%,脑组织又是一个半液体器官,水分占 80%,一旦水电解质在脑组织中病理蓄积即成为脑水肿。所谓脑水肿是指脑组织的水分含量增加引起脑增大的病理改变,增加的水分可位于细胞内或细胞外。脑水肿是儿科临床常见的危重综合征,可直接危害小儿生命中枢,甚至危及患儿生命。

一、临床分型

脑水肿的分类方法尚无统一标准,目前常用的是从病理、病程及病因角度进行分型。

(一)病程分型

1.急性脑水肿

儿科临床最常见的原因为感染、中毒与缺氧。

(1)急性感染:包括各种颅内感染及全身性感染如中毒性肺炎、中毒性菌痢、败血症及瑞氏综合征等。

(2)脑缺氧或缺血:包括窒息、溺水、溺粪、急性心力衰竭或呼吸衰竭。

(3)中毒:食物中毒与药物中毒如维生素 A、维生素 D 等可导致小儿急性脑水肿。

(4)其他:如惊厥持续状态、水电解质紊乱、中毒、高血压脑病、颅内出血、输液或输血反应等均可导致脑水肿。

2.慢性脑水肿

(1)颅内病变:颅内肿瘤、慢性硬膜下血肿、脑脓肿、颅内寄生虫病、脑积水或颅内静脉窦栓塞等。

(2)全身性疾病:包括脑膜白血病、尿毒症、维生素 A 过量或缺乏、严重贫血、长期静脉高营养、慢性肺部感染均可致慢性脑水肿。

(二)病理分型

病理分型是较早且是最经典的分类方法。Klatzo 在 1965 年第一届国际脑水肿会议上,根据神经病学和实验室的观察,将脑水肿分为两种主要类型,即血管源性脑水肿与细胞毒性脑水肿。Fishman 在 1975 年又补充提出了一类间质性脑水肿,使这一分类方法更加完整,后为大多数学者所接受。

1.血管源性脑水肿

由于脑毛细血管内皮细胞通透性增加,血-脑脊液屏障破坏血管内血浆与水分大量向细胞外间隙渗漏导致脑水肿,这类脑水肿称为血管源性脑水肿,水肿以白质为主,其中星形细胞变化最明显,这是因为脑白质细胞外间隙比皮层及皮层下灰质宽大的缘故。在光镜下可见脑细胞外及血管周围间隙扩大,脑白质内结构疏松,神经纤维离断。电镜下发现血-脑脊液屏障的改变主要为血管内皮细胞内吞饮小泡大量增多或有紧密连接的缺损而致脑水肿,脑组织松解。

血管源性脑水肿在临床上常见于脑病、脓肿、出血、梗死和脑外伤,也可见于化脓性脑膜炎。CT 检查在发病后 7 天多数为低密度改变,而后为密度增高改变。

2.细胞毒性脑水肿

细胞毒性脑水肿是由于缺氧、缺血、低钠综合征或脑炎等原因引起细胞内依靠三磷酸腺苷的钠泵功能丧失,钠离子很快积聚在细胞内,并将水分带入细胞内而产生细胞中毒性脑水肿,这种脑水肿可为局限性也可呈弥散性分布,通常脑灰、白质同时受累。在光镜下,脑组织所有的细胞成分如神经元、毛细血管内皮细胞与星形胶质细胞均肿胀,尤以后者肿胀明显。在电镜下星形胶质细胞呈絮状,线粒体肿胀,嵴变模糊,足突明显肿胀或破裂融合成大片水肿区,在脑水肿晚期可

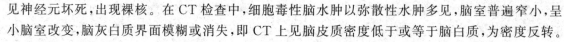

见神经元坏死,出现裸核。在 CT 检查中,细胞毒性脑水肿以弥散性水肿多见,脑室普遍窄小,呈小脑室改变,脑灰白质界面模糊或消失,即 CT 上见脑皮质密度低于或等于脑白质,为密度反转。

3.间质性脑水肿

任何原因所致脑室系统或蛛网膜下腔脑脊液循环障碍,脑室压力升高与通透性增加,脑脊液经室管膜流向脑室周围白质,以脑室周围白质水肿为主的一种脑水肿类型,称为间质性脑水肿,又称为脑积水性脑水肿。此型中最典型的见于阻塞性脑积水。在脑积水早期可见到室管膜上皮细胞变扁,室管膜下层的脑组织稀疏,轴索、胶质细胞和神经细胞分离,星形细胞肿胀,随着室管膜细胞病变加剧,水肿也日益明显。在 CT 和 MRI 检查上显示脑室扩大,脑室周围水肿在 CT 上呈带状低密度灶。MRI 上呈长 T_1 和长 T_2 带状信号异常区。长时间间质性脑水肿可导致脑白质脱髓鞘和胶质细胞增生等改变,最后导致脑萎缩。

(三)病因分型

1.感染性脑水肿

因各种急性感染性疾病引起毒血症所导致的脑水肿,包括颅内感染如脑炎、脑膜炎、中毒性脑病及颅外感染如中毒性肺炎、中毒性菌痢、败血症等。此种脑水肿在儿科临床最常见,开始以血管源性脑水肿为主,也常同时发生细胞毒性脑水肿或脑积水性脑水肿,即已发展为混合性脑水肿,后者见于部分严重化脓性脑膜炎及结核性脑膜炎。国内有学者应用伤寒内毒素颈内动脉注射,制成感染性脑水肿模型。10 分钟处死的兔已有血-脑脊液屏障的破坏,表现为脑组织蓝染。6 小时处死者蓝染加深。脑含水、钠的量显高于对照组,且电镜有血-脑脊液屏障损伤与细胞肿胀,证明已发展成为混合性脑水肿。

2.缺氧缺血性脑水肿

缺氧缺血性脑水肿是细胞毒性脑水肿最常见的原因,儿科临床多见于新生儿窒息、严重肺炎与颅内高压症等,此型脑水肿以细胞毒性水肿开始,后期出现血管源性水肿,也属于混合性脑水肿。

3.中毒性脑水肿

一些食物、毒物或药物的毒性均可引起小儿中毒而致脑水肿,误服有机磷农药抑制体内胆碱酯酶而体内乙酰胆碱大量蓄积,从而导致惊厥、昏迷及脑水肿,食物中毒有毒蕈、白果、发芽的马铃薯,食后可引起中毒,发生惊厥、脑水肿。此外,维生素过量或对维生素过敏均可致小儿脑水肿与颅内压增高。

4.外伤性脑水肿

多由颅脑外伤所致病灶周围脑组织水肿,此类水肿以血管源性脑水肿为主,常伴有脑血管扩张或收缩。

二、诊断

(一)原发病的诊断

小儿脑水肿多因严重感染、脑缺氧缺血或颅脑外伤等引起,病情来势凶猛,颅内高压症常与原发性疾病相继或同时出现,临床表现常易被混淆,故根据病史、体征作出原发病的诊断。

(二)脑水肿与颅内高压的临床诊断

国内有学者提出脑水肿及颅内高压的临床诊断,将小儿颅内高压最常见的临床表现归纳为10 大指征。根据主要指标 1 项、次要指标 2 项以上,可初步作出脑水肿的临床诊断。

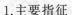

1.主要指征

呼吸不规律;高血压:高于年龄×2+13.3 kPa;视盘水肿;瞳孔改变:缩小、扩大或双侧瞳孔不等大及对光反射迟钝等;前囟紧张或隆起。

2.次要体征

昏迷;惊厥;头痛;呕吐;静脉推注甘露醇 0.25～1.0 g/kg 后,4 小时内症状明显好转。

（三）特殊检查

1.CT 检查

CT 能直观显示脑水肿及其累及范围和程度,进行脑水肿的定位、定性和定量分析。CT 上脑水肿区显示密度降低,脑水肿愈严重或距离病灶愈近,CT 值降低越明显。CT 上的占位效应是诊断脑水肿的间接征象,局限性脑水肿表现为局部脑室受压变窄和中线结构移位,弥散性脑水肿脑室系统普遍受压变窄,呈小脑室改变,而无中线移位。CT 增强扫描,脑水肿不出现明显的强化,因而可与强化较明显的病变区分开来。

2.MRI 检查

MRI 在诊断脑水肿中,比 CT 图像更清晰,发现更多、更早。异常信号即 T_1 加权像呈低信号,T_2 加权像呈高信号,且以 T_2 加权像上显示清楚。

3.颅脑 B 型超声显像

迄今尚未公认为诊断脑水肿的诊断技术。该技术可显示脑室系统被压情况,能间接了解到脑组织肿胀而诊断脑组织弥散性肿胀,间接推测可能有脑水肿存在。

4.单光子发射断层扫描

单光子发射断层扫描不仅可以了解脑缺血或充血的病变、部位与形态,还能反映脑局部血流量与脑的代谢状态,对于脑水肿的诊断有一定的价值。

三、治疗

（一）一般治疗

保持安静与卧床休息,以减少耗氧量,有躁动不安或惊厥者,应给予镇静剂与止痉药尽快控制症状。以侧卧位为最佳体位,抬高床头 20°～30°,以利于静脉回流,减轻脑水肿,但休克及血压过低者不宜抬高床头。保持呼吸道通畅,并给予氧气吸入。

（二）病因治疗

小儿脑水肿病因复杂,故对脑水肿的治疗,应针对其不同的病因采取积极的措施。如控制炎症、恢复脑血液循环、心跳呼吸骤停的及时复苏等,在小儿急性脑水肿中,各种严重感染必须积极地予以治疗,根据血及病灶分泌物的培养选用抗生素。抗生素治疗原则是早用、足量、杀菌、联合、静脉给药。在未明病原菌前,应选用 2～3 种抗生素联合应用,首剂用量可加倍,疗程根据致病菌不同来决定。

（三）药物治疗

1.脱水疗法

(1)甘露醇:甘露醇是目前临床上使用最广且最有效的高渗性脱水剂,近年来发现它不但有脱水、利尿、改善微循环的作用,还具有清除氧自由基、减少脑脊液分泌的作用。甘露醇于静脉注射后 10 分钟发生明显的脱水作用。30 分钟作用达高峰,降低颅内压作用持续 4～6 小时,一般用 20%溶液。用量为每次 0.5～1 g/kg。30 分钟内静脉注射完毕,4～6 小时 1 次。合并脑疝者可酌情加大剂量(每次最大不超过 2 g/kg),可每 2 小时 1 次,有心、肺、肾功能障碍者,或婴儿、新生儿则一般每次 0.5 g/kg,可于 45～90 分钟静脉滴注,甘露醇无肯定的禁忌证,但心脏功能不全者应慎用,同时甘露醇常可导致水电解质紊乱,故应每天测定电解质与记录出入水量。注射 3～6 小时后,可有反跳现象。新生儿、幼婴或有出血倾向者,在快速降颅压后,可导致颅内出血。

(2)甘油:10%甘油也是高渗性脱水剂,疗效好,不良反应少,且可提供热量,仅 10%～20% 无变化地从尿中排出,可减少导致水电解质紊乱与反跳现象,尤其适用于无呕吐的脑水肿或颅内高压的患儿。其降低颅内压的机制可能是提高血浆浓度,使组织水分转移到血浆内,因而引起脑组织脱水。口服或鼻饲甘油每次 0.5～1 g/kg,每 4 小时 1 次,用药后 30～60 分钟起作用,甘油的不良反应很少,可较长期服用。

(3)清蛋白:20%清蛋白有增加循环血容量和维持血管胶体渗透压的作用,对脑水肿有明显的脱水作用。剂量为每次 0.5～1 g/kg,加 10%葡萄糖稀释至 5%,缓慢静脉滴注,每天 1～2 次。清蛋白尤其适用于新生儿及营养不良患儿。

2.利尿剂

目前临床应用的最强的利尿剂是袢利尿剂,其中以呋塞米为最常用。呋塞米静脉注射后 2～5 分钟,口服 20～30 分钟发生利尿作用,作用持续 4～8 小时,其通过全身脱水而改善脑水肿。呋塞米与甘露醇合用有协同作用,可减少甘露醇的用量与延长间隔时间,防止反跳现象。且特别适用于脑水肿并发心力衰竭、肺水肿、肾衰患儿,呋塞米用量每次 0.5～2 mg/kg 静脉或肌内注射。根据尿量每天 2～6 次,呋塞米的毒副作用以水电解质紊乱最常见,故在使用过程中应测电解质与血压,及时补充钠、钾、钙、镁等。

3.肾上腺糖皮质激素

目前认为肾上腺糖皮质激素通过抑制核转录因子-κB 的活性,进一步抑制多种细胞因子、NO 等炎症因子的活化及释放,从而改善脑组织的炎症反应,减轻脑水肿。糖皮质激素是唯一有效的作用较长的抗脑水肿制剂,用药后约 12 小时颅内压明显降低,可持续 6～9 天,故与甘露醇有协同作用。临床上首选地塞米松,开始每次静脉注射 0.5～1 mg/kg,4～6 小时 1 次,连用 2～4 次后,改为每天 0.1～0.5 mg/kg,根据病情应用 3～5 天,也可选用氢化可的松,但效果不如地塞米松。地塞米松可抑制机体免疫力而加重或扩散感染,故对感染性脑水肿必须与强有力的抗生素合用。因该药可致上消化道出血,故在大剂量使用时加用胃黏膜保护剂。

4.其他药物

(1)氧自由基清除剂:临床常用的有维生素 E 与维生素 C,维生素 C 剂量为每天 0.1 g/kg,维生素 E 则为每天 20～30 mg/kg,两药合用较单用效果好。

(2)脑组织代谢激活剂:儿科临床常用的有脑活素、胞磷胆碱。脑活素剂量为每天 2～5 mL 加入 10%葡萄糖中,静脉滴注,≥2 小时滴注完毕。连用 10～15 天,偶有发热的不良反应。间隔 7～10 天,可再用 1～2 个疗程。胞磷胆碱剂量为每天 125～250 mg,加入 10%葡萄糖 50 mL 于 30～60 分钟滴完,10～14 为 1 个疗程,必要时间隔 7 天,再用 1～2 个疗程,其他脑代谢激活剂如细胞色素 C、ATP、泛醌、γ-氨酪酸、吡拉西坦片、盐酸吡硫醇片、都可喜等均可选用。

(3)纳洛酮:为阿片受体拮抗剂,对脑组织损伤有保护作用,剂量为每天 0.01～0.03 mg/kg,静脉滴注,疗程 1～3 天。

(四)液体疗法

对于小儿脑水肿应采取"边补边脱"的液体疗法进行补液治疗。分为以下几种情况。

（1）脑水肿合并休克或严重脱水者,应"快补慢脱"以及时纠正休克与脱水,维持正常脑灌注压。

（2）脑水肿合并脑疝或呼吸衰竭者,应"快脱慢补"以防治加重脑水肿。

（3）脑水肿合并休克及脑疝或呼吸衰竭者,应"快补快脱",根据病情随时调整"补"与"脱"的快慢。

（4）应用脱水剂与利尿剂后,尿量增多者,应"快补慢脱",以防发生利尿导致血液量不足、低血压等。

（5）脑水肿合并心肌炎、心功能障碍者,应先利尿,再慢补、慢脱,以防加重心脏负荷而导致心力衰竭。

（6）新生儿及婴儿脑水肿应先利尿,再慢补慢脱。

（7）脑水肿合并尿少或尿闭者,必须首先分辨是因血容量不足还是急性肾衰竭所致。

（8）轻症或恢复期脑水肿者,应少补少脱。

以上 8 种情况均需使患儿始终保持轻度脱水状态,即眼窝稍下陷,口唇黏膜稍干燥,而皮肤弹性及血压在正常范围内。在治疗过程密切观察病情变化,随时调整输液速度与液体成分。

（李园园）

第三节　神经-肌肉疾病

一、进行性肌营养不良

进行性肌营养不良是以一组缓慢进行性加重的肌无力及肌萎缩为特征的遗传性肌病,主要发生在学龄前和学龄期儿童。进行性肌营养不良以假肥大型肌营养不良最常见,包括进行性假肥大性肌营养不良和贝克肌营养不良两种临床类型,大多数病例有明确的家族史,一般是男性患病,女性携带突变基因。无种族或地域差异。

（一）病因及发病机制

本组疾病遗传方式不同,发病机制复杂。目前已确认进行性假肥大性肌营养不良致病基因位于染色体 Xp21 并编码抗肌萎缩蛋白,肌萎缩蛋白基因缺失或突变引起抗肌萎缩蛋白的缺失或减少,抗肌萎缩蛋白位于肌细胞膜脂质层中,对稳定细胞膜,防止细胞坏死自溶起重要作用。肌肉中抗肌萎缩蛋白的表达与疾病的严重性有关。不表达者与进行性假肥大性肌营养不良有关,故进行性假肥大性肌营养不良患儿临床症状严重,很少表达者与贝克肌营养不良有关,故贝克肌营养不良临床症状较轻,预后相对良好,部分患儿合并心肌病变、精神发育迟滞可能与其心肌、大脑皮质神经元中抗肌萎缩蛋白的缺乏有关。

（二）诊断

1.临床表现

（1）进行性假肥大性肌营养不良:为最常见的一种类型,属男性的 X 性连锁隐性遗传病。①进行性肌无力和步态异常:患儿出生后 1 年内常常无临床表现。2～3 岁独立行走后步态不稳,易跌倒。4 岁以后症状逐步明显,臀中肌无力日益严重,走路向两侧摇摆呈典型鸭步,不能奔跑,跌倒更频繁,上楼困难和跳跃。肩带和全身肌力随之进行性减退,多数 15 岁左右不能独立行走,产生肢体挛缩及骨骼畸形和萎缩,最后出现呼吸肌无力,呼吸变浅,吞咽和呼吸困难,容易导致呼吸道感染、心力衰竭或慢性消耗而死亡。②Gower 征和翼状肩胛:由于腹肌及髂腰肌无力,患儿即不能从仰卧位直接站起,必须先翻身成俯卧位,然后两脚分开,双手先支撑于地面,继而一只手支撑到同侧小腿,并与另一手交替移位支撑于膝部和大腿上,使躯干从深鞠躬位逐渐竖直,最后成站立姿势;这种特殊的起立现象称为 Gower 征,为本病的特征性表现。因前锯肌无力,两肩胛骨呈翼状竖起于背部,双臂前推时尤为明显,形成"翼状肩胛"。③肢体近端肌萎缩和假性肌肥大:早期即有骨盆和大腿进行性肌肉萎缩。90% 的患儿腓肠肌因肌肉脂肪浸润和胶原组织增生引起假性肌肥大,表现为体积增大、坚硬,但无力;与其他部位肌萎缩对比鲜明。④其他:由于肌萎缩蛋白基因在脑内表达减少,患儿可表现为舌肌肥大、不同程度智力减退、进行性消瘦或肥胖。本病可累及心肌和心脏传导系统,以常规心电图异常改变为最常见。病程晚期可有各种心律失常,甚至发生心力衰竭。

(2)贝克型肌营养不良:与进行性假肥大性肌营养不良同属 X 性连锁隐性遗传,均由肌萎缩蛋白缺乏所引起。临床上具有肢体近端肌无力、腓肠肌假性肌肥大、血清磷酸肌酸激酶增高、肌电图呈肌源性损害等表现。但本病发病年龄较晚,通常在 10 岁左右,病情进展缓慢,可达 25 年及以上,30～40 岁仍能独立行走,一般可存活到 40～50 岁。通常不伴心肌受累和智力障碍,预后较好。

2.辅助检查

(1)血清肌酶显著增高:尤以磷酸肌酸激酶增高最显著,可高出正常数十甚至数百倍,其增高在症状出现以前就已存在。磷酸肌酸激酶同工酶、乳酸脱氢酶、谷丙转氨酶等均可升高;当疾病晚期,几乎所有肌纤维已经变性时,血清磷酸肌酸激酶含量反可下降。

(2)心电图:可见心肌肥大。

(3)肌电图:呈典型肌源性改变,周围神经传导速度正常。

(4)肌肉活检:除光镜和电镜所见的肌源性改变外,免疫组化染色可见肌纤维上肌萎缩蛋白表达的缺失或减少。

(三)治疗

迄今无特异性治疗,以对症和支持治疗为主。

1.药物治疗

(1)肾上腺皮质激素:用于 5 岁以上的儿童,已影响行走能力者,早期使用可以改善肌力,延缓病情进展。可选用泼尼松、泼尼松龙等,儿童常用泼尼松 0.75 mg/(kg·d)口服,一般每月用药 10 天,可减少不良反应的发生。维持用药可达 2 年以上。由于地塞米松和曲安奈德能加重肌营养不良的病情,故不推荐使用。

(2)别嘌呤醇:可不同程度地改善临床症状,使磷酸肌酸激酶水平下降,年龄较小的患儿疗效较好。剂量为每天 10～20 mg/kg,分 3 次口服。但该药会引起白细胞减低,注意监测血常规。

(3)其他药物:维生素 E、ATP、肌苷、肌生注射液、甘氨酸等均可试用。

2.其他治疗

应鼓励患儿坚持主动和被动运动,以延缓肌肉挛缩。对逐渐丧失站立或行走能力者,使用支具以帮助运动和锻炼,并防止脊柱弯曲和肌肉挛缩。加强营养,补充充足的蛋白质和钙剂,同时要避免饮食过量导致的肥胖,以免影响患儿的运动;避免过劳和积极防治感染对于本病的治疗也是非常重要的。

二、脊髓性肌萎缩症

脊髓性肌萎缩症是一组常染色体隐性遗传性疾病,病理特点是脊髓前角细胞及脑干运动神经核变性。临床表现为进行性肌无力和肌萎缩。

(一)病理

前角细胞明显变性和减少,空泡变性及坏死,细胞核着色不清,甚至溶解消失,有卫星及噬神经细胞现象。电镜下可见脊髓的神经纤维稀疏,退行性变,髓鞘松解,轴突萎缩,神经纤维崩解,胶质纤维增多。

(二)诊断

1.临床表现

进行性肌无力及肌萎缩,根据发病年龄及进展速度不同,分为以下几型。

(1)Ⅰ型:称为婴儿型或 Werding-Hoffmann 病。出生后 6 个月内发病,表现为明显全身性肌张力减退及自主运动丧失,髋关节外展及屈膝姿势,呈蛙式位。本型患儿生存期为 1 年左右。

(2)Ⅱ型:称为中间型。出生时正常,于出生后 6~18 个月发病,肌力减退常自下肢开始,以后逐渐累及上肢、呼吸肌及咽喉部肌肉等,腱反射明显减弱或消失,肌肉萎缩。患儿可独坐,但不能独站或行走,病程进程较缓慢,可以存活至少年期。

(3)Ⅲ型:称为少年型或 Kugelberg-welander 病。遗传方式主要为常染色体隐性遗传,部分为显性遗传,发病年龄 1~3 岁开始发病,极少数可迟至儿童或少年期,多数表现为肌无力且以近端重,可能保持独坐及独走能力。腱反射减低或消失,病情进展缓慢,可存活至成年。

2.辅助检查

(1)肌电图:显示神经源性损害改变。

(2)实验室检查:血磷酸肌酸激酶大多正常,少数轻、中度升高,少年型中隐性遗传型多显著升高。

(3)肌肉活检:可见典型的失神经性萎缩。

3.诊断依据

(1)婴幼儿期逐渐出现不明原因的肌无力,进行性加重至少 6 个月。

(2)肢体呈弛缓性瘫痪。

(3)肌电图示神经源性损害改变,肌肉活检示典型的失神经性萎缩。

(4)部分患儿有家族史。

本病须与一过性新生儿重症肌无力、重症佝偻病、进行性肌营养不良相鉴别。

(三)治疗

本病以对症治疗为主。本病Ⅰ型病情进展迅速,无特殊治疗。Ⅱ型和Ⅲ型应积极进行康复治疗,以避免早期发生肌肉挛缩而残废。尤其是婴幼儿,要加强护理,预防呼吸道感染。

三、重症肌无力

重症肌无力是一种获得性自身免疫性神经肌肉接头疾病。神经肌肉接头处的传递障碍引起的自身免疫性受体病。

(一)病因

由于血清出现抗乙酰胆碱受体抗体,引起突触后膜免疫复合物沉积、乙酰胆碱受体减少,影响神经肌肉传导。

(二)诊断

1.临床表现

(1)重症肌无力的临床特征:骨骼肌的肌无力的波动性和疲劳性。肌无力表现为活动后加重、休息后减轻的随意肌无力,多为晨轻暮重。

(2)临床分型。①Ⅰ-眼肌型:是儿童患儿最常见的类型,儿童患儿达92%。典型临床表现为一侧或双侧眼睑下垂,有时伴有眼外肌无力和复视,预后良好。②Ⅱa-轻度全身型:缓慢进展的全身型重症肌无力,除眼外肌受累的症状外,还出现球部肌肉的肌无力和肌疲劳现象,对胆碱酯酶抑制剂反应良好,死亡率极低。③Ⅱb-中度全身型:开始进行性发展,常伴咽部症状,从眼外肌和球部肌肉受累扩展到全身肌肉,突出的特点是构音障碍、吞咽困难和咀嚼困难,呼吸肌一般不受到累及,胆碱酯酶抑制剂效果并不十分满意,患儿的生活受到限制,死亡率低。④Ⅲ-急性快速进展型:患儿表现为在数周和数月内急性开始迅速发展的球部肌肉、全身骨骼肌和呼吸肌无力,抗胆碱酯酶抑制剂效果不明显,常合并胸腺瘤,出现危象,死亡率高。⑤Ⅳ-慢性严重型:开始为眼肌型或轻度全身型,2年后或更长时间后病情突然恶化,对胆碱酯酶抑制剂的反应不明显,预后不好,常合并胸腺瘤。

2.辅助检查

(1)一般实验室检查:检测血清磷酸肌酸激酶,甲状腺功能检查,如果怀疑其他自身免疫病时,应进行其他相关的免疫学检查。

(2)新斯的明或滕喜龙试验:新斯的明每次0.04 mg/kg,肌内注射;或新生儿0.1~0.15 mg,儿童0.25~0.5 mg,最大不超过1 mg,20分钟肌无力明显改善。滕喜龙:儿童每次0.2 mg/kg(最大不超过10 mg),静脉或肌内注射,30秒起效。

(3)抗体检测:血清抗乙酰胆碱受体抗体阳性者对诊断有重要意义,但阴性者并不能排除该病。

(4)电生理检查:肌电图特征为低频(3 Hz或5 Hz)神经刺激诱发的肌肉动作电位波幅呈进行性减低(>15%)。

(5)肌肉活检:从临床角度看肌肉活检对于重症肌无力的诊断没有意义,多数患儿没必要进行肌肉活检。

(6)胸腺瘤检查:CT检查有助于胸腺瘤的诊断。

3.诊断要点

根据患儿出现获得性眼外肌和全身的肌无力及疲劳、依酚氯铵试验阳性和肌电图的递减现象可以诊断重症肌无力,出现抗乙酰胆碱受体抗体可以进一步证实此病的存在。

(三)治疗

首先应考虑重症肌无力患儿是否适合进行胸腺切除治疗,其次为应用胆碱酯酶抑制剂、泼尼松、环磷酰胺和血浆置换。对其他疾病伴随的重症肌无力,一般在基础疾病进行有效治疗后重症肌无力症状可消失。

1.糖皮质激素

当应用小到中等剂量的胆碱酯酶抑制剂不能获得满意疗效,患儿的活动受限,胸腺切除术前或术后,可以应用糖皮质激素,一般首选泼尼松进行治疗。儿童 1.5～2 mg/(kg·d),清晨顿服,同时给予小剂量溴吡斯的明。待症状完全缓解后再维持 4～8 周,然后逐渐减量达到能够控制症状的最小剂量,每天或隔天清晨顿服,维持治疗 1 年后在经过数月逐渐停药。

2.硫唑嘌呤

成年人可选择硫唑嘌呤治疗,150～200 mg[2 mg/(kg·d)]。维持 1～2 年。注意定期查血常规,肝、肾功能。

3.血浆置换

在非常严重的全身型和暴发型重症肌无力及合并呼吸危象时,如果上述方法不能很快获得治疗效果,可采用血浆置换挽救患儿生命。

4.胸腺切除

Ⅱb、Ⅲ和Ⅳ型重症肌无力患儿如果在 6 个月内症状没有缓解应进行手术治疗。Ⅰ和Ⅱa 一般不进行手术治疗。

5.抗胆碱酯酶抑制剂

首先单一用药,个别情况下联合用药。最常用的药物为溴吡斯的明,口服量新生儿每次 5 mg,婴幼儿每次 10～15 mg,年长儿 20～30 mg,最大量每次不超过 60 mg,每天 3～4 次。

6.大剂量免疫球蛋白静脉滴注

400 mg/(kg·d),连续 5 天为 1 个疗程。

7.危象的治疗

治疗呼吸衰竭,维持生命体征,预防感染,等待患儿的自发恢复,一般需时数天到数周。

(李园园)

第四节 神经系统感染性疾病

一、急性细菌性脑膜炎

急性细菌性脑膜炎是由化脓性细菌引起的中枢神经系统急性感染性疾病,又称化脓性脑膜炎,以婴幼儿发病居多。尽管对于本病在抗生素治疗、疫苗及支持疗法方面取得了很大进展,但急性细菌性脑膜炎依然是儿童患病和死亡的主要原因之一。

(一)病因

许多化脓性细菌都能引起本病。但 2/3 患儿是由肺炎链球菌、流感嗜血杆菌和脑膜炎奈瑟菌三种细菌引起。新生儿以大肠埃希菌、B 族溶血性链球菌、葡萄球菌和肠球菌多见;1～3 个月的婴儿以溶血性链球菌、大肠埃希菌、肺炎克雷伯菌、肺炎链球菌多见,3 个月以上婴儿至青少年易发生肺炎链球菌、脑膜炎奈瑟菌、A 族溶血性链球菌和金黄色葡萄球菌脑膜炎;此外,如变形杆菌、铜绿假单胞菌或产气杆菌等也可引起本病。

(二)诊断

1.临床表现

发热、头痛、呕吐是年长儿三大主要症状。新生儿及婴儿颅缝未闭,颅内高压症状可不明显,而表现为发热或体温不升、易激惹或精神萎靡、面色发灰、拒乳及黄疸等。20%～30%患儿可有部分或全身性惊厥发作。部分患儿出现局限性神经系统体征如Ⅱ、Ⅲ、Ⅴ、Ⅶ、Ⅷ对脑神经受累或肢体瘫痪症状。婴儿前囟饱满、颅缝增宽提示颅内压增高。年长儿可有颈抵抗感，布鲁津斯基征、克氏征等脑膜刺激征，病理反射可阳性。近年来，由于抗微生物治疗的进展，本病的并发症明显减少，但部分患儿延误诊断和治疗，仍可引起硬脑膜下积液、抗利尿激素异常分泌综合征、脑室管膜炎、脑积水等并发症的发生。长程发热的患儿要注意合并病毒感染、医院内感染、血栓性静脉炎或药物不良反应等。

2.辅助检查

(1)血常规：白细胞总数明显增高，可达(20～40)×10⁹/L，分类以中性粒细胞为主。

(2)脑脊液检查：脑脊液压力增高，外观混浊或脓性，白细胞计数增高，可＞1 000×10⁶/L，以中性粒细胞为主，糖含量显著降低，常＜1.1 mmol/L，甚至测不出，蛋白质含量增高，常超过1.0 g/L，蛋白含量甚高时可能提示有脑脊液循环阻塞。脑脊液涂片革兰染色找到细菌可明确病因，确定病原菌应做细菌培养。

(3)影像学检查：早期做头颅 CT 和 MRI 可与其他疾病鉴别，并可发现脑积水、硬膜下积液或积脓、脑脓肿等并发症。

根据病史、症状与体征和脑脊液的各项检查对本病可以作出诊断，但不典型化脓性脑膜炎应与病毒性脑炎、结核性脑膜炎、隐球菌性脑膜炎等相鉴别。

(三)治疗

1.抗生素治疗

(1)用药原则：早期、杀菌、足量、足疗程、穿透血-脑脊液屏障、静脉给药为原则。具体抗生素的选择见表 4-2。

表 4-2　急性细菌性脑膜炎的抗生素选择

常见病原菌	推荐的抗生素
流感嗜血杆菌	头孢曲松、头孢噻肟、头孢呋辛
肺炎链球菌	青霉素 G、头孢曲松、头孢噻肟、万古霉素
脑膜炎球菌	青霉素 G、头孢曲松
金黄色葡萄球菌	万古霉素、利奈唑胺、头孢噻肟、头孢呋辛、利福平
溶血性链球菌	青霉素 G、万古霉素、利奈唑胺
革兰阴性杆菌	头孢噻肟、阿米卡星

(2)病原菌未明时的初始治疗：首选头孢曲松钠 100 mg(/kg·d)或头孢噻肟钠 200 mg(/kg·d)，静脉滴注与大剂量青霉素 400 000～600 000 U(/kg·d)，分 3 次静脉滴注或苯唑西林 200～300 mg(/kg·d)，分 3 次静脉滴注。

(3)病原菌明确后的治疗和疗程：参照细菌药物敏感实验结果选用抗生素。抗生素疗程依病原菌而确定。流感嗜血杆菌及肺炎链球菌脑膜炎一般静脉用药 10～14 天；流行性脑脊髓膜炎为 7 天；革兰阴性杆菌及金黄色葡萄球菌脑膜炎静脉滴注抗生素应在 3 周以上。

2.减轻脑水肿

(1)20%甘露醇：详见脑水肿部分。

（2）利尿剂：详见脑水肿部分。

（3）肾上腺糖皮质激素：目前推荐肾上腺糖皮质激素应该同时或早于抗生素使用，可以缩短发热时限、减少脑脊液蛋白含量以及降低脑膜炎患儿听力丧失的风险。临床上首选地塞米松，每次 0.15 mg/kg，静脉注射，6 小时 1 次，根据病情应用 2 天。感染性脑水肿可适当延长疗程至 3～5 天。

（4）清蛋白：详见脑水肿部分。

3.对症治疗

对高热者可使用退热药，维持水、电解质平衡。有昏迷和呼吸衰竭者要保证充足供氧，保持呼吸道通畅，必要时使用人工机械通气。

4.并发症的治疗

（1）硬膜下积液：积液多时应反复进行穿刺放液，一般每次不超过 20～30 mL，必要时进行外科处理。

（2）脑室管膜炎：可做侧脑室控制性引流，减轻脑室内压，并注入抗生素。

（3）抗利尿激素异常分泌综合征：适当限制液体入量，酌情补充钠盐。

（4）感染性休克：暴发型流行性脑脊髓膜炎易导致感染性休克，在及早使用抗感染、扩容、纠酸、强心的同时，应及时使用血管活性药物，迅速纠正休克。首选山莨菪碱，每次 0.3～0.5 mg/kg，重者可用 1 mg/kg，每隔 10～15 分钟静脉注射 1 次，见面色转红，四肢温暖，血压上升后，每隔 30～60 分钟给药 1 次，直至血压正常，病情稳定。之后逐渐减少剂量，延长给药时间至停药。也可使用多巴胺，剂量为每分钟 2～6 μg/kg，根据病情调整药物浓度及速度。如休克未纠正，且伴有肺底出现湿啰音时可考虑应用酚妥拉明，每次 0.3～0.5 mg/kg（最大剂量不超过 10 mg，静脉滴注，每天 2～3 次）。

二、病毒性脑炎和脑膜炎

病毒性脑膜炎和脑炎是指由各种病毒感染引起的颅内急性炎症的临床综合征。病毒性脑膜炎主要引起软脑膜弥漫性炎症，病毒性脑炎主要累及脑实质。

（一）病因

大多数病毒性脑膜炎和脑炎由肠道病毒引起，主要包括柯萨奇病毒及埃可病毒等。其次为虫媒病毒、单纯疱疹病毒、腺病毒和腮腺炎病毒和其他病毒等。中枢神经系统的损伤主要是由于病毒的直接侵犯神经组织或宿主对病毒抗原的反应所引起的。

（二）诊断

诊断主要依据非特异性前驱症状、进行性的中枢神经系统的临床表现及辅助检查。

1.临床表现

（1）病前常有呼吸道感染或消化道症状等前驱症状。起病急性或亚急性，有发热、头痛、呕吐、腹泻等。

（2）神经精神症状表现为进行性意识障碍、颅内压增高、惊厥等，也可表现为记忆力减退，幻听、幻视等精神障碍。瘫痪主要为上运动神经元性瘫痪，锥体束征阳性。可有伴随症状如柯萨奇或埃可病毒引起者可出现皮疹，流行性腮腺炎可伴有腮腺肿大或近期有过腮腺肿大，单纯疱疹病毒可有口唇、皮肤疱疹。

2.辅助检查

(1)脑脊液检查:外观清亮,压力正常或稍高,细胞数在(0~500)×10^6/L,以单核细胞占优势,蛋白质正常或轻度增加,糖及氯化物正常。取咽拭子及脑脊液进行病毒分离作出病原学诊断。早期及恢复期血清检查可疑病毒的抗体测定为阳性可提示诊断。

(2)脑电图:可见弥漫性慢波活动,也可见到尖波、棘波、尖棘波等。

(3)头颅 CT 和 MRI:可显示脑水肿改变、局限性低密度影等。颞叶的信号改变常常提示单纯疱疹病毒感染。

3.诊断标准

诊断主要依据非特异性前驱症状、进行性的中枢神经系统的临床表现及实验室检查。注意与不规则治疗后的化脓性脑膜炎、脑脓肿、硬膜下或硬膜外积脓、脑肿瘤、脑寄生虫病等疾病相鉴别。

(三)治疗

1.对症治疗

高热予以物理降温及药物降温,惊厥者新生儿首选苯巴比妥静脉滴注,婴幼儿及年长儿首选地西泮静脉注射,注意注射速度。

2.减轻脑水肿

详见脑水肿部分。

3.抗病毒治疗

(1)阿昔洛韦:该药为核苷类似物,其在感染细胞内病毒胸苷激酶作用下磷酸化成单磷酸型,再由细胞激酶转变成三磷酸型而活化,活化的阿昔洛韦三磷酸能与三磷酸鸟苷竞争病毒 DNA 多聚酶,从而干扰病毒 DNA 复制。静脉用阿昔洛韦治疗单纯疱疹病毒脑炎有肯定的疗效。剂量为每次 5~10 mg/kg,8 小时 1 次,静脉注射连用 14~21 天。不良反应有腹泻、头痛、恶心、呕吐等,还可致转氨酶和肌酐升高,以及血细胞减少。

(2)更昔洛韦:为开环核苷类似物。更昔洛韦抗单纯疱疹病毒作用是阿昔洛韦的数十倍。通过竞争性抑制病毒 DNA 聚合酶及直接掺入病毒 DNA,终止病毒 DNA 链的延长,从而抑制疱疹病毒复制。剂量为每次 3~5 mg/kg,静脉滴注,12 小时 1 次,连用 14~21 天。不良反应主要包括肾功能损害、粒细胞减少和血小板减少,但更昔洛韦诱导的粒细胞减少与剂量有关且为可逆性的,一般在停药后 5~7 天恢复,重者可给予粒细胞集落刺激因子治疗。

4.其他治疗

(1)干扰素:有广谱抗病毒活性,可用 α-干扰素,每天 1 000 000 U 肌内注射,连用 3~7 天;也可用 β-干扰素治疗。

(2)转移因子:可使淋巴细胞致敏转化为免疫淋巴细胞,剂量为 1 U 皮下注射,每周 1~2 次。

三、隐球菌脑膜炎

隐球菌脑膜炎是新型隐球菌感染引起的亚急性或慢性脑膜炎,属深部真菌感染,占隐球菌感染的 80%,往往脑膜和脑实质同时受累,可发生脑脓肿、肉芽肿或囊肿。

(一)病因

隐球菌广泛存在于自然界中,主要在土壤和鸽粪中,鸽子是重要传染源。隐球菌颅内感染易发生于免疫功能低下者,一般认为隐球菌可随尘埃吸入呼吸道,甚至可到达肺泡,通过呼吸道和破损的皮肤侵入体内,而后经血液循环到达中枢神经系统,也不排除从鼻腔经嗅神经及淋巴管侵犯脑膜的可能。

(二)诊断

诊断根据临床表现及脑脊液中查到隐球菌可确定诊断。

1.临床表现

(1)多数患儿呈亚急性起病,免疫功能低下者起病可急剧,通常病情进展缓慢,开始为轻度间歇性头痛,逐渐加重,以后变为持续性痛,多伴有程度不等的发热、恶心、呕吐,重者嗜睡、昏迷,部分病例临床治愈后1～2年又复发。

(2)神经系统体征有颈抵抗,克氏征、布氏征阳性,约1/3病例有病理反射和脑神经受累,以视神经受累最常见,视力减退,重者失明。颅内压增高,脑积水较多见,如不经治疗,多在病后3～6个月病情恶化,运动障碍,抽搐,昏迷,最后死于脑疝。

2.辅助检查

(1)脑脊液检查:压力增高(＞26.7 kPa),外观正常或微混。白细胞数增多,以淋巴细胞为主。糖和氯化物明显减少。蛋白含量增高。

(2)病原菌检查:脑脊液检出隐球菌是确诊的关键。取脑脊液标本少许置玻片上,进行印度墨汁染色,以检出新型隐球菌。脑脊液琼脂糖培养发现隐球菌也有确诊价值。

(3)抗原检查:乳胶凝集实验用来检测脑脊液新型隐球菌荚膜多糖抗原,具有诊断意义。

(4)影像学检查:头颅 CT 或 MRI 检查可发现脑膜炎和脑膜脑炎的各种原发和继发的影像学表现。

3.诊断要点

临床表现及脑脊液中查到隐球菌可确定诊断。隐球菌脑膜炎需与结核性脑膜炎、脑脓肿、化脓性脑膜炎、囊虫性脑膜炎、颅内肿瘤进行鉴别。临床上在未找到隐球菌之前,特别是肺内有隐球菌病灶的病例最易与结核性脑膜炎混淆。

(三)治疗

1.抗真菌治疗

(1)两性霉素 B:宜从小剂量开始,每天 0.1 mg/kg,如无不良反应,渐增至每天 1～1.5 mg/kg,疗程1～3个月。静脉注射时用 5% 葡萄糖液稀释,浓度不超过 0.05～0.1 mg/mL,缓慢静脉滴注,每剂≥6 小时滴完。浓度过高易引起静脉炎,滴速过快可发生抽搐、心律失常、血压骤降,甚至心跳停搏。两性霉素 B 对肝、肾及造血系统有一定毒性,可能出现恶心、呕吐、腹痛、发热、寒战、头痛、头晕、贫血、血小板减少、血栓性静脉炎等不良反应。为减轻不良反应,可于治疗前30 分钟及治疗后 3 小时,给予阿司匹林,严重者静脉滴注氢化可的松或地塞米松。用药期间,每隔3～7 天检查血、尿常规及肝、肾功能。

鞘内或脑室内注射适用重症病例。儿童鞘内注射,首次 0.01 mg,用蒸馏水(不用 0.9%氯化钠溶液)稀释,浓度不超过 0.25 mg/mL(偏稀为宜)或将药物与腰穿时引流出的脑脊液 3～5 mL混合后一并缓慢注入。以后每天 1 次,剂量渐增,约 1 周内增至每次 0.1 mg,以后每隔1～3 天增加 0.1 mg,直至每次 0.5 mg 为止,不超过 0.7 mg。疗程一般约 30 次,如有不良反应可减量或暂停用药。

(2)5-氟胞嘧啶:多与两性霉素 B 等联合应用。当两者合用时两性霉素 B 剂量稍减。5-氟胞嘧啶常用剂量为 50～150 mg/(kg·d),分 3～4 次口服。

（3）其他抗真菌药：如氟康唑，年龄＞3 岁的患儿每天 3～12 mg/kg，1 次顿服或静脉滴注。

2.降颅压

20％甘露醇 0.25～1 g/kg、甘油果糖等。

3.支持疗法

因病程长，病情重，全身消耗大，注意营养支持治疗，预防肺部及泌尿系统感染。

四、急性中毒性脑病

急性中毒性脑病是比较常见的一种神经系统病变，主要表现为在原发病的过程中，突然出现中枢神经系统症状。

（一）病因

多见于小儿肺炎、痢疾、脓毒症等，其他如猩红热、白喉、伤寒、肾盂肾炎、疟疾等也可伴有显著的脑部症状，另外一些药物或毒物如铅、砷、一氧化碳、汞、酒精等也可引起类似症状。由于这些疾病所产生的不同毒素对中枢神经系统的作用，严重影响脑功能。

（二）诊断

1.临床表现

（1）本病大多侵犯 1～3 岁的小儿，并且病情较严重。多在原发病后几天或 1～2 周出现脑部损伤症状。由于原发病不同，临床表现多种多样。发病大多骤起，突然出现高热、头痛、呕吐、烦躁或嗜睡、肢冷、面色苍白、尿少、惊厥或昏迷。

（2）可见前囟膨隆，瞳孔可能扩大，对光反射迟钝、眼底可见小动脉痉挛。常有全身强直性肌痉挛，偶有一侧或双侧肢体瘫痪。可见脑膜刺激征。少数患儿出现小脑症状。

2.辅助检查

（1）脑脊液检查：脑脊液是排除脑膜炎和脑炎的主要根据。急性中毒性脑病时脑脊液压力常明显增高，细胞不高，蛋白偶有轻度增高。

（2）三大常规检查：变化与原发病有关。

（3）头颅 CT 和 MRI：对怀疑颅内原发疾病者可考虑。

3.诊断要点

根据急性感染的病程中，突然出现高热头痛、呕吐、烦躁不安、谵妄、惊厥及昏迷等症状，结合脑脊液变化可确证。注意与高热惊厥、病毒性脑炎、化脓性脑炎及瑞氏综合征等疾病鉴别。

（三）治疗

（1）积极治疗原发病。

（2）对症治疗：如退热、止惊。

（3）减轻颅高压。

（4）纠正脱水及酸中毒。

（5）加强护理，保持呼吸道通畅，补充能量等。

五、瑞氏综合征

瑞氏综合征于 1929 年由 Brain 最早描述，1963 年由 Reye 等报道 21 例本病而命名。本病的病理特征是以急性脑水肿和弥漫性肝脏为主的内脏脂肪变性，临床主要表现为急性颅内压增高，实验室显示肝功能异常。

(一)病因

引起瑞氏综合征的原因尚不完全清楚,本病的发病与服用阿司匹林有明确的关系。本病发病前多有上呼吸道病毒感染或消化道前驱感染,流感和水痘患儿使用阿司匹林等水杨酸药物能诱发本病已有肯定的结论。同时一些药物、毒物和重金属的中毒也会引起本病。目前认为本病是感染与药物、毒物中毒综合因素的结果。其致病特点是广泛的急性线粒体功能障碍。

(二)诊断

1.临床表现

多数患儿年龄为 4～12 岁,6 岁为发病高峰,农村较城市多见。患儿经历数天上呼吸道感染、水痘或消化道前驱感染等前驱疾病,症状已减轻或消退后突然出现频繁呕吐,间或有咖啡色呕吐物,随后很快出现进行性意识障碍、惊厥及颅内压增高,以致在数小时内进入昏睡、昏迷至深度昏迷,重者可见去大脑强直,表现为四肢强直性伸展,颈向后仰,甚至角弓反张。若出现呼吸节律不规则或瞳孔不等大,要考虑并发脑疝。患儿若表现为瞳孔对光反射迟钝,瞳孔先缩小而后散大,提示病变进行性加重,预后不良。本病患儿一般无神经系统定位体征,肝病症状轻微,可有肝大,但也可不大,虽然肝功能明显异常但临床无明显黄疸表现。婴幼儿临床表现不典型,主要特点为呕吐少或无,易合并低血糖;惊厥发生早而频繁;中枢性呼吸衰竭症状突出。患儿多于 48 小时内死亡,其中以 2 岁以下婴幼儿死亡率最高。

2.辅助检查

(1)血常规:白细胞计数增高,分类计数以中性粒细胞为主并可有核左移,血小板计数正常。

(2)肝功能:肝功能异常包括转氨酶增高、血氨增高、血糖降低及凝血功能障碍。

(3)脑脊液检查:除压力增高外无其他异常。

(4)其他血生化检查:可有代谢性酸中毒、血清淀粉酶及肌酸磷酸激酶升高、高乳酸血症、高丙酮酸血症、低胆固醇血症和总血脂减少等变化。

3.诊断标准

(1)急性非炎性脑病,脑脊液检查除压力增高外无其他异常。

(2)一过性肝功能异常,转氨酶、血氨或凝血酶原正常上限值>3 倍。

(3)肝脂肪变性。

(4)不能用其他原因解释者。

(三)治疗

1.积极治疗脑水肿

积极治疗脑水肿是成功抢救本病及改善预后的关键。甘露醇、呋塞米及肾上腺皮质激素联合使用。20%甘露醇降低颅内压,每次 1 g/kg,每 4～6 小时 1 次。呋塞米每次 0.5～2 mg/kg,静脉或肌内注射,根据尿量每天 2～4 次。地塞米松每次 0.5～1 mg/kg,静脉注射,4～6 小时 1 次,用 2～4 次后,减量至 0.1～0.5 mg/kg,用 3～7 天。危急患儿可用人工机械过度换气,使 $PaCO_2$ 降低至 20～25 kPa,可使颅内压显著下降。

2.纠正代谢紊乱

本病患儿均存在糖原短缺,应保持正常血糖水平,开始静脉注射 10%～15%葡萄糖溶液,必要时加用适量胰岛素。维持水、电解质平衡,纠正可能存在的代谢性酸中毒和呼吸性碱中毒。补充支链氨基酸,用量为 20 mL/(kg·d),静脉滴注,以纠正支链氨基酸和芳香族氨基酸的比例失调,维持脑功能。

3.控制惊厥

可用苯巴比妥 5～10 mg/(kg·d),该药除控制惊厥外,还有减少脑组织代谢率,对大脑起保护作用。治疗中避免使用水杨酸或吩噻嗪类药物。

4.防治出血

补充维生素 K 15～10 mg,肌内或静脉注射。输注新鲜血或血浆补充凝血因子。

六、脑脓肿

脑脓肿通常是指化脓性细菌感染引起的化脓性脑炎、脑化脓及脑脓肿包膜形成,少部分也可是真菌及原虫侵入脑组织而致,是一种严重的颅内感染性疾病。

(一)病因

1.病原

常见的致病菌为金黄色葡萄球菌、变形杆菌、大肠埃希菌和链球菌。

2.感染途径

(1)血行播散:多由于颅外部位感染,细菌栓子经动脉血行播散到脑内而形成脑脓肿。多分布于大脑中动脉供应区、额叶、顶叶,有的为多发性小脓肿。原发感染灶常见于肺、胸膜化脓性感染、先天性心脏病、感染性心内膜炎、皮肤疖痈、骨髓炎等。

(2)邻近组织感染直接蔓延:以中耳炎、乳突炎、鼻窦炎最常见。此类脑脓肿多位于感染灶的邻近部位,如耳源性脑脓肿多位于病灶同侧的颞叶或小脑,鼻源性脑脓肿多位于额叶底面。

(3)损伤:多见于开放性脑损伤或手术后。致病菌经创口直接侵入,或异物、碎骨片进入颅内而形成脑脓肿。

(4)隐源性感染:指临床上无法确定感染来源的,实际也多为血源性。这可能是由于原发感染的症状不明显或短期内感染自愈而被忽略。

血源性感染者以金黄色葡萄球菌最常见;鼻源性感染以咽峡炎链球菌多见;耳源性感染以厌氧链球菌、变形杆菌、肠杆菌多见;外伤性感染以金黄色葡萄球菌和肠杆菌最多见。由于抗生素广泛应用,急性化脓性中耳炎、乳突炎发病明显降低,隐源性及血源性脑脓肿比例相对增高。

(二)病理

脑脓肿的病理改变是一个发生发展的连续过程,通常将其分为以下三个阶段。

1.急性脑炎阶段(1～3 天)

感染局部出现白细胞浸润、水肿、渗血以及发生栓塞性脉管炎,进而出现多个软化坏死灶,中央开始有液化。脑组织炎性细胞浸润部位不易与周围的组织区分开,无明显的脓肿形成。此时,患儿有明显的全身感染症状,如发热、寒战、头痛等。

2.化脓阶段(4～13 天)

病灶软化坏死加剧,范围扩大、融合、液化。大量结缔组织增生,围绕脓腔有成纤维细胞形成的不甚明显的脓肿包膜和不规则的肉芽组织,形成一个界限不清楚的肉芽组织包围圈,其中有大量的中性粒细胞浸润,脓液明显增多,周围有明显水肿和新生血管出现。此时患儿的全身感染症状逐渐好转,体温也趋于正常。

3.脓肿包膜形成阶段(14 天左右)

液化周围的肉芽组织纤维化,变成分界明确的脓肿包膜,液化腔内盛满脓液。包膜形成后周围的水肿即逐渐减轻。显微镜下可见脓肿壁分为三层:内层为化脓性渗出物、肉芽组织、新生血

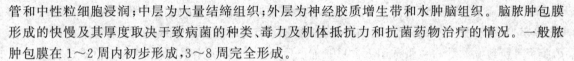

管和中性粒细胞浸润;中层为大量结缔组织;外层为神经胶质增生带和水肿脑组织。脑脓肿包膜形成的快慢及其厚度取决于致病菌的种类、毒力及机体抵抗力和抗菌药物治疗的情况。一般脓肿包膜在1~2周内初步形成,3~8周完全形成。

(三)诊断

1.临床表现

(1)感染症状:急性脑炎期可出现发热、食欲缺乏、头痛、呕吐、乏力等症状,血常规白细胞及中性粒细胞比值增高,可见脑脊液外观混浊,细胞数增多。

(2)颅高压症状:可在急性脑炎期出现,多数在脓肿形成后出现,表现为热退后仍有头痛、呕吐,头痛呈持续性,伴阵发性加重,查体可见视盘水肿。

(3)局灶性症状:根据脓肿所在部位的不同而出现各种相应的症状。如颞叶脓肿出现感觉性失语和对侧偏盲;额叶脓肿常出现性格改变、表情淡漠、记忆障碍、癫痫发作等症状;小脑脓肿出现水平性眼球震颤、共济失调等。

此外,脑脓肿在临床上还容易发生两种危象,即脑疝和脑脓肿破裂,两者均可出现病情急剧恶化甚至死亡。颞叶脓肿易引起沟回疝,小脑脓肿易引起枕骨大孔疝。脓肿接近于脑表面或脑室时,可自动或因用力等原因破裂入蛛网膜下腔或脑室,表现为突然高热、昏迷、抽搐,血常规和脑脊液白细胞剧增,如不及时救治则迅速死亡。

2.辅助检查

(1)脑脊液检查:本病脑脊液压力多数增高,在急性脑炎阶段,脑脊液细胞数增多,糖降低,脓肿形成后细胞数逐渐减少甚至正常,蛋白定量可轻度增高。

(2)头颅 X 线平片:有助于发现脓肿的原发病灶,如耳源性脑脓肿可发现颞骨岩部骨质破坏和乳突气房消失。鼻源性脑脓肿可见鼻窦的炎症改变。外伤性脑脓肿可发现颅内碎骨片或异物。

(3)CT 及 MRI 检查:脑脓肿的 CT 及 MRI 改变因病变的发展阶段而异。①急性脑炎期:CT 表现为形态不规则、边界不清、密度不均匀的低密度区,增强后可见有斑点状或脑回样强化;MRI 在 T_1WI 上表现为边界不清的低信号,T_2WI 上为片状高信号,与周围水肿区融为一体,呈不规则强化。②化脓期:CT 表现为不规则低密度,密度不均匀,无环状影,病灶周围水肿明显,可引起中线移位,增强后有不规则环形强化;MRI 在 T_1WI 上为低信号,T_2WI 上为高信号,增强后呈不规则强化。③脓肿包膜形成期:CT 可见病灶中心为均匀低密度,周围为环形高密度,增强后环形影明显增强,厚薄较均匀;MRI 显示包膜在 T_1WI 为等信号或略高信号,T_2WI 上呈高信号,增强后表现为完整、厚度较均匀的环形强化。对于有发热感染症状及颅高压和/或神经系统局灶定位症状的患儿,应询问及检查有无中耳炎、乳突炎、鼻窦炎、脓毒败血症等化脓性感染病灶及病史;有无发绀型先心病、感染性心内膜炎、头部开放性外伤或手术史。再结合脑脊液及影像学检查可作出诊断。

(四)治疗

多数病例采用内外科联合治疗的方法。

1.药物治疗

适用于感染早期脓肿包膜未形成时,或血源性感染的多发小脓肿,以及不能耐受手术者。给予积极抗感染和控制脑水肿等治疗。在病原菌结果未出或检查结果阴性时,可根据脑脓肿的发病原因、病变部位、病原菌出现概率推测可能的致病菌,并予以经验性用药。如耳源性脑脓肿以厌氧链球菌和变形杆菌、肠杆菌感染为多,心源性脑脓肿以链球菌和金黄色葡萄球菌为多,外伤性脑脓肿以金黄色葡萄球菌为多等。头孢曲松钠或头孢噻肟加甲硝唑常用于治疗中耳炎、乳突炎、鼻窦炎或发绀型先心病相关的脑脓肿;如果考虑葡萄球菌感染(如脑外伤、瓣膜修复术伴发心内膜炎等所致脑脓肿),主张选用万古霉素加三代头孢(也可加用甲硝唑)治疗。静脉抗生素的疗程应持续6~8周,单发脓肿完全切除者,疗程可酌情缩短至3~4周。同时需注意原发感染灶及原发病(如先心病)的治疗。抗生素治疗无效时应考虑是否为真菌、厌氧菌、原虫或混合感染所致的脑脓肿。

2.手术治疗

(1)脑脓肿穿刺术:适用于各部位单发的脓肿。

(2)脑脓肿引流术:适用于单发的厚壁脓肿估计需要多次穿刺者。

(3)脑脓肿手术切除:对脓肿包膜形成完好,位于非重要功能区者;多房或多发性脑脓肿;外伤性脑脓肿含有异物或碎骨片者,均适于手术切除。

(李园园)

第五节　先天性神经系统发育不全

一、头小畸形

头围低于同年龄同性别小儿均值2个标准差以上,方能诊断小头畸形。小头畸形是以头围减小定义,并进而认为为个体脑组织容量的明显减少所致,常伴有智力低下的一种疾病。

(一)病因

引起小头畸形病因很多,既有母孕期的各种不利因素,又有出生时或出生后的各种有害刺激。常见小头畸形的病因如表4-3所示。

表4-3　小头畸形的常见病因

原因	举例
染色体异常	13、18、21-三体
综合征	Galloway-Mowat综合征
家族性	常显、常隐遗传
代谢性疾病	低血糖、苯丙酮尿症、枫糖尿症
脑发育畸形	无脑回畸形,脑裂畸形
放射损伤	母亲在孕期前6个月骨盆受到放射线照射
宫内感染	TORCHES(弓形体、风疹、巨细胞病毒、单疱病毒、梅毒感染)
围产期感染、缺氧、创伤等	化脓性脑膜炎、病毒性脑膜炎、缺氧缺血性脑病、产伤

(二)诊断

1.临床表现

6个月以内的足月儿,如果胸围大于头围,即需考虑小头畸形。患儿头小而尖、前额窄小、枕

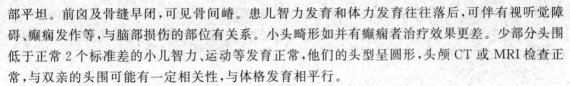

部平坦。前囟及骨缝早闭,可见骨间嵴。患儿智力发育和体力发育往往落后,可伴有视听觉障碍、癫痫发作等,与脑部损伤的部位有关系。小头畸形如并有癫痫者治疗效果更差。少部分头围低于正常2个标准差的小儿智力、运动等发育正常,他们的头型呈圆形,头颅CT或MRI检查正常,与双亲的头围可能有一定相关性,与体格发育相平行。

2.辅助检查

根据病因不同选择不同的检查项目,新生儿需检查弓形体、风疹、巨细胞病毒、梅毒抗体。染色体、血尿氨基酸、有机酸测定有助于诊断。母亲应做苯丙酮尿症筛查。CT、MRI有助于诊断及判断预后,检查证实颅内钙化、畸形或脑萎缩可提示特定的先天感染或遗传综合征。

3.诊断标准

头围低于同年龄同性别小儿头围均值2个标准差以上,可以诊断小头畸形。眼睛、心脏、骨骼异常也可为先天性感染提供线索。

(三)治疗

主要是对症治疗,针对多种神经系统缺陷、内分泌紊乱、感染和癫痫等进行治疗。

二、原发性蛛网膜下腔出血

蛛网膜下腔出血是指脑血管由于某种原因破裂,血液流入椎管内或颅内蛛网膜下腔所致的一组临床综合征,它不是一种疾病,而是某些疾病过程中的临床表现。临床上将蛛网膜下腔出血分为自发性和外伤性两类。自发性又分为原发性及继发性,由于软脑膜血管破裂,血液直接流入蛛网膜下腔称为原发性蛛网膜下腔出血;脑实质出血,硬膜外、硬膜下、脑室内出血流入蛛网膜下腔称为继发性蛛网膜下腔出血。原发性蛛网膜下腔出血可发生于任何年龄,劳累和情绪激动时易诱发,部分在安静和睡眠中起病,是临床脑血管急症之一。小儿原发性蛛网膜下腔出血要比成人少见。

(一)病因

原发性蛛网膜下腔出血最常见的病因为脑动脉瘤及脑动静脉畸形,有学者报道小儿脑动静脉畸形致蛛网膜下腔出血比颅内动脉瘤高10倍以上,此点与成人相反。原发性蛛网膜下腔出血的其他病因有动脉硬化、烟雾病、颅内肿瘤、血液病、维生素K缺乏症、斯特奇-韦伯综合征、动脉炎、脑炎、脑膜炎及抗凝治疗的并发症等。

(二)诊断

1.临床表现

(1)出血前症状:部分患儿在出血前数天或数周出现局灶性头痛,称为"哨兵性头痛",原因为血管畸形的膨胀或少量漏血,易被临床医师忽略而未能及时做CT或脑血管造影检查。部分患儿可无任何先兆症状。

(2)出血后症状:突然出现颅内压增高和脑膜刺激征是其主要特征。表现为患儿突然出现剧烈头痛、频繁呕吐、颈项强直、颈部疼痛,甚至出现意识障碍及惊厥等症状。积血在基底部常较多,因而引起乳头体或边缘系统其他部分的损伤而出现虚构和遗忘症等精神症状。积血如影响到视丘下部,可致血中儿茶酚胺水平升高而引起消化道出血或急性肺水肿。若血液进入大脑半球或引起血管痉挛而导致缺血性脑梗死,可出现偏瘫、偏盲、意识障碍、失语、记忆力减退等。脑神经受累最多见于动眼神经,也可见于展神经,由于血液进入神经鞘或神经纤维引起。动眼神经受累具有定位意义,病变的部位往往位于颈内动脉的后交通区。展神经受累一般无定位意义。

患儿还可出现视盘水肿、眩晕、发热、小脑性共济失调、高血压等表现。

（3）晚期症状：出血后继发蛛网膜变厚及粘连使脑脊液循环受阻，可引起脑积水，出现痴呆、尿失禁及步态不稳等症状。

2.辅助检查

（1）一般检查：血常规可有贫血，白细胞数增加，如为白血病所致时可见幼稚细胞，如为特发性血小板减少性紫癜所致者可见血小板明显降低，如为血友病所致者可见凝血功能异常。

（2）脑脊液检查：急性期脑脊液为均匀血性，压力增高，2～3天后白细胞增高，是无菌性脑膜炎反应，出血后数小时开始溶血，脑脊液上清液呈黄色，出血停止后约3周黄色消失。通常CT检查已确诊者，脑脊液不作为临床常规检查。如果出血量少或者距起病时间较长，CT可无阳性发现，而临床可疑蛛网膜下腔出血时需做腰穿脑脊液检查。

（3）头颅CT：头颅CT是诊断蛛网膜下腔出血的首选方法。CT显示蛛网膜下腔内高密度影可以确诊蛛网膜下腔出血。出血后第1周内CT显示最清晰，1～2周后出血则逐渐吸收，高密度影逐渐消失，除少数积血较多的患儿外已不能诊断蛛网膜下腔出血，若10天以后仍有明显积血，应高度怀疑再出血可能。另外，CT可见脑（室）内血肿、脑积水、脑梗死和脑水肿。增强CT还可显示脑血管畸形和直径>1 cm的动脉瘤。

（4）头颅MRI：对后颅窝、脑室系统少量出血及动脉瘤内血栓形成等，MRI优于CT。MRI很容易检查出梭形动脉瘤和巨大动脉瘤。

（5）脑血管造影：是确定蛛网膜下腔出血病因必需的重要手段。尽早地脑血管造影检查，能及时明确动脉瘤的大小、部位、单发或多发，有无血管痉挛；动静脉畸形的供应动脉和引流静脉以及侧支循环情况。对怀疑脊髓动静脉畸形者还应行脊髓动脉造影。但由于血管造影可加重神经功能损害，如引起脑缺血、动脉瘤再次破裂出血等，因此造影时机应避开脑血管痉挛和再出血的高峰期，即出血3天内或3周后进行为宜。

（6）CT血管成像和MR血管成像：是无创性的脑血管显影方法，主要用于有动脉瘤家族史或破裂先兆者的筛查，用于动脉瘤患儿的随访以及急性期不能耐受DSA检查的患儿。

（7）经颅多普勒超声：是一种非侵袭性检查方法。可探测颅内动脉的狭窄及血流的方向，借以判断颅内动脉的狭窄程度及闭塞。对临床蛛网膜下腔出血后血管痉挛有诊断价值。优点是实时、无创、可反复检查；缺点是只能提供颅底大血管的流速，不能测定末梢血管的血流变化。

根据起病急、突发剧烈头痛及颈项强直，结合头颅CT和/或腰穿脑脊液检查可确诊。通过病史、神经系统检查、脑血管造影及CT、MRI等检查，可协助病因诊断与鉴别诊断。除需和其他脑血管病鉴别外，还应与脑膜炎、脑静脉窦血栓形成等疾病鉴别。

（三）治疗

1.一般治疗

（1）预防再出血：有文献报道蛛网膜下腔出血再出血常发生于病程2～4周，故急性期应严格卧床至少4周。头部抬高30°，镇静、镇痛，避免用力和情绪刺激。

（2）止血：病理性血管破裂处所形成的血块，由于酶的作用可发生分解而自溶，引起再出血。因此，在急性期使用止血剂是必要的。常用的止血药物有：①6-氨基己酸，可静脉滴注10天后改口服，疗程3～4周；②抗血纤溶芳酸，可静脉滴注2周后减量改口服。③其他止血剂如卡巴克洛片、维生素K_1等均可酌情使用。

（3）对症治疗：出血后由于脑水肿逐渐加重，3～5天可达最高峰，严重者可发生脑疝而死亡，因此,控制脑水肿的发展、降颅压是治疗中一个不能忽略的环节,常用的药物有甘露醇、甘油盐水、糖皮质激素等。此外,还需进行止惊、降温等处理。

(4)防治脑血管痉挛:对于蛛网膜下腔出血诱发的脑血管痉挛,需进行扩容和应用钙通道阻滞剂,增加脑灌注。如发病 1 周后仍头痛不止,应考虑脑血管痉挛存在,停用甘露醇,加用西比宁或尼莫地平等钙通道阻滞剂。对非动脉瘤性蛛网膜下腔出血或动脉瘤术后者可行腰穿置换脑脊液。有脑室出血者可做侧脑室引流术。

2.病因治疗

若为动静脉畸形或动脉瘤,要根据病变的部位和大小,选择不同的方法和时机加以妥善处理,行手术或介入治疗、立体定向放射治疗等;凝血机制异常者,输注凝血因子、新鲜血浆、维生素 K_1 等;由肿瘤引起者,应手术切除肿瘤。

(李园园)

第六节　神经系统其他疾病

一、癫痫

癫痫是由多种原因导致脑内神经元群过度放电引起的暂时性脑功能障碍综合征,具有发作性、自限性及重复性的特点。根据有关神经元异常放电的部位、范围、功能障碍可表现为运动、感觉、行为、自主神经等不同障碍,或为局灶性,或为全面性,同时伴有脑电波的变化。癫痫是小儿时期的常见病,多以 10 岁前开始发病,癫痫的发病率在国外为 $5.2‰\sim8.1‰$,国内为 $3.5‰\sim6.5‰$。

(一)病因

按照病因将癫痫分为原发性癫痫和继发性癫痫两大类。

1.原发性癫痫

原发性癫痫又称特发性癫痫。本类患儿的脑部未发现结构的病理改变或代谢异常,而与遗传因素有密切的关系,例如伴中央-颞区棘波的良性儿童癫痫是常染色体显性遗传病;少年肌阵挛癫痫是常染色体隐性遗传病;良性家族性新生儿惊厥也是一种常染色体显性遗传病,是由于钾离子通道基因 KCNQ2 和 KCNQ3 突变引起的。

2.继发性癫痫

继发性癫痫又称症状性癫痫,见于脑部有器质性、结构性病变和引起脑组织代谢障碍的一些全身性疾病。

(1)颅内疾病。①先天性畸形:如染色体畸变、先天性脑积水、脑穿通畸形、脑皮质发育不全等。②颅脑外伤:颅脑产伤是新生儿或婴儿期癫痫的最常见病因。③感染:中枢神经系统的病毒、细菌、原虫、寄生虫及霉菌所致的脑炎、脑膜炎或脑脓肿。④脑部其他疾病:如颅内肿瘤、脑血管病、结节性硬化症、脱髓鞘疾病等。

(2)颅外疾病。①各种缺氧性疾病引起的脑损伤:如心肺疾病、窒息、休克、一氧化碳中毒,严重或频繁性热性惊厥等。②代谢内分泌疾病:如苯丙酮尿症、脂质累积症、半乳糖血症、水电解质紊乱、维生素缺乏、甲状旁腺功能减退等。③中毒:以药物、毒物、重金属为多见。

133

(二)分类

癫痫发作是指发作时的临床表现,包括脑电图的改变。由于癫痫发作形式多样,将复杂形式的癫痫发作进行分类有利于临床上的诊断和治疗。

1.癫痫发作类型

(1)全面性发作。①强直-阵挛性发作(可以任何形式组合);②失神发作:典型失神、不典型失神、伴特殊形式的失神;③肌阵挛失神发作;④眼睑肌阵挛发作;⑤肌阵挛发作:肌阵挛、肌阵挛失张力、肌阵挛强直;⑥阵挛性发作;⑦强直性发作;⑧失张力性发作。

(2)局灶性发作。①无意识或知觉损伤:伴有可见运动或自主神经成分。大致相当于"简单部分性发作"的概念;仅有主观的感觉或精神症状,相当于"先兆"。②有意识或知觉损伤:大致相当于"复杂部分性发作"的概念。③演变为双侧的惊厥性发作:包括强直、阵挛或强直和阵挛成分。代替"继发性全面性发作"一词。

(3)不确定的发作:癫痫性痉挛。

2.癫痫综合征分类

(1)根据起病年龄排列的电-临床综合征。①新生儿期:良性家族性新生儿癫痫;早期肌阵挛脑病;大田原综合征。②婴儿期:伴游走性局灶性发作的婴儿癫痫;West 综合征;婴儿肌阵挛癫痫;良性婴儿癫痫;良性家族性婴儿癫痫;Dravet 综合征;非进行性疾病中肌阵挛脑病。③儿童期:热性惊厥附加症,可起病于婴儿期;Panayiotopoulos 综合征;肌阵挛失张力癫痫;伴中央颞区棘波的良性癫痫;常染色体显性遗传夜间额叶癫痫;晚发性儿童枕叶癫痫;肌阵挛失神癫痫;Lennox-Gastaut 综合征;伴睡眠期持续棘慢波的癫痫性脑病;Landau-Kleffner 综合征;儿童失神癫痫;④青少年-成年期:青少年失神癫痫;青少年肌阵挛癫痫;仅有全面强直-阵挛发作的癫痫;进行性肌阵挛癫痫;伴有听觉表现的常染色体显性遗传性癫痫;其他家族性颞叶癫痫。⑤与年龄无特殊关系的癫痫:部位可变的家族性局灶性癫痫(儿童至成人);反射性癫痫。

(2)其他类型的癫痫综合征。①独特的群组癫痫:伴有海马硬化的颞叶内侧癫痫;Rasmussen 综合征;伴下丘脑错构瘤的痴笑性发作;半侧惊厥-半侧瘫-癫痫。不符合上述任何诊断类型癫痫,区分的基础首先要明确是否存在已知的结构异常或代谢情况,而后是发作开始的主要形式(全面性相对于局灶性)。②由于脑结构-代谢异常所致的癫痫:皮质发育畸形(半侧巨脑回、灰质异位等);神经皮肤综合征(结节性硬化、Sturge-Weber 等);肿瘤、感染、创伤、血管瘤、围产期损伤、卒中等。③原因不明的癫痫。④可不诊断癫痫的痫性发作:良性新生儿惊厥;热性惊厥。

(三)诊断

癫痫的临床表现多种多样,具有慢性、发作性和重复性等特点,故对于癫痫的诊断要依靠详尽的病史、体格检查和脑电图等实验室检查。并应特别注意与偏头痛、屏气发作、交叉擦腿发作、抽动症等相鉴别。

1.病史

注意尽可能地采集可靠而详细的病史,可请家长详细描述亲眼见到的 1 次完整发作。包括患儿发作的起始年龄、诱因、发作频度、持续时间以及发作间期与发作后表现,还要注意询问有无头颅外伤史、颅脑疾病史、毒物、药物接触史及预防接种史。个人史中的母亲妊娠史、产伤窒息史、生后颅内感染、外伤、热性惊厥和其他惊厥病史也应仔细询问,部分患儿家族中有癫痫或惊厥病史。

2.体格检查

体格检查可无特殊发现。但在继发性癫痫中,也可发现与基础疾病相关的异常体征。在严重和长期发作的患儿,还可因惊厥性脑损伤引起神经精神功能的退行性表现。

3.实验室检查

(1)脑电图检查:脑电图是诊断癫痫的最重要的实验室指标。癫痫的典型异常脑电图应见到癫痫样波,包括棘波、尖波、棘(尖)慢综合波。但非特异性异常,如慢波增多、轻度不对称等,均不能诊断为癫痫。背景活动异常,可能提示同时存在有脑部器质性病变。小儿过度换气中高波幅慢波节律性暴发,或思睡及觉醒中高波幅慢波节律性暴发均为小儿正常生理现象,并非异常脑电图,在临床上应予以区别。某些图形对癫痫发作类型的判断有帮助,大多数婴儿痉挛具有特征性高幅失律脑电图,失神发作可见对称的同步的 3 Hz 棘慢复合波,Lennox-Gastaut 综合征常有≤2.5 Hz 的慢-棘慢复合波。也有部分癫痫患儿,在发作间脑期脑电图检查正常,所以不能单凭1、2 次脑电图正常而排除癫痫。通过过度换气、睡眠诱发或 24 小时动态脑电图可提高脑电图异常的阳性率。

(2)影像学检查:头颅 CT 及 MRI 对癫痫的病因诊断有较大帮助,特别对于局限性部分性发作,可以发现某些小脓肿、肿瘤、先天畸形的存在,MRI 更优于 CT,同时可以做单光子发射断层扫描,进行功能性的癫痫定位及功能性判断,在癫痫发作期癫痫部位做功增加,放射性显影增加,在癫痫发作间歇期,癫痫部位做功抑制,放射性显影减少。

(四)治疗

1.病因治疗

有电解质紊乱如低钠血症、低钙血症或低血糖者要针对病因予以处理。维生素 B_6 缺乏者要静脉补充。对颅内肿瘤首先选择手术治疗,待病变切除后继续服用抗癫痫药物。

2.药物治疗

(1)尽早治疗:对已有多次发作的病例或有癫痫持续状态发作的患儿,一旦诊断,应立即开始治疗,越早开始规则治疗,其成功率越高,但对首次发作者,若非严重发作,且不存在中枢神经发育异常,可等待第二次发作再治疗。

(2)根据发作类型选药:①对强直-阵挛发作、失神发作、肌阵挛、失张力发作,均可首选丙戊酸钠,剂量每天 15～40 mg/kg 口服,分 2～3 次;次选托吡酯,一般从每天 1 mg/kg 开始,每天给药 1～2 次,逐步增加至 3～5 mg/kg 口服;或拉莫三嗪,推荐剂量为每天 2～8 mg/kg,分 2 次口服。氯硝西泮,剂量为每天 0.05～0.2 mg/kg。②对局灶性发作,可首选卡马西平,常用剂量为每天 10～30 mg/kg;次选左乙拉西坦,初始剂量为每天 10～20 mg/kg,目标剂量为每天 40～60 mg/kg。奥卡西平,初始剂量为每天 5～10 mg/kg,目标剂量为每天 20～40 mg/kg。苯巴比妥,一般剂量每天 3～5 mg/kg。③对婴儿痉挛可首选促肾上腺皮质激素,一般每天用 20～40 U,肌内注射,疗程 4～6 周;次选氯硝西泮片、丙戊酸钠、氨己烯酸。④Lennox-Gastaut 综合征可首选丙戊酸钠、苯二氮䓬类,也可选用托吡酯、拉莫三嗪、氨己烯酸、唑尼沙胺,也有用促肾上腺皮质激素及泼尼松。大田原综合征可使用卡马西平、丙戊酸、苯巴比妥、氯硝西泮等,但疗效均差;也可试用抗癫痫药托吡酯、拉莫三嗪。

(3)单药治疗:除部分顽固性病例或混合发作者外,尽量只用一种抗癫痫药物控制发作,以减少药物间的相互影响及潜在毒性。同时,临床上一种药物治疗效果不佳时,可增加第二种药物,待新药达到治疗浓度时,再逐渐停旧药。

（4）剂量个体化：从小剂量开始，依据治疗效果、患儿的反应及血药浓度增加或调整剂量，要注意临床上的推荐剂量对大部分病例是合适的，但少数患儿用此剂量可能达不到治疗效果或未达此剂量即出现中毒反应，故应定期复查随访，根据病情，及时调整剂量及监测药物的毒副作用，定期查血常规、肝功能。

（5）坚持长期规则服药：一旦控制发作，即要长期规则服药，以减少复发的可能性。一般在服药后完全不发作2～4年，然后经过1～2年的减药过程才能停药。少数患儿可能须终身服药。

二、脑性瘫痪

脑性瘫痪简称脑瘫，是指出生前到生后1个月内各种原因所引起的脑损伤或发育缺陷所致的运动障碍及姿势异常。可合并智力低下、癫痫、感知觉障碍、语言及精神行为等异常。在我国部分地区调查7岁以下小儿患病率为1.5‰～1.92‰，男孩略多于女孩，男：女为1.13：1～1.57：1。

（一）病因

1.出生前因素

胎儿脑发育畸形、先天性脑积水，母孕期营养不良、妊娠期高血压疾病、宫内感染、缺氧、中毒、接触放射线、遗传因素如家族中有脑瘫患儿等。

2.出生时因素

早产、多胎、低出生体重、窒息、产伤、缺氧缺血性脑病等。

3.出生后因素

新生儿期各种感染、外伤、颅内出血、胆红素脑病等。

存在这些致病因素的患儿并非全部发生脑瘫，因此只能将这些因素视为脑瘫的危险因素，有的患儿可能是多因素造成的，也有部分病例（约占1/3）目前临床上难以确定病因。

（二）病理

其病理变化与病因有关。常有不同程度的大脑皮质萎缩和脑室扩大，正常神经细胞减少，胶质细胞增生。可有脑白质软化，有坏死变性区和囊腔形成。锥体束可有变性，支配下肢的神经纤维常受累。胆红素脑病患儿可有基底节对称性的异常髓鞘形成过多，称为大理石状态。

（三）分型

1.根据临床特点分型

（1）痉挛型：最常见，占全部患儿的60%～70%。以锥体系受损为主，肌张力增高，肢体活动受限，腱反射亢进或活跃，踝阵挛阳性，2岁以后巴氏征仍为阳性。上肢常表现为屈肌张力增高，前臂旋前，肘、腕关节屈曲，手指握拳，拇指内收，紧握于掌心。下肢大腿内收肌张力增高，髋关节内旋，大腿外展困难，踝关节跖屈。行走时呈踮足、剪刀样步态。一般低出生体重儿和窒息者易患本型脑性瘫痪。

（2）不随意运动型：旧称手足徐动型，约占脑性瘫痪的20%。其病变以大脑深部基底核、锥体外系部分为主，表现为不随意运动增多，肌张力呈齿轮状增高，手足徐动，舞蹈样动作，肌张力不全，震颤等。发音、构音器官也多受累，故常伴有语言障碍。在早期（1岁内）往往表现为肌张力低下，几乎没有自主运动，随着年龄增大，肌张力逐渐呈齿轮状增高，故早期难以确定病型。缺氧缺血性脑损伤、胆红素脑病为其主要病因。本型脑瘫智力障碍多不严重。

（3）共济失调型：此型少见。以小脑及脑干受损为主，表现为步态不稳，走路时两足间距离加宽，四肢动作不协调，上肢常有意向性震颤，肌张力低下。眼球震颤极为常见，轻中症患儿常伴有

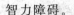

智力障碍。

（4）肌张力低下型：肌张力低下，四肢呈软瘫状，自主运动很少，随意运动、不随意运动都缺乏，易易与肌肉疾病所致的肌弛缓相混，但本型可引出腱反射。本型常为婴幼儿脑瘫的早期阶段，往往是其他类型的过渡形式，以后大多转为痉挛型或不随意运动型。

（5）强直型：此型很少见，患儿全身肌张力显著增高，身体异常僵硬，运动减少，肌张力呈铅管状或齿轮状增高。腱反射正常或减弱，常伴有严重智力低下。

（6）混合型：以上两种或两种以上类型同时存在于一个患儿身上，称为混合型。

还有少数患儿无法分类。

2.根据瘫痪部位分为型

（1）四肢瘫：四肢受累，上、下肢受累程度相似。

（2）双瘫：四肢受累，上肢轻，下肢重。

（3）双重性偏瘫：四肢均受累，上肢重，下肢轻。

（4）截瘫：双下肢受累，躯干及上肢正常。

（5）偏瘫：半侧肢体及躯干受累。

（6）三肢瘫：三个肢体受累。

（7）单瘫：单个肢体受累。

（四）诊断

1.临床表现

由于类型及受损部位不同，脑瘫的临床表现多种多样。虽然临床表现比较复杂，但脑瘫以非进行性运动发育异常为特征，故患儿一般都有以下四种表现。

（1）运动发育落后、主动运动减少：运动发育落后表现在粗大运动和/或精细运动两方面。患儿不能完成相同年龄正常小儿应有的发育进程，如3个月俯卧位抬头，4～5个月伸手抓物，6～7个月独坐，8～10个月会爬，1岁站立，1～1.5岁独走等，Vojta认为，落后3个月以上则为异常。

（2）肌张力异常：因不同类型而异，痉挛型表现为肌张力增高；肌张力低下型则表现为肢体松软，但仍可引出腱反射；而不随意运动型在1岁以内往往无肌张力增高，随着年龄增长而肌张力逐渐增高。

（3）姿势异常：受异常肌张力和原始反射延迟消失等不同情况的影响，患儿可出现多种异常姿势，并因此影响其正常运动功能的发挥。静止时姿势异常如紧张性颈反射姿势、四肢强直姿势、角弓反张姿势等；活动时姿势异常如手足徐动、扭转痉挛、痉挛性偏瘫步态和小脑共济失调步态等。体格检查中将患儿分别置于俯卧位、仰卧位、直立位以及由仰卧牵拉至坐位时，即可发现瘫痪肢体的异常姿势和非正常体位。

（4）反射异常：原始反射延迟消失，保护性反射减弱或延缓出现。痉挛型脑瘫患儿腱反射活跃，可引出病理反射。Vojta姿势反射异常，有助于发现脑瘫患儿，Vojta姿势反射包括牵拉反射、抬躯反射、倒位悬垂反射、Collis水平反射、Collis垂直反射、斜位悬垂反射、立位悬垂反射七项。

脑瘫患儿除以上四种典型表现外，在早期往往还有以下一些非特异性表现：①新生儿或3个月婴儿易惊，啼哭不止，睡眠困难，喜抱位睡眠。②喂养困难，吸吮及吞咽不协调，持续体重不增。③感觉阈低，对突然出现的声响或体位改变很敏感，似惊吓状。但如果在饥饿时出现，则意义不大。④护理困难，穿衣时上肢难入袖口，换尿布时大腿不易外展，洗手时不易将拳头掰开，家长反映"孩子不喜欢洗澡"。⑤一般生后4～6周会笑,痉挛型脑瘫患儿表情淡漠,不随意运动型常呈皱眉哭脸的样子。以上某种情况也可在正常小儿出现,不能根据其中一、两项就诊断为脑瘫,若存在多种异常,且存在脑瘫高危因素,则要考虑脑瘫的可能。

2.伴随疾病

脑瘫患儿除运动障碍外,常合并其他功能异常。如智力低下、癫痫、语言障碍、视力障碍、听力障碍、脑积水、小头畸形、关节脱位等。伴发情况与脑瘫类型有关。痉挛型双瘫患儿视觉障碍的发生率较高,主要表现为共同性斜视和弱视;痉挛型偏瘫患儿与伴发癫痫相关性最强;不随意运动型脑瘫患儿语言障碍发生率高,智力低下的发生率低,该型脑瘫听力障碍的发生率也相对较高,主要是高胆红素脑病致听神经核受损所致;四肢瘫患儿多伴发两种或两种以上的共患病,癫痫、语言障碍及智力低下的伴发率均较高,且症状相对较重,与痉挛型双瘫的视觉障碍不同,四肢瘫多为皮层盲、固视不等程度较严重的视觉障碍,提示枕叶视觉皮层受损。

3.辅助检查

(1)头颅CT、MRI等影像学检查:能了解颅脑结构有无异常,有助于脑瘫病因诊断和预后判断。

(2)脑电图:可以帮助了解是否合并癫痫,指导治疗。

(3)肌电图:鉴别诊断区分肌源性及神经源性疾病时可做肌电图检查。

(4)诱发电位:对判断有合并无视、听觉障碍等伴随疾病有参考意义。

(5)血生化:用于鉴别诊断时可行肌酶、血氨、乳酸、血糖、血气分析、肝功能等血生化检验。

(6)血/尿氨基酸和有机酸分析:需除外先天代谢缺陷者要做此项检查。

(7)运动功能与日常生活能力评估:有助于判定脑瘫的严重程度,也可以作为康复治疗效果的依据。

4.诊断标准

脑瘫的诊断主要依靠病史、体格检查及发育评估。CT、MRI、脑电图及诱发电位等对诊断不能起主要作用,但对伴随疾病的诊治有重要意义。询问孕期、围产期、新生儿期异常病史可能提示脑瘫的病因。影像学检查可能发现脑损伤的证据。

诊断脑瘫应符合以下5个条件:①引起脑瘫的脑损伤为非进行性;②引起运动障碍的病变部位在脑部;③症状在婴儿期出现;④有时合并智力障碍、癫痫、感知觉障碍及其他异常;⑤除外进行性疾病所致的中枢性运动障碍及正常小儿暂时性的运动发育落后。

(五)治疗

1.治疗原则

(1)早发现、早治疗:由于婴幼儿运动系统处于快速发育阶段,早期发现运动异常,尽早加以纠正,容易取得较好疗效。有学者认为,出生0～6个月(或9个月)内诊断者为早期,其中0～3个月诊断者又称为超早期。

(2)促进正常运动发育、抑制异常运动和姿势。

(3)综合治疗:利用各种手段对患儿进行全面、多样化的综合治疗。除针对运动障碍外,对合并癫痫、听力障碍、语言障碍等也需同时诊治。

(4)家庭训练和医师指导相结合:脑瘫的康复是个长期的过程,患儿父母必须树立信心,在医师的指导下,坚持长期治疗。

2.治疗措施

(1)功能训练。①躯体训练:主要训练粗大运动,特别是下肢的功能。常用的有 Vojta、Bobath 等方法。②技能训练:主要训练上肢尤其手的功能,提高日常生活能力并为以后的职业培养工作能力。③语言训练:包括发音训练、咀嚼吞咽功能训练等。有听力障碍者尽早配置助听器。

(2)针灸及按摩。

(3)物理疗法:包括水疗及各种电疗等。

(4)矫形器的应用:在功能训练中常配合使用矫形器,以达到限制关节异常活动、协助控制肌肉痉挛、预防畸形、辅助改善运动功能等目的。

(5)手术治疗:当肌肉严重挛缩和关节畸形时,可选择矫形手术。

(6)药物治疗:目前还没有治疗脑瘫的特效药物。药物治疗只有在必要时才使用,不能替代功能性训练。常用的药物有脑神经营养药、肌肉松弛药等。A 型肉毒毒素肌内注射是一种安全有效治疗痉挛的方法;为缓解不随意运动型的多动,可使用小剂量盐酸苯海索(苯海索);合并癫痫者可应用抗癫痫药物。

(7)神经干细胞移植:目前已有应用于临床的报道,取得了一定的疗效,但相关研究尚处于起步阶段,其远期疗效及不良反应还需要进一步观察。

(六)预防

加强孕期保健,可以避免各种有害因素对胎儿发育的影响;提高产科技术,减少产伤、窒息造成的脑缺血缺氧性损害;加强新生儿护理,注意新生儿低血糖、黄疸、严重感染等的防治。

三、急性感染性脱髓鞘性多发性神经病

急性感染性脱髓鞘性多发性神经病又称吉兰-巴雷综合征、急性感染性多发性神经根炎,是自身介导的周围神经脱髓鞘疾病。主要侵犯脑神经、脊神经,以运动神经受累为主,临床主要表现为肢体呈对称性弛缓性麻痹、脑脊液蛋白-细胞分离,病情严重者累及延髓导致呼吸肌麻痹,危及患儿生命。

(一)病因

目前认为急性感染性脱髓鞘性多发性神经病是一种由免疫介导的自身免疫病,多种因素可以诱发本病。约 70% 患儿发病前 2~4 周有明确的前驱感染史,如上呼吸道、胃肠道等症状。研究表明空肠弯曲菌是本病最主要的前驱感染病原体,巨细胞病毒为前驱感染第二位病原体,其他病原体包括疱疹病毒、EB 病毒等及肺炎支原体感染;此外一些免疫接种和免疫遗传因素等与本病发生有关。

(二)诊断

1.临床表现

(1)运动障碍:是本病主要临床表现。表现为四肢对称性、弛缓性瘫痪,病变自下而上呈进行性发展,由下肢开始,有上升趋势,肢体麻痹远端重于近端,严重病例可影响到躯干肌、呼吸肌,整个病程 1~4 周达高峰,然后进入恢复阶段。体格检查肌力、肌张力降低,肌腱反射减退或消失是本病重要的临床体征之一。

(2)脑神经障碍:部分患儿伴有脑神经障碍,面神经受累最常见,表现为单侧或双侧面神经麻痹;第Ⅸ、Ⅹ、Ⅺ对脑神经也常受累,其次为Ⅱ、Ⅴ、Ⅶ对脑神经,表现为不完全性眼肌麻痹,眼睑下垂、复视、眼球运动内收外展障碍,瞳孔对光反射迟钝,但意识始终清楚。

（3）感觉障碍：患儿的感觉障碍症状主要表现为四肢感觉障碍包括麻木感、蚁走感、针刺感、烧灼感。肌肉酸胀或疼痛。在年幼儿此类感觉障碍可不明显。

（4）自主神经功能障碍：症状如多汗、便秘，其他如面部潮红、心动过速、血压不稳定等。

2.辅助检查

（1）脑脊液检查：75％病例在病后 1 周脑脊液蛋白开始升高，2～3 周达高峰，而细胞数正常，此种蛋白细胞分离现象是本病的特征；糖含量正常、细菌培养阴性。

（2）肌电图：复合肌肉动作电位波幅减低和/或运动、感觉神经传导速度减慢，其中以运动神经传导速度减慢为主。

（三）治疗

1.一般治疗

严密观察病情变化，注意精神状态、语音、咳嗽力量、吞咽功能；及时吸氧，经常吸痰，防止窒息；加强口腔护理；保证营养、水分供应和大小便通畅。

2.呼吸肌麻痹治疗

呼吸肌麻痹进展迅速者或出现咳嗽无力、分泌物多而吞咽困难者，均应做气管切开术。术后按时拍背吸痰，以防肺不张和肺炎。必要时用人工呼吸器。

3.其他治疗

（1）静脉注射免疫球蛋白：是目前对本病最常用的免疫治疗。免疫球蛋白通过阻断巨噬细胞上的 Fc 受体，抑制 B 细胞增生，抑制抗体的产生，抗 T 细胞受体以及结合补体，减少血清补体浓度等作用机制来调节免疫系统。早期使用可缩短病程，效果良好。剂量每天 400 mg/kg，连用 5 天，或每天 1 g/kg，仅用 1 次。该药不良反应有头痛、发热、肌痛，中性粒细胞减少，少数患儿可见严重皮肤反应。禁用于 IgA 缺乏症、严重充血性心力衰竭或肾衰竭患儿。

（2）血浆置换：本法可缩短病程，有条件者可考虑使用。

（3）糖皮质激素：糖皮质激素不再推荐用于本病的治疗。但对危重病例可短期应用，一般主张大剂量、早期用。常用地塞米松每天 0.3～0.5 mg/kg，静脉滴注，用 7～10 天改为泼尼松口服，逐渐减量至停药，疗程 1 个月。对于难治或病程迁延的病例可试用糖皮质激素。

（4）促进神经代谢药：常用维生素 B_1、维生素 B_6、维生素 B_{12}、叶酸、辅酶 A 及 ATP 等。

（5）抗生素：合并感染或做气管切开的患儿可选用适当的抗生素治疗。

四、颅内肿瘤

颅内肿瘤是小儿时期比较常见的肿瘤之一，其发生率在 15 岁以下儿童肿瘤中仅次于白血病而居第 2 位。小儿颅内肿瘤的发生部位与成人不同，多发生在后颅窝或小脑幕下，肿瘤的性质大多是原发肿瘤，转移瘤很少，常见的四种小儿颅内肿瘤是髓母细胞瘤、星形细胞瘤、室管膜瘤和颅咽管瘤。

（一）病因

颅内肿瘤尚未发现确切的病因，目前有以下几种学说。

1.遗传学说

某些肿瘤具有明显的家族倾向性，如视网膜母细胞瘤、多发性神经纤维瘤等，一般认为它们为常染色体显性遗传性肿瘤。

2.理化学说

物理因素中被确认的具有致肿瘤可能的是放射线，目前已有很多关于放疗引起颅内肿瘤的

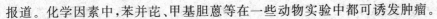

报道。化学因素中,苯并芘、甲基胆蒽等在一些动物实验中都可诱发肿瘤。

3.病毒学说

有研究表明,一些病毒若接种于动物脑内可诱发肿瘤。儿童颅内肿瘤的致瘤病毒研究主要是乳多空病毒,它包括乳头状瘤病毒和多瘤病毒,在人类颅内肿瘤中已经找到了乳多空病毒的特异性抗原,主要是胶质母细胞瘤、室管膜瘤和髓母细胞瘤。

4.胚胎残余学说

颅咽管瘤、畸胎瘤、皮样囊肿等明显发生于残留于脑内的胚胎组织,这些组织具有增殖分化的潜力,在一定条件下可发展为肿瘤。

5.免疫抑制学说

器官移植免疫抑制剂的应用,会增加肿瘤发生的风险。

(二)诊断

1.临床表现

(1)颅内压增高的症状。①呕吐:70%～85%的患儿有呕吐,此为颅内压增高或后颅窝肿瘤直接或间接影响延髓呕吐中枢所致,在部分患儿,尤其是婴幼儿,呕吐可作为唯一的早期症状,呕吐多与头痛或头晕伴存,呕吐并不全为喷射性,以清晨或早餐后多见,常在呕吐后能立即进食,其后又很快呕吐,少数患儿可伴有腹痛,早期易误诊为胃肠道疾病。②头痛:70%～75%的患儿有头痛,主要由颅内压增高或脑组织移位引起脑膜、血管或脑神经张力性牵拉所致,头痛可为间歇性或持续性,随病程的延长有逐渐加重的趋势,通常于视力丧失后头痛也多减轻。幕上肿瘤头痛多在额部,幕下肿瘤多在枕部,如小脑肿瘤的患儿,头痛常在枕部或枕颈部,常伴有颈强直及乳突部位的压痛。婴幼儿不能主诉头痛,可表现双手抱头,抓头或阵发哭闹不安。对小儿的头痛应引起高度重视,因小儿很少有功能性头痛。③视觉障碍:视力减退是儿童颅内肿瘤的常见症状,视力减退可由于鞍区肿瘤直接压迫视传导通路引起视神经原发性萎缩,更多是因颅内压增高出现视盘水肿引起的继发性视神经萎缩,儿童视力减退易被家长忽视,故有此主诉者不到40%。④头颅增大:多见于婴幼儿及较小的儿童,因其颅缝愈合不全或纤维性愈合,颅内压增高可致颅缝分离头围增大,前囟隆起,叩诊可闻及破壶音。⑤颈部抵抗或强迫头位:颈部抵抗多见于后颅窝肿瘤,因慢性小脑扁桃体下疝或肿瘤向下生长压迫和刺激上颈神经根所致,对此类患儿应及时处理,防止枕骨大孔疝的发生。第三脑室肿瘤可呈膝胸卧位,后颅窝肿瘤则头向患侧偏斜,以保持脑脊液循环通畅,是一种机体保护性反射。⑥其他:颅高压还可引起血压增高、脉搏变缓、烦躁、淡漠、精神不振等。若有意识障碍、脉缓、呼吸减慢、血压增高,说明已进入脑疝前期,需做紧急降颅压处理,小儿颅内压代偿能力较成人高,颅压增高出现较晚,一旦失代偿则病情急剧恶化,故早期诊断十分重要。

(2)定位症状:即局灶症状,取决于肿瘤所在的部位和大小,小儿出现较晚。大脑半球肿瘤如侵及运动区可出现偏瘫或癫痫发作;后颅窝肿瘤多有共济失调、眼球震颤、肌张力低及腱反射减弱等小脑损害表现;脑干肿瘤可有病侧脑神经损害及对侧锥体束征(交叉性麻痹);鞍区肿瘤或松果体区肿瘤可有生长发育停滞或性早熟;鞍上生殖细胞瘤首发症状为多饮多尿等。

2.辅助检查

(1)头颅 X 线平片:可了解有无颅内压增高征(颅缝分离及指压迹增多等),颅骨有无局部破坏或增生,蝶鞍有无扩大,松果体有无钙化及移位,有无肿瘤病理钙化(多见于颅咽管瘤等),有助于诊断。

（2）头颅 CT：不仅可以精确定位，尚可了解肿瘤大小、囊实性、有无钙化、血运是否丰富及肿瘤周水肿情况等。由于受骨伪迹等影响，对于小脑、脑干、鞍区和颅底部的肿瘤显示不如 MRI。

（3）头颅 MRI：具有更鲜明的对比度和较好的解剖背景，对软组织分辨力高，对中线和后颅窝肿瘤显示尤为清晰，对肿瘤定位和定性很有帮助，但对钙化和骨质显示不如 CT。

（4）腰椎穿刺：主要用于与颅内感染的鉴别诊断。部分颅内肿瘤（如髓母细胞瘤、室管膜瘤等）在脑脊液中可找到肿瘤细胞，对明确诊断有很大意义。对有视盘水肿的患儿应列为禁忌，因可诱发脑疝，脑瘤患儿脑脊液"白细胞"可增高，但应与脱落的肿瘤细胞鉴别，蛋白增高而糖及氯化物多正常，这与炎症反应不同。

当小儿出现不明原因的反复发作性头痛和呕吐时，应考虑颅内肿瘤的可能性，不可因症状缓解而放松警惕，应进行详细的神经系统查体，对疑有颅内肿瘤的患儿应酌情做头颅 X 线平片、CT 及 MRI 等辅助检查。

（三）治疗

1.放疗

主要针对恶性程度较高或手术不能完全切除及术后复发性肿瘤。在小儿颅内肿瘤中，对放疗最敏感者为髓母细胞瘤及其他类型胶质瘤，此外生殖细胞瘤、松果体细胞瘤及垂体腺瘤等均有较高的敏感性。对于年龄<3 岁的患儿，应特别考虑放射治疗对发育脑组织的长期不良反应，可引起放射性脑坏死、甲状腺功能减退、生长发育迟缓、智商降低等并发症。近来利用高剂量分割照射、肿瘤腔间质内放疗和立体定向放射神经外科来提高放疗效果减少不良反应的研究取得了一定进展。

2.化疗

化疗原则上是用于恶性肿瘤术后，与放疗协同进行，复发颅内恶性肿瘤也是化疗的指征。儿童髓母细胞瘤的脊髓播散种植化疗可作为首选方法。对 3 岁以内的恶性肿瘤无法耐受放疗者可先用化疗。常用的化疗药物有顺铂、长春新碱、甲氨蝶呤等。

3.免疫治疗

免疫治疗包含的种类很多，如细胞因子疗法、免疫毒素治疗、过继细胞免疫治疗、特异性及非特异性主动免疫等。其中树突状细胞介导的抗胶质瘤免疫治疗因疗效显著引起人们关注，成为免疫疗法中研究的重点。

树突状细胞是体内功能强大的抗原呈递细胞，可以高效摄取、处理抗原并表达高水平的主要组织相容性复合体 MHC-Ⅰ、MHC-Ⅱ类分子，诱导特异性细胞毒性 T 细胞生成，激活细胞免疫应答，从而杀灭肿瘤细胞，抑制肿瘤生长，发挥抗肿瘤功能。目前已发展出多种针对树突状细胞负载肿瘤抗原的方法，如胶质瘤全细胞抗原致敏树突状细胞疫苗、胶质瘤抗原多肽负载树突状细胞疫苗、胶质瘤细胞 DNA 或 RNA 负载树突状细胞疫苗、胶质瘤细胞-树突状细胞融合疫苗、细胞因子基因负载树突状细胞疫苗等。

树突状细胞疫苗作为一种新型疗法治疗胶质瘤的研究取得了较大进展，但仍存在一些问题，如自身免疫反应、抗原多肽的半衰期较短等。由于以树突状细胞为基础的免疫治疗主要适应证是微小病灶，目前树突状细胞疫苗仍定位于手术后的辅助治疗。

4.基因治疗

基因治疗已部分用于临床，其方法为用各种抗癌因子通过转基因途径，在脑内表达其产物，抑制癌细胞增殖。

（李园园）

第五章

心血管系统疾病

第一节 先天性心脏病

一、室间隔缺损

室间隔缺损为最常见的先天性心脏病,占先天性心脏病总数的 25%～50%。室间隔缺损可分为单纯性、室间隔与圆锥间隔的发育畸形两类,可伴有大动脉错位等复杂畸形。本节主要涉及单纯性室间隔缺损。

(一)病理

室间隔缺损的大小、形状、位置等变异很大,多为单发,缺损直径多为 0.6～1.0 cm,但可小至 0.3 cm,最大可超过 4.5 cm。一般缺损直径<0.5 cm 为小型室间隔缺损,0.5～1.5 cm 为中型室间隔缺损,>1.5 cm 为大型室间隔缺损。

1.分类

(1)漏斗部缺损:占 20%～30%。①Ⅰ型:干下型,位于胚胎期动脉总干的下方,其上缘无肌组织,紧邻肺动脉瓣环;②Ⅱ型:嵴上型,位于室上嵴上方。

(2)膜部缺损:最多见,占 60%～80%。①Ⅰ型:嵴下型。累及膜部及一部分室上嵴,位于圆锥乳头肌之前。②Ⅱ型:单独膜部型。仅限于膜部室间隔的小缺损。③Ⅲ型:隔瓣下型。缺损累及膜部和一部分窦部,位于圆锥乳头肌之后。

(3)肌部缺损:约占 10%。包括窦部和肌小梁部缺损,缺损四周均为肌组织。

(4)左室右房型缺损:系膜部间隔心房部的缺损,位于三尖瓣隔瓣之上和二尖瓣前瓣之下。

2.合并畸形

常合并动脉导管未闭、房间隔缺损、二尖瓣关闭不全、主动脉瓣关闭不全、部分肺静脉畸形引流、肺动脉瓣狭窄、主动脉瓣狭窄、主动脉窦瘤破裂、主动脉缩窄、主动脉弓离断等。

3.病理生理

舒张期左室压超过右室压不多,压差不大,分流量不多,不产生心脏杂音。收缩期左右心室间压差明显,大量左室血向右室分流,产生心脏杂音。左向右分流使肺循环血流量增加,久之肺动脉压力增高(动力型肺高压),进一步发展,使肺小动脉收缩,管壁增厚,肺血管阻力增高(梗阻型肺高压),最终出现双向分流或右向左分流,形成艾森门格综合征。

(二)诊断

1.临床表现

(1)小型缺损:患儿无症状,多在体检时于胸骨左缘 3～4 肋间闻及全收缩期杂音,常伴有震颤。

(2)中型缺损:临床可无症状,但大部分在婴儿期出现症状,吸奶时气急,体重较轻,易发生肺部感染。体查:心尖冲动明显,心界扩大,杂音及震颤与小型缺损相同,偶于心尖部闻及舒张中期杂音(相对性二尖瓣狭窄所致),P_2 亢进,分裂。

(3)大型缺损:生后 2～3 周即可出现症状,喂奶困难,呼吸困难呈进行性加重,反复呼吸道感染。体查:心前区隆起,心界明显扩大,胸骨左缘 3～4 肋间闻及明显收缩期杂音并伴有收缩期震颤,心尖区可闻及短而响亮的舒张中期杂音,P_2 亢进。如出现艾森门格综合征,则发绀明显,杵状指(趾),红细胞增多。听诊杂音很轻,一般为非特异性的喷射性杂音,无震颤,P_2 亢进明显,可能伴有肺动脉瓣反流的舒张早期杂音。

2.辅助检查

(1)心电图:小型室间隔缺损心电图可正常。中型室间隔缺损:左、右心室均有肥大,以左室肥大明显。大型室间隔缺损:左、右心室肥大,T_{V5} 倒置。伴肺动脉高压时以右室肥大为主,电轴右偏。

(2)X 线检查。小型室间隔缺损:X 线平片正常。中型室间隔缺损:可见心影增大,肺动脉及其主干稍有增粗,主动脉结多属正常。大型室间隔缺损:左、右心室均有增大,以左室为主。肺动脉段突出,"肺门舞蹈",主动脉结正常或缩小。合并重度肺高压时,肺动脉段突出更为明显,部分呈瘤样扩张,肺门血管亦呈相应的明显扩张,有时呈残根状,肺野外带血管变细、扭曲。

(3)超声心动图:可显示缺损的位置。B 超能显示 0.5 cm 以上的缺损,表现为室间隔回声中断,两断端反光增强。<0.5 cm 的缺损,可用彩超于室间隔右室面可见到左向右的过隔五彩血流信号,并记录到收缩期湍流频谱。

(4)心导管检查及心血管造影:心电图和 X 线大致正常的小缺损不必行此检查。心导管检查:右室比右房血氧含量高 0.9% 可诊断。肺动脉与主动脉血流量之比在小型缺损不到 1.5：1、中型缺损(1.5～3.0)：1、高分流型缺损超过 3.0：1。高肺血管阻力型缺损因肺血管阻力达外周血管阻力的 40%～70%,分流量因此减低。艾森门格综合征时,肺血管阻力超过外周血管阻力的 70%,主动脉、肺动脉血流量相仿,重者单纯为右向左分流。左室造影特点:左室充盈后右室立即显影,根据右室显影的密度及最早部位、分流剂柱的喷射方向可粗略地判断分流量及缺损部位。

(三)治疗

1.内科治疗

包括防治心力衰竭、控制呼吸道感染、治疗感染性心内膜炎。

2.自行闭合

自然闭合的可能性达 20%～63%,多在 6 岁内,其中多为小缺损和肌部缺损,但最大闭合年龄可达 31 岁。

3.介入治疗

适用于肌部或部分膜部室间隔缺损。

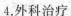

4.外科治疗

小室间隔缺损一般不必手术。在婴儿期如果有大的左向右分流,使左心负担过重,产生难以控制的心力衰竭,生长发育受影响或反复肺部感染,应尽量在 2 岁前关闭缺损。如有明显症状,存在大的左向右分流或肺动脉压有升高趋势者,尽早手术治疗。如合并心力衰竭或感染性心内膜炎,必须在充分控制后再考虑手术治疗。对小到中等大小的室间隔缺损患儿,如 6~10 岁缺损仍无自行闭合倾向,且心电图及 X 线胸片出现病理改变时,即使症状不明显,也应积极手术治疗。严重肺动脉高压,产生右向左分流者属手术禁忌。手术有直接缝合修补缺损和补片修补两种,后者适合于缺损直径>1.5 cm 者。

(四)预后

随年龄增大,70%患儿缺损可变小。5%~10%的大型缺损可出现漏斗部狭窄,而转变成无发绀型或发绀型四联症。小型缺损多预后良好,但需定期检查。

二、房间隔缺损

房间隔缺损是胚胎心房分隔过程中的异常,可产生继发孔型缺损、原发孔型缺损、房间隔缺如(单心房)及卵圆孔未闭等畸形。卵圆孔未闭一般不引起两心房间分流,无多大临床意义。本节主要叙述继发孔型房间隔缺损。

(一)病理

房间隔缺损常是单个,也可以多个呈筛状,直径一般 2~4 cm。

1.分型

(1)中心型(卵圆孔型缺损):占继发孔型房间隔缺损的 76%。缺损位于房间隔中心,相当于卵圆窝部位,冠状静脉窦开口于缺损的前下方,可伴右肺静脉回流异常。可分为以下情况。①卵圆瓣残缺:卵圆瓣有一处或两处缺损,但仍有部分组织残存呈筛状。②卵圆瓣缺如:缺损较大,四周为卵圆环,常呈椭圆形。

(2)下腔型(低位缺损):占 12%。缺损位于房间隔的后下方,其下缘完全缺如或仅残留极少膜样组织,下腔静脉瓣的下端和缺损边缘相连。对于下腔静脉瓣很大的病例,手术缝合时注意不要将下腔静脉瓣误认为缺损边缘,否则,将把下腔静脉隔入左房。

(3)上腔型(高位缺损):占 3.5%,又称静脉窦型缺损。缺损位于房间隔后上方,与上腔静脉口没有明确界限,常合并右上肺静脉畸形引流。

(4)混合型:为两种或两种以上畸形同时存在,占 8.5%。缺损巨大,占房间隔的极大部分。

2.合并其他畸形

发生率为 15%~32%。如动脉导管未闭、肺动脉瓣狭窄、室间隔缺损、肺静脉畸形引流、二尖瓣关闭不全、二尖瓣脱垂、二尖瓣狭窄(称卢腾巴赫综合征)等,极少数可合并主动脉缩窄。

3.病理生理

房间隔缺损时,左右两房的压力趋于相等,以此压力容易充盈右室,但充盈左室则稍嫌不足,所以造成左房的血流在心室舒张期通过缺损大量向右房、右室分流。在心室收缩期,两房之间也有左向右分流发生。由于左向右分流,肺循环的流量可数倍于体循环,右房、右室和肺动脉都扩张,而左室、主动脉及整个体循环的血流量减少。由于肺血管阻力小,所以肺动脉高压发生往往较晚,多在 20 岁以后。当病情晚期出现严重肺动脉高压,右房压力高于左房时,可出现右向左分流而持久发绀。

145

（二）诊断

1.临床表现

缺损小者无症状。缺损大者有消瘦、乏力、心悸、多汗、活动后气促,因肺循环充血而易患肺炎。当剧烈哭泣、患肺炎或心力衰竭时,右房压力可超过左房而出现暂时性发绀。体查:体型多消瘦。心前区较饱满,心尖冲动弥散,10%患儿于肺动脉瓣区可触及震颤,心界可扩大,胸骨左缘2～3肋间可闻及3/6～2级收缩期喷射性杂音,向两肺传导,此为右室排血增多,产生右室流出道相对性狭窄缘故。最具特征性的是肺动脉瓣第二音（P$_2$）亢进且固定分裂,年龄越大越明显。左向右分流量较大时,因三尖瓣相对狭窄,可在胸骨左缘下方听到舒张期杂音。

2.辅助检查

（1）心电图:多有右室肥大伴右束支传导阻滞,V$_1$呈rsR′图形,电轴右偏。20%可见P-R间期延长。如静脉窦型缺损则P波在Ⅱ、Ⅲ、aVF导联倒置。原发孔型房间隔缺损见电轴左偏及左心室肥大。

（2）X线检查:婴幼儿患儿心脏可正常或稍增大,肺血增多不明显。如缺损大,分流量多,则右房、右室、肺动脉总干及其分支均扩大,搏动强烈,透视下可见"肺门舞蹈",左房不大,左室及主动脉影相对较小。

（3）超声心动图:M超显示右室舒张期容量增大,室间隔与左室后壁呈矛盾运动。B超显示右房、右室内径增大,远离心脏十字交叉处房间隔回声中断,断端回声增强。多普勒取样容积置于房间隔缺损右房侧,可见舒张期湍流频谱。彩超可见心腔内血流的方向、容量及缺损大小。

（4）心导管检查及心血管造影:右房平均血氧含量高于上、下腔静脉血氧含量1.9容积%,说明心房水平由左向右分流。导管可由右房进入左房,在缺损处有一定的活动度。一般不需造影。如导管从右房进入左房,并注射造影剂可证实左向右分流。晚期肺动脉高压病例则肺动脉压力增高至接近或超过主动脉压,伴有动脉血氧饱和度降低。

（三）治疗

1.对症治疗

加强护理和营养,有心力衰竭者抗心力衰竭治疗。

2.自行闭合

1岁内有50%可以自闭,1岁后可能性小。

3.介入治疗

适用于:①有手术指征的继发孔型房间隔缺损（直径＜30 mm,房间隔边缘＞4 mm,房间隔大于缺损最大伸展径的2倍）;②卵圆孔未闭;③外科术后残余分流的房间隔缺损;④二尖瓣球囊扩张术后遗留明显的心房水平分流。

4.手术治疗

有心脏扩大和肺充血改变者,即使是儿童或没有症状者也应手术修补。手术以5～7岁为宜。发展到右向左分流,出现艾森门格综合征为手术的禁忌证。

（四）预后

大多数患儿无症状。不手术者平均成活年龄36～49岁。

三、肺动脉瓣狭窄

广义肺动脉狭窄包括肺动脉瓣膜、瓣环、肺动脉分支、周围肺动脉及右室漏斗部狭窄。其中以肺动脉瓣狭窄最常见,占 70%～80%,漏斗部狭窄较少,肺动脉主干狭窄更少。狭义的肺动脉狭窄是指单纯肺动脉瓣狭窄,占先心病的 10%～20%,多为单发,也可合并其他畸形。

(一)病理

肺动脉瓣的三个瓣缘互相融合,融合中央形成一个小孔,严重者瓣口直径仅 1～2 mm。有的瓣叶畸形如双叶瓣畸形或肺动脉瓣发育不良、瓣叶增厚、瓣环偏小。右室腔继发性向心性肥厚,心室腔偏小。肺动脉主干通常扩张,但扩张的程度与狭窄的严重性不成比例。

1.分型

(1)广义肺动脉狭窄按狭窄的范围分 4 型:肺动脉瓣狭窄;漏斗部狭窄;肺动脉瓣和漏斗部狭窄;肺动脉干、环、分支狭窄。按狭窄部位分 3 型:肺动脉瓣狭窄;瓣上狭窄;瓣下狭窄。

(2)肺动脉瓣狭窄。按瓣叶数目分 4 型:单叶瓣型;双叶瓣型;三叶瓣型;四叶瓣型。按狭窄的程度分 3 型:轻度狭窄,右室收缩压＜6.7 kPa;中度狭窄,右室收缩压＞6.7 kPa,但尚未达左室收缩压水平;重度狭窄,右室收缩压超过左室收缩压。

2.合并畸形

房间隔缺损、室间隔缺损。

3.病理生理

肺动脉瓣口面积较正常减少 60% 时出现血流动力学变化。由于肺动脉瓣狭窄,右室排血受阻,使右室压力增高,肺动脉压力降低,右室和肺动脉间形成不同程度的收缩期压差。当房间隔缺损或卵圆孔未闭,在右房压显著升高超过左房时,出现右向左分流,产生发绀。长期右室压力负荷过重引起右室肥厚,可使右室腔缩小,随之继发流出道梗阻,进一步加重排血困难,促使右室压力更加增高,最后发生右心衰竭。当血液从高压的右室通过狭窄的瓣口进入压力骤减的肺动脉时,产生喷射性涡流,使肺动脉主干形成狭窄后扩张。

(二)诊断

1.临床表现

轻度狭窄可无症状。中度狭窄在 2～3 岁无症状,但年长后劳动时易疲乏和气促。严重狭窄时中等强度的体力劳动也出现呼吸困难。有时劳动时感胸痛和上腹痛,若有此症状预后不良,应早手术。患儿多无发绀,面颊和指端可能暗红。狭窄严重者,如卵圆孔处出现右向左分流,可有发绀、杵状指,但蹲踞现象少见。

体查:生长发育往往正常。心前区可较饱满,胸骨左缘可触及右室的抬举性搏动,在胸骨左缘 2～3 肋间可触及收缩期震颤。S_1 正常,可闻及收缩早期喀喇音,S_2 分裂,分裂程度与狭窄严重性成正比,P_2 减轻或听不到。肺动脉瓣区有响亮、粗糙的 4/6 级收缩期喷射性杂音,向左上胸、心前区、颈、腋下及背面传导。

常见并发症:①心力衰竭是肺动脉瓣狭窄的直接死亡原因。②缺氧发作:小婴儿重型肺动脉瓣狭窄常有发绀者易出现,可在无明显心力衰竭前致死。③感染性心内膜炎。

2.辅助检查

(1)心电图:轻度狭窄,心电图在正常范围。中度狭窄,电轴右偏 90°～180°,右室肥大呈收缩期负荷过重,V_1 呈 rsR'、RS 或 Rs 型,R_{V1} 5～10 mm。重度狭窄,电轴右偏 120°～150°,V_1 呈 R 或 qR 型,R_{V1} 多在 10～15 mm。极重度狭窄者,电轴右偏 150°～180°,V_1 及 V_{3R} 呈 qR 型,R_{V1}、V_{3R}＞20 mm,心导联 T 波倒置,P 波高尖。

(2)X 线检查:轻度、中度狭窄患儿心脏一般不大,重度狭窄心脏多有轻度增大。约 1/3 有右房增大,常见于重度狭窄伴三尖瓣关闭不全者。心影呈二尖瓣型,肺动脉段凸出(狭窄后扩张)并升高是肺动脉狭窄的特征性改变。肺血少,肺野清晰,两肺门影不对称。

(3)超声心动图:胸骨旁大动脉短轴观示肺动脉瓣增厚,反光强,收缩期呈弧形,运动受限。有时只能见到肺动脉瓣的一部分,有一个凹向内的弧度为其特征。肺动脉内径增宽。M型显示肺动脉a凹加深>7 mm。彩超在肺动脉瓣狭窄口的远端及右肺动脉可记录到收缩期湍流频谱,在肺动脉内见到异常的过瓣口散射的五色相间的血流束。

(4)心导管检查及心血管造影:右心导管检查示股动脉及各心腔血氧饱和度正常。肺动脉压正常或降低,右室压增高,右室与肺动脉收缩压差>2.7 kPa。从肺动脉到右室拉管连续测压的压力曲线可区别狭窄的类型。正常:右室收缩压与肺动脉压持平,舒张压较肺动脉低。肺动脉瓣狭窄:右室收缩压明显高于肺动脉压。漏斗部(圆锥部)狭窄:漏斗部收缩压与肺动脉相同,舒张压与右室相同,右室收缩压明显增高。瓣膜与漏斗部联合狭窄:收缩压呈阶梯上升,漏斗部收缩压高于肺动脉而低于右室。右室造影:右室显影后,于收缩期见融合的肺动脉瓣口呈鱼口状膨向肺总动脉腔内,亦可见到瓣膜增厚。含有造影剂的血液自狭窄瓣口喷出,称"喷射征",以此可测量瓣口狭窄程度。还可显示继发性漏斗部肥厚造成的右室流出道阻塞、肺总动脉及左肺动脉窄后扩张。

(三)鉴别诊断

应与三尖瓣下移畸形、法洛四联症、特发性肺动脉干扩张鉴别。无症状的轻型肺动脉瓣狭窄应与房间隔缺损鉴别。

(四)治疗

1.内科治疗

右室与肺动脉差<6.7 kPa,或右室收缩压<6.7 kPa,临床无症状,心电图及X线示右室无明显变化,应定期随诊复查。有心力衰竭者,可用洋地黄、利尿剂等常规治疗,并积极准备手术。

2.介入治疗

右室压>6.7 kPa,可行肺动脉瓣球囊扩张术。

3.手术治疗

心脏扩大,心电图示右室劳损或右室压>9.3 kPa者行直视下肺动脉瓣切开术。

(五)预后

轻度肺动脉瓣狭窄,右室与肺动脉差<6.7 kPa,可正常生活。中度肺动脉瓣狭窄,任何年龄均可出现症状。重度肺动脉瓣狭窄在20岁左右丧失劳动力,出现发绀,随之心力衰竭。病情轻重与瓣口面积有关。少数病例存活超过40岁,偶达60~70岁者。手术效果良好。

五、法洛四联症

法洛四联症是一组先天性心血管复合畸形,包括肺动脉狭窄、室间隔缺损、主动脉骑跨及右心室肥厚四种病理变化。发病率在婴儿期约占先心病总数的3.5%,年长儿则增至10%~12%,为最常见的发绀性先心病。

(一)病理

1.病理解剖

(1)右室流出道梗阻:为最主要的病变。梗阻可发生在右室腔内、右室漏斗部、肺动脉瓣膜、瓣环,肺动脉及其分支任何部位。漏斗部的狭窄几乎全有,根据右室漏斗部狭窄发生的部位及程度可分为 6 型。①低位狭窄:最多见。多为局限性环形狭窄,在狭窄部位与肺动脉瓣之间形成"第三心室"。②中间位狭窄:狭窄仍呈环状,但圆锥间隔较低位狭窄为短,在狭窄部位与肺动脉瓣环之间仅有一小腔室。③高位狭窄:狭窄部位近肺动脉瓣处,无漏斗腔可见,肺动脉瓣仍正常。④广泛狭窄:右室流出道包括肺动脉瓣在内明显发育不良,呈管状狭窄。⑤漏斗部缺如。⑥右室内异常肌束:右室中部肥大的异常肌束将右室隔成高压与低压两个腔,常无肺动脉瓣环或肺动脉狭窄,此型也称法洛四联症右心室双腔心。

肺动脉瓣狭窄为瓣膜交界融合所致,多为二叶瓣畸形,或为隔膜样瓣叶,中间有针尖样小孔。成人瓣膜上常有钙化或赘生物存在。肺动脉瓣环内径婴幼儿<0.7 cm、儿童<1.3 cm、成人<1.6 cm者均造成较严重的狭窄。少数病例肺动脉干及其分支也有狭窄,有的可合并一侧肺动脉缺如。极重者可合并肺动脉闭锁,其肺部血流全部由侧支供应,此时称假性动脉干。

(2)室间隔缺损:多为嵴下型缺损,少部分为干下型缺损。缺损通常较大,为 1.5～3.0 cm。

(3)主动脉骑跨:主动脉骑跨部分起源于右室,但在二尖瓣前瓣与主动脉瓣之间有纤维连续。升主动脉较粗大,20％～30％患儿主动脉弓右位。

(4)右心室肥厚:继发于肺动脉狭窄所致,常较严重,且年龄越大、肥厚越重。

2.分型

(1)无发绀型:右室流出道梗阻较轻,心室水平由左向右分流,此型少见。

(2)典型四联症:右室流出道梗阻较重,心室水平以右向左分流为主,临床多见。

(3)假型动脉干:有肺动脉闭锁,肺血来源于未闭动脉导管或侧支循环。

3.合并畸形

右位主动脉弓、肺静脉畸形引流、完全性心内膜垫缺损、冠状动脉畸形、主动脉瓣关闭不全、三尖瓣关闭不全等。

4.病理生理

右室流出道梗阻(肺动脉和/或右室漏斗部狭窄)和室间隔缺损是影响血流动力学的主要病变。如右室流出道狭窄较轻,且伴有较大的室间隔缺损,左室压力仍大于右室,呈左向右分流,肺血偏多,临床可无发绀,而左房、左室可能扩大。右室流出道狭窄较轻,室间隔缺损较小,左向右分流也少,心脏形态学上改变较小或接近正常。如右室流出道狭窄严重时,右室收缩压可超过左室,右室血通过大的室间隔缺损和骑跨的主动脉而进入左室和主动脉,使体循环血氧饱和度下降,临床出现发绀,右室肥厚。如此时室间隔缺损较小,右室压超过左室压,右房也可肥大。主动脉接受左室血的同时,接受部分右室血,故逐渐增粗。婴儿早期,由于动脉导管开放,卵圆孔未闭,右室流出道狭窄较轻,入肺的血液仍较多,所以发绀在 6 个月至 1 岁常不出现,随着动脉导管和卵圆孔关闭、年龄增大使右室流出道狭窄更明显,逐渐出现发绀。慢性低氧血症的存在,代偿性产生肺部侧支循环和红细胞增多症。红细胞增多,血红蛋白增加,血液黏滞度增加,易发生血栓,脱落后可致栓塞。

右室肥厚和主动脉骑跨对血流动力学影响不占主要地位。典型法洛四联症,由于有较大的室间隔缺损,右室压常不会超过体循环压力,很少发生充血性心力衰竭。

(二)诊断

1.临床表现

(1)发绀:少数非发绀型四联症,在婴儿期由左向右分流者,临床上无发绀,易患心力衰竭及呼吸道感染,类似大型室间隔缺损。典型四联症,出生时发绀多不明显,6 个月至 1 岁后发绀逐渐明显。婴儿期呈粉红色面容,或偶尔出现轻度发绀。随着生长发育,发绀逐渐加重。患儿皮肤可呈微暗的浅蓝色,巩膜呈灰色,状似结膜炎,舌呈深蓝色,咽部黏膜呈紫色。齿龈经常发炎,稍加按压即可出血。出牙可延迟。

(2)气促和缺氧发作:在喂养、啼哭、行走、活动后,气促加重。缺氧发作常在睡眠醒后、哭闹后、大便或喂奶后,感染及缺铁性贫血等可诱发。表现为突然起病,呼吸困难,烦躁不安,发绀加重,哭声微弱,意识丧失,抽搐甚至可发展成瘫痪。发作可持续数分钟或数小时,然后自然恢复,偶尔可致命。发作频繁时期多是出生后6~18个月,且与发绀程度无明显关系。发作原因是右室流出道肌肉痉挛而使血流突然中止,出现肺动脉一时性闭塞,致使脑缺氧,产生晕厥、抽搐。

(3)蹲踞:有些婴儿常采取弓背位或胸膝位。较大儿童常不能长时间站立,整日喜静,或保持有利的蹲踞体位。蹲踞是四联症患儿活动后常见的症状,10岁以后少见,在其他畸形中少见。蹲踞可使下腔静脉回心血量减少,提高动脉血氧饱和度;使外周血管阻力增加,减少右向左分流量,增加肺循环血流量,提高血氧含量。

(4)体征:生长发育迟缓,智力可稍落后于同龄儿。发绀、眼结膜充血,口腔黏膜呈紫色,釉质钙化不良。发绀出现数月至数年后可发生杵状指(趾)。脉搏、血压多正常。心前区略饱满,心脏冲动不明显。在胸骨左缘2~4肋间以及心尖部可听到5/6~3级收缩期喷射性杂音,有时伴有收缩期震颤。P_2往往减弱或呈单一。少数无发绀者在剑突上或胸骨左缘4~5肋间出现室间隔缺损的全收缩期杂音。在肺动脉阙如者可在胸骨右缘闻及杂音。肺动脉闭锁者,由于侧支循环丰富,在胸骨左、右缘及背部可听到广泛的连续性血管杂音。

2.辅助检查

(1)心电图:电轴右偏(+90°~+180°)。V_1及V_{3R}导联QRS波形呈Rs、RS、R、qR、qRs或rsR′型示右室肥大。少数伴有ST-T改变,T波可直立或倒置。一般V_5、V_6导联R电压低,无q波出现。无发绀型四联症,V_5、V_6导联则可出现R电压增高和T波直立。右房肥大时P波高尖。

(2)X线检查:典型四联症心影呈"靴形",心尖圆钝上翘,心腰凹陷。心脏多无明显增大,或仅有轻、中度增大,以右房和右室增大为主,而左房、左室多属正常。肺门影缩小,肺野血管纤细,主动脉结增宽。极重度四联症,肺野有较多侧支循环的网状影。

(3)超声心动图:存在特征性改变。胸骨旁左室长轴观示右室流出道变窄,主动脉内径增宽并骑跨于室间隔上,前连续中断,后连续存在。胸骨旁大动脉短轴观显示大动脉关系正常,肺动脉内径变窄。心尖四腔观有两组房室瓣开放。

(4)心导管检查及心血管造影:右心导管检查股动脉血氧饱和度<89%。导管从右室直接插入主动脉,示有主动脉骑跨。导管难以进入肺动脉,从肺动脉到右室连续测压,示右室与肺动脉之间有明显压力阶差,可反映肺动脉狭窄及其类型。右室显影见主、肺动脉同时显影,可显示右室流出道变窄和肺动脉狭窄的部位、范围、程度及类型。大动脉关系正常,主动脉内径增宽,骑跨于室间隔之上。右室显影后左室相继显影,示右向左分流。极重度四联症显示右室流出道呈盲端,肺动脉通过主动脉显影后侧支循环或未闭的动脉导管相继显影,肺动脉可能有多处狭窄或发育不良。为了明确肺动脉干及其分支大小、侧支循环血管的来源和数目,往往需主动脉造影。

(5)其他:红细胞(5~8)×10^{12}/L,Hb为(170~220)g/L,血细胞比容60%~75%,若Hb<150 g/L,考虑有相对性贫血存在。血小板减少,凝血酶原时间延长。

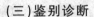

（三）鉴别诊断

（1）肺动脉狭窄合并室间隔缺损及右室发育不良：生后即有发绀，肺动脉瓣区有长而响亮的收缩期喷射性杂音，P_2呈逆分裂。X线表现与四联症相似。心电图无右室肥大表现。超声心动图示右室腔小、室间隔连续中断、肺动脉狭窄等有助于鉴别。

（2）与室间隔缺损、肺动脉狭窄、法洛五联症、法洛三联症、右心室双出口、永存动脉干等鉴别。

（四）治疗

1. 内科治疗

（1）防血栓形成：注意液体摄入量，天热、呕吐、腹泻和高热时应预防脱水。

（2）预防感染：感染者及时给予抗生素治疗，防止感染性心内膜炎。

（3）防脑缺氧发作：限制每天活动量。普萘洛尔 1 mg/（kg·d）口服，如无效可适当增量。伴小细胞低色素贫血时，若 Hb＜150 g/L，应给予铁剂，必要时可输血 5 mL/kg。

（4）治疗脑缺氧发作：立即将其下肢屈曲，置膝胸卧位，吸氧；皮下注射吗啡每次 0.1～0.2 mg/kg，静脉注射 0.9％氯化钠每次 20 mL/kg，监测血氧饱和度仍较低者，再静脉注射 5％碳酸氢钠每次 3～5 mL/kg，或发作未终止者静脉注射盐酸去氧肾上腺素每次 0.05～0.1 mg/kg，并静脉维持，随症状好转逐渐减量至停药，或间羟胺 0.2 mg/kg，或甲氧明 0.2 mg/kg，也可终止发作。如未终止，可用普萘洛尔 0.1 mg/kg 静脉注射以解除流出道痉挛。缺氧发作时禁用洋地黄，以防梗阻加重。

2. 外科治疗

婴儿时期出现严重症状，先姑息手术（锁骨下动脉-肺动脉吻合术或右室流出道疏通术），3 岁时再行根治术。如一般情况好、3 岁以上、无双侧肺动脉严重发育不良或明显狭窄、左室发育尚好（左室舒张期末容积指数≥30 mm/m²）者，可行直视根治术。

（五）预后

40％并发脑血管意外，14％发绀病例并发感染性心内膜炎，还可并发脑脓肿和出血倾向。法洛四联症平均死亡年龄 12 岁，严重病例多在 2 岁内死亡。个别患儿可活到 60 岁以上。其预后取决于肺动脉瓣口梗阻的程度、侧支循环的数量以及右向左分流量。

（侯素香）

第二节　后天性心脏病

一、病毒性心肌炎

病毒性心肌炎指病毒感染引起的心肌局限性或弥漫性的急性或慢性炎症病变。大多数患儿经治疗后可获痊愈，极少数患儿在急性期因严重心律失常、心力衰竭和心源性休克死亡，部分患儿可演变为扩张型心肌病。

（一）病因及发病机制

病毒性心肌炎主要侵犯心肌，可累及心包但累及心脏瓣膜者甚为少见。约有 5％的病毒感染者在感染后可发生本病,以引起肠道和上呼吸道感染的病毒感染为主,其中又以柯萨奇病毒B组病毒最为常见。其他如柯萨奇病毒A组、ECHO病毒、脊髓灰质炎病毒、腺病毒、流感病毒、副流感病毒、麻疹病毒、腮腺炎病毒、乙型脑炎病毒、肝炎病毒、带状疱疹病毒、巨细胞病毒和艾滋病病毒等。病毒性心肌炎的发病机制可为病毒感染后的直接侵袭心肌,也可为病毒感染后的自身免疫反应所致,前者以儿童为主,后者以青少年为主。

(二)诊断

1.临床表现

(1)症状:取决于病变的广泛程度和部位,轻者可无症状,重者可出现心源性休克甚至猝死。常在发病前1~3周有上呼吸道或肠道感染史,表现为发热、全身酸痛、咽痛、倦怠、恶心、呕吐、腹泻等症状,7~10天后出现胸闷、心悸、胸痛或心前区隐痛、头晕、呼吸困难、极度乏力等。

(2)体征:①心脏增大,轻者无心脏增大,重者可出现轻到中度增大;②心率和心律的改变,与发热不平行的心动过速、心率异常缓慢和各种心律失常,其中以室性期前收缩最常见;③心音变化,第一心音减弱或分裂;④若同时有心包受累,则可闻及心包摩擦音;⑤合并心力衰竭的其他体征,肺部湿性啰音、颈静脉怒张、肝脏增大和双下肢水肿等;⑥严重者可出现心源性休克的体征。

2.辅助检查

(1)血常规、血清酶及免疫学检查:急性期可出现白细胞轻度增高,但核左移不明显,约半数病例血沉轻、中度增快。急性期或慢性心肌炎活动期可有血清天门冬氨酸氨基转移酶、谷草转氨酶、乳酸脱氢酶、肌酸磷酸激酶及其同工酶增高、血清肌钙蛋白I、血清肌钙蛋白T、血浆肌红蛋白增高。白细胞免疫测定,可有外周血NK细胞活力降低、α-干扰素效价下降、γ-干扰素效价增高、E花环及淋巴细胞转化率降低、血中总T细胞、T辅助细胞及抑制T细胞低于正常,而T辅助细胞/抑制T细胞比率不变,补体C3及CH50降低,抗核因子、抗心肌抗体、类风湿因子、抗补体抗体阳性率高于正常人。

(2)病毒学检查:由于多数心肌炎是免疫变态反应所致,待临床出现心脏症状时,咽拭或粪便中已分离不到病毒,即使分离到病毒也难以确定是心肌炎病毒,故咽拭子及肛拭子病毒分离临床意义不大,目前应用较为广泛的是通过双份血清中特异性病毒抗体测定,以证实病毒性心肌炎,临床上常用的有以下方法。①病毒中和抗体测定:取急性期病初血清与相距2~4周后第2次血清,测定同型病毒中和抗体效价,若第2次血清效价比第1次高4倍或1次≥1:640,则可作为阳性标准。②病毒特异性IgM:以≥1:320者为阳性,支持近期被该种病毒感染。

(3)心电图:对本病诊断敏感性高,但特异性低,以室性期前收缩为最常见,其次为一度房室传导阻滞,有时伴有束支传导阻滞,多表明病变广泛,多数传导阻滞为暂时性,经1~3周后消失,亦可随瘢痕形成而造成持久的心律失常。

(4)胸部X线:病情重者可有心影增大、搏动减弱,其扩大程度与心肌损害程度一致;有时可见心包积液。严重病例因左心功能不全有肺淤血或肺水肿征象。

(5)超声心动图:病情重者可有左心室增大、室壁运动减低、心脏收缩功能异常、心室充盈异常等。

(6)放射性核素心肌显像:属无创性检查,可显示心肌细胞坏死区的部位和范围,对了解病毒性心肌炎是局灶性还是弥漫性心肌坏死有一定价值,但其敏感性高,特异性低。

(7)心内膜心肌活检:为有创检查,且有一定危险性,临床上实际应用价值不大。主要用于病情危重、治疗反应差、病因不明的患儿。

3.诊断标准

根据发病前有肠道感染或呼吸道感染病史、心脏损害的临床表现、心肌损伤标志物阳性和其他辅助检查显示心肌损伤、病原学检查阳性等,临床诊断病毒性心肌炎。确诊有赖于心内膜心肌活检。轻度心肌炎的临床表现较少,故病理诊断远比临床发病率为高。近年来,随着检测技术的提高,其发病率呈逐年增高趋势。

(三)治疗

1.一般治疗

卧床休息。本病一经确诊,应立即卧床休息。卧床休息应该持续到症状消失,心电图恢复正常;重症心肌炎应严格卧床休息至体温正常,心电图及胸部 X 线变化恢复正常或心脏不再缩小,心功能不全症状消失后,再逐步起床活动,一般需 3 个月左右。同时应要求为患儿补充易消化且富含维生素和蛋白质的饮食。

2.抗病毒治疗

目前各种抗病毒药物的疗效均不够满意,主要用于疾病的早期。一般而言,若属流行性感冒病毒所致心肌炎者可用吗啉胍、金刚烷胺,疱疹病毒性心肌炎可用阿糖胞苷、利巴韦林,根据病情连用数天至 1 周,必要时可静脉滴注。此外,中草药如板蓝根、苦参、连翘、大青叶、虎杖等也具有抗病毒作用;牛磺酸具有抑制病毒复制作用,抑制病毒感染心肌细胞引起的钙电流增加,对心肌具有保护作用。抗生素虽无杀灭病毒作用,多主张使用广谱抗生素以防止继发性细菌感染,尤其是在流行性感冒、柯萨奇及腮腺炎病毒的感染时使用。

3.调节细胞免疫功能药物

常用药物包括人白细胞干扰素、基因工程干扰素、聚肌胞、聚腺尿苷酸、简化胸腺素、免疫核糖核酸、转移因子可适当应用。黄芪有抗病毒及调节免疫功能,可口服,肌内注射或静脉给药,4 周为 1 个疗程,可连用数个疗程。

4.改善心肌细胞营养与代谢治疗

营养心肌药物包括静脉或口服维生素 C、B 族维生素、辅酶 A、细胞色素 C、三磷酸腺苷或三磷酸胞苷、辅酶 Q10、1,6-二磷酸果糖,可适当搭配或联合应用 2～3 种即可,10～14 天为 1 个疗程;此外,极化液疗法、大剂量维生素 C 或丹参酮注射液静脉滴注,连用 2 周也有一定疗效。

5.激素与丙种球蛋白治疗

非危急症者,在最初 2 周内不用激素。但对在短期内有心脏急剧增大、高热不退、急性心力衰竭、休克或高度房室传导阻滞的重症病毒性心肌炎患儿可用地塞米松 10～30 mg/d,分次静脉注射,连用 3～7 天,待病情改善后改口服,并迅速减量至停,一般疗程不宜超过 2 周,若用药 1 周仍无效,则停用。对于慢性迁延不愈的病毒性心肌炎,自身免疫反应可能是发病的主要环节,可用泼尼松 5～10 mg,每天 3～4 次,待病情改善后减量维持,维持量需用 6 个月至 1 年,以免因早期撤药而复发。大剂量丙种球蛋白可直接提供针对病毒的中和抗体,阻断单核-巨噬细胞系统,对本病有效。

6.对症治疗

供氧十分重要,应注意水、电解质平衡,必要时用利尿药;有心力衰竭者应给予低盐饮食视病情选用静脉注射或口服洋地黄类制剂,用量应为常规负荷量的 1/2～2/3,严重心力衰竭或休克可并用酚妥拉明、多巴胺或硝普钠等血管活性药物,对于顽固性心力衰竭也可应用非洋地黄类正性肌力药物,如多巴酚丁胺、米力农等。

二、急性心包炎

急性心包炎是由心包脏层和壁层急性炎症引起的综合征。急性心包炎临床表现具有隐袭性,容易漏诊。

(一)病因

急性心包炎的病因可来自心本身或为全身性疾病的一部分,心包本身的病因包含有特发性(非特异性)、感染性(病毒、细菌、结核等)、免疫炎症性、肿瘤及创伤等。其中以结核性、非特异性、肿瘤性较为常见。全身性疾病如系统性红斑狼疮、尿毒症等。

(二)诊断

1.临床表现

(1)症状:①心前区疼痛的症状常于体位改变、深呼吸、咳嗽、吞咽、卧位尤其当抬腿或左侧卧位时加剧,坐位或前倾位时减轻。疼痛通常局限于胸骨下或心前区,常放射到左肩、背部、颈部或上腹部,偶向下颌、左前臂和手放射。有的心包炎疼痛较明显,如急性非特异性心包炎;有的则轻微或完全无痛,如结核性和尿毒症性心包炎。②心脏压塞的症状:可出现呼吸困难、面色苍白、烦躁不安、发绀、乏力、上腹部疼痛、水肿甚至休克。③心包积液对邻近器官压迫的症状:肺、气管、支气管和大血管受压迫引起肺淤血,肺活量减少,通气受限制,加重呼吸困难,使呼吸浅而速。患儿常自动采取前卧坐位,使心包渗液向下及向前移位,以减轻压迫症状。气管受压可产生咳嗽和声音嘶哑。食管受压可出现咽下困难症状。④全身症状:心包炎本身亦可引起畏寒、发热、心悸、出汗、乏力等症状,与原发疾病的症状常难以区分。

(2)体征。①心包摩擦音:是急性纤维蛋白性心包炎的典型体征。在胸骨左缘第三和第四肋间、胸骨下部和剑突附近最清楚。常仅出现数小时或持续数天、数周不等。当渗液出现两层心包完全分开时,心包摩擦音消失;如两层心包有部分粘连,虽有大量心包积液,有时仍可闻及摩擦音。在心前区听到心包摩擦音,就可作出心包炎的诊断。②心包积液:积液量在$200\sim300$ mL以上或渗液迅速积聚时产生以下体征。心脏体征:心尖冲动减弱、消失或出现于心浊音界左缘内侧处。心浊音界向两侧扩大、相对浊音区消失,患儿由坐位转变为卧位时第二、三肋间的心浊音界增宽。心音轻而远,心率快。少数患儿在胸骨左缘第三、四肋间可听得舒张早期额外者(心包叩击音),此音在第二心音后0.1秒左右,声音较响,呈拍击样。左肺受压迫的征象:有大量心包渗液时,心脏向后移位,压迫左侧肺部,可引起左肺下叶不张。左肩胛肩下常有浊音区,语颤增强,并可听到支气管呼吸音。③心脏压塞的征象:快速心包积液,即使仅100 mL,可引起急性心脏压塞,出现明显的心动过速,如心排血量显著下降,可产生休克。当渗液积聚较慢时,除心率加速外,静脉压显著升高,可产生颈静脉怒张、搏动和吸气时扩张,肝大伴触痛,腹水,皮下水肿和肝-颈静脉反流征阳性等体循环淤血表现。可出现奇脉。

2.辅助检查

(1)血液化验:急性心包炎患儿可有白细胞计数增多、血沉增快及C反应蛋白增加。心肌酶学一般为正常,部分患儿肌钙蛋白升高。

(2)心电图:急性心包炎约有90%患儿出现ECG异常改变,可在胸痛发生后几小时至数天,典型演变可分为四期:①ST段呈弓背向下抬高,T波高。一般急性心包炎为弥漫性病变,故出现于除aVR和V_1外所有导联,持续2天至2周左右。V_6的ST/T比值$\geqslant0.25$。②几天后ST段回复到基线,T波减低、变平。③T波呈对称型倒置并达最大深度,无对应导联相反的改变(除

aVR 和 V_1 直立外）。可持续数周、数月或长期存在。④T 波恢复直立,一般在 3 个月内。病变较轻或局限时可有不典型的演变,出现部分导联的 ST 段、T 波的改变和仅有 ST 段或 T 波改变。

(3)超声心动图检查:这是诊断心包积液简便、安全、灵敏和可靠的无创性方法,M 型超声心动图检查时,可见一个无回声区(液性暗区)将心肌回声与心包回声隔开,这个区域即为心包积液,二维超声心动图取左心长轴观及心尖四腔观可很容易见有液性暗区较均匀地分布在心脏外围,它较 M 型更能估计心包渗液量的演变,一般认为暗区直径＞8 mm,液量约 500 mL;直径＞25 mm时,液量＞1 000 mL,超声心动图可提示有无心包粘连;可确定穿刺部位,指导心包穿刺,并可在床边进行检查。

(4)X 线检查:X 线检查对渗出性心包炎则有一定的价值,可见心脏阴影向两侧扩大,心脏搏动减弱;尤其是肺部无明显充血现象而心影明显增大是心包积液的有力证据。但 X 线检查对纤维蛋白性心包炎的诊断价值有限。

(5)心脏 CT 或心脏 MRI:心脏 CT 和心脏 MRI 两者均可以非常敏感地探测到心包积液和测量心包的厚度,其中磁共振显像能清晰显示心包积液的容量和分布情况,并可分辨积液的性质,如非出血性渗液大都是低信号强度;尿毒症性、外伤性、结核性渗液内含蛋白和细胞较多,可见中或高信号强度。

(6)心包穿刺:当明确有心包积液后,可行心包穿刺对渗液作涂片、培养、细胞学等检查,有助于确定其性质或病原,心包渗液测定腺苷脱氨基酶活性≥30 U/L 对诊断结核性心包炎具有高度特异性,抽液后再向心包内注入空气(100～150 mL)进行 X 线片,可了解心包的厚度、心包面是否规则(肿瘤可引起局限性隆起)、心脏大小和形态等,在大量心包积液导致心脏压塞时,可行心包治疗性穿刺抽液减压,或针对病因向心包腔内注入药物进行治疗。

(7)纤维心包镜检查:凡有心包积液需手术引流者,可先行纤维心包镜检查,心包镜在光导直视下观察心包病变特征,并可在明视下咬切病变部位做心包活检,从而提高病因诊断的准确性。

3.诊断标准

在可能并发心包炎的疾病过程中,如出现胸痛、呼吸困难、心动过速和原因不明的体循环静脉淤血或心影扩大,应考虑为心包炎的可能。在心前区听到心包摩擦音,则心包炎的诊断即可确立。心电图异常表现者,应注意与早期复极综合征、急性心肌缺血等进行鉴别。目前尚没有统一的诊断标准,但既往的研究提示诊断急性心包炎需要满足以下四个条件中的至少两条:①特征性的胸痛;②心包摩擦音;③具有提示性的心电图改变;④新出现的或者加重的心包积液。

(三)治疗

1.针对原发病治疗

结核性心包炎时应尽早开始抗结核治疗,足够的剂量,直到结核活动停止后 1 年左右再停药。化脓性心包炎时应选用足量对致病菌有效的抗生素,并反复心包穿刺抽脓和心包腔内注入抗生素,如疗效不佳,即应及早考虑心包切开引流,心包增厚时可做广泛心包切除;病毒性心包炎应加强抗病毒治疗;风湿性心包炎时应加强抗风湿治疗,一般对肾上腺皮质激素反应较好;非特异性心包炎时可使用肾上腺皮质激素。

2.解除心脏压塞

在超声心动图定位下心包穿刺抽液是解除压迫症状的有效措施。常用的穿刺部位是:①左侧第 5 肋间心浊音界内侧 1～2 cm 处,针尖向内向后推进指向脊柱,穿刺时患儿应取坐位;②胸骨剑突与左肋缘相交的夹角处,针尖向上、略向后,紧贴胸骨后面推进,穿刺时患儿应取半卧位,此穿刺点不易损伤冠状血管,引流通畅,且不经过胸腔,适合于少量心包积液,尤其是化脓性心包炎,可免遭污染;③左背部第7或第8肋间左肩胛线处,穿刺时患儿取坐位,左臂应提高,针头向前并略向内推进,当有大量心包积液压迫肺部,而其他部位不能抽出液体时采用此穿刺部位,如疑为化脓性心包炎时,应避免此处抽液,以防胸部感染。心包穿刺时,也可将穿刺针与绝缘可靠的心电图机的胸导联电极相连接进行监护,用针穿刺时同时观察心电图的变化,如触及心室可见 ST 段抬高,偶见 QS 型室性期前收缩;触及心房时,可见 P-R 段抬高及有倒置 P 波的房性期前收缩出现。心包穿刺应备有急救药品、心脏除颤器及人工呼吸器械等,并注意无菌技术,穿刺部位用 1‰～2‰ 普鲁卡因浸润麻醉,然后将针刺入,直至穿进有抵抗感的心包壁层继而出现"落空感"为止,针头推进应缓慢,如手感有心脏搏动,应将针头稍向后退;抽液不能过快过猛;积液过稠时,可改为心包切开引流术。心包穿刺失败或出现并发症的原因有:属损伤性心包出血,血液进入心包腔的速度和抽吸一样快;少量心包积液,超声提示仅在基底部,心脏前面没有液性暗区;包裹性积液;罕见的并发症是心脏压塞缓解后,突然的心脏扩张和急性肺水肿,其机制可能是在心功能不全的基础上,心脏压塞解除后静脉回流突然增加所致。如渗液继续产生或有心包缩窄表现,应及时做心包切除,以防止发展为缩窄性心包炎。

3.对症治疗

患儿宜卧床休息。胸痛时给予镇静药、阿司匹林、吲哚美辛,必要时可使用吗啡类药物或左侧星状神经节封闭。

三、感染性心内膜炎

感染性心内膜炎指因细菌、真菌和其他微生物(如病毒、立克次体、衣原体、螺旋体等)直接感染而产生心瓣膜或心室壁内膜的炎症。按病程可以分为急性和亚急性两种类型:急性感染性心内膜炎常发生于心脏正常的患儿,多由毒力较强的病原体感染所致,金黄色葡萄球菌几乎占50%以上。起病突然,伴高热、寒战,全身毒血症症状明显,常是全身严重感染的一部分,病程多为急骤凶险,病程在 6 周以内。亚急性感染性心内膜炎多发于原已有病的心脏的患儿,多由毒力较弱的病原体感染所致,80% 为非溶血性链球菌引起,起病缓慢,只有非特异性隐袭症状,病程在6 周以上。近年来,由于普遍地使用广谱抗生素,致病菌种已明显改变,几乎所有已知的致病微生物都可引起本病,同一病原体即可产生急性病程,也可产生亚急性病程。

(一)病因

1.心脏的原发病变

在先天性心脏病中,室间隔缺损、法洛四联症、动脉导管未闭最常发生;在单个瓣膜病变中,二叶式主动脉瓣狭窄最易发生;在后天性心脏病中,风湿性心脏病、二尖瓣脱垂综合征易患本病。先天性心脏病术后病例,由于人工瓣膜、管道或修补材料的应用,以及术后残余分流或梗阻的病例均易发生感染性心内膜炎。

2.病原体

几乎所有已知的致病微生物都可引起本病。由于普遍地使用广谱抗生素,过去罕见的耐药微生物病例增加。草绿色链球菌发病率减少,但仍占优势。金黄色葡萄球菌、肠球菌、表皮葡萄球菌、革兰阴性菌或真菌的比例明显增高。厌氧菌、放线菌、李斯特菌偶见。两种细菌的混合感染多见于人工瓣膜手术。长期应用抗生素或激素、免疫抑制剂、静脉导管输入高营养液等均可增加真菌感染的机会,其中以念珠菌属、曲霉菌属和组织胞质菌较多见。

3.诱发因素

感染性心内膜炎病原微生物多为咽喉部、消化道、皮肤部位的常居菌,拔牙、洗牙、牙周手术、扁桃体切除术等均可导致菌血症。从感染的胸部创口、尿路和各种动静脉插管、气管切开、术后肺炎等进入体内形成菌血症,心导管检查、经导管介入治疗、静脉内置管等也是感染性心内膜炎的易感因素。

(二)诊断

1.临床表现

(1)感染症状:发热是最常见的症状,体温在38~39 ℃,热型不规则。少数病例体温可正常。多数患儿有全身不适、疲倦、食欲缺乏、体重减轻及关节痛、贫血等。

(2)心血管症状:部分病例在短期内出现高调的杂音或原有的杂音性质迅速改变或心瓣膜病的进行性加重、顽固性心力衰竭。

(3)栓塞症状:依栓塞部位不同而出现不同的临床表现。主要血管(肺、脑、肾、肠系膜、脾动脉等部位的栓塞可出现相关部位的缺血、出血症状,如胸痛、偏瘫、失语、血尿、腹痛和脾大等。躯干、四肢皮肤栓塞可见散在瘀点,如甲床下线状出血、Osler 结、Janeway 损害,但并不是本病所特有。

在儿科病例中,同时具有上述 3 种症状的典型患儿不多,尤其是 2 岁以下儿童主要表现为感染症状,心血管和栓塞症状相对少见。

2.辅助检查

(1)血培养:血培养阳性是诊断本病的最直接的证据,培养阳性者应做各种抗生素单独或联合的药物敏感试验,以便指导治疗。因此,规范血培养的操作对提高病原菌的检出率有重要意义。对拟诊为感染性心内膜炎患儿,必须在使用抗菌药物前 1~2 小时内采血 3 次做血培养,每次在不同部位采血。由于感染性心内膜炎时菌血症是持续的,不必选在高温时抽血。经严格皮肤消毒后静脉穿刺采血(不要通过血管内留置导管处采血)。如果已短期使用抗生素,应尽可能停药至少 3 天后采血送培养;若已经长期抗生素治疗,则停药的时间应更长。若病情不允许停药,可在下次用抗生素前 30 分钟采血培养,同时使用添加抗菌药物吸附剂的血培养瓶。每次血培养应包括需氧菌和厌氧菌培养,根据临床情况考虑是否增加真菌培养。必须采用儿童培养瓶,培养基与血的比例以 10∶1 为宜。采血量儿童 3~5 mL,婴幼儿 1~2 mL。血量过少可能减少细菌的检出机会。血培养标本应尽快(2 小时内)送往实验室,并注明患儿为临床可疑感染性心内膜炎。血培养时间因菌种及含菌量不同而不同。常见菌在 18~24 小时可见阳性结果。大多数感染性心内膜炎血培养需在全自动血培养系统中培养 6 天。如为阴性结果,而临床高度疑诊感染性心内膜炎患儿可采用其他方法检查,如考虑真菌、厌氧菌及其他非典型病原体感染需改善培养条件。

最常见的病原菌为草绿色(α-溶血性)链球菌与金葡菌,占阳性血培养中 80% 以上,其中草绿色链球菌占 50% 以上,金葡菌有增多的趋势。营养变异链球菌较前增多。其他尚有 β-溶血性链球菌、肺炎链球菌、肠球菌、HACEK 菌组(嗜血杆菌、放线杆菌、人心杆菌、埃肯杆菌及 Kingella 杆菌)、真菌等。非细菌病原体如伯纳特立克次体(Q 热病原体)、巴尔通体、衣原体等引起的感染性心内膜炎在国外也有报道。新生儿感染性心内膜炎主要由金葡菌、凝固酶阴性葡萄球菌和 B 族链球菌引起。

（2）超声心动图检查：能探测到直径 2 mm 以上的赘生物所在部位、大小、数目和形态。心内膜受损的超声心动图征象主要有：赘生物、心内（瓣周）脓肿、人工瓣膜或心内修补材料新的部分裂开及瓣膜穿孔等。对临床疑似感染性心内膜炎病例尽早进行超声心动图检查瓣膜损害的征象，同时评估瓣膜及心功能。未见到赘生物不能排除感染性心内膜炎。临床表现仍酷似感染性心内膜炎的病例需要在 7～10 天后复查超声心动图。病情恶化现象需要及时复查超声心动图，如赘生物增大、瓣膜穿孔、反流加重等对手术处理的决定非常重要。

（3）放射影像学检查：胸部 X 线检查仅对并发症如心力衰竭、肺梗死的诊断有帮助，当置换人造瓣膜患儿发现瓣膜有异常摇动或移位时，提示可能合并感染性心内膜炎。CT 或螺旋 CT 对怀疑有颅内病变或较大的主动脉瓣周脓肿时有一定的诊断作用。MRI 因不受人造瓣膜假影的影响，当二维超声心动图不能除外主动脉根部脓肿时，可起辅助作用。

（4）其他：血红细胞数和血红蛋白降低，可呈进行性。血白细胞总数增高，嗜中性多核白细胞比例升高。红细胞沉降率增快，血清 C 反应蛋白增高，半数以上患儿可见蛋白尿和镜下血尿。约半数病例的类风湿因子及循环复合物呈阳性。使用间接的免疫荧光或 ELISA 方法可以诊断伯纳特立克次体、巴尔通体属、布鲁菌、军团菌、衣原体等感染。

3.诊断标准

任何诊断标准均不能代替临床的分析判断，对待表现不同的感染性心内膜炎病例需要紧密结合诊断标准和临床表现进行综合分析。在诊断婴儿，新生儿感染性心内膜炎时尚需结合不同年龄的临床表现特点。

（三）治疗

1.抗生素治疗

抗生素是治疗感染性心内膜炎的关键所在，应用原则是针对不同的病原菌，选择敏感的杀菌剂，早期、联合、静脉给药、足剂量、长疗程（一般为 4～8 周，多用药 6 周），以期它们能穿透血小板-纤维素的赘生物基质，杀灭细菌，达到根治瓣膜的感染、减少复发的危险。感染心内膜炎复发时，应再治疗，且疗程宜适当延长。对疑患本病的患儿，在连续送血培养后，通常立即用静脉给予大剂量青霉素 G 并与链霉素肌内注射合用，如疗效欠佳宜改用其他抗生素，如半合成青霉素。以后若血培养获得阳性，可根据细菌的药敏适当调整抗生素的种类和剂量。根据国家药典规定在儿科使用中需要慎重的抗菌药物应获得家属知情同意。

抗菌药物治疗有效的指标为：用药后 3～5 天体温逐渐下降、正常；血培养转阴及非特异性炎症指标转为正常。治疗终点：达到抗菌药物治疗疗程；血培养转阴；非特异性炎症指标转为正常（血沉＜20 mm/h，C 反应蛋白＜8 mg/L）；超声心动图检查心内赘生物缩小，致密度改变或消失。

（1）绿色链球菌：青霉素 G 为首选，多数患儿单独应用青霉素静脉滴注，20 000 000 U/d。分 4 次，每 6 小时 1 次，4～6 周。对青霉素敏感性差者宜加用氨基糖苷类抗生素，如庆大霉素 120 000～240 000 U/d；妥布霉素 3～5 mg/(kg·d) 或阿米卡星（阿米卡星），1 g/d。对青霉素过敏的患儿可用红霉素、万古霉素或第一代的头孢菌素。

（2）肠球菌性心内膜炎：首选氨苄西林 300 mg/(kg·d) 分 4 次，每 6 小时 1 次，4～6 周。或万古霉素和氨基糖苷类抗生素联合应用，疗程 6 周。头孢菌素对肠球菌作用差，不能替代其中的青霉素。

（3）黄色葡萄球菌性心内膜炎：若非耐青霉素的菌株，仍选用青霉素 G 治疗，10 000 000～

20 000 000 U/d 和庆大霉素联合应用。耐药菌株可选用第一代头孢菌素类(如万古霉素、利福平)和各种耐青霉素酶的青霉素(如苯唑西林)等。表皮葡萄球菌侵袭力低,但对青霉素 G 效果欠佳,宜万古霉素、庆大霉素、利福平联合应用。

(4)革兰阴性杆菌:作为本病的病原菌较少见。一般以 β-内酰胺类和氨基糖苷类药物联合应用。可根据药敏选用第三代头孢菌素,如头孢哌酮、头孢噻肟、头孢曲松。也可用氨苄西林和氨基糖苷类联合应用。铜绿假单胞菌引起者可选用第三代头孢菌素,其中多以头孢他啶最常采用。

(5)真菌性心内膜炎:死亡率高达 80% 以上。药物治疗仍以两性霉素 B 合并应用 5-氟胞嘧啶,前者剂量为 0.1 mg/(kg·d)开始,逐步增加至 1 mg/(kg·d),总剂量 1.5~3 g。后者用量为 150 mg/(kg·d)静脉滴注。立克次体心内膜炎可选用四环素静脉给药治疗 6 周。

2.手术治疗

近年来,在急性感染性心内膜炎的治疗中,外科治疗被积极地采用,这也是急性感染性心内膜炎,特别是葡萄球菌性心内膜炎病死率显著降低的原因。国内资料也证明抗菌药物加外科治疗组病例的临床转归明显优于单纯抗菌药物治疗组。外科治疗的指征包括:①二尖瓣或主动脉瓣损坏,重度反流导致心力衰竭;②经过合适的抗菌药物治疗 1 周以上仍持续发热、血培养阳性或心内赘生物增大;③心脏瓣膜穿孔、破损、瓣周脓肿或瘘管形成,呈现局部破坏性感染或感染扩散;④大型或有脱落风险的赘生物,特别是位于左心瓣膜上的赘生物,或在抗菌药物治疗 2 周内发生多于 1 次栓塞事件;⑤真菌或抗菌药物耐药病原体引起的心内膜炎等。外科手术包括:剔除赘生物、处理感染组织或人工材料植入物、修复或置换心脏瓣膜、矫治基础先天性心脏病或先天性心脏病术后残留缺损或梗阻。为了降低感染活动期间手术后的残余感染率,术后应持续使用维生素 4~6 周。

3.支持治疗

全身支持治疗十分重要,包括休息、营养和输血等。有心功能不全者,根据病情予以相应的抗心力衰竭治疗。

(侯素香)

第三节 功能性心血管疾病

儿童功能性心血管疾病指具有心血管症状,而又找不到器质性证据的一系列疾病总称,如血管迷走性晕厥、体位性心动过速综合征、直立性低血压、直立性高血压等。临床常表现为不明原因胸闷、心悸、头晕、头痛、乏力、胸痛、晕厥先兆或晕厥等心血管症状,可自觉气短、叹气、恶心,在体位改变、情绪紧张时加重,卧位后减轻,具有发病率高、容易忽视、反复发作、诊断困难、预后较好的特点。由于功能性心血管疾病的临床表现形式多样,有些症状与器质性心血管疾病呈现交叉,常常导致临床误诊误治或过度诊疗,严重影响患儿生活质量,增加了患儿的经济负担和精神负担。

多数功能性心血管疾病发病与自主神经功能紊乱有关。小儿正处于生长发育时期,自主神经系统发育处于不断成熟过程,此时最易受生活方式、心理因素、体位改变、环境等影响导致交感神经、副交感神经平衡失调。

一、血管迷走性晕厥

晕厥指突发、短暂、自限性意识丧失,伴有维持身体姿势的肌张力降低或消失,是儿童及老年人的常见病症,15%的儿童及青少年18岁前至少有过1次晕厥经历。大脑短暂缺血是晕厥发生的主要机制,当大脑血供停止10秒即可发生晕厥。晕厥病因包括自主神经介导性晕厥、心源性晕厥、脑血管性晕厥、代谢性晕厥等。儿童主要是血管迷走性晕厥。不明原因晕厥通常呈良性过程,预后大多良好,但部分患儿可导致晕厥相关性躯体意外伤害。

(一)流行病学

人群中晕厥发病率为3%～60%,其中高峰期是15岁儿童与80岁老年人。3%男性和3.5%女性至少出现过1次晕厥,其中79%男性和88%女性为单纯性晕厥。首次出现晕厥的平均年龄男性是52岁(15～78岁),女性是50岁(13～87岁),2%男性及11%女性首次晕厥发生在20岁前。儿童青少年晕厥大多为反射性晕厥,老年人则主要是心源性晕厥与直立性低血压。

(二)诊断

1.询问病史及体格检查

询问病史及体格检查为血管迷走性晕厥的诊断及预后判断提供一定线索。血管迷走性晕厥病史询问内容包括晕厥发作次数、发作前诱因及晕厥先兆症状等。血管迷走性晕厥存在反复发作倾向,患儿就诊时是否已经历多次晕厥发作,对日后该患儿是否会出现反复晕厥发作具有一定预测价值。血管迷走性晕厥发生常存在一定诱因,儿童发作的诱因依次为长久站立、体位改变、劳累、情绪影响及闷热环境,因此在询问病史时应帮助患儿及家属认识血管迷走性晕厥发作诱因并在日后生活中尽量避免。晕厥先兆症状是指血管迷走性晕厥发作前及发作过程中所出现的一系列典型症状和体征,儿童常见的晕厥先兆症状有头晕、面色苍白、出冷汗、乏力、恶心、呕吐、心慌、身体潮热、黑矇、气促、胸闷等。因此,在询问病史时应帮助患儿及家属正确认识这些晕厥先兆症状,以便血管迷走性晕厥发作早期及时采取有效干预措施,避免躯体意外伤害发生。

2.辅助检查

血管迷走性晕厥患儿体格检查时常无阳性体征发现,需进一步进行12导联心电图、24小时动态心电图、超声心动图、心电图运动负荷试验、心内电生理检查、头颅影像学检查、脑电图、心肌酶、血糖和电解质检查等以明确晕厥原因,排除器质性疾病如心肌病、肺动脉高压、发绀型先天性心脏病及某些心律失常等引起的晕厥。

3.直立倾斜试验

直立倾斜试验是国内外公认的诊断血管迷走性晕厥的金标准。对于通过上述基本方法仍不能明确诊断的患儿应进行直立倾斜试验。根据直立倾斜试验时血压和心率的变化分三类:①血管迷走性晕厥血管抑制型:指血压明显下降、心率无明显变化者;②血管迷走性晕厥心脏抑制型,指以心率骤降为主、收缩压无明显变化者;③血管迷走性晕厥混合型,指心率与血压均有明显下降者。

儿童较成人比较,直立倾斜试验具有其特点。直立倾斜试验期间出现心电图变化者阳性反应可能性增加,尤其是窦性心律不齐和窦性心动过缓出现时要警惕发生阳性反应。儿童直立倾斜试验表现快速多变,易诱发出心律失常,诱导晕厥发作存在一定风险,但密切观察直立倾斜试验阳性表现时生命体征变化,及时采取有效护理措施,儿童直立倾斜试验还是安全的。

4.诊断标准

血管迷走性晕厥临床诊断标准:①年长儿多见;②多有诱发因素;③有晕厥表现;④直立倾斜试验达到阳性标准;⑤除外其他疾病。

(三)治疗

血管迷走性晕厥治疗目的是预防晕厥发作,防止发生晕厥相关性躯体意外伤害,提高生活质量,降低死亡危险。治疗原则以非药物治疗为主,部分儿童需要增加药物治疗。

1.非药物治疗

(1)健康教育:目的在于提高患儿自我保护意识,预防和减少血管迷走性晕厥发作。其内容包括教育患儿及家长,使其认识到血管迷走性晕厥是一种自限性的良性病症,让其减轻心理负担,指导患儿及家长正确认识血管迷走性晕厥的常见先兆和触发因素,避免可能触发晕厥发作的诱因,采取有效的干预措施,如迅速采取平卧体位,也可抬高下肢、取坐位或蹲位,双腿交叉使大腿和腹部肌肉紧张也可有效预防青少年晕厥发作。

(2)直立训练:重力是维持直立耐受的重要因素。睡在头低 6°的倾斜床上,直立耐受能力明显下降。反复晕厥患儿坚持长期规律倾斜锻炼、站立训练等,可降低血管顺应性和心肺感受器敏感性,激活自主神经系统,减少站立位血液在下肢蓄积,有助于预防或减少晕厥反复发作。因此,多数学者认为直立训练可预防血管迷走性晕厥发生。

(3)口服补液补盐:临床上发现口服补液补盐是治疗血管迷走性晕厥的有效方法。推荐使用口服补液盐,剂量为 14.75 g/d,兑入 500 mL 水中分次口服。增加饮食中水盐摄入,可增加细胞外液和血容量,避免直立倾斜试验时左室充盈量不足导致的排空效应,防止迷走神经活性增强诱发晕厥发作,增强患儿对直立体位的耐受性,特别适用于血管抑制型血管迷走性晕厥患儿。

2.药物治疗

对于反复晕厥发作、晕厥或晕厥先兆症状较重且严重影响生活质量的血管迷走性晕厥患儿,需要在非药物治疗基础上进行药物干预。目前治疗血管迷走性晕厥药物的选择均基于对其发病机制的研究,旨在通过药物治疗阻断血管迷走性晕厥发病机制中的某些环节。

(1)β受体阻滞剂:β受体阻滞剂是第一个用来治疗血管迷走性晕厥的药物,目前β受体阻滞剂对血管迷走性晕厥的疗效存在争议。多数学者认为β受体阻滞剂对治疗和预防血管迷走性晕厥无效。Sheldon 等在一项随机对照研究美托洛尔预防血管迷走性晕厥的大规模临床试验中,显示直立倾斜试验对美托洛尔的治疗没有预测价值,治疗效果在<42 岁与≥42 岁的年龄组之间不存在差异。但也有学者提出β受体阻滞剂对治疗血管迷走性晕厥有效。Dendi 等通过荟萃分析 24 次β受体阻滞剂治疗血管迷走性晕厥的临床试验,显示非选择性β受体阻滞剂比选择性的 $β_1$ 受体阻滞剂能更好地预防血管迷走性晕厥。

(2)α受体激动剂:通过增加外周血管阻力与减少静脉血容量发挥作用。盐酸米多君是该类的代表药物。认为健康教育和补液补盐是治疗血管迷走性晕厥儿童的基本措施,盐酸米多君能增加其干预效果,且安全有效。

(3)氟氢化可的松:为一种肾上腺盐皮质激素,能促进肾脏对钠的重吸收而增加血容量,影响压力感受器敏感性,增加血管对缩血管物质的反应,减轻迷走神经活性,发挥对血管迷走性晕厥治疗作用。

(4)5-羟色胺再摄取抑制剂:可阻断突触间隙 5-羟色胺的重摄取,使突触后膜 5-羟色胺受体密度下调、降低 5-羟色胺的反应,从而减轻血管迷走性晕厥发作时由 5-羟色胺能导致迷走神经

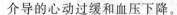

介导的心动过缓和血压下降。

3.起搏治疗

起搏治疗并不作为血管迷走性晕厥儿童首选治疗方法,仅适用于反复发作心脏停搏且停搏时间逐渐延长的患儿。

二、体位性心动过速综合征

体位性心动过速综合征是指存在直立不耐受的症状并且患儿在直立或直立倾斜试验时,10分钟内的心率比卧位时增加≥30次/分(儿童≥35次/分)或心率最大值≥120次/分,并且除外其他显著影响心血管系统或自主神经系统的疾病,如长期卧床、严重贫血或服用药物等。

(一)发病机制

直立后腹部和下肢血管的局部调节作用可能对体位性心动过速综合征的发生起到重要作用,且多与血管内皮的因子、局部代谢产物、局部神经炎性因子等调节有关。如果这些物质的代谢发生障碍,就会导致局部血管对直立体位的调节障碍,从而导致体位性心动过速综合征发生。体位性心动过速综合征患儿的病理生理类型分低血流量型、正常血流量型及高血流量型3种。①低血流量型体位性心动过速综合征:表现为在平卧时患儿的外周血管收缩性较强,血管阻力大,血流量少,安静状态下患儿的心排血量较低。该类患儿通过增加血容量可减轻症状,但对应用β受体阻滞剂无效。②正常血容量型体位性心动过速综合征:在平卧时血流动力学表现正常,但当直立时表现出外周血管过度收缩,心率过度增快,且往往伴有肢端发绀,可能与中心性低血容量和内脏静脉血流淤积有关。③高血流量型体位性心动过速综合征:平卧时表现为外周血管扩张,心率轻度增快,这类患儿在直立后表现出外周血管收缩障碍,导致过多的血液淤积在下肢,病前常有病毒感染史,可能由于外周自主神经的自身免疫神经病所致。此外,肌肉泵功能障碍、自主神经自身免疫病、组胺和高肾上腺素能的变化等也可能与体位性心动过速综合征的发病有关。

(二)临床表现

多数患儿当体位由卧位转为直立时出现头晕、视力模糊、心悸、震颤及双下肢无力,少数人出现过度通气、焦虑、胸痛、肢端发冷及头痛,部分患儿休息时出现与心律失常无关的血压和心率变化以及相关的发作性症状,有些伴随恐惧或不适及因过度通气引起的呼吸困难、头晕、心悸、颤抖、麻木、面部潮红或全身寒战、胸痛、乏力等。体位性心动过速综合征临床症状可持续数年,多呈自限性。体位性心动过速综合征合并晕厥的发生率儿童高于成人,60%以上儿童出现胸闷,其次有头晕、乏力、心悸、面色苍白、头痛、恶心、呕吐、胸痛等,尿比重增高,HCO_3^-降低。

(三)诊断

根据详细询问病史、全面心脏和神经系统的体格检查及完整的辅助检查(包括12导联心电图、心脏X线片、超声心动图、24小时动态心电图、脑电图、头颅CT或MRI检查等),排除器质性心脑血管疾病后,通过直立试验或直立倾斜试验进行诊断。

1.直立试验

让患儿安静平卧10分钟,记录患儿基础状态下的心率、动脉血压及心电图,然后使患儿处于直立位10分钟,动态监测患儿的心率、动脉血压及心电图变化。试验过程中密切观察患儿是否出现先兆晕厥或晕厥发作表现。

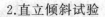

2.直立倾斜试验

基础直立倾斜试验(BHUT)为试验前 3 天停用一切影响自主神经功能的药物,试验前 12 小时禁食,试验环境要求安静、光线黯淡、光线适宜。应用多导生理监护仪监测心电图及血压变化,出现晕厥或晕厥先兆时连续记录。首先患儿仰卧 10 分钟,记录基础血压、心率及心电图,然后再站立于倾斜床上,倾斜 60°,动态监测血压、心率、心电图变化及临床表现,直至出现阳性反应或完成 45 分钟的全过程。

3.体位性心动过速综合征诊断标准

(1)年长儿多见,平卧时患儿心率正常,无器质性心脏病证据。

(2)患儿在直立时具有以下症状中的至少三项且该症状至少持续 1 个月:起立后有头晕或眩晕、胸闷、头痛、心悸、面色改变、视物模糊、倦怠、晨起不适,严重时出现晕厥等症状,这些症状在平卧后减轻或消失。

(3)患儿体位从卧位转为直立后或在直立倾斜试验的 10 分钟内心率增加≥30 次/分(儿童≥35 次/分)或心率最大值≥120 次/分,但血压下降<20.0/1.3 kPa(1mmHg＝0.133 kPa)。

(4)除外其他可导致自主神经系统症状的基础疾病如贫血、心律失常、高血压、内分泌疾病及其他导致晕厥的心源性或神经源性疾病。

(四)治疗

1.健康教育

包括教育患儿及其家属正确认识体位性心动过速综合征的常见先兆症状和诱发因素如长时间站立、病毒感染等,停服可能引起本症的某些药物如血管紧张素转换酶抑制剂、α₂ 受体阻滞剂、钙通道阻滞剂、吩噻嗪类、三环抗抑郁药、溴隐亭、乙醇、麻醉剂、利尿剂、肼屈嗪、神经节阻滞剂、硝酸盐类、枸橼酸西地那非、单胺氧化酶抑制剂等。其目的在于消除患儿及其家属的恐惧心理,避免体位性心动过速综合征的诱发因素,并在症状发生时能采取有效措施(立即适当改变体位,如取仰卧位并抬高双腿或取坐位并将头低于双膝之间等)以缓解症状,避免躯体意外伤害的发生。

2.非药物治疗

(1)自我调节:当出现体位性心动过速综合征症状时可采取一些措施避免症状加重。在保持呼吸道通畅前提下,通过适当改变体位(如立即取仰卧位或坐位或抬高大腿)利于促进下肢静脉血回流到心脏,增加周围血管阻力、减少肢体和腹部静脉血池,增加心排血量和血压。睡眠时头侧抬高 10~15 cm(医院可将床调整倾斜到 30°~45°),可有效减少醒后运动时血池突然改变,减少平卧时高血压及夜间多尿。穿弹力袜和束腰带可保持下肢有效的对抗性梯度效应,减少静脉血池程度;弹力袜最好能达到腰部位置,且当弹力袜能产生 4.0 kPa 的踝对抗压力时其效果最明显。穿弹力袜和束腰带的缺点是不易穿戴及夏季天热时难以坚持使用。

(2)运动锻炼:锻炼可使骨骼肌泵活化及提高血压。Grubb 等认为有氧运动联合抵抗力训练(3 次/周,每次 20~30 分钟)是简单有效的方法。下肢及腹部的阻抗训练(反复压迫腰部以下肌肉 30 秒)可增加骨骼肌泵舒缩功能及下肢静脉回流。体育锻炼对体位性心动过速综合征患儿甚至症状严重者可起到很好的治疗效果,且没有不良反应。如果患儿在直立训练中出现晕厥先兆症状(头晕、黑矇、脸色苍白、恶心呕吐、头痛、出汗等),应立即取仰卧位或坐位或抬高大腿以缓解症状。

(3)增加水盐摄入:饮水能减少体位性心动过速综合征患儿体位性心率升高,饮水后增强直立耐受机制可能是提高了系统血流动力学,能更有效调节脑灌注,直接触发心脏神经反射机制的相互作用。血浆量和血容量均可增强直立耐受,饮水可增加血容量导致直立耐受增强。因此,体位性心动过速综合征儿童提倡增加水盐摄入,鼓励多饮水至少 2 000 mL/d,增加饮食中食盐含量(1 g/d),保持足够尿量和尿的颜色清亮。口服补液盐(口服补液盐,14.75 g/d,加入 500 mL水中分次口服)价廉、简便、易行、有效,值得推荐。

3.药物治疗

(1)β受体阻滞剂:可通过减少对心脏压力感受器的刺激和阻滞血液循环中高水平的儿茶酚胺来发挥作用。美托洛尔是临床常用于治疗体位性心动过速综合征的β受体阻滞剂,用于治疗体位性心动过速综合征推荐剂量为 0.5~1.0 mg/(kg·d),分 2~3 次口服。美托洛尔联合口服生理盐水能使体位性心动过速综合征疗效增加。

(2)α受体激动剂:通过增加外周血管阻力与减少静脉血容量升高血压,反射性减慢心率从而达到治疗作用。代表药物为盐酸米多君,推荐剂量为 2.5~5.0 mg/d。

(3)氟氢化可的松:通过增加肾脏对钠盐的重吸收来发挥其扩充血容量的作用,从而治疗体位性心动过速综合征患儿。目前在儿童体位性心动过速综合征中尚未见有文献报道。

(4)停药标准:由于体位性心动过速综合征 症状具有发作性或波动性,短时间内症状消失并不能说明该病已治愈。因此,当患儿至少 1 个月没有再发生症状,且患儿服药时间>3 个月时才可考虑停药。

三、直立性低血压

直立性低血压是因人体转为站立位时静脉回流血量减少,神经和血管系统代偿功能失调所导致的一系列临床症状。经典直立性低血压定义为站立位 3 分钟内收缩压下降≥2.7 kPa,舒张压下降≥1.3 kPa。根据直立时症状出现的早晚又分为初期直立性低血压和迟发直立性低血压。前者指在站立位 15 秒内收缩压下降超过 5.3 kPa,或舒张压下降超过 2.7 kPa,但是血压以及症状可以在 30 秒内恢复至正常;后者指部分患儿站立时在 3 分钟之后才出现低血压症状,在老年人常见。

(一)流行病学

直立性低血压普遍存在于人群中,约 0.5%的人群发生过直立性低血压,但是在急救室该疾病的发生率高达 7%~17%,当直立性低血压导致头晕、晕厥,因该疾病送往急救室的比率高达21%,直立性低血压发病率随年龄增加不断增加,60~69 岁为 14.8%,85 岁以上为 26%。但当静息血压高于 21.3 kPa 时,直立性低血压发病率与年龄无关。老年人该疾病的比率明显增高,与老年人压力感受器的敏感性随年龄增大而减退以及服用作用于血管的药物等有关。事实上,超过 20%的老年人发生过在体位改变时收缩压下降>2.7 kPa,且直立性低血压在健康儿童也不罕见。

(二)病因及危险因素

1.病因

按病因分类,直立性低血压可分为神经源性与非神经源性。神经源性直立性低血压主要是神经病变或是中枢神经系统损伤

(1)自主神经疾病。①原发性:Bradbury-Eggleston 综合征、夏-德综合征、赖利-戴综合征、多巴胺-羟化酶缺乏症。②继发性:糖尿病、尿毒症、吉兰-巴雷综合征、淀粉样病变、卟啉病。

（2）非神经源性直立性低血压。①心脏损伤（如心肌梗死和主动脉瓣狭窄）。②血管血容量减少（如脱水、肾上腺皮质功能不全、贫血、血浆容量减少、出血、神经性厌食症、腹泻等）。③血管功能不全和血管扩张：静脉曲张、静脉瓣缺乏、良性肿瘤、肥大细胞增生病、缓激肽增多症。④内分泌疾病：嗜铬细胞瘤、醛固酮减少症、肾动脉高血压。⑤其他：药物、怀孕等。

2.危险因素

很多因素可以增加患儿罹患直立性低血压的危险，包括年龄、心血管疾病及药物等。随着年龄增加，压力感受器效能下降，自主神经功能逐渐减退。心血管疾病可改变血管阻力和心脏收缩力，当体位改变时，常常通过增加心率来维持正常血压水平。药物的影响如下。①抗高血压药：如利尿剂、钙通道阻滞剂、血管紧张素转换酶抑制剂、血管紧张素Ⅱ受体拮抗剂和血管扩张剂等。②治疗心肌缺血的药物：如硝酸盐类（如硝酸甘油）可引起体位改变时短暂的头晕，进一步发展为意识丧失，而在酒精作用下，该不良反应会变得更加严重。③抗精神病药物：吩噻嗪系和非典型抗精神病药物中最常见的心脏不良反应就是直立性低血压，表现为晕厥、摔倒、受伤。④抗抑郁药：传统的三环抗抑郁药抑制钠、钾、钙离子通道，可引起心律失常。最新 5-羟色胺再摄取抑制剂、抗抑郁药出现直立性低血压和其他心血管不良反应的概率降低，但是当大剂量使用时，仍可出现与三环抗抑郁药同样的不良反应。⑤乙酰胆碱酯酶抑制药：阿尔茨海默病常常使用乙酰胆碱酯酶抑制药治疗。可出现直立性低血压的不良反应，其原因是多奈哌齐增加交感神经系统的突触前抑制，增强了副交感神经系统活性所致。⑥绒毛状瘤病毒疫苗：出现晕厥是其主要不良反应之一，常在给药之后立即出现，具体机制不详。

（三）病理生理

直立性低血压伴随一系列临床症状，主要与大脑血流灌注不足有关。血流灌注不足是因为：①站立位时静脉回心血量减少，从而导致心搏出量减少 40％和动脉血压下降。这种血流动力学改变可激活主动脉弓和颈动脉窦的高压感受器以及心肺的低压感受器。这伴随的血流动力学改变可引起一系列瀑布反应，从而引起由自主神经系统介导的心率和血压的代偿反应。除此之外，局部的轴突反射、肌源性反应等也可能与其代偿功能有关。这些机制主要是在人体站立位时限制皮肤、肌肉以及脂肪组织的血流量。②站立也可导致腹部以及小腿部位的肌肉收缩从而增加外周血管压力，引起静脉回流量增加和血压上升。血压升高可引起压力感受器激活以及心率下降，心率下降可引起静脉回流量下降、压力感受器作用钝化、心率增快、外周阻力增加、心搏出量减少以及舒张压增高。③持续站立位可导致许多的神经元介导反应，因个体血容量的容量状态不同而不同，这包括肾素-血管紧张素-醛固酮系统激活以及抗利尿激素、氧化亚氮、内皮素等产生。

（四）临床表现

直立性低血压的症状与大脑灌注不足和氧合不足相关，表现为头晕、眩晕、虚弱、思考问题困难、头痛、晕厥、眼花等，还可以表现出自主神经系统代偿过度，如心悸、发抖、恶心、四肢末端冷、胸痛、晕厥。头晕是最常见的症状，但在老年人还可出现思考费劲、虚弱和颈部不适等微妙表现，重复出现的不能用其他疾病解释的摔倒对于老年人来说也可能就是直立性低血压的一种表现。

（五）诊断标准

安静环境下，室温 20～24 ℃，在直立倾斜试验开始前，受试者仰卧位休息 10 分钟，排空膀胱，倾斜角度为 60°～80°，若直立倾斜 3 分钟内受试者收缩压下降≥2.7 kPa，舒张压下降≥1.3 kPa，则直立倾斜试验阳性，若受试者出现低血压症状，应迅速将倾斜床恢复到仰卧位。

（六）治疗

直立性低血压的治疗可以根据不同情况选择相应方案，包括非药物治疗和药物治疗。直立性低血压治疗目标是改善直立性血压，避免产生仰卧位高血压；延长站立时间；减轻直立性低血压症状；增加患儿日常生活中直立性活动能力。

1.非药物治疗

（1）逐步改变体位，切勿突然改变，因为自主神经系统需要有足够的时间来适应体位改变。

（2）避免用力、咳嗽以及其他增加胸膜腔内压的运动。

（3）进行等张运动训练，因为等长运动可以减少静脉回心血量。

（4）进行双膝交叉、弯腰、屈曲、下蹲等运动，这些动作可以减少外周血流和增加回心血量。

（5）抬高床头 10°～20°，这种姿势可以减少仰卧位高血压和夜间多尿。

（6）减少或停止使用减低血压和抗高血压药物。

（7）穿合身的弹力裤和腹带，这样可以减少下肢和内脏循环血量。

（8）减少餐后低血压，建议少量多餐饮食以及需要禁酒。

（9）增加水和盐的摄入量，建议每天摄入 10 g 钠和 2～2.5 L 的水。

（10）快速饮水，快速进食 0.5 L 水，可在 5～15 分钟内升高收缩压 4.0 kPa。

2.药物治疗

（1）拟交感神经药物：对于症状不能缓解的患儿，可给予直接或间接作用的拟交感神经药物，如 α_1-肾上腺受体激动剂（包括兼有直接作用和间接作用的药如麻黄碱、伪麻黄碱）；仅有直接作用的药物（如米多君、去氧肾上腺素）以及仅有间接作用的药物（如苯哌啶醋酸酯、苯哌啶醋酸甲酯硫酸盐）。盐酸米多君最小有效剂量为每次 5 mg，多数患儿对每次 10 mg 反应良好，口服 0.5～1 小时后开始起效，持续时间可达 2～4 小时，建议患儿在起床前、餐后和下午服用该药，避免在下午 6 点后服用，以免产生夜间仰卧位高血压。

（2）乙酰胆碱酯酶抑制剂：代表药物为吡斯的明，主要在人体处于站立位时发挥作用，此药可根据直立性压力强度大小而增加神经节的运输量。吡斯的明起始剂量为每次 30 mg，2 次/天或 3 次/天，逐渐加至每次 60 mg，3 次/天。当与盐酸米多君每次 5 mg 合用时，其疗效可得到加强，也可避免产生仰卧位高血压，该药的不良反应为腹痛和腹泻。

（3）氟氢化可的松：可增加血浆容量和增加 α-肾上腺受体的敏感性，该药物一般予以 0.1～0.2 mg/d 使用，但偶尔也可高达 0.4～0.6 mg/d。使用高剂量时，仰卧位高血压和低血钾发生的概率偏高。

（4）红细胞生成素：该药可以增加直立性低血压患儿在站立位的血压，尤其是正细胞性贫血伴有自主神经功能受损的患儿。建议剂量为每次 25～75 U/kg，皮下注射或静脉注射，每周 3 次，持续使用到血细胞比容达到正常。后改为小剂量（每次 25 U/kg，每周 3 次）维持治疗。用药期间注意补充铁剂。

（侯素香）

第四节　心 律 失 常

一、窦性心动过速

窦性心动过速指窦房结发放冲动超过正常心率范围。小儿心率易受生理和病理因素影响，1 岁以后小儿心率与年龄密切相关，年龄越小，心率越快，1～14 岁不同年龄心率回归方程：心率（次/分）＝114－2.6×年龄（岁）。

(一)病因

1.生理因素

烦躁、哭闹、情绪紧张、运动、进食等。

2.药物

阿托品、麻黄碱、异丙肾上腺素上腺素、咖啡因、甲状腺素等可使心率增快。

3.病理因素

感染、发热、缺氧、低血压、休克、贫血、心力衰竭、心肌炎、甲状腺功能亢进症等能使心率增快，体温升高 1 ℃，心率增加 12～15 次/分。

(二)临床表现

一般无特殊临床症状，年长儿偶感心悸。

(三)诊断

安静时心率 1 岁内≥150 次/分、1～4 岁≥130 次/分、5～9 岁≥110 次/分、10～17 岁≥100 次/分可诊断为窦性心动过速。

心电图表现：①窦性 P 波，心率超过正常范围；②P-R 间期≥0.10～0.12 秒；③P-P 间期互差＜0.12 秒；④可能出现 S-T 段上斜型下移及 T 波倒置。

(四)治疗

对因治疗或加用镇静剂。由心力衰竭引起的窦性心动过速可用洋地黄控制心力衰竭减慢心率，甲状腺功能亢进症所致的心动过速用普萘洛尔效果较好。

二、窦性心动过缓

窦性心动过缓指窦房结发放冲动频率低于正常范围，主要为迷走神经张力过高引起。

(一)病因

1.生理因素

睡眠、运动员或体力劳动者、老年人、刺激迷走神经如压迫眼球、压迫颈动脉窦、呕吐等。

2.药物

β受体阻滞剂、利血平、洋地黄、奎尼丁、利多卡因、胺碘酮、麻醉药等。

3.病理因素

中枢神经系统疾病、颅内压增高、脑缺氧、甲状腺功能减退症、抑郁症、低温、高血钾、窦房结炎症、法洛四联症与大动脉错位术后以及伤寒、流行性感冒、钩端螺旋体等传染病恢复期。

（二）临床表现

一般无症状，如心率明显减慢可出现乏力、头昏、胸闷等，心率显著减慢者可发生晕厥或阿-斯综合征。

（三）诊断

窦性心律在 1 岁内<100 次/分、1~4 岁<80 次/分、5~9 岁<70 次/分、10~17 岁<60 次/分可诊断为窦性心动过缓。

心电图表现：①窦性 P 波，心率低于正常范围；②P-R 间期≥0.10~0.12 秒；③常出现窦性心律不齐。

（四）治疗

1.对因治疗

积极治疗原发病。

2.对症治疗

若心率>40 次/分而无临床症状则不需要对症处理，心率<40 次/分或发生阿-斯综合征、晕厥者用阿托品、异丙肾上腺素上腺素或麻黄碱口服，药效不佳者安装人工心脏起搏器。

三、期前收缩

期前收缩是一种最常见的自发性异位心律，根据出现时间的早晚分舒张早期、舒张中期及舒张晚期期前收缩，根据异位起搏点来源不同分窦性、房性、交界性、室性期前收缩。较长时间出现 1 个期前收缩称偶发性期前收缩，若发作>6 次/分称频发（多发）期前收缩，同一导联上出现形态不一致的期前收缩称多源性期前收缩，如兼有频发和多源者称多发多源性期前收缩。若在 2 个正常搏动之间夹 1 个期前收缩称插入性或间位性期前收缩。如在正常搏动之后有规律地、间隔地发生则形成二联律、三联律等，期前收缩出现后，往往代替了一个正常搏动，其后出现一个较正常窦性心律的心动周期长的间歇称代偿间歇。偶发的期前收缩多无病理意义，多发多源性期前收缩常提示器质性心脏病的存在。如原有器质性心脏病，期前收缩会对心脏功能带来不利影响。

（一）窦性期前收缩

指窦房结内正常起搏点附近提早发生激动引起的期前收缩称窦性期前收缩。发病罕见。

1.诊断

心电图表现：①提早出现的 P-QRS-T 波群与窦性相同；②耦联间期固定；③代偿间歇不完全。

2.治疗

无须使用抗心律失常药。

3.预后

良好。

（二）房性期前收缩

由心房内异位节奏点主动、提前发出激动而引起的期前收缩称房性期前收缩。

1.诊断

心电图表现：①P 波提早出现，形态与窦性 P 波不同，称 P' 波，其形态可直立或倒置；②P'-R 间期≥0.10~0.12 秒，若房性期前收缩后无 QRS 波群，示房性期前收缩未下传；③QRS 波形呈室上性，伴有室内差异性传导者 QRS 波形态或多或少变异；④代偿间歇不完全。

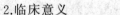

2.临床意义

(1)偶发房性期前收缩临床上无重要意义。

(2)频发或持续房性期前收缩、连发的房性期前收缩、多源性房性期前收缩、房性期前收缩形成二联律、三联律、运动后房性期前收缩增加、房性期前收缩伴心房肥大或房内传导阻滞、房性期前收缩后第1个窦性搏动存在T波改变者多提示为病理性。

(3)频发、多源、成对出现的房性期前收缩常为房性心动过速、心房扑动、心房颤动的先兆。

(4)房性期前收缩提前指数[＝(P2-P间期)/(P1-P2间期)]＜0.5房颤发生率高,＞0.6房颤发生率低。

(5)提前不很早的房性期前收缩出现室内差异性传导,提示心室内有某种程度的传导功能障碍。

3.治疗

除病因治疗外,可选用维拉帕米、β受体阻滞剂、胺碘酮、磷酸丙吡胺等,非洋地黄中毒所致或合并心力衰竭者可选地高辛,同时保持生活规律与情绪稳定,纠正电解质紊乱。

(三)房室交界性期前收缩

起源于房室交界区异位节律点提早发生的心脏搏动称房室交界性期前收缩。

1.诊断

心电图表现:①提早出现的QRS波群呈室上性;②提前的QRS波群前后可以无P'波,也可出现逆性P'波,其中P'-R间期＜0.10秒,R-P'间期＜0.20秒;③代偿间歇多完全。

2.治疗

同房性期前收缩。

3.预后

多数良好。

(四)室性期前收缩

起源于心室内异位节奏点而提早发生的心脏搏动称室性期前收缩。正常儿童静息心电图发生率0.8％～2.2％,Holter检测新生儿发生率18％,未经选择的儿童高达2％～25％,正常儿童室性期前收缩可每小时＞10次,部分每小时＞30次。无器质性心脏病中74％室性期前收缩由自主神经功能失衡引起,心肌炎占47％。

1.分型

Holter检查将单纯性室性期前收缩分三型。Yanaga将7～18时定为日间,19时至次日6时定为夜间。

(1)日间型:室性期前收缩占全天70％以上,多见于学龄前期。可能为交感神经张力增高所致。运动后室性期前收缩增加,不一定是病理性。

(2)夜间型:室性期前收缩占全天70％以上,多见于学龄期。可能为迷走神经张力增高所致。运动后室性期前收缩减少或消失。若运动后增多,则病理性可能性大。

(3)混合型:室性期前收缩在日间、夜间出现,缺乏规律性。

2.诊断

(1)室性期前收缩心电图表现:①提早出现的宽大畸形的QRS波群,其前面无提前的P'波;②QRS时间增宽,平均≥0.12秒;③复极化异常,T波方向与QRS波反向;④多数代偿间歇完全。

（2）儿童病理性室性期前收缩的特点：①起源于右室流出道；②QRS 最大向量与 60 毫秒瞬时向量额面夹角＜30°，各平面振幅比＜1.5，振幅差额面＜0.7，横面＜0.5；③正交心电图 Y 轴以 R 波为主。

3.治疗

原则是室性期前收缩无血流动力学改变时无须治疗，见于：①临床无症状，活动自如，期前收缩偶然发现；②X 线检查心脏大小及形态正常；③期前收缩在休息或夜间增多，活动后心率增快，期前收缩明显减少或消失；④心电图显示期前收缩呈单源性、配对型而无其他异常，且运动试验阴性；⑤超声切面显像心脏形态结构正常；⑥心脏功能及心肌损伤血清标志物正常。但必须对这类患儿长期随访。

Holter 显示期前收缩呈多源性、3 个以上的异位兴奋点、期前收缩级别进行性增加者及时抗心律失常药物治疗，以防猝死。一旦症状缓解，期前收缩次数减少 50％以上，可逐渐停药，疗程以 1～6 个月为宜。抗心律失常药物治疗实际上只能对症，并不能改变期前收缩的自然病程，减量或停药后往往期前收缩又复出现，一般治疗 1～2 个月，病情允许时改为维持量，总疗程 1～6 个月。但要消除患儿及家长的思想顾虑，必要时长时间随诊。对于频繁发作、症状明显或伴有器质性心脏病者需药物治疗。具体治疗方法如下。

（1）对因治疗：去除引起室性期前收缩的病因。

（2）抗心律失常药：引起血流动力学改变者应使用抗心律失常药，如普罗帕酮、β 受体阻滞剂、胺碘酮、美西律、盐酸莫雷西嗪等。由洋地黄引起的室性期前收缩及时停用洋地黄，选用苯妥英钠治疗。

（3）射频导管消融：临床上对有较明确的临床症状，患儿精神上受到较大影响，且药物效果不好，或不愿用药，要求根治的单形性期前收缩，进行射频导管消融有其必要性。可采用起搏标测和激动顺序标测，前者以起搏时与室性期前收缩 QRS 波形态完全相同点为消融靶点；后者以期前收缩时最早心室激动点为消融靶点。

4.预后

室性期前收缩的形态和数量不是敏感和特异的预后指标。心脏正常的小儿和青少年成对的室性期前收缩是良性的，可自动消失，心脏异常的成对室性期前收缩患儿，28％电生理能诱发出室性心动过速，心脏异常的小儿和青少年成对室性期前收缩可能类似室性心动过速，其预后与潜在的心脏疾病有关。器质性室性期前收缩的预后依病因和病情的严重程度而定，提前指数［（窦性 Q 到期前收缩 Q 间期）/（窦性 QT 间期）］≤1、R-R' 间期（耦联间期）＜0.43 以及 RonT 或心脏手术晚期的室性期前收缩等预后较差。

四、阵发性室上性心动过速

阵发性室上性心动过速是小儿较为常见的快速心律失常，常伴发心力衰竭或心源性休克，特点是突发突止。

（一）病因

1.生理

可见于正常儿童，常因疲劳过度、深吸气、过度换气、体位突然变化、吞咽运动、精神紧张、情绪激动等而诱发。

2.药物

洋地黄中毒、拟交感神经药、吸烟饮酒等。

3.病理

预激综合征、风心病、心肌病、心肌炎、先心病、二尖瓣脱垂、甲状腺功能亢进症、缺氧、电解质紊乱、支气管肺炎、手术切口等。

(二)机制

1.自律性增高

自律性增高为异位起搏点的细胞 4 相舒张期自动除极加速所致。异位激动点的自律性常因心房扩大、缺氧、低钾血症、碱中毒、洋地黄作用等增高,引起异位房性心动过速、多源性房性心动过速。期前刺激不能诱发或终止,用快于异位起搏点频率的超速起搏可以抑制。

2.折返激动

折返的途径有窦房结心房折返、心房内折返、房室结内折返以及房室旁道引起的折返,适当的期前刺激可诱发或终止。

折返引起心动过速必备三个条件。①两条通路:参加折返激动的二条通路必须具有不同的功能特点,即慢通道与快通道,前者传导速度慢而不应期短,后者传导速度快而不应期长;②传导速度缓慢;③单向传导阻滞。

3.触发活动

由前一个激动驱动或诱发的激动形成异常,后除极化的振荡电流振幅足够大并达到阈电位水平而产生的一个、多个或连续的去极化活动。连续发生触发活动可形成心动过速。洋地黄中毒引起的阵发性室上性心动过速可能与此有关。期前刺激可诱发但不能终止,反而加快心跳。

儿童发生机制与成人有差别。婴儿室上速多为房室折返性心动过速,几乎无房室结内折返性心动过速,随年龄增加,房室折返性心动过速所占比例减少。旁路分布与是否合并先心病有关,伴先心病者多为右侧旁路,而心脏结构正常者多为左侧旁路。

(三)电生理分类

(1)房室结内折返性心动过速儿童期占阵发性室上性心动过速的 60%,房室结双径路存在是其产生的前提,75% 的阵发性室上性心动过速电生理检查时可见房室结双径路存在,食管心房调搏表现为 SR 跳跃式延长,SR 曲线突然中断,S_1S_1 反扫每减少 10 毫秒时 SR 相差>60 毫秒。

(2)旁道折返性心动过速儿童期占 P 波诱发室上速的 30%,食管心房调搏阵发性室上性心动过速发作时心率较房室结内折返性心动过速更快,诱发室上速的心搏无 SR 跳跃现象,诱发室上速发作时 P 波在 QRS 波之后。

(3)窦房结折返性心动过速少见,因窦房结病变引起。窦房结折返要求心房的有效不应期短,使易于反复应激,窦房结的相对不应期要长,激动在窦房结中要经过较长时间的缓慢传导,才从窦房结传出至心房,保证心房有充分时间恢复应激性。食管心房调搏发生折返激动时心率突然增加,且比较恒定,80~210 次/分,P 波形态及电轴与正常窦性 P 波一致,心动过速常由房性期前收缩引起,诱发心搏的 SR 不延长。期前收缩后的窦性 P-P 距离<诱发室上速前的 P-P 距离,发作时 P 波在 QRS 波之前,P'R/RP'<1,RP'>110 毫秒,可诱发和终止诱发室上速。诱发室上速时常伴房室传导阻滞,压迫颈动脉窦可终止诱发室上速。

(4)心房内折返性心动过速多见于心房内有病变者,发作与心房内传导及不应期不一致有关。食管心房调搏诱发时 SR 不延长,诱发室上速发作时 P 波形态不同于窦性 P 波,具有形状多变特点。QRS波形态正常,可诱发和终止诱发室上速。诱发室上速时可伴房室传导阻滞,压迫颈动脉窦不能终止诱发室上速。发作时 P'R/RP'<1,RP'>110 毫秒,QRS 波呈室上性。

(5)心房自律性心动过速为心房异位节律点自律性增高引起。食管心房调搏发作诱发室上速无须期前收缩诱发,QRS 波呈室上性,P'R/RP'<1,RP'>110 毫秒。不能诱发终止诱发室上速,压迫颈动脉窦不能终止诱发室上速。诱发室上速可伴房室传导阻滞。

(四)临床表现

1.婴儿期阵发性室上性心动过速

80%为房室折返,几乎未见房室结折返。诱发室上速发作与新生儿或婴儿期心脏胆碱能神经支配占优势以及具有电活动的副束传导组织活性较强有关。随着年龄增长,传导组织解剖发育与肾上腺素能神经发达,阵发性室上性心动过速可自行消失。临床上心血管症状不明显,多以消化系统为首发症状,如呕吐、拒食、软弱无力,继而烦躁不安、面色灰白、发绀、心力衰竭、休克,心率可达 200～300 次/分,年龄越小,心室率越快,发作时间越长,症状越明显。

2.儿童期阵发性室上性心动过速

60%为房室折返,30%为房室结折返。小儿常可自诉心跳增快、心悸不适、烦躁、乏力,间或出现眩晕、恶心、呕吐、腹痛,有时可自然转复为窦性心律。

(五)诊断

心电图表现:①突发突止,R-R 间期绝对匀齐;②心房率为 160～300 次/分;③QRS 波为室上性,少数合并室内差异性传导时可出现 QRS 波增宽;④可有 S-T 段下移、T 波平坦或倒置。若可见 P' 波且 P'R 间期>0.12 秒考虑为房性心动过速,若 QRS 波前后无 P' 波或有逆性 P' 波且 P'R 间期<0.10 秒或 RP' 间期<0.20 秒时考虑为交界性心动过速,若 P' 波不能辨认统称阵发性室上性心动过速,不必严格区分。

(六)治疗

1.物理疗法

物理疗法常需在心电监护下进行。

(1)刺激迷走神经:适用于>4 岁小儿。压迫单侧颈动脉窦 5～10 秒,一旦心率减慢立即停止按压。操作者在患儿甲状软骨水平触及颈动脉搏动,向颈椎方向按压,先按右侧,无效再按左侧。

(2)潜水反射:适用于<6 个月婴儿。用一块冷毛巾覆盖患儿面部<15 秒,或用大小足够覆盖患儿面部的塑料袋,盛 2/3 袋的等量冰块与水,覆盖于患儿面部<15 秒(即冰袋法),1 次无效隔 3～5 分钟可重复,一般<3 次。年长儿可指导其屏气,直至恢复窦性节律。

(3)Valsava 方法:适用于年长儿。深吸气后屏气做深呼气动作。

(4)穴位按摩:指压神藏穴及灵墟穴,兴奋下丘脑迷走神经中枢,反射性抑制心脏的快速传导而终止阵发性室上性心动过速。具体方法:患儿仰卧,医师以拇指腹端置于左神藏穴(胸部左第 2 肋间,前正中线旁开 2 寸)或灵墟穴(胸部左第 3 肋间,前正中线旁开 2 寸),顺时针方向快速按摩捻转,患儿出现指感(腹胀、传至左腋下或左肩背),若有效则转为窦性心律,按摩神藏穴 3 分钟无效同法指压灵墟穴。

(5)直肠按摩:医师带手套涂润滑油后示指伸入患儿肛门,用指腹按摩直肠前壁,上下移动 1 分钟,部分患儿可复律。

(6)心前区叩击:操作者用右手快速叩击心前区数次,部分患儿可能迅速转为窦性心律。可

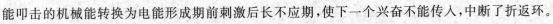

能叩击的机械能转换为电能形成期前刺激后长不应期,使下一个兴奋不能传入,中断了折返环。

2.药物治疗

(1)兴奋迷走神经:ATP 具有强烈而短暂的迷走神经兴奋作用,阻滞或延缓房室结内前向传导,从而阻断折返环路,转复率>90%,用药过程可出现室性心动过速、心搏骤停等不良反应,但瞬间即逝,使用时须从小剂量开始,每次 0.05 mg/kg,2 秒内快速静脉注射,无效 1 分钟后重复使用 1~2 次,年长儿每次 6~12 mg。也可用盐酸去氧肾上腺素 0.01~0.1 mg/kg 静脉滴注,当血压升高 1 倍或转为窦性时停止,此法已少用。

(2)抗心律失常药:见表 5-1。

表 5-1 抗阵发性室上性心动过速常用药物

类型	首选	次选	禁用
AVNRT	维拉帕米 *	普罗帕酮、地尔硫草、胺碘酮、磷酸丙吡胺	
BTRT	胺碘酮	普罗帕酮、奎尼丁、普鲁卡因胺	洋地黄
SART	维拉帕米 *	普罗帕酮、普萘洛尔	胺碘酮
IART	磷酸丙吡胺	普罗帕酮、胺碘酮、氟卡尼	
AAT	磷酸丙吡胺	普罗帕酮、氟卡尼	

注:* 表示不适用于心力衰竭和窦房结综合征。

具体用法如下。①维拉帕米:每次 0.1~0.2 mg/kg,最大剂量每次<5 mg,加入生理盐水 5 mL 稀释后心电监护下以 1 mL/min 速度静脉推注,复律后改口服维持,每次 1~2 mg/kg,3~4 次/天,新生儿及小婴儿易致血压下降、休克、心搏骤停,不宜首选,>6 个月小儿可首选。②胺碘酮:每次 2~5 mg/kg,加入 5%葡萄糖液 100 mL 静脉滴注,复律后改口服,20 mg/(kg·d),2~3 次/天,不宜长期使用。③磷酸丙吡胺:每次 2~5 mg/kg,加入 10%葡萄糖液 20~30 mL 在 5~10 分钟静脉注射,如未终止可再以每次 2 mg/kg 静脉注射,每 6 小时 1 次,复律后改口服,每次 3~5 mg/kg,3~4 次/天。④普罗帕酮:每次 1~2 mg/kg 加入 10%葡萄糖液 10~20 mL 中 5 分钟内缓慢静脉注射,无效则每 10~15 分钟重复给药 1 次,直至有效(但连续用药只能<3 次),总量<6 mg/kg,有效后则改片剂口服维持疗效。

3.电学治疗

对于病情危重、疗效不好或不能耐受药物治疗的患儿可用食管心房调搏法进行递增性起搏或超速抑制,终止阵发性室上性心动过速,对房室结内折返性心动过速、房室折返性心动过速、窦房结折返性心动过速、心房内折返性心动过速有效,但对心房自律性心动过速无效。心内电生理检查后进行射频消融术能中断折返路径,主要用于房室结内折返性心动过速、房室折返性心动过速、心房内折返性心动过速。直流电复律应用于重症心力衰竭、心源性休克或心电图宽大 QRS 波而不能鉴别室上性心动过速和室性心动过速者,复律能量为每次 0.6 Ws/kg。如未复律可加大能量但不宜超过 3 次,正在使用洋地黄或洋地黄中毒者禁用。

(七)预后

无明显器质性心脏病的阵发性室上性心动过速一般预后良好,婴儿期阵发性室上性心动过速随着传导系统的发育成熟而逐渐消失。1 岁左右发作诱发室上速婴儿 40%~70%在平均 4.6~9.0 年内无诱发室上速发作。生后 2 个月内第 1 次发作诱发室上速者有 93%在生后 8 个月内消失,其中仅 31%在 8 岁时复发,而 5 岁后第 1 次发作诱发室上速者,心动过速复发率较高,

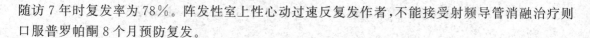

随访 7 年时复发率为 78％。阵发性室上性心动过速反复发作者,不能接受射频导管消融治疗则口服普罗帕酮 8 个月预防复发。

五、阵发性室性心动过速

阵发性室性心动过速可导致严重的血流动力学紊乱而危及生命,小儿发病少见。

(一)病因

1.药物

奎尼丁、普鲁卡因、洋地黄等药物中毒。

2.病理

心肌炎、心肌病、心肌肿瘤、心导管检查及心室造影、心脏手术,长 Q-T 间期综合征、低钾血症、酸中毒,严重心脏病和临终前等。

(二)临床表现

临床症状取决于心室率快慢,发作时心室率可达 100～270 次/分,心律轻度不规则,有心悸、乏力、胸痛、恶心等,重者可致晕厥、休克、猝死。

(三)诊断

心电图表现:①连续 3 个或 3 个以上宽大畸形的 QRS 波,QRS 宽度＞0.10 秒,心室率 100～270 次/分,或大于正常平均窦性心率的 25％,节律稍不齐;②P 波频率较慢,P-P 匀齐,P 波与 QRS 波无关;③可见心室夺获或室性融合波。根据心电图畸形 QRS 波形态分为以下几类。

1.期前收缩型单形性室性心动过速

占室速的 70％以上,多见于器质性心脏病,突发突止,称短阵性室速,分 3 个亚型。

(1)恒速型:R-R 间距恒定不变,75％转为室颤。

(2)减速型:R-R 间距逐渐延长,都自动转为窦性心律,常不发生心室颤动。

(3)加速型:R-R 间距逐渐缩短,100％转为心室颤动,需要立即治疗。

2.多源型室性心动过速

畸形 QRS 波有多种形态,QT 间期正常,可见于心肌病、二尖瓣脱垂等。

3.双向型室性心动过速

交替出现两种不同形态宽大畸形的 QRS 波群,方向相反,同轴相和异轴相 R-R 间距相等,室速频率 140～200 次/分。若仅见 QRS 波群幅度的交替性变化,称交替性心动过速。在阵发性室上性心动过速时若心率＜180 次/分出现 QRS 电交替,房室折返性心动过速可能性为 90％。双向性室速由洋地黄中毒及严重心肌损伤引起。

4.反复性阵发性室性心动过速

常见 3～15 个室性期前收缩与窦性心律交替出现,心室率 100～150 次/分,见于无器质性心脏病,预后较好。

5.并行心律型室性心动过速

心脏同时存在两个起搏点,一个是窦房结,另一个为心室异位起搏点,周围存在传入阻滞而不受窦性激动的干扰,但按时发放冲动至周围心肌,只要周围心肌脱离有效不应期即可除极心肌。心电图表现常间歇出现心动过速,频率 70～140 次/分,诱发的室性期前收缩的耦联间期不等,心动过速之间的间歇期为心动过速时 R-R 间期的整数倍,经常出现融合波。

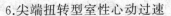

6.尖端扭转型室性心动过速

QRS波群振幅与形态多变,每隔3～20个心搏QRS波的方向围绕基线扭转,心室率150～300次/分,发作前数小时至数天频发多源型室性期前收缩或晚期室性期前收缩二联律,或RonT而诱发心动过速。Q-T或QU间期明显延长,同时心前区导联T波宽大畸形、平坦、高大或深倒置,U波明显。

尖端扭转型室性心动过速因Q-T间期延长、心室复极离散度增加发生折返所致,或与早期后除极有关。临床常见间歇依赖型与肾上腺素依赖型两种。前者由于低钾、低钙、低镁、严重缓慢心率、药物中毒或广泛心肌损害等引起。后者见于先天性长Q-T间期综合征,伴有耳聋或不伴有耳聋,多在惊恐、运动、激动等交感神经兴奋或静脉滴注异丙肾上腺素上腺素时诱发,窦性心律时心电图出现特征性的T波交替性变化。

7.非阵发性室性心动过速

(1)Ⅰ型发作前先有窦性心率减慢,心动过速多以逸搏或心室融合波开始,发作心率60～110次/分,规则,窦性心律加快后发作自行停止。

(2)Ⅱ型:发作前无窦性心率减慢,常以室性期前收缩开始,发作间期心律不规则,发作期心室率可达130次/分,发作停止后存在一个长的间歇。

8.特发型室性心动过速

常见于无器质性心脏病的患儿,不引起血流动力学变化,预后好。

(1)特发型左室速:异位激动多起源于左室心尖部,较多见,与Purkinye纤维折返或触发激动有关。表现为右束支传导阻滞型室速合并电轴左偏,常为持续性室速,不易被运动、异丙肾上腺素上腺素诱发,多被情绪诱发,发作后常不能自行转换为窦性心律。

(2)特发型右室速:异位激动起源于右室流出道,较少见。表现为左束支传导阻滞型室速合并电轴右偏,在非发作期存在同形态的期前收缩或成对期前收缩,多由运动、异丙肾上腺素上腺素诱发,常见起源于期前收缩的短阵室速,形态与期前收缩一致,室速持续时间短,可自行终止。

(四)治疗

1.电击复律

电击复律为首选,能量选每次0.6 ws/kg。对洋地黄中毒或正在使用洋地黄者禁用。

2.药物

利多卡因每次0.5～1.0 mg/kg,用10％葡萄糖液20 mL稀释后静脉注射,若需要可每间隔3～5分钟重复给药,15～20分钟内最大剂量<3～5 mg/kg,如室性心动过速反复发作,可用0.03 mg/(kg·min)浓度持续静脉滴注,血药浓度维持在2～5 μg/mL,若>7 μg/mL可致中毒。控制发作后用两种抗心律失常药物口服维持。

3.射频导管消融

由折返引起的室性心动过速可在心内电生理检查下进行射频导管消融治疗。

4.特殊的室性心动过速的治疗

(1)尖端扭转型室性心动过速:发作时紧急静脉注射利多卡因,有效则用静脉滴注维持,对病态窦房结综合征、完全性房室传导阻滞或基础心率偏慢者利多卡因慎用或不用。增加心肌传导性和兴奋性的药物,首选异丙肾上腺素上腺素,0.5～1.0 mg加入10％葡萄糖液250～500 mL以1～4 μg/min速度静脉滴注往往有效。山莨菪碱能延长心肌细胞有效不应期及动作电位时程,增加有效不应期/动作电位时程比值,降低心肌细胞自律性,抑制异位兴奋灶,也能迅速纠正尖端

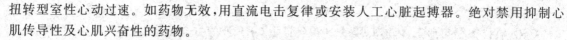

扭转型室性心动过速。如药物无效,用直流电击复律或安装人工心脏起搏器。绝对禁用抑制心肌传导性及心肌兴奋性的药物。

(2)洋地黄中毒所致室性心动过速:立即停用洋地黄制剂,静脉注射利多卡因,静脉滴注钾盐和苯妥英钠,禁用电复律。

5.阵发性室上性心动过速合并心力衰竭、心源性休克

首选洋地黄制剂,既改善心功能,又转复心律。若效果不明显可加用多巴胺,加强心肌收缩力,提高血压,为适量应用维拉帕米转律准备条件,条件许可首选直流电同步电击复律。

（侯素香）

第五节 心内膜弹力纤维增生症

心内膜弹力纤维增生症是指心内膜弥漫性的弹力纤维增生性疾病,可伴有心肌退行性变。为婴儿心肌病中较为常见的一种,又称原发性心内膜弹力纤维增生症。本病与其他先天性心脏病并存,如先天性心脏病如主动脉缩窄、主动脉瓣狭窄、主动脉瓣闭锁等并发心内膜弹力纤维增生症,称继发性心内膜弹力纤维增生症。临床上分暴发型、急性型及慢性型。

一、病因及发病机制

其病因尚未明了,发病机制可能与下列因素有关。

(一)病毒感染

胎儿期或出生后病毒感染引起心肌炎症反应所致。认为柯萨奇 B 组病毒、腮腺炎病毒及传染性单核细胞增多症病毒感染与本病有关。

(二)宫内缺氧

致心内膜发育障碍。

(三)遗传因素

9%病例呈家族性发病,认为本病为常染色体遗传。

(四)遗传代谢性缺陷

有报道心型糖原贮积病、黏多糖病及维生素 Bt 缺乏的患儿发生心内膜弹力纤维增生症。

(五)继发于血流动力学的改变

心室高度扩大时,心室壁承受之应力增加,血流动力学的影响使心内膜弹力纤维增生,认为心内膜弹力纤维增生是非特异性的改变。主要病理改变为心内膜下弹力纤维及胶原纤维增生。

二、诊断

(一)一般症状

1.暴发型

起病急骤,突然出现呼吸困难、呕吐、拒食、唇周发绀、面色苍白、烦躁不安、心动过速。肺部有散在喘鸣音或干性啰音,肝大,还可见水肿,均为充血性心力衰竭的体征。少数患儿呈现心源性休克,可见烦躁、面色灰白、四肢湿冷及脉搏加速而微弱等症状。此型患儿多在 6 个月以内可

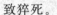

致猝死。

2.急性型

起病较快,但充血性心力衰竭的发展不如暴发型者急剧,常并发肺炎,伴有发热,肺部出现湿性啰音。有些患儿因附壁血栓的脱落而发生脑栓塞等。此型患儿多在 6 个月以内,多数死于心力衰竭,少数经治疗可获缓解。

3.慢性型

起病稍缓慢,症状如急性型,但进展缓慢,有些患儿的生长发育受影响。经治疗可获缓解,活至成人期,如及时诊治,可获痊愈,也可因反复发作心力衰竭而死亡。大部分患儿属于急性型。慢性型约占 1/3。新生儿期发病者较少,常为缩窄型,临床表现为左室梗阻的症状。偶有在宫内即发生心力衰竭者,出生后数小时即死亡。年龄多在 6 个月至 1 岁。

(二)体征方面

心脏呈中度以上扩大,在慢性患儿可见心前区隆起。心尖冲动减弱,心音钝,心动过速,可有奔马律,一般无杂音或仅有轻度的收缩期杂音。少数患儿合并二尖瓣关闭不全或因心脏扩大而产生相对的二尖瓣关闭不全者,可在心尖部听到收缩期杂音,一般为Ⅱ~Ⅲ级。

(三)辅助检查

(1)并发感染者外周血常规白细胞和中性粒细胞增多,常有血红蛋白下降等改变。

(2)X 线检查:以左心室增大为明显,心影普遍增大,近似主动脉型心影,左心缘搏动减弱,特别在透视下左前斜位观察时左心室搏动消失而右心室搏动正常者,更有诊断意义。左房常增大。肺纹理增多,肺淤血明显。

(3)心电图检查:多数呈左心室肥大,ST 段及 T 波改变。长期心力衰竭,致肺动脉压力增高时,可出现右心室肥大或左、右心室同时肥大。此外,偶见期前收缩及房室传导阻滞。缩窄型呈右室肥厚及心电轴右偏。

(4)超声心动图检查:可见左室腔扩大,左室后壁运动幅度减弱,左室心内膜回声增强。左室收缩功能减退,缩短分数及射血分数均降低。心排血指数和射血分数明显下降者,预后不良。

(5)心导管检查:可显示左房、肺动脉平均压及左室舒张末压增高。左心室选择性造影可发现左心室增大、室壁增厚,收缩与舒张时心室大小几乎固定,左心室内造影剂排空延迟。二尖瓣及主动脉瓣关闭不全常见。

(6)心血管造影:扩张期显示左室扩张、肥厚,收缩和舒张期容量改变很小,左室造影剂排空延迟。缩窄型显示右室扩张,左室腔正常或变小,左室排空延迟,左房压增高,肺动脉压接近体循环压。

2/3 心内膜弹力纤维增生症患儿的发病年龄都在 1 岁以内。临床表现以充血性心力衰竭为主,常在呼吸道感染之后发生,具体表现:①烦躁不安、面色苍白、出冷汗、拒食;②咳嗽、气促、发绀、双肺可闻及水泡音或哮鸣音;③脉搏细速,心前区隆起,心界扩大,心音低钝,少数病例心尖部可闻及 2 级以上收缩期杂音;④肝大。

本病多发生于 6 个月左右的婴儿,其临床表现为心脏扩大(以左室大为主)和充血性心力衰竭,可由上呼吸道感染诱发,心电图表现为电压高,提示心房或心室大(以左室大为主),心内膜弹力纤维增生症 的超声心动图主要表现为心内膜反光增强、增厚,心肌收缩无力。

三、诊断依据

(1)1 岁以内尤其是 6 个月以内儿童发生充血性心力衰竭。洋地黄对心力衰竭对有效,但易反复。

(2)心脏杂音较轻或无,少数可在心尖部闻及提示二尖瓣关闭不全的收缩期杂音。

(3)心脏 X 线检查示心影增大,以左心为主,可见肺静脉淤血。透视下心影搏动减弱。

(4)心电图示左心室肥厚。常伴 T 波呈缺血型倒置。少数可有心律失常。

(5)超声心动图示左心室增大,左心室收缩幅度减小及顺应性下降。

(6)排除其他心血管疾病。

四、鉴别诊断

本病须与婴儿期出现心力衰竭、无明显杂音及左室增大为主的心脏病鉴别。

(一)急性病毒性心肌炎

急性病毒性心肌炎有病毒感染的历史,心电图表现以 QRS 波低电压、Q-T 间期延长及ST-T 改变为主;而心内膜弹力纤维增生症则为左室肥厚,RV_5、RV_6 电压高,TV_5、TV_6 倒置。有时需进行心内膜心肌活检方能区别。

(二)左冠状动脉起源于肺动脉畸形

因心肌缺血,患儿极度烦躁不安、哭闹,心绞痛,心电图常示前壁心肌梗死的图形,Ⅰ、aVL 及 V_5、V_6 导联 ST 段上升或降低及 QS 波型。心脏彩超可明确诊断。

(三)Ⅱ型糖原贮积症

患儿肌力低下,舌大,心电图 P-R 间期常缩短,骨骼肌活检可资鉴别。

(四)主动脉缩窄

下肢动脉搏动减弱或消失,上肢血压升高,脉搏增强可资鉴别。

(五)扩张型心肌病

多见于 2 岁以上小儿。此外,尚须与肺炎、毛细支气管炎、心包炎及心包积液相鉴别。特别应注意本病在临床上极易误诊为肺炎,必须重视心脏检查,从而引致早期诊断和治疗。胸部 X 线及超声心动图检查对本病的诊断非常重要。由于巨大心脏的左心缘贴近胸壁,而误诊为胸腔积液或纵隔肿瘤,应予警惕。

五、治疗

心内膜弹力纤维增生症可并发心力衰竭、心源性休克、肺炎、脑栓塞、二尖瓣关闭不全等。

(一)控制心力衰竭

急性心力衰竭需静脉注射地高辛或毛花苷 C 快速洋地黄化,或其他正性肌力药物和强效利尿药,并应长期服用地高辛维持量,可达 2～3 年或数年之久,至心脏回缩至正常,过早停药可导致病情恶化。近年加用卡托普利长期口服,对改善心功能有明显效果。

(二)心源性休克治疗

如有心源性休克者加用多巴胺、多巴酚丁胺、呋塞米及皮质激素治疗。

(三)肾上腺糖皮质激素的应用

本病发病机制可能与免疫功能失调有关,主要用泼尼松 1.5 mg/(kg·d),服用 8 周后逐渐

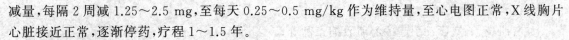

减量,每隔 2 周减 1.25～2.5 mg,至每天 0.25～0.5 mg/kg 作为维持量,至心电图正常,X 线胸片心脏接近正常,逐渐停药,疗程 1～1.5 年。

(四)防治感染

有肺部感染者应选用有效抗生素,以静脉应用为主。

(五)急救

病情急重者应以静脉应用快速起效的洋地黄,如去乙酰毛花苷等,强有力的利尿药及扩血管药物,辅助以其他辅助治疗。

(六)加强心肌营养

所有病例均应予营养心肌药物。

(李 阳)

第六节 充血性心力衰竭

充血性心力衰竭指心脏因某种原因不能提供足够的血流以供机体生理需要,当动员机体代偿机制也不能弥补心排血量之不足,导致循环充血,并产生一系列临床症状和体征。

一、病因

(一)非心血管疾病

1.呼吸道疾病

如新生儿窒息、呼吸窘迫综合征、肺炎、肺出血等引起的低氧血症和酸中毒、支气管肺炎;败血症(直接侵袭或毒素影响心肌的收缩力)。

2.代谢紊乱

如低血糖、低钙血症等。

3.严重贫血

如 Rh 血型不合引起的严重溶血等。

(二)心血管疾病

1.前负荷过重

如房间隔缺损、室间隔缺损、动脉导管未闭、二尖瓣反流、三尖瓣反流、医源性输液、输血过多或过速等。

2.后负荷过重

原发性或继发性肺动脉高压(如新生儿窒息)或高血压(多继发于急性肾炎)、主动脉或肺动脉瓣狭窄或闭锁、主动脉缩窄等。

3.肌收缩力减弱

左心室发育不良综合征、心肌病、心肌炎、原发性心内膜弹力纤维增生症、维生素 B_1 缺乏症、心肌糖原贮积症、风湿性心脏炎等。

4.严重心律不齐

房室传导阻滞、心房颤动、心室颤动、较长时间的室上性心动过速等。

5.心室收缩性失调

如心肌炎、心室颤动引起的心肌收缩紊乱等。

二、诊断

(一)临床表现

心力衰竭患儿在心脏功能处于代偿期,可无任何症状;只有当心脏代偿机制充分发挥作用后,仍不能满足机体组织代谢需要时,才出现心力衰竭的表现。因年龄、病因及血流动力学改变不同,心力衰竭的临床特点在不同年龄组有一定差别。

1.年长儿心力衰竭

(1)交感神经兴奋和心脏功能减退的表现如下。心动过速,婴儿心率＞160 次/分,学龄儿童＞100 次/分;烦躁不安,经常哭闹;食欲下降,厌食;多汗,尤其为头部出汗;活动减少;尿少;心脏扩大与肥厚;舒张期奔马律;末梢循环障碍;营养不良。

(2)肺循环淤血的表现:呼吸急促,肺部有喘鸣音、湿啰音、发绀、干咳等。

(3)体循环静脉淤血的表现:肝大、颈静脉怒张、水肿、腹痛。

2.婴幼儿心力衰竭

起病较急,发展迅速,症状常不典型,多呈全心衰竭,以心动过速、呼吸困难、末梢循环障碍和肝大为主要表现。

3.新生儿心力衰竭

早期的表现常不典型,表现为嗜睡、反应差、烦躁不安、乏力、拒食、呕吐、体重不增等;随后常发展为全心衰竭,表现为心动过速、呼吸急促,继之出现发绀、肝大、肺底啰音。

(二)辅助检查

1.X 线胸片

对于评价心脏大小及肺血情况十分重要。

2.心电图

对心律失常及心肌缺血引起的心力衰竭有诊断及指导治疗意义。

3.超声心动图

可观察心脏大小、心内结构、大血管位置、血流方向和速度、心包积液及心功能测定。

(三)诊断标准

(1)具备以下 4 项考虑心力衰竭。①呼吸急促:婴儿＞60 次/分,幼儿＞50 次/分,儿童＞40 次/分。②心动过速:婴儿＞160 次/分,幼儿＞140 次/分,儿童＞120 次/分。③心脏扩大(体检、X 线或超声心动图)。④烦躁、喂哺困难、体重增加、尿少、水肿、多汗、发绀、呛咳、阵发性呼吸困难。

(2)具备以上 4 项加以下一项或以上 2 项加以下 2 项即可确诊心力衰竭。①肝大:婴幼儿在肋下＞3 cm,儿童＞1 cm。进行性肝大或伴触痛者更有意义。②肺水肿。③奔马律。

(3)严重心力衰竭可出现周围循环衰竭,血压下降至休克。

三、治疗

心力衰竭的治疗原则是消除病因及诱因,改善血流动力学,维护衰竭的心脏。

（一）一般治疗

1.休息

具体的方式与时间长短依心力衰竭程度及病因而异。烦躁不安者给予镇静，可用苯巴比妥或地西泮，急性左心衰竭和肺水肿时可用吗啡 0.05～0.2 mg/kg，皮下注射或肌内注射。

2.吸氧

一般采用氧气湿化后经鼻或面罩吸入。必须保持呼吸道通畅。

3.体位

心力衰竭患儿由于肺淤血、心界扩大且肝大，横膈抬高使肺换血面积受限，故应将床头15°～30°，并应勤翻身或更换体位。

4.饮食

应以少量多餐、富有营养、注意适当限制钠盐摄入。急性心力衰竭及重度心力衰竭应限制液体入量（每天 1 200 mL/m²）。

（二）病因治疗

及时地针对引起心力衰竭的基本病因及诱因采取措施。如小儿心力衰竭的主要病因为先天性心脏畸形，应选择手术治疗。

（三）药物治疗

目前认为急性心力衰竭常规治疗是强心苷类的使用，快速强心苷制剂毛花苷 C 为急救时静脉用药；毛花苷 C 负荷量为：<2 岁 40 μg/kg，>2 岁 30 μg/kg，新生儿 20 μg/kg，首次剂量为负荷量 1/2～1/3，余量分 2～3 次，间隔 6～8 小时；病情稍缓的心力衰竭多以地高辛片或地高辛酊剂治疗，在使用中应警惕强心苷毒性反应。对于慢性心力衰竭目前多主张内分泌疗法即血管紧张素转换酶抑制剂、利尿剂、β-肾上腺素受体阻滞剂的联合应用，联用或不联用地高辛。其中，血管紧张素转换酶抑制剂是心力衰竭患儿治疗的基石，所有其他的神经内分泌拮抗剂、利尿剂、地高辛都必须在其治疗的基础上应用。

1.内分泌疗法

（1）血管紧张素转换酶抑制剂和醛固酮拮抗剂：代表药物卡托普利，1 岁以上为每次 0.5 mg/kg，每天 2 次，最大剂量≤10 mg/d。螺内酯 0.5～1 mg/(kg·d)，分 2～3 次口服。上述两种药合用，当有高钾血症和肾功能不全时应注意监测血钾水平和肾功能。

（2）血管紧张 Ⅱ 受体拮抗剂：代表药物氯沙坦，常用剂量为 1～2 mg/(kg·d)。

（3）β-肾上腺素受体阻滞剂：代表药物美托洛尔，口服起始剂量 0.2～0.5 mg/(kg·d)，分 2 次，渐增量至 2 mg/(kg·d)，最大量每天 50 mg。β 受体阻滞剂的应用必须注意：①选用心脏选择性强的药物；②从小剂量开始，以后缓慢加量；③在收缩功能不全性心力衰竭，常需与正性肌力药如洋地黄一起使用，④不适用于急性心力衰竭，因其有益效应需 2～3 个月。

2.利尿剂

利尿剂适用于所有有症状的心力衰竭患儿。利尿剂必须与血管紧张素转换酶抑制剂合用，因血管紧张素转换酶抑制剂可抑制利尿剂引起的神经内分泌激活，而利尿剂可加强血管紧张素转换酶抑制剂缓解心力衰竭症状的作用。利尿剂一般也需无限期使用。剂量宜应缓解症状的最小剂量。关于制剂的选择：轻度心力衰竭可用噻嗪类；中度以上一般均需应用袢利尿剂，必要时可合用，因两者有协同作用。真正难治性心力衰竭可用小剂量多巴胺与呋塞米合用持续静脉滴注（1～5 mg/h），利尿效果更好。

3.洋地黄类强心苷

代表药物地高辛被认为是正性肌力药中唯一长期治疗不增加死亡率的药物。近年来发现地高辛小剂量疗效相似，对有心肌病变者，更应使用小剂量。

4.非洋地黄类正性肌力药

(1)β-肾上腺素能受体激动剂:适用于暴发性心肌炎、扩张型心肌病、心脏病手术后和难治性心力衰竭。短期应用(3～5天)有良好的血流动力学效应，长期应用反而增加病死率。

(2)米力农:为磷酸二酯酶抑制剂。在急性心力衰竭时短期应用(3～5天)有良好的血流动力学效应，长期应用反而增加病死率。推荐剂量为负荷量 $50~\mu g/kg$，以后 $0.75~\mu g/(kg \cdot min)$。

(3)心先安:适用于各种原因心力衰竭，无明显毒副作用。每次 $2～3~mg/kg$，溶于葡萄糖溶液中静脉滴注，每天 1 次，2～10 天为 1 个疗程。

5.扩张血管药

血管扩张剂可降低心脏前和/或后负荷，使心室充盈压降低。心搏出量增加。使用扩血管药物需注意:①明确使用的指征和禁忌证。②根据患儿的临床和血流力学特点，选用合适血管扩张剂，如以肺或体循环淤血为主要表现者，宜用硝酸酯以扩张静脉减轻心脏前负荷;如以组织灌注不足伴周围血管阻力增高为主者，则宜选用小动脉扩张剂，如肼屈嗪、酚妥拉明、钙通道阻滞剂等。实际上，顽固性心力衰竭往往两者兼有而需联合使用动、静脉扩张剂，如硝酸甘油酯加肼屈嗪，或动静脉均衡扩张剂(如硝普钠、血管紧张素转换酶抑制剂、哌唑嗪等)。病情危重者静脉给药。慢性心力衰竭可口服长期使用。目前，血管紧张素转换酶抑制剂或其受体拮抗剂日益受到重视，应用日益增多。③任何血管扩张剂，均宜从小剂量开始。

6.其他治疗

(1)钙通道阻滞剂:氨氯地平，起效缓慢、药效持久，血管扩张作用强，可缓解心力衰竭症状，提高运动耐量，负性肌力作用及神经内分泌活不明显。剂量 $0.1~mg/(kg \cdot d)$，每天 1 次，最大量 $10~mg/d$。

(2)生长激素:对生长激素正常或缺乏的患儿进行生长激素补充治疗，可增强心肌收缩力，增加心排血量和每搏输出量，同时减低外周阻力。目前主要用于扩张型心肌病所致顽固性心力衰竭，用法为肌内注射隔天 1 次，每次 $0.1~\mu g/kg$，总疗程 3 个月。

(3)免疫球蛋白:作为抗感染免疫治疗，有迅速改善病情的效果。静脉注射免疫球蛋白0.25～0.4/(kg · d)，共5～7天。

（王　楠）

第六章

呼吸系统疾病

第一节　急性上呼吸道感染

急性上呼吸道感染简称上感,俗称"感冒",是小儿最常见的疾病。它主要侵犯鼻、鼻咽和咽部,导致急性鼻咽炎、急性咽炎、急性扁桃体炎等,常统称上呼吸道感染。

一、病因

各种病毒、细菌及支原体均可引起,但以病毒多见,占 90% 以上,主要有鼻病毒、冠状病毒、呼吸道合胞病毒、流感病毒、副流感病毒、腺病毒、柯萨奇病毒、埃可病毒、单纯疱疹病毒、EB 病毒等。病毒感染后上呼吸道黏膜失去抵抗力,细菌可乘虚而入,并发混合感染,最常见的是溶血性链球菌;其次为肺炎球菌、流感嗜血杆菌等,肺炎支原体也可引起。

二、临床表现

本病症状轻重不一,与年龄、病原和机体抵抗力不同有关。

(一)普通感冒

婴幼儿局部症状不显著而全身症状重,多骤然起病,高热、咳嗽、食欲差,可伴呕吐、腹泻,甚至热性惊厥。年长儿症状较轻,常于受凉后 1～3 天出现鼻塞、喷嚏、流涕、干咳、咽痒、发热等;有些患儿在发病早期可有阵发性脐周疼痛,与发热所致阵发性肠痉挛或肠系膜淋巴结炎有关。

体检可见咽部充血,扁桃体肿大,颌下淋巴结肿大触痛等。肺部呼吸音正常。肠道病毒感染可有不同形态的皮疹。病程 3～5 天,若体温持续不退或病情加重,应考虑感染可能侵袭其他部位。

(二)流行性感冒

其为流感病毒、副流感病毒所致,有明显流行病学史。全身症状重,如发热、头痛、咽痛、肌肉酸痛等。上呼吸道其他症状可不明显。

(三)两种特殊类型上感

1.疱疹性咽峡炎

主要由柯萨奇 A 组病毒所致,好发于夏秋季。起病急,表现高热、咽痛,流涎、厌食、呕吐等。

咽部充血,咽腭弓、悬雍垂、软腭处有直径 2~4 mm 的疱疹,周围有红晕,破溃后形成小溃疡。病程 1 周左右。

2.咽-结合膜热

由腺病毒 3、7 型所致,常发生于春夏季,可在儿童集体机构中流行。以发热、咽炎、结膜炎为特征。多呈高热、咽痛、眼部刺痛、咽部充血、一侧或两侧滤泡性结膜炎,颈部、耳后淋巴结肿大,有时伴胃肠道症状。病程 1~2 周。

三、并发症

婴幼儿多见。可波及邻近器官或向下蔓延,引起中耳炎、鼻窦炎、咽后壁脓肿、颈淋巴结炎、喉炎、气管炎、支气管肺炎等。病原通过血液循环播散到全身,细菌感染并发败血症时,可导致化脓性病灶,如骨髓炎、脑膜炎等。年长儿若因链球菌感染可引起急性肾炎、风湿热等。

四、辅助检查

病毒感染者白细胞计数正常或偏低;鼻咽分泌物病毒分离、抗原及血清学检测可明确病原。细菌感染者血白细胞及中性粒细胞可增高,咽培养可有病原菌生长。链球菌引起者血中抗链球菌溶血素 O 滴度增高。

五、诊断和鉴别诊断

(一)急性传染病早期

上感常为各种传染病的前驱症状,如麻疹、流行性脑脊髓膜炎、百日咳、猩红热、脊髓灰质炎等,应结合流行病学史、临床表现及实验室资料综合分析,并观察病情演变加以鉴别。

(二)急性阑尾炎

上感伴腹痛者应与本病鉴别。急性阑尾炎腹痛常先于发热,以右下腹为主,呈持续性,有腹肌紧张和固定压痛点,血白细胞及中性粒细胞增高。

六、治疗

(一)一般处理

普通感冒具有一定自限性,症状较轻无须药物治疗,症状明显影响日常生活则需服药,以对症治疗为主,并注意休息、适当补充水、避免继发细菌感染等。

(二)病因治疗

尚无专门针对普通感冒的特异性抗病毒药物,普通感冒者无须全身使用抗病毒药物,病程早期应用利巴韦林气雾剂喷鼻咽部可能有一定益处。流行性感冒可在病初应用磷酸奥司他韦口服,疗程 5 天。若病情重、有继发细菌感染,或有并发症可加用抗菌药物,常用青霉素类、头孢菌素类、大环内酯类,疗程 3~5 天。如证实为溶血性链球菌感染,或既往有风湿热、肾炎病史者,青霉素应用 10~14 天。病毒性结膜炎可用 0.1％阿昔洛韦滴眼,1~2 小时 1 次。

(三)对症治疗

高热可服解热镇痛剂,也可用冷敷、温湿敷或醇浴降温。热性惊厥可予镇静、止惊等处理。咽痛可含服咽喉片。

七、预防

加强体格锻炼、增强抵抗力;提倡母乳喂养,防治佝偻病及营养不良;避免去人多拥挤的公共场所。丙种球蛋白效果不肯定。

(李　阳)

第二节　急性感染性喉炎

儿童声门上、下、声门及气管感染较常见,统称哮吼综合征。急性感染性喉炎为喉部黏膜急性弥漫性炎症。以犬吠样咳嗽、声嘶、喉鸣、吸气性呼吸困难为临床特征。可发生于任何季节,冬春为多。常见于婴幼儿,新生儿极少发病。

一、病因及发病机制

急性感染性喉炎是由病毒或细菌感染引起。常见病毒为副流感病毒 1 型、其他有副流感病毒2 及 3 型、流感病毒 A 及 B 型、腺病毒、呼吸道合胞病毒。也可并发于麻疹、百日咳、流感和白喉等急性传染病。

小儿喉腔狭窄,软骨柔软,对气道的支撑能力差,容易使气道在吸气时塌陷。上气道梗阻患儿可产生很大的胸腔内负压。强大的胸腔负压可致胸壁凹陷。腹腔与胸腔主动脉压力差的增加可致奇脉。强大的胸腔负压也使梗阻以下气管内负压增大,明显低于大气压,从而使梗阻下段的胸腔外气道动力性塌陷,进一步加重气道梗阻造成恶性循环。通过上气道的气流呈涡流状,可在通过声带结构时发生颤动引起喉鸣。

起初喉鸣为低调、粗糙、吸气性,随梗阻加重变为柔和、高调、并扩展至呼气相。严重梗阻时可闻呼气喘鸣,最终可发生气流突然终止。

二、临床表现

起病急、症状重。可有发热、犬吠样咳嗽、声嘶、吸气性喉鸣和三凹征,哭闹及烦躁常使喉鸣及气道梗阻加重。症状高峰多在起病后 3～4 天,约 1 周缓解。一般白天症状轻,夜间症状加重。严重梗阻可出现发绀、烦躁不安、面色苍白、心率加快、胸骨上及锁骨上凹陷及奇脉。喉梗阻若不及时抢救,可因吸气困难而窒息死亡。咽部充血,间接喉镜检查可见声带有轻度至明显的充血、水肿。

三、诊断和鉴别诊断

根据急性发病、犬吠样咳嗽、声嘶、喉鸣、吸气性呼吸困难等临床表现不难诊断,但应与白喉、喉痉挛、急性喉气管支气管炎、支气管异物、支气管内膜结核及肺炎鉴别。

四、治疗

(一)治疗
保持呼吸道通畅、防止缺氧加重、吸氧。

（二）控制感染

由于起病急、病情进展快、若难以判断是病毒抑或细菌感染,应及早静脉输入足量广谱抗生素,常用青霉素类、大环内酯类、头孢菌素类等。

（三）肾上腺皮质激素

有抗炎、抗过敏和免疫抑制等作用,能及时减轻喉头水肿,缓解喉梗阻,应与抗生素合用。常用泼尼松 1～2 mg/(kg·d),分次口服;重症可用地塞米松或甲泼尼龙静脉注射,地塞米松每次0.2～0.3 mg/kg,甲泼尼龙每次 1～2 mg/kg,共 2～3 天,至症状缓解。雾化吸入肾上腺糖皮质激素如布地奈德悬液具有明显效果,初始剂量多为 2 mg 单次吸入;或多剂吸入每次 1 mg,2～3 次/天,疗程3～5 天。

（四）对症治疗

烦躁不安者宜用镇静剂,异丙嗪有镇静和减轻喉头水肿的作用。氯丙嗪则使喉肌松弛,加重呼吸困难,不宜使用。

（五）气管切开术

经上述处理若仍有严重缺氧或 3 度及以上喉梗阻,应及时做气管切开术。

（李　阳）

第三节　急性支气管炎

急性支气管炎指支气管黏膜发生炎症,多继发于上呼吸道感染之后,气管常同时受累,故更宜称为急性气管支气管炎。急性支气管炎是儿童常见的呼吸道疾病,婴幼儿多见,且症状较重。

一、病因

病原为各种病毒、细菌,支原体或混合感染,能引起上呼吸道感染的病原体都可引起支气管炎,而以病毒为主要病因。常见病毒有呼吸道合胞病毒、流感病毒（A、B）、副流感病毒（1、2、3 型）、腺病毒、鼻病毒等。

二、临床表现

多先有上呼吸道感染症状,3～4 天后出现咳嗽,初为干咳,以后有痰,小婴儿常将痰吞咽。婴幼儿症状较重,常有发热及伴随咳嗽后的呕吐、腹泻,呕吐物中常有黏液。一般全身症状不明显。体检双肺呼吸音粗糙,可有不固定的、散在干湿啰音,一般无气促、发绀。若症状持续不缓解,应怀疑有继发感染,如肺炎、肺不张或可能存在尚未发现的其他慢性疾病。

三、辅助检查

胸片显示正常,或肺纹理增粗,肺门阴影增深。

四、诊断

本病可完全靠临床诊断,一般不需要实验室检验。除非为鉴别是否合并肺炎或肺不张,一般不需要进行 X 光检查。

五、治疗

(一)一般治疗

同上呼吸道感染,宜经常变换体位,多饮水,适当的气道湿化,以使呼吸道分泌物易于咳出。

(二)控制感染

由于病原体多为病毒,一般不用抗生素;婴幼儿有发热、黄痰、白细胞增多时,须考虑细菌感染可适当选用抗生素。

(三)对症治疗

一般不用镇咳或镇静剂,以免抑制咳嗽反射,影响黏痰咳出。刺激性咳嗽可用复方甘草合剂等,痰稠时可用氨溴索。喘憋严重可使用支气管舒张剂,如沙丁胺醇雾化吸入或糖皮质激素如布地奈德雾化吸入,喘息严重时可加用泼尼松口服,1 mg/(kg·d),1～3 天。

(李　阳)

第四节　毛细支气管炎

毛细支气管炎是 2 岁以下婴幼儿特有的呼吸道感染性疾病,多见于 1～6 个月的小婴儿,80%以上病例在 1 岁以内。

一、病因及流行病学

主要为病毒感染,1/2 以上为呼吸道合胞病毒,其他病毒包括副流感病毒(3 型较常见)、腺病毒、流感病毒、肠道病毒、人类偏肺病毒等,少数患儿可由肺炎支原体引起。

我国北方多见于冬季和初春,广东、广西则以春夏或夏秋为多。发病率男女相似,但男婴重症较多。新生儿、早产儿症状不典型。高危人群为年龄<6 周,早产婴儿、慢性肺疾病的早产儿、先天性心脏病患儿、神经系统疾病或免疫缺陷等。

二、病理变化及发病机制

病变主要侵及直径 75～300 μm 的毛细支气管,早期即出现纤毛上皮坏死,黏膜下水肿,管壁淋巴细胞浸润,但胶原及弹性组织无破坏。细胞碎片及纤维素全部或部分阻塞毛细支气管,并有支气管平滑肌痉挛,使管腔明显狭窄。广泛肺气肿及斑点状肺不张见于毛细支气管邻近的肺泡。以上病理变化导致低氧血症、高碳酸血症、呼吸性酸、碱中毒、代谢性酸中毒。呼吸越快,低氧血症越明显。当呼吸>60 次/分,即可能出现 CO_2 潴留,并随呼吸频率增快而增加。恢复期毛细支气管上皮细胞再生需 3～4 天,纤毛要 15 天后才出现。毛细支气管内的阻塞物则由巨噬细胞清除。

三、临床表现

常在上感后 2～3 天出现持续性干咳和发作性喘憋。咳嗽与喘憋同时发生为本病特点。症状轻重不等,重者呼吸困难发展甚快,咳嗽略似百日咳但无回声。体温高低不一,少见高热,与病情并无平行关系。因肺气肿及胸腔膨胀压迫腹部,常影响吮奶及进食。

体格检查的突出特点为呼吸浅快,60～80 次/分,甚至 100 次以上,脉快而细,常达 160～200 次/分,有明显鼻翼翕动、三凹征。重症患儿面色苍白或发绀。胸部叩诊呈鼓音,常伴呼气相呼吸音延长,呼气性喘鸣。当毛细支气管接近完全梗阻时,呼吸音明显减低或听不见。在喘憋发作时往往听不到湿啰音,当喘憋稍缓解,可有弥漫性细湿啰音或中湿啰音。发作时肋间隙增宽、肋骨横位,横膈及肝、脾因肺气肿可推向下方。由于存在肺气肿,即使无心力衰竭肝脏也常在肋下数厘米。因不显性失水增加和液体摄入不足,部分患儿有较严重的脱水,小婴儿还可能有代谢性酸中毒。重者可发展成心力衰竭及呼吸衰竭。

本病最危险的时期是咳嗽及呼吸困难发生后的 48～72 小时。病死率为 1％,主要死于长时间呼吸暂停、严重失代偿性呼吸性酸中毒、严重脱水等。病程一般为 5～15 天,平均 10 天。细菌性并发症不常见。

四、辅助检查

(一)X 线检查

可见全肺有不同程度的梗阻性肺气肿,肺纹理增粗,可显现周围炎征象。1/3患儿有散在小实变(肺不张或肺泡炎症),但无大片实变。

(二)实验室检查

白细胞总数及分类多在正常范围。病情较重的小婴儿血气分析多有代谢性酸中毒,约 1/10病例可有呼吸性酸中毒。用免疫荧光技术、酶标抗体染色法或酶联免疫吸附试验等方法可进行病毒快速诊断。

五、诊断及鉴别诊断

患儿年龄偏小,病初即呈明显的发作性喘憋,体检及 X 线检查,在初期即有明显肺气肿,与其他急性肺炎较易区别。鉴别诊断如下。

(一)支气管哮喘

婴儿的第一次感染性喘息发作,多为毛细支气管炎,若反复多次发作,亲属有哮喘等变应性疾病史,则有支气管哮喘可能。

(二)其他疾病

如百日咳、血行播散性肺结核、充血性心力衰竭、心内膜弹力纤维增生症、吸入异物,也可发生喘憋,需予以鉴别。

六、治疗

轻症常常在家治疗。注意观察,补充足够液体即可。有中重度呼吸困难的患儿要住院治疗。

(一)一般治疗与护理

保持室内空气清新,室温以 18～20 ℃为宜,相对湿度 60％。保持呼吸道通畅,及时清除上呼吸道分泌物,变换体位,以利痰液排出。加强营养,饮食富含蛋白质和维生素、少量多餐,重症不能进食者,可给予静脉营养。条件许可不同病原体患儿宜分室居住,以免交叉感染。

（二）监测及支持治疗

对患儿进行监测，及时发现低氧血症、呼吸暂停、呼吸衰竭；注意温度调节及足够的液体入量。增加空气内的湿度极为重要，室内应用加湿器。

1.雾化吸入治疗

雾化吸入激素可以消除气道非特异性炎症、改善通气。急性期使用布地奈德混悬液每次1 mg，每6～8小时1次，可以联合使用支气管舒张剂（如沙丁胺醇或特布他林和异丙托溴铵溶液），重症病例在第1小时可以20分钟给药1次，以后按需可4、6、8小时再重复。超声雾化只在有呼吸道痰堵时应用，吸雾后要拍背吸痰。

2.吸氧

除轻症外均应吸氧，30%～40%的湿化氧可纠正大多数低氧血症。定期测定血氧饱和度并调整吸入氧浓度使血氧饱和度保持在94%～96%。

3.补液

争取多次口服液体以补充因快速呼吸失去的水分，必要时静脉滴注补液。但静脉滴注需注意限制液体入量，并控制输液速度。

4.全身糖皮质激素应用

喘憋严重病例可以使用甲泼尼龙或泼尼松龙1～2 mg/(kg·d)，1～3天。

5.持续气道正压通气治疗或机械通气等呼吸支持

进行性加重的呼吸困难（三凹征、鼻翼翕动及呻吟）、呼吸急促，吸氧下不能维持正常的血氧饱和度；呼吸暂停，需应用持续气道正压通气治疗或机械通气等呼吸支持。

6.镇静

适当镇静可减少氧消耗，但应注意镇静后影响痰液排出，加重呼吸困难。

（三）发现并治疗可能出现的并发症

如代谢性、呼吸性酸中毒，心力衰竭及呼吸衰竭等。

（四）特异性抗病毒

利巴韦林为广谱的抗病毒药物，但并不常规全身性应用于呼吸道合胞病毒毛细支气管炎。偶用于严重的呼吸道合胞病毒感染及有高危因素的呼吸道合胞病毒感染患儿，应限于疾病早期。可用利巴韦林雾化吸入治疗。干扰素雾化治疗呼吸道合胞病毒感染也在研究中。

（五）抗生素

不常规使用抗生素。在合并细菌感染时或胸片提示有大片状阴影时，可以考虑应用。

（六）呼吸道合胞病毒特异治疗及预防

呼吸道合胞病毒免疫球蛋白（呼吸道合胞病毒-IGIV）含高浓度特异性抗呼吸道合胞病毒中和抗体，对呼吸道合胞病毒的A、B两个亚型均有作用。国外用于呼吸道合胞病毒流行季节高危患儿的预防，每月注射1次，可明显降低呼吸道合胞病毒感染率、早产儿及支气管肺发育不良儿的住院率。

七、预后

近期预后多数良好，在住院的毛细支气管炎患儿中，病死率约为1%，原有心肺疾病和其他先天畸形的婴儿以及新生儿、未成熟儿的死亡危险性高。婴儿患毛细支气管炎者易于病后半年内反复咳喘,有报道随访 2～7 年有 1/4～1/2 发生哮喘。危险因素包括过敏体质、哮喘家族史、抗呼吸道合胞病毒-IgE、先天性气道发育异常等。部分患儿肺功能异常持续数月至数年。

(李　阳)

第五节　肺　　炎

一、支气管肺炎

支气管肺炎是小儿时期最常见的肺炎,全年均可发病,以冬、春寒冷季节较多。营养不良、先天性心脏病、低出生体重儿、免疫缺陷者更易发生。

(一)病因

肺炎的病原微生物大多为细菌和病毒。国内肺炎链球菌、金黄色葡萄球菌和流感嗜血杆菌是重症细菌性肺炎的重要病因。前三种病毒依次为呼吸道合胞病毒、人鼻病毒和副流感病毒。病原体常由呼吸道侵入,少数经血行入肺。

(二)病理

肺炎的病理变化以肺组织充血、水肿、炎性浸润为主。肺泡内充满渗出物,经肺泡壁通道向周围肺组织蔓延,形成点片状炎症病灶。若病变融合成片,可累及多个肺小叶或更广泛。当小支气管,毛细支气管发生炎症时,可致管腔部分或完全阻塞、引起肺不张或肺气肿。不同病原体引起的肺炎病理改变也有不同:细菌性肺炎以肺实质受累为主;而病毒性肺炎则以间质受累为主,也可累及肺泡。临床上支气管肺炎与间质性肺炎常同时并存。

(三)病理生理

当炎症蔓延到支气管、细支气管和肺泡时,支气管因黏膜炎症水肿变窄;肺泡壁因充血水肿而增厚;肺泡腔内充满炎性渗出物,导致通气与换气功能障碍。通气不足引起 PaO_2 降低(低氧血症)及 $PaCO_2$ 增高(高碳酸血症);换气功能障碍则主要引起低氧血症,PaO_2 和 SaO_2 降低,严重时出现发绀。为代偿缺氧,患儿呼吸和心率加快,以增加每分通气量。为增加呼吸深度,呼吸辅助肌也参与活动,出现鼻翼翕动和三凹征,进而发展为呼吸衰竭。缺氧、CO_2 潴留和病毒血症和/或菌血症等可导致机体代谢及器官功能障碍。

1.循环系统

常见心肌炎、心力衰竭及微循环障碍。病原体和毒素侵袭心肌,引起心肌炎;缺氧使肺小动脉反射性收缩,肺循环压力增高,形成肺动脉高压,增加右心负担。肺动脉高压和中毒性心肌炎是诱发心力衰竭的主要原因。重症患儿常出现微循环障碍、休克甚至弥散性血管内凝血。

2.中枢神经系统

缺氧和 CO_2 潴留使 $PaCO_2$ 和 H^+ 浓度增加、血与脑脊液 pH 降低;同时无氧酵解增加致使乳酸堆积。高碳酸血症使脑血管扩张、血流减慢、脑血管淤血、毛细血管通透性增加;严重缺氧和脑供氧不足使三磷酸腺苷(ATP)生成减少影响 Na-K 离子泵运转,引起脑细胞内水钠潴留,可形成脑水肿,导致颅压增高。病原体毒素作用也可引起脑水肿。

3.消化系统

低氧血症和毒血症使胃肠黏膜受损,可发生黏膜糜烂、出血等应激反应,导致黏膜屏障功能破坏。胃肠功能紊乱,出现厌食、呕吐及腹泻,严重者可致中毒性肠麻痹和消化道出血。

4.重症肺炎常有混合性酸中毒

严重缺氧时体内无氧酵解增加,酸性代谢产物增多,加以高热、饥饿、吐泻等原因,常引起代谢性酸中毒;CO_2 潴留、$H_2CO_3^-$ 增加又可导致呼吸性酸中毒。缺氧和 CO_2 潴留将使肾小动脉痉挛;重症肺炎缺氧常有 ADH 分泌增加均可致水钠潴留。此外缺氧使细胞膜通透性改变、钠泵功能失调,Na^+ 进入细胞内,可造成稀释性低钠血症。若消化功能紊乱、吐泻严重,则钠摄入不足、排钠增多,可致脱水和缺钠性低钠血症。因酸中毒、H^+ 进入细胞内和 K^+ 向细胞外转移,血钾通常增高(或正常)。但若伴吐泻及营养不良则血钾常偏低。血氯由于代偿呼吸性酸中毒,可能偏低。

综上所述,重症肺炎可出现呼吸功能衰竭、心力衰竭、中毒性脑病、中毒性肠麻痹、水电酸碱平衡紊乱等。

(四)临床表现

1.一般症状

起病急骤或迟缓。发病前常有上呼吸道感染数天。体温可达 $38\sim40\ ℃$,大多数为弛张型或不规则发热。小婴儿多起病缓慢,发热不高,咳嗽和肺部体征均不明显。其他表现可有拒食、呕吐、呛奶。

2.呼吸系统症状及体征

主要症状为发热、咳嗽、气促。

(1)发热:热型不定,多为不规则发热,也可为弛张热、稽留热,新生儿、重度营养不良患儿可不发热或体温不升。

(2)咳嗽:咳嗽及咽部痰声一般早期就很明显。新生儿、早产儿则表现为口吐白沫。

(3)气促:气促多发生于发热、咳嗽之后,呼吸加快,可达 $40\sim80$ 次/分,并有鼻翼翕动,重者呈点头状呼吸、三凹征明显、唇周发绀。肺部体征早期不明显或仅呼吸音粗糙,以后可闻固定的中、细湿啰音,叩诊多正常。若病灶融合扩大累及部分或整个肺叶,则出现相应的肺实变体征,如语颤增强、叩诊浊音,听诊呼吸音减弱或出现支气管呼吸音。

3.其他系统的症状及体征

其他系统的症状及体征多见于重症患儿。

(1)循环系统:轻度缺氧可致心率增快,重症肺炎可合并心肌炎和心力衰竭。重症革兰阴性杆菌肺炎还可发生微循环障碍。

(2)神经系统:轻度缺氧表现烦躁、嗜睡;脑水肿时出现意识障碍,惊厥,呼吸不规则,前囟隆起,有时有脑膜刺激征,瞳孔对光反应迟钝或消失。

(3)消化系统:轻症常有食欲减退、吐泻、腹胀等;重症可引起中毒性肠麻痹,肠鸣音消失,腹胀严重时加重呼吸困难。消化道出血可呕吐咖啡样物,大便隐血阳性或排柏油样便。

(五)辅助检查

1.外周血检查

(1)白细胞:细菌性肺炎白细胞总数和中性粒细胞多增高,甚至可见核左移,胞质中可有中毒颗粒。病毒性肺炎白细胞总数正常或降低,有时可见异型淋巴细胞。

(2)C反应蛋白:细菌感染时,血清C反应蛋白浓度上升,一般情况下随感染的加重而升高。

2.病原学检查

(1)细菌培养:采集血、痰、气管吸出物、支气管肺泡灌洗液、胸腔穿刺液、肺穿刺液、肺活检组织等进行细菌培养,可明确病原菌。但常规培养需时较长,且在应用抗生素后阳性率也较低。

(2)病毒分离和鉴定:应于发病7天内取鼻咽或气管分泌物标本作病毒分离,阳性率高,但需时也长,不能用作早期诊断。

(3)其他病原体的分离培养:肺炎支原体、沙眼衣原体、真菌等均可通过特殊分离培养方法进行检查。

(4)病原特异性抗原检测:检测到某种病原体的特异抗原即可作为相应病原体感染的证据,对诊断价值很大。

(5)病原特异性抗体检测:急性期与恢复期双份血清特异性IgG有4倍升高,对诊断有重要意义。急性期特异性IgM测定有早期诊断价值。

(6)聚合酶链反应或特异性基因探针检测病原体DNA:此法特异、敏感,但试剂和仪器昂贵。

(7)其他:冷凝集试验可用于肺炎支原体感染的过筛试验。

3.X线检查

早期肺纹理增粗,以后出现小斑片状阴影,以双肺下野、中内带及心膈区居多,并可伴肺不张或肺气肿。斑片状阴影也可融合成大片,甚至波及节段。若并发脓胸,早期示患侧肋膈角变钝,积液较多时,患侧呈一片致密阴影,肋间隙增大,纵隔、心脏向健侧移位。并发脓气胸时,患侧胸膜腔可见气液平面。肺大疱时则见完整薄壁、多无气液平面。支原体肺炎肺门阴影增重较突出。

(六)并发症

支气管肺炎最多见的并发症为不同程度的肺气肿或肺不张。细菌性肺炎应注意脓胸、脓气胸、肺脓肿、心包炎及败血症等。有些肺炎还可并发中毒性脑病、弥散性血管内凝血、胃肠出血或黄疸、噬血细胞综合征、呼吸衰竭、心力衰竭、水电解质紊乱和酸碱失衡等。

(七)诊断

典型支气管肺炎一般有发热、咳嗽、气促或呼吸困难,肺部有较固定的中细湿啰音,据此可进行临床诊断。必要时可做胸部X线检查。诊断后,须判断病情轻重,有无并发症,并做病原学查,以指导治疗。

(八)鉴别诊断

1.急性支气管炎

以咳嗽为主,一般无发热或仅有低热,肺部呼吸音粗糙或有不固定的干湿啰音。婴幼儿全身症状较重,且因气道相对狭窄,易致呼吸困难,重症支气管炎有时与肺炎不易区分,应按肺炎处理。

2.肺结核

婴幼儿活动性肺结核的症状及X线影像改变与支气管肺炎颇相似,但肺部啰音常不明显。应根据结核接触史、结核菌素试验、X线胸片、随访观察等加以鉴别。

3.支气管异物

吸入异物可致支气管部分或完全阻塞而致肺气肿或肺不张,且易继发感染引起肺部炎症。但多有异物吸入,突然出现呛咳病史,胸部X线检查,特别是透视可助鉴别,必要时行支气管镜检查。

(九)治疗

应采取综合措施,积极控制炎症,改善肺的通气功能,防止并发症。

1.一般治疗

保持室内空气清新,室温以 18～20 ℃为宜,相对湿度 60%。保持呼吸道通畅,及时清除上呼吸道分泌物,变换体位,以利痰液排出。加强营养,饮食富含蛋白质和维生素、少量多餐,重症不能进食者,可给予静脉营养。条件许可不同病原体患儿宜分室居住,以免交叉感染。

2.病原治疗

按不同病原体选择药物。

(1)抗生素治疗:怀疑细菌性肺炎或非典型肺炎患儿应用抗生素治疗。住院患儿一般先用青霉素类或头孢菌素,不见效时,可改用其他抗生素。怀疑非典型病原感染的患儿,应给予大环内酯类抗生素。对原因不明的病例,可先联合应用两种抗生素,一般选用 β 内酰胺类联合大环内酯类。在明确病原后,则给予针对性治疗。疗程应持续至体温正常后 5～7 天,临床症状基本消失后 3 天。支原体肺炎至少用药 2～3 周,以免复发。葡萄球菌肺炎比较顽固,易复发及产生并发症,疗程宜长,体温正常后继续用药 2 周,总疗程 4～6 周。重症肺炎应住院治疗。如病原菌明确,可根据病原及药敏试验选择合适的抗生素。

(2)抗病毒治疗:目前尚无理想的抗病毒药物,临床常用的药物如下。①利巴韦林:10 mg/(kg·d),静脉滴注或超声雾化吸入,可用于治疗流感、副流感病毒、腺病毒以及呼吸道合胞病毒。②干扰素:人 α 干扰素治疗病毒性肺炎有效,疗程 3～5 天。③更昔洛韦目前是治疗常规机械通气感染的首选药物。④奥司他韦是神经氨酸酶抑制剂,可用于甲型和乙型流感病毒的治疗。

3.对症治疗

(1)氧疗:凡有呼吸困难、喘憋、口唇发绀、面色苍灰应立即给氧。鼻前庭给氧流量为 0.5～1 L/min,氧浓度不超过 40%。氧气应湿化,以免损伤气道上皮细胞的纤毛。缺氧明显可用面罩或头罩给氧,氧流量 2～4 L/min,氧浓度 50%～60%,若出现呼吸衰竭,则应使用人工呼吸机。

(2)保持呼吸道通畅:应清除鼻内分泌物,有痰时用祛痰剂(如氨溴索口服液),痰多时可吸痰。0.5%麻黄素滴鼻可减轻鼻黏膜肿胀。

(3)止咳平喘治疗:咳喘重时可雾化吸入布地奈德或丙酸氟替卡松,联合 β_2 受体激动剂和抗胆碱药。肾上腺皮质激素短期治疗对喘憋症状明显者有效,可静脉滴注氢化可的松每次 5 mg/kg,每 6～8 小时 1 次,连用 2～4 次;或甲泼尼龙每次 1～2 mg/kg。

(4)治疗心力衰竭:除镇静、给氧外,要增强心肌收缩力;减慢心率,增加每搏输出量;减轻体内水钠潴留,以减轻心脏负荷。

(5)腹胀的治疗:伴低钾血症者及时补钾。如为中毒性肠麻痹,应禁食、胃肠减压,皮下注射新斯的明,也可联用酚妥拉明及间羟胺。

(6)感染性休克、脑水肿、呼吸衰竭的治疗。

(7)纠正水、电解质与酸碱平衡。

4.激素治疗

一般肺炎不需用肾上腺皮质激素。严重的细菌性肺炎,用有效抗生素控制感染的同时,在下列情况下可加用激素:①中毒症状严重,如出现休克、中毒性脑病、超高热(体温在 40 ℃以上持续不退)等。②支气管痉挛明显。③早期胸腔积液,为了防止胸膜粘连也可局部应用。以短期治疗以 3～5 天为宜。

5.并存症和并发症的治疗

对并存佝偻病、营养不良者,应给予相应治疗。并发脓胸、脓气胸应及时抽脓、排气。必要时胸腔闭式引流。

6.其他胸部理疗

有促进炎症消散的作用;胸腺素为细胞免疫调节剂,并能增强抗生素作用;维生素 C、维生素 E 等氧自由基清除剂能清除氧自由基,有利于疾病康复。

二、不同病原体所致肺炎的特点

(一)腺病毒肺炎

腺病毒肺炎为腺病毒所致,3、7 两型是主要病原体,11、21 型次之。主要病理改变为支气管和肺泡间质炎,严重者病灶互相融合,气管、支气管上皮广泛坏死,引起支气管管腔闭塞,加上肺实质的严重炎性病变,致使病情严重、病程迁延,易引起肺功能损害和其他系统功能障碍。本病多见于 6 个月至 2 岁,起病急,表现稽留高热,萎靡嗜睡,面色苍白,咳嗽较剧烈,频咳或阵咳,可出现喘憋、呼吸困难、发绀等。肺部体征出现较晚,发热 4～5 天始闻湿啰音,病变融合后有肺实变体征。少数患儿并发渗出性胸膜炎。X 线特点为四多三少两一致:即肺纹理多、肺气肿多、大病灶多、融合病灶多;圆形病灶少、肺大疱少、胸腔积液少;X 线与临床表现一致。病灶吸收缓慢,需数周至数月。腺病毒肺炎远期并发症有闭塞性细支气管炎、支气管扩张及其他慢性阻塞性肺疾病。目前病毒检测方法包括免疫荧光技术(间接法较直接法更为适用)、酶联免疫吸附试验、咽拭子腺病毒聚合酶链反应检测。对于重症病毒感染,可考虑应用人血丙种球蛋白,400 mg/(kg·d),连用 3～5 天。

(二)葡萄球菌肺炎

葡萄球菌肺炎致病菌包括金黄色葡萄球菌和白色葡萄球菌。冬、春季发病较多,新生儿及婴幼儿常见细菌由呼吸道入侵或经血行播散入肺。主要病理是化脓性渗出或脓肿形成,病变进展迅速,很快出现多发性脓肿,胸膜下小脓肿破裂,则形成脓胸或脓气胸,有时可侵蚀支气管形成支气管胸膜瘘。炎症易扩散至其他部位(如心包、脑、肝、皮下组织等处),引起迁徙化脓病变。多起病急,病情重,进展快。常呈弛张高热,婴儿可呈稽留热。中毒症状明显,面色苍白,咳嗽、呻吟、呼吸困难。可有消化道症状,如呕吐、腹泻、腹胀(由于中毒性肠麻痹)及嗜睡或烦躁不安或惊厥等感染中毒症状,甚至呈休克状态。肺部体征出现较早,双肺可闻中、细湿啰音。皮肤常见猩红热样或荨麻疹样皮疹。并发脓胸、脓气胸时呼吸困难加剧,叩诊浊音、语颤及呼吸音减弱或消失。X 线检查特点为:①临床症状与胸片所见不一致。初起时,症状已很严重,但 X 线征象却很少,仅表现肺纹理重,一侧或双侧小片浸润影;当临床症状已明显好转时,胸片却可见明显病变如肺脓肿和肺大疱等。②病变发展迅速,甚至数小时内,小片炎变就可发展成脓肿。③病程中易发生小脓肿、脓气胸、肺大疱。甚至并发纵隔积气、皮下气肿及支气管胸膜瘘。④胸片病灶阴影持续时间一般较长,2 月左右阴影仍不能完全消失。实验室检查白细胞一般>(15～30)×10⁹/L,中性粒细胞增高,可见中毒颗粒。半数幼婴白细胞可<5×10⁹/L,但中性粒细胞百分比仍较高,多显示预后严重。对气管咯出或吸出物及胸腔穿刺抽出液进行细菌培养多可获阳性结果,有诊断意义。一般在体温正常后 7 天,大部分肺部体征消失时可停用抗生素,疗程 3～4 周。

葡萄球菌肺炎并发症如下。脓胸:常累及一侧胸膜。患儿呼吸困难加重、患侧呼吸运动受限,语颤减弱,叩诊浊音,听诊呼吸音减弱或消失。当积液较多时,纵隔、气管移向对侧。脓气胸:肺脏边缘脓肿破裂与肺泡或小支气管相通即造成脓气胸。患儿病情突然加重,咳嗽剧烈、烦躁不安、呼吸困难、面色发绀。胸部叩诊在积液上方为鼓音,下方为浊音,呼吸音明显减弱或消失。若支气管胸膜瘘的裂口处形成活瓣,空气只进不出,即形成张力性气胸。发展成脓胸或脓气胸时,如脓液量少可采用反复胸腔穿刺抽脓治疗;但多数患儿脓液增长快、黏稠而不易抽出,宜施行闭式引流术排放。肺大疱:细支气管管腔因炎性肿胀狭窄,渗出物黏稠,形成活瓣阻塞,空气能吸入而不易呼出,导致肺泡扩大、破裂而形成肺大疱。其大小取决于肺泡内压力和破裂肺泡的多少。体积小者,可无症状;体积大者引起急性呼吸困难。此外还可引起肺脓肿、化脓性心包炎、败血症等。

(三)肺炎支原体肺炎

肺炎支原体肺炎的致病菌为肺炎支原体,它是非细胞内生长的最小微生物,含 DNA 和 RNA,无细胞壁。本病占小儿肺炎的 20% 左右,在密集人群可达 50%。常年皆可发生,流行周期为 4～6 年。主要经呼吸道传染,肺炎支原体尖端吸附于纤毛上皮细胞受体上,分泌毒性物质,损害上皮细胞,使黏膜清除功能异常,且持续时久,导致慢性咳嗽。由于肺炎支原体与人体某些组织存在部分共用抗原,故感染后可形成相应组织的自身抗体,导致多系统免疫损害。

肺炎支原体感染见于各个年龄组小儿,尤其是学龄前期和学龄期儿童肺炎支原体肺炎发生率较高,且其发病年龄有低龄化趋势。症状轻重不一。大多起病不甚急,有发热、热型不定,大多数在 39 ℃左右,热程 1～3 周。刺激性咳嗽为突出表现,初期干咳,继而分泌痰液(偶含少量血丝),有的稍似百日咳。年长儿可诉咽痛、胸闷、胸痛等症状。肺部体征常不明显。婴幼儿则起病急,病程长、病情重,以呼吸困难、喘憋和双肺哮鸣音较突出,可闻湿啰音。部分患儿有多系统受累,如心肌炎、心包炎、溶血性贫血、血小板减少、脑膜炎、格林巴利综合征、肝炎、胰腺炎、脾大、消化道出血、各种皮疹、肾炎、血尿、蛋白尿等。可直接以肺外表现起病,也可伴有呼吸道感染症状。

胸 X 线片改变分为 4 种:①以肺门阴影增重为主;②支气管肺炎;③间质性肺炎;④均一的肺实变。临床常表现两个不一致,咳嗽重而肺部体征轻微;体征轻微但胸片阴影显著。检测血清中支原体 IgM 抗体有诊断意义。

支原体首选大环内酯类抗生素,常用药物为阿奇霉素及红霉素。8 岁以上儿童可选用盐酸米诺环素或多西环素口服。重症患儿加用肾上腺皮质激素。存在大叶实变、肺含气不良或肺不张者可电子支气管镜灌洗治疗。针对不同并发症给予不同对症处理。

(李　阳)

第六节　化脓性胸膜炎

化脓性胸膜炎是胸膜腔积脓,故又称为脓胸,在婴幼儿最多见。一般胸腔穿刺液在试管内静置沉积 24 小时后,1/10～1/2 应为固体成分。

一、病因

主要是由于肺内感染灶中的病原菌直接侵袭胸膜或淋巴组织而引起。由肺炎发展而来的占大多数。另外,如纵隔炎、肺脓肿、膈下脓肿、胸壁感染,以及胸部创伤、胸部手术等操作直接污染也有可能。脓胸最常见的病原体是肺炎链球菌和葡萄球菌,其次是革兰阴性菌。

二、病理变化过程

起病初,胸膜脏层及壁层发炎,大量浆液渗出,压迫使肺萎陷。如感染能早期控制,则脓液吸收,渗出停止,炎症消退愈合,肺再张开。如不能早期吸收,1个月或数月后,可见胸膜增厚渗出物机化或纤维化,脓腔闭合,以后瘢痕化而收缩,以致发生胸廓畸形。

三、临床表现

脓胸大多在肺炎的早期发生,其最初症状就是肺炎的症状。有发热、咳嗽、咳脓性痰、气促、心动过速,年长儿可诉胸痛。阳性体征为:①患侧肋间隙饱满,呼吸运动减弱。②气管、纵隔及心脏向对侧移位。③语言震颤减弱或消失。④叩诊可呈实音(积液较多时)或浊音(积液较少时)。⑤听诊呼吸音减弱或消失。⑥积液如在右侧,可使肝脏向下方移位。慢性期脓胸可见患侧胸廓运动受限。脓胸患儿中毒症状严重的,较早就出现营养不良和贫血、精神不佳、对环境淡漠。

四、并发症

常见的并发症有支气管胸膜瘘、张力性气胸,涉及纵隔胸膜时还可见食管胸膜瘘、心包炎及腹膜炎、肋骨骨炎。

五、影像学检查

X线检查可见密度均匀的阴影,在正位片上其上界呈弧形曲线,自积液区达到胸壁上方,外侧高于内侧,只在空气进入胸腔后才可出现气液接触的水平面。大量积液时见一侧肺呈致密暗影,患侧肋间隙增大,气管、心脏向健侧移位及膈肌下降。在胸片上不含气的肺与胸腔积液密度相似,因此胸部超声检查及CT扫描有助于进一步诊断。

六、诊断

根据严重的中毒症状,呼吸困难,气管和心浊音界向对侧移位,病侧叩诊大片浊音,且呼吸音明显降低,大致可拟诊为脓胸。进行胸部X线检查,可协助诊断胸腔积液。从胸膜腔抽出脓液可确诊。黄色脓液多为葡萄球菌,黄绿色脓液多为肺炎球菌,淡黄稀薄脓液为链球菌,绿色有臭味脓液常为厌氧菌。胸腔脓液均应作培养并做药物敏感试验,为选择抗生素作依据。

七、鉴别诊断

(一)肺内脓肿
脓胸的形状为循胸壁向邻近扩展。而典型的肺脓肿多呈球形,不沿胸壁走行或沿胸壁扩展,并被肺炎包围。

(二)膈疝
胸部透视或X线直立位胸片可见病变侧多发气液影或大液面,患侧肺受压,看不到膈影,易误诊为脓胸。钡餐检查可明确。

(三)膈下脓肿

胸腔会有反应性胸腔积液,肺内通常无病灶,B超有助于脓肿定位。

(四)结缔组织病合并胸膜炎

胸腔积液外观为渗出液而非典型脓液,胸腔积液涂片及培养无菌。

八、治疗

脓胸治疗要求在三方面都取得肯定的结果才能奏效,即排除脓液解除胸腔压迫;控制感染;改善全身情况。

(1)如果脓胸处于急性期,使用针对性抗生素控制局部感染和全身感染,排空脓液,使肺复张并封闭胸膜无效腔。

(2)对于慢性脓胸:以胸腔积气为主而无张力时,无须局部治疗,可等待自然吸收。如果发热不退,脓不减,或抽脓后迅速增多,采取开放引流或脓腔清创术。

(3)支气管胸膜瘘:存在支气管胸膜瘘时,如过度抽吸则不利于瘘口愈合。支气管胸膜瘘的持续存在应手术解决。

(李　阳)

第七节　支气管哮喘

支气管哮喘是由多种细胞(如嗜酸性粒细胞、肥大细胞、T细胞、中性粒细胞及气道上皮细胞等)和细胞组分共同参与的气道慢性炎症性疾病。这种慢性炎症导致气道高反应性,当接触多种刺激因素时,气道发生阻塞和气流受限,出现反复发作的喘息、气促、胸闷、咳嗽等症状,常在夜间和/或清晨发作或加剧,多数患儿可经治疗缓解或自行缓解。

一、病因

遗传过敏体质对本病的形成关系很大,多数患儿有婴儿湿疹、变应性鼻炎和/或食物(药物)过敏史。特应性是通过多基因以复杂方式进行遗传。约20%的患儿有家族史,遗传与环境因素共同作用导致发病。

二、发病机制

主要为慢性气道炎症、气流受限及气道高反应性。以肥大细胞的激活、嗜酸性粒细胞与活化T细胞浸润、许多炎性介质产生为特点。此时有四种原因致使气流受限:急性支气管痉挛、气道壁肿胀、慢性黏液栓形成、气道壁重塑。

支气管哮喘患儿用变应原激发后会出现即刻及迟发反应。即刻反应为支气管平滑肌痉挛所致,表现为一秒用力呼气容积(FEV1)在初期迅速下降然后恢复正常。4～6小时后,出现迟发性气道反应,表现为FEV1再次逐渐下降。迟发反应是由于黏液产生增加,黏膜水肿及炎症所致。

三、病理

大体标本可见肺组织有明显肺气肿,肺过度膨胀。大、小气道内填满黏液栓。显微镜下见支气管及毛细支气管的上皮细胞脱落、管壁嗜酸性粒细胞和单核细胞广泛浸润、血管扩张及微血管渗漏、基膜增厚、平滑肌肥厚和增生、杯状细胞增加、黏膜下腺体增生。黏液栓由黏液、血清蛋白、炎症细胞、细胞碎片混合组成。

四、支气管哮喘加重的诱因

变应原极多,包括室内的尘螨、动物毛屑、花粉等;呼吸道感染,尤其是病毒及支原体感染;强烈情绪变化;运动和过度通气;冷空气;药物如阿司匹林;职业粉尘及气体。

五、临床表现

支气管哮喘的典型症状为咳嗽、胸闷、喘息及呼吸困难,特别是上述症状反复出现并常于夜间或清晨加重,在除外其他病因后要高度怀疑支气管哮喘。儿童慢性或反复咳嗽有时可能是支气管哮喘的唯一症状,即咳嗽变异性哮喘。

哮喘急性发作时可见吸气时出现三凹征,呼气相延长,同时颈静脉显著怒张。叩诊两肺呈鼓音,并有膈肌下移,心浊音界缩小。呼吸音减弱,全肺可闻喘鸣音及干性啰音。

特别严重的病例可见患儿烦躁不安,呼吸困难,以呼气困难为著,往往不能平卧,坐位时耸肩屈背,呈端坐样呼吸。查体面容惶恐不安,面色苍白,甚至冷汗淋漓、鼻翼翕动、口唇及指甲发绀。哮喘重度发作,由于肺通气量减少,两肺几乎听不到呼吸音,称为"沉默肺",是支气管哮喘最危险的体征。

发作间歇期多数患儿症状可全部消失,肺部听不到哮鸣音。

六、辅助检查

(一)胸部 X 线检查

均应摄胸部 X 线片以除外肺实质病变、先天异常、直接或间接的异物征象。哮喘急性发作时胸片可正常,或有肺气肿、支气管周围间质浸润及肺不张。偶见气胸、纵隔气肿。

(二)过敏状态的评估

常用为体内试验或体外试验,其中体内试验多应用变应原做皮肤点刺试验,体外试验主要是血清变应原特异性 IgE 测定。

(三)肺功能检查

可确定是否有气流受限;在支气管舒张剂使用前后测定可确定气流受限的可逆性;也可用于监测病情变化及昼夜改变;在哮喘加重时,可判断气流受限程度及对治疗的反应。主要用一秒 FEV1/用力肺活量(FVC)及呼气峰流速两种方法测定气流受限是否存在及其程度。适用于5岁以上患儿。儿童 FEV1/FVC 正常值>85%。凡低于 75% 提示气流受限,比值越低气流受限程度越重。若 FEV1/FVC 测定有气流受限,在吸入支气管扩张剂 15~20 分钟后 FEV1 增加 12% 或更多,表明有可逆性气流受限,是诊断支气管哮喘的有力依据。

此外可查最大呼气流量,与 FEV1 的相关性好,正常最大呼气流量在24 小时中是有变化的,但变异率<20%。若日间变异率>20%、使用支气管舒张剂后增加 20% 可以诊断为支气管哮

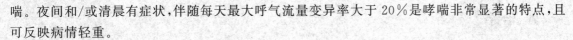

喘。夜间和/或清晨有症状,伴随每天最大呼气流量变异率大于 20% 是哮喘非常显著的特点,且可反映病情轻重。

(四)气道高反应性

肺功能在正常范围时,可用激发试验(醋甲胆碱、组胺或运动试验)观察气道高反应性。

七、诊断

支气管哮喘常可通过详细的病史询问作出诊断,如症状、触发因素、疾病过程、典型发作、对治疗的反应、家族及个人过敏史。并排除其他原因。有气流受限的证据,且气流受限及症状具可逆性。

(一)儿童哮喘诊断标准

(1)反复发作喘息、咳嗽、气促、胸闷,多与接触变应原、冷空气、物理、化学性刺激、呼吸道感染以及运动等有关,常在夜间和/或清晨发作或加剧。

(2)发作时在双肺可闻及散在或弥漫性、以呼气相为主的哮鸣音,呼气相延长。

(3)上述症状和体征经抗哮喘治疗有效或自行缓解。

(4)除外其他疾病所引起的喘息、咳嗽、气促和胸闷。

(5)临床表现不典型者(如无明显喘息或哮鸣音),应至少具备以下 1 项:①支气管激发试验或运动激发试验阳性。②证实存在可逆性气流受限。支气管舒张试验阳性:吸入速效 β_2 受体激动剂(如沙丁胺醇)后 15 分钟 FEV1 增加≥12%;或抗哮喘治疗有效:使用支气管舒张剂和口服(或吸入)糖皮质激素治疗 1~2 周后,FEV1 增加≥12%;最大呼气流量每天变异率(连续监测1~2 周)≥20%。

符合第(1)~(4)条或第(4)、(5)条者,可以诊断为哮喘。

(二)咳嗽变异性哮喘诊断标准

(1)咳嗽持续≥4 周,常在夜间和/或清晨发作或加重,以干咳为主。

(2)临床上无感染征象,或经较长时间抗生素治疗无效。

(3)抗哮喘药物诊断性治疗有效。

(4)排除其他原因引起的慢性咳嗽。

(5)支气管激发试验阳性和/或最大呼气流量每天变异率(连续监测1~2 周)≥20%。

(6)个人或一、二级亲属特应性疾病史,变应原检测阳性。

以上(1)~(4)项为诊断基本条件。

八、鉴别诊断

(一)毛细支气管炎

此病多见于 1 岁内小婴儿,冬春两季发病较多。也有呼吸困难和喘鸣音,但起病较缓,支气管舒张剂无显著疗效。病原主要为呼吸道合胞病毒,其次为副流感病毒。

(二)气管、支气管异物

有突然剧烈呛咳病史,可出现持久或间断的哮喘样呼吸困难,并随体位变换加重或减轻。一般异物多数阻塞在气管或较大支气管,以吸气困难为主要表现,异物若在一侧气管内,喘鸣音及其他体征仅限于患侧,有时尚可听到特殊拍击音,既往无喘息反复发作史。经 X 胸透可见纵隔摆动,支气管镜检查不但可明确诊断,还可取出异物。

九、治疗

(一)治疗原则

坚持长期、持续、规范、个体化的治疗原则。

1.发作期

快速缓解症状、抗炎、平喘。

2.缓解期

长期控制症状、抗炎、降低气道高反应性、避免触发因素、自我保健。

(二)治疗目标

(1)尽可能控制消除哮喘症状(包括夜间症状)。

(2)使哮喘发作次数减少,甚至不发作。

(3)肺功能正常或接近正常。

(4)能参加正常活动,包括体育锻炼。

(5)β_2受体激动剂用量最少,乃至不用。

(6)所用药物不良反应减至最少,乃至没有。

(7)预防发展为不可逆性气道阻塞。

(三)阶梯治疗方案

任何年龄患儿治疗方案的确定,均要根据平时病情轻重程度而定,之后根据病情变化及治疗反应进行调整。每1~3个月审核1次治疗方案,若哮喘控制3个月以上时,可逐步降级治疗。若未能控制,要立即升级治疗,但首先应审核患儿用药技术、是否遵循用药方案、如何避免变应原和其他触发因素等。

(四)吸入治疗

吸入治疗是目前治疗哮喘最好的方法。吸入药物以较高浓度迅速到达病变部位,因此起效迅速,且所用药物剂量较小,即使有极少量药物进入血液循环,也可在肝脏迅速灭活,全身不良反应较轻,故应大力提倡。

5岁以下的患儿可用气流量≥6 L/min的氧气或压缩空气(空气压缩泵)作动力,通过雾化器吸入药物;也可采用有活瓣的面罩储雾罐及压力式定量气雾装置。5~7岁的患儿除上法外,也可用吸入器吸入干粉剂。>7岁的患儿已能使用压力式定量气雾装置,也可用干粉剂或有活瓣的储雾罐吸入。

(五)哮喘常用药物治疗

1.糖皮质激素

糖皮质激素是最有效的抗炎药物。吸入用药具有较强的呼吸道局部抗炎作用,用于哮喘发作的预防。在哮喘急性发作时应与吸入β_2受体激动剂或茶碱类合用。吸入药物局部不良反应为口咽部念珠菌感染、声音嘶哑或上呼吸道不适。吸药后用清水漱口可减轻局部反应和胃肠吸收。急性发作的患儿,如吸入糖皮质激素不能缓解,可早期口服糖皮质激素,以防病情恶化。严重哮喘发作时应及早静脉滴注糖皮质激素,如琥珀酸氢化可的松,每次5~10 mg/kg,或甲泼尼龙每次1~2 mg/kg。

2.肥大细胞膜稳定剂

色甘酸钠是一种非糖皮质激素类抗炎制剂,可抑制IgE诱导的肥大细胞释放介质。吸入用

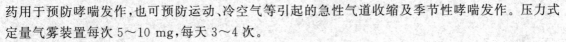

药用于预防哮喘发作,也可预防运动、冷空气等引起的急性气道收缩及季节性哮喘发作。压力式定量气雾装置每次 5～10 mg,每天 3～4 次。

3.白三烯受体拮抗剂

白三烯受体拮抗剂是非糖皮质激素类抗炎药物,如孟鲁司特。在哮喘治疗中可作为 2 级治疗的单独用药或 2 级以上治疗的联合用药。

4.支气管舒张剂

可舒张气道平滑肌,增加黏液纤毛清除功能,调节肥大细胞、嗜碱性粒细胞介质的释放。吸入用药包括沙丁胺醇和特布他林,通过气雾剂或雾化器吸入,5～10 分钟即可见效,维持 4～6 小时。多用于治疗哮喘急性发作或预防运动性哮喘。切忌过分或盲目增加次数。过量使用可引起危及生命的心律失常,甚至猝死。长效 β_2 受体激动剂,如沙美特罗和福莫特罗,主要与吸入型糖皮质激素联合使用。

5.茶碱

茶碱具有舒张支气管平滑肌、强心、利尿、扩张冠状动脉作用,此外还可兴奋呼吸中枢和呼吸肌,还具有抗炎和免疫调节作用。但由于其安全性问题,临床不推荐常规应用,但茶碱缓释片有一定应用地位。

6.抗胆碱药

吸入抗胆碱药物,如溴化异丙托品,可阻断节后迷走神经传出支,通过降低迷走神经张力而舒张支气管,其舒张支气管的作用较 β_2 受体激动剂弱,起效也较缓慢,可与 β_2 受体激动剂联合吸入。

7.特异性免疫治疗

在无法避免接触变应原或药物治疗无效时,可考虑针对变应原进行特异性免疫治疗。如用花粉或尘螨提取物做脱敏治疗。

8.免疫调节剂

因反复呼吸道感染诱发喘息发作者可酌情加用。

9.中药

急性发作期要辨证施治。缓解期用健脾、补肾等扶正。"三伏贴"穴位疗法可作为辅助治疗,但其有效性尚需进一步临床验证。

(六)缓解期的处理

病情缓解后应继续吸入维持量糖皮质激素,6 个月或更长时间。

(任倩倩)

第七章

消化系统疾病

第一节　胃食管反流病

胃食管反流病(GER)是指胃内容物反流入食管,分生理性和病理性两种。生理情况下,由于小婴儿食管下端括约肌(LES)发育不成熟或神经肌肉协调功能差,可出现反流,往往出现于日间餐时或餐后,又称"溢乳"。病理性反流是由于 LES 的功能障碍和/或与其功能有关的组织结构异常,以致 LES 压力低下而出现的反流,常常发生于睡眠、仰卧及空腹时,引起一系列临床症状和并发症,即胃食管反流病(GERD)。

一、病因和发病机制

(一)食管下端括约肌(LES)

(1)LES 压力降低是引起 GER 的主要原因。LES 是食管下端平滑肌形成的功能高压区,是最主要的抗反流屏障。正常吞咽时 LES 反射性松弛,静息状态保持一定的压力使食管下端关闭,如因某种因素使上述正常功能发生紊乱时,LES 短暂性松弛即可导致胃内容物反流入食管。

(2)LES 周围组织作用减弱。例如,缺少腹腔段食管,致使腹内压增高时不能将其传导至LES 使之收缩达到抗反流的作用;小婴儿食管角(由食管和胃贲门形成的夹角,即 His 角)较大(正常为 $30°\sim50°$);膈肌食管裂孔钳夹作用减弱;膈食管韧带和食管下端黏膜瓣解剖结构存在器质性或功能性病变时以及胃内压、腹内压增高等,均可破坏正常的抗反流功能。

(二)食管与胃的夹角(His 角)

由胃肌层悬带形成,正常是锐角,胃底扩张时悬带紧张使角度变锐起瓣膜作用,可防止反流。新生儿 His 角较钝,易反流。

(三)食管廓清能力降低

正常情况下,食管廓清能力是依靠食管的推动性蠕动、唾液的冲洗、对酸的中和作用、食丸的重力和食管黏膜细胞分泌的碳酸氢盐等多种因素发挥作用。当食管蠕动减弱、消失或出现病理性蠕动时,食管清除反流物的能力下降,这样就延长了有害的反流物质在食管内停留时间,增加了对黏膜的损伤。

(四)食管黏膜的屏障功能破坏

屏障作用是由黏液层、细胞内的缓冲液、细胞代谢及血液供应共同构成的。反流物中的某些物质,如胃酸、胃蛋白酶及十二指肠反流入胃的胆盐和胰酶使食管黏膜的屏障功能受损,引起食管黏膜炎症(图7-1)。

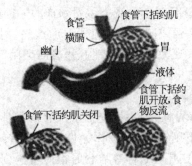

图7-1　胃食管反流

(五)胃、十二指肠功能失常

胃排空能力低下,使胃内容物及其压力增加,当胃内压增高超过 LES 压力时可使 LES 开放。胃容量增加又导致胃扩张,致使贲门食管段缩短,使其抗反流屏障功能降低。十二指肠病变时,幽门括约肌关闭不全则导致十二指肠胃反流。

二、临床表现

(一)呕吐

新生儿和婴幼儿以呕吐为主要表现。多数发生在进食后,呕吐物为胃内容物,有时含少量胆汁,也有表现为溢奶、反刍或吐泡沫。年长儿以反胃、反酸、嗳气等症状多见。

(二)反流性食管炎常见症状

1.胃灼热

见于有表达能力的年长儿,位于胸骨下端,饮用酸性饮料可使症状加重,服用抗酸剂症状减轻。

2.咽下疼痛

婴幼儿表现为喂奶困难、烦躁、拒食,年长儿诉咽下疼痛,如并发食管狭窄则出现严重呕吐和持续性咽下困难。

3.呕血和便血

食管炎严重者可发生糜烂或溃疡,出现呕血或黑便症状。严重的反流性食管炎可发生缺铁性贫血。

(三)Barrette 食管

由于慢性 GER,食管下端的鳞状上皮被增生的柱状上皮所替代,抗酸能力增强,但更易发生食管溃疡、狭窄和腺癌。症状为咽下困难、胸痛、营养不良和贫血。

(四)其他全身症状

1.呼吸系统疾病

流物直接或间接可引发反复呼吸道感染、吸入性肺炎、难治性哮喘、早产儿窒息或呼吸暂停及婴儿猝死综合征等。

2.营养不良

主要表现为体重不增和生长发育迟缓、贫血。

3.其他

如声音嘶哑、中耳炎、鼻窦炎、反复口腔溃疡、龋齿等。部分患儿可出现精神神经症状。①Sandifer综合征：是指病理性GER患儿呈现类似斜颈样的一种特殊"公鸡头样"的姿势。此为一种保护性机制，以期保持气道通畅或减轻酸反流所致的疼痛，同时伴有杵状指、蛋白丢失性肠病及贫血。②婴儿哭吵综合征：表现为易激惹、夜惊、进食时哭闹等。

三、诊断

GER临床表现复杂且缺乏特异性，单一检查方法都有局限性，故诊断需采用综合技术。凡临床发现不明原因反复呕吐、咽下困难、反复发作的慢性呼吸道感染、难治性哮喘、生长发育迟缓、营养不良、贫血、反复出现窒息、呼吸暂停等症状时都应考虑到GER的可能及严重病例的食管黏膜炎症改变。

四、辅助检查

（一）食管钡餐造影

适用于任何年龄，但对胃滞留的早产儿应慎重。可对食管的形态、运动状况、钡剂的反流和食管与胃连接部的组织结构做出判断，并能观察到食管裂孔疝等先天性疾病，检查前禁食3～4小时，分次给予相当于正常摄食量的钡剂。

（二）食管pH动态监测

将微电极放置在食管括约肌的上方，24小时连续监测食管下端pH，如有酸性ER发生则pH下降。通过计算机分析可反映GER的发生频率、时间，反流物在食管内停留的状况及反流与起居活动、临床症状之间的关系，借助一些评分标准，可区分生理性和病理性反流，是目前最可靠的诊断方法。

（三）食管动力功能检查

应用低顺应性灌注导管系统和腔内微型传感器导管系统等测压设备，了解食管运动情况及LES功能。对于LES压力正常患儿应连续测压，动态观察食管运动功能。

（四）食管内镜检查及黏膜活检

可确定是否存在食管炎病变及Barrette食管。内镜下食管炎可分为3度：Ⅰ度为充血；Ⅱ度为糜烂和/或浅溃疡；Ⅲ度为溃疡和域狭窄。

（五）胃-食管同位素闪烁扫描

口服或胃管内注入含有^{99m}Tc标记的液体，应用R照相机测定食管反流量，可了解食管运动功能，明确呼吸道症状与GER的关系。

（六）超声学检查

B型超声可检测食管腹段的长度、黏膜纹理状况、食管黏膜的抗反流作用，同时可探查有无食管裂孔疝。

五、鉴别诊断

（1）以呕吐为主要表现的新生儿、小婴儿应排除消化道器质性病变，如肠旋转不良、肠梗阻、先天性幽门肥厚性狭窄、胃扭转等。

（2）对反流性食管炎伴并发症的患儿，必须排除由于物理性、化学性、生物性等致病因素引起组织损伤而出现的类似症状。

六、治疗

治疗的目的是缓解症状,改善生活质量,防治并发症。

(一)一般治疗

1.体位治疗

将床头抬高 15°～30°,婴儿采用仰卧位,年长儿左侧卧位。

2.饮食治疗

适当增加饮食的稠厚度,少量多餐,睡前避免进食。低脂、低糖饮食,避免过饱。肥胖患儿应控制体重。避免食用辛辣食品、巧克力、酸性饮料、高脂饮食。

(二)药物治疗

1.促胃肠动力药

能提高 LES 张力,增加食管和胃蠕动,促进胃排空,从而减少反流。

(1)多巴胺受体拮抗剂:多潘立酮为选择性、周围性多巴胺受体拮抗剂,促进胃排空,但对食管动力改善不明显。常用剂量为每次 0.2～0.3 mg/kg,每天 3 次,饭前半小时及睡前口服。

(2)通过乙酰胆碱起作用的药物:西沙必利,为新型全胃肠动力剂,是一种非胆碱能非多巴胺拮抗剂。主要作用于消化道壁肌间神经丛运动神经元的 5-羟色胺受体,增加乙酰胆碱释放,从而诱导和加强胃肠道生理运动。常用剂量为每次0.1～0.2 mg/kg,3 次/天口服。

2.抗酸和抑酸药

主要作用为抑制酸分泌以减少反流物对食管黏膜的损伤,提高 LES 张力。

(1)抑酸药:H$_2$ 受体拮抗剂,常用西咪替丁、雷尼替丁;质子泵抑制剂,奥美拉唑。

(2)中和胃酸药:如氢氧化铝凝胶,多用于年长儿。

3.黏膜保护剂

黏膜保护剂如硫酸铝、硅酸铝盐、磷酸铝等。

4.外科治疗

采用上述治疗后,大多数患儿症状能明显改善和痊愈。具有下列指征可考虑外科手术:内科治疗6～8周无效,有严重并发症(消化道出血、营养不良、生长发育迟缓)。严重食管炎伴溃疡、狭窄或发现有食管裂孔疝者。有严重的呼吸道并发症,如呼吸道梗阻、反复发作吸入性肺炎或窒息、伴支气管肺发育不良者。合并严重神经系统疾病。

(李　阳)

第二节　胃　炎

胃炎是指由各种物理性、化学性或生物性有害因子引起的胃黏膜或胃壁炎症性改变的一种疾病。在我国小儿人群中胃炎的确切患病率不清。根据病程分为急性和慢性两种,后者发病率高。

一、诊断依据

(一)病史

1.发病诱因

对于急性胃炎应首先了解患儿近期有无急性严重感染、中毒、创伤及精神过度紧张等,有无误服强酸、强碱及其他腐蚀剂或毒性物质等。对于慢性胃炎而言不良的饮食习惯是主要原因,应了解患儿饮食有无规律、有无偏食、挑食;了解患儿有无过冷、过热饮食,有无食用辣椒、咖啡、浓茶等刺激性调味品,有无食用粗糙的难以消化的食物;了解患儿有无服用非甾体抗炎药或肾上腺皮质激素类药物等;还要了解患儿有无对牛奶或其他奶制品过敏等。

2.既往史

有无慢性疾病史,如慢性肾炎、尿毒症、重症糖尿病、肝胆系统疾病、儿童结缔组织疾病等;有无家族性消化系统疾病史;有无十二指肠-胃反流病史等。

(二)临床表现

1.急性胃炎

急性胃炎多急性起病,表现为上腹饱胀、疼痛、嗳气、恶心及呕吐,呕吐物可带血呈咖啡色,也可发生较多出血,表现为呕血及黑便。呕吐严重者可引起脱水、电解质及酸碱平衡紊乱。失血量多者可出现休克表现。有细菌感染者常伴有发热等全身中毒症状。

2.慢性胃炎

常见症状有腹痛、腹胀、呃逆、反酸、恶心、呕吐、食欲缺乏、腹泻、无力、消瘦等。反复腹痛是小儿就诊的常见原因,年长儿多可指出上腹痛,幼儿及学龄前儿童多指脐周不适。

(三)体格检查

1.急性胃炎

可表现为上腹部或脐周压痛。呕吐严重者可出现脱水、酸中毒体征,如呼吸深快、口渴、口唇黏膜干燥且呈樱红色、皮肤弹性差、尿少等。并发较大量消化道出血时可有贫血或休克表现。

2.慢性胃炎

一般无明显特殊体征,部分患儿可表现为消瘦、面色苍黄、舌苔厚腻、腹胀、上腹部或脐周轻度压痛等。

(四)并发症

长期慢性呕吐、食欲缺乏可引起消瘦或营养不良,严重呕吐可引起脱水、酸中毒和电解质紊乱,长期慢性小量失血可引起贫血,大量失血可引起休克。

(五)辅助检查

1.胃镜检查

可见黏膜广泛充血、水肿、糜烂、出血,有时可见黏膜表面的黏液斑或反流的胆汁。幽门螺杆菌(Hp)感染性胃炎时,可见到胃黏膜微小结节形成(又称胃窦小结节或淋巴细胞样小结节增生)。同时可取病变部位组织进行 Hp 或病理学检查。

2.X 线上消化道钡餐造影

胃窦部有浅表炎症者有时可呈胃窦部激惹征,黏膜纹理增粗、迂曲、锯齿状,幽门前区呈半收缩状态,可见不规则痉挛收缩。气、钡双重造影效果较好。

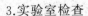

3.实验室检查

(1)幽门螺杆菌检测:胃黏膜组织切片染色与培养、尿素酶试验、血清学检测、核素标记尿素呼吸试验。

(2)胃酸测定:多数浅表性胃炎患儿胃酸水平与胃黏膜正常小儿相近,少数慢性浅表性胃炎患儿胃酸降低。

(3)胃蛋白酶原测定:一般萎缩性胃炎中影响其分泌的程度不如盐酸明显。

(4)内因子测定:检测内因子水平有助于萎缩性胃炎和恶性贫血的诊断。

二、诊断中的临床思维

典型的胃炎根据病史、临床表现、体检、X线钡餐造影、纤维胃镜及病理学检查基本可确诊。但由于引起小儿腹痛的病因很多,急性发作的腹痛必须与外科急腹症、肝、胆、胰、肠等腹内脏器的器质性疾病及腹型过敏性紫癜等鉴别。慢性反复发作的腹痛应与肠道寄生虫、肠痉挛等鉴别。

(一)急性阑尾炎

该病疼痛开始可在上腹部,常伴有发热,部分患儿呕吐,典型疼痛部位以右下腹为主,呈持续性,有固定压痛点、反跳痛及腹肌紧张、腰大肌试验阳性等体征,白细胞总数及中性粒细胞增高。

(二)过敏性紫癜

腹型过敏性紫癜由于肠壁水肿、出血、坏死等可引起阵发性剧烈腹痛,常位于脐周或下腹部,可伴有呕吐或吐咖啡色物,部分患儿可有黑便或血便。但该病患儿可出现典型的皮肤紫癜、关节肿痛、血尿及蛋白尿等。

(三)肠蛔虫症

常有不固定腹痛、偏食、异食癖、恶心、呕吐等消化道功能紊乱症状,有时出现全身过敏症状。往往有吐、排虫史,粪便查找虫卵,驱虫治疗有效等可协助诊断。

(四)肠痉挛

婴儿多见,可出现反复发作的阵发性腹痛,腹部无特异性体征,排气、排便后可缓解。

(五)心理因素所致非特异性腹痛

心理因素所致非特异性腹痛是一种常见的儿童期身心疾病。病因不明,与情绪改变、生活事件、精神紧张、过度焦虑等有关。表现为弥漫性、发作性腹痛,持续数十分钟或数小时而自行缓解,可伴有恶心、呕吐等症状。临床及辅助检查往往无阳性发现。

三、治疗

(一)急性胃炎

1.一般治疗

患儿应注意休息,进食清淡流质或半流质饮食,必要时停食1～2餐。药物所致急性胃炎首先停用相关药物,避免服用一切刺激性食物。及时纠正水、电解质紊乱。有上消化道出血者应卧床休息,保持安静,检测生命体征及呕吐与黑便情况。

2.药物治疗

(1)H_2受体拮抗剂:常用西咪替丁,每天 10～15 mg/kg,分 1～2 次静脉滴注或分 3～4 次每餐前或睡前口服;雷尼替丁,每天 3～5 mg/kg,分 2 次或睡前 1 次口服。

(2)质子泵抑制剂:常用奥美拉唑,每天 0.6~0.8 mg/kg,清晨顿服。

(3)胃黏膜保护剂:可选用硫糖铝、十六角蒙脱石粉、麦滋林-S 颗粒剂等。

(4)抗生素:合并细菌感染者应用有效抗生素。

3.对症治疗

(1)腹痛:腹痛严重且除外外科急腹症者可酌情给予抗胆碱能药,如 10%颠茄合剂、甘颠散、溴丙胺太林、山莨菪碱、阿托品等。

(2)呕吐:呕吐严重者可给予爱茂尔、甲氧氯普胺、多潘立酮等药物止吐。注意纠正脱水、酸中毒和电解质紊乱。

(3)消化道出血:可给予卡巴克洛或凝血酶等口服或灌胃局部止血,必要时内镜止血。注意补充血容量,纠正电解质紊乱等。有休克表现者,按失血性休克处理。

(二)慢性胃炎

1.一般治疗

慢性胃炎又称特发性胃炎,缺乏特殊治疗方法,以对症治疗为主。养成良好的饮食习惯及生活规律,少吃生冷及刺激性食物。停用能损伤胃黏膜的药物。

2.病因治疗

对感染性胃炎应使用敏感的抗生素。确诊为 Hp 感染者可给予阿莫西林、庆大霉素等口服治疗。

3.药物治疗

(1)对症治疗:有餐后腹痛、腹胀、恶心、呕吐者,用胃肠动力药。如多潘立酮,每次 0.1 mg/kg,3~4 次/天,餐前 15~30 分钟服用。腹痛明显者给予抗胆碱能药,以缓解胃肠平滑肌痉挛。可用硫酸阿托品,每次 0.01 mg/kg,皮下注射。或溴丙胺太林,每次 0.5 mg/kg,口服。

(2)黏膜保护剂:枸橼酸铋钾,6~8 mg/(kg·d),分 2 次服用。大剂量铋剂对肝、肾和中枢神经系统有损伤,故连续使用本剂一般限制在 4~6 周之内为妥。硫糖铝,10~25 mg/(kg·d),分3次餐前2小时服用,疗程 4~8 周,肾功能不全者慎用。麦滋林-S,每次 30~40 mg/kg,口服 3 次/天,餐前服用。

(3)抗酸药:一般慢性胃炎伴有反酸者可给予中和胃酸药,如氢氧化铝凝胶、复方氢氧化铝片,于餐后 1 小时服用。

(4)抑酸药:仅用于慢性胃炎伴有溃疡病、严重反酸或出血时,疗程不超过 2 周。H_2 受体拮抗剂,西咪替丁 10~15 mg/(kg·d),分 2 次口服,或睡前一次服用。雷尼替丁 4~6 mg/(kg·d),分2次服或睡前一次服用。质子泵抑制剂,如奥美拉唑 0.6~0.8 mg/kg,清晨顿服。

四、治疗中的临床思维

(1)绝大多数急性胃炎患儿经治疗在 1 周左右症状消失。

(2)急性胃炎治愈后若不注意规律饮食和卫生习惯,或在服用能损伤胃黏膜的药物时仍可急性发作。在有严重感染等应急状态下更易复发,此时可短期给予 H_2 受体拮抗剂预防应急性胃炎的发生。

(3)慢性胃炎患儿因缺乏特异性治疗,消化系统症状可反复出现,造成患儿贫血、消瘦、营养不良、免疫力低下等。可酌情给予免疫调节药治疗。

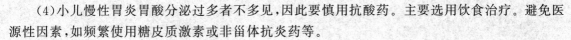

(4)小儿慢性胃炎胃酸分泌过多者不多见,因此要慎用抗酸药。主要选用饮食治疗。避免医源性因素,如频繁使用糖皮质激素或非甾体抗炎药等。

(李 阳)

第三节 消化性溃疡

消化性溃疡是指胃和十二指肠的慢性溃疡。各年龄均可发病,学龄儿童多见,婴幼儿多为继发性溃疡,胃溃疡和十二指肠溃疡发病率相近;年长儿多为原发性十二指肠溃疡,男孩多于女孩。

一、病因和发病机制

原发性消化性溃疡的病因复杂,与诸多因素有关,确切发病机制至今尚未完全阐明,目前认为溃疡的形成是由于对胃和十二指肠黏膜有损害作用的侵袭因子(酸、胃蛋白酶、胆盐、药物、微生物及其他有害物质)与黏膜自身的防御因素(黏膜屏障、黏液重碳酸盐屏障、黏膜血流量、细胞更新、前列腺素、表皮生长因子等)之间失去平衡的结果。

(一)胃酸和胃蛋白酶

胃酸和胃蛋白酶是胃液的主要成分,也是对胃和十二指肠黏膜有侵袭作用的主要因素。十二指肠溃疡患儿基础胃酸、壁细胞数量及壁细胞对刺激物质的敏感性均高于正常人,且胃酸分泌的正常反馈抑制亦发生缺陷,故酸度增高是形成溃疡的重要原因。因胃酸分泌随年龄而增加,因此年长儿消化性溃疡发病率较婴幼儿为高。胃蛋白酶不仅能水解食物蛋白质的肽链,也能裂解胃液中的糖蛋白、脂蛋白及结缔组织、破坏黏膜屏障。消化性溃疡患儿胃液中蛋白酶及血清胃蛋白酶原水平均高于正常人。

(二)胃和十二指肠黏膜屏障

胃和十二指肠黏膜在正常情况下,被其上皮所分泌的黏液覆盖,黏液与完整的上皮细胞膜及细胞间连接形成一道防线,称黏液-黏膜屏障,能防止食物的机械摩擦,阻抑和中和腔内 H^+ 反渗至黏膜,上皮细胞分泌黏液和 HCO_3^-,可中和弥散来的 H^+。在各种攻击因子的作用下,这一屏障功能受损,即可影响黏膜血液循环及上皮细胞的更新,使黏膜缺血、坏死而形成溃疡。

(三)幽门螺杆菌感染

小儿十二指肠溃疡幽门螺杆菌检出率为 $52.6\%\sim62.9\%$,被根除后复发率即下降,说明幽门螺杆菌在溃疡病发病机制中起重要作用。

(四)遗传因素

消化性溃疡属常染色体显性遗传病,$20\%\sim60\%$患儿有家族史,O 型血的人十二指肠溃疡或胃溃疡发病率较其他型的人高,2/3 的十二指肠溃疡患儿家族血清胃蛋白酶原升高。

(五)其他

外伤、手术后、精神刺激或创伤;暴饮暴食,过冷、油炸食品;对胃黏膜有刺激性的药物如阿司匹林、非甾体抗炎药、肾上腺皮质激素等。继发性溃疡是由于全身疾病引起的胃、十二指肠黏膜局部损害,见于各种危重疾病所致的应激反应。

二、病理

新生儿和婴儿多为急性溃疡,溃疡为多发性,易穿孔,亦易愈合。年长儿多为慢性,单发。十二指肠溃疡好发于球部,胃溃疡多发生在胃窦、胃体交界的弯侧。溃疡大小不等,胃镜下观察呈圆形或不规则圆形,也有呈椭圆形或线形,底部有灰白苔,周围黏膜充血、水肿。球部因黏膜充血、水肿,或因多次复发后,纤维组织增生和收缩而导致球部变形,有时出现假憩室。胃和十二指肠同时有溃疡存在时称复合溃疡。

三、临床表现

年龄不同,临床表现多样,年龄越小,越不典型。

(一)年长儿

以原发性十二指肠溃疡多见,主要表现为反复发作脐周及上腹部胀痛、烧灼感,饥饿时或夜间多发;严重者可出现呕血、便血、贫血;部分病例可有穿孔,穿孔时疼痛剧烈并放射至背部。也有仅表现为贫血、粪便潜血试验阳性者。

(二)学龄前期

多数为十二指肠溃疡。上腹部疼痛不如年长儿典型,常为不典型的脐周围疼痛,多为间歇性。进食后疼痛加重,呕吐后减轻。消化道出血亦常见。

(三)婴幼儿期

十二指肠溃疡略多于胃溃疡。发病急,首发症状可为消化道出血或穿孔。主要表现为食欲差,进食后呕吐。腹痛较为明显,不很剧烈。多在夜间发作,吐后减轻,腹痛与进食关系不密切。可发生呕血、便血。

(四)新生儿期

应激性溃疡多见,常见原发病有早产儿窒息缺氧、败血症、低血糖、呼吸窘迫综合征和中枢神经系统疾病等。多数为急性起病,呕血、黑便。生后24～48小时亦可发生原发性溃疡,突然出现消化道出血、穿孔或两者兼有。

四、并发症

主要为出血、穿孔和幽门梗阻。常可伴发缺铁性贫血。重症可出现失血性休克。如溃疡穿孔至腹腔或邻近器官,可出现腹膜炎、胰腺炎等。

五、实验室及辅助检查

(一)粪便隐血试验

素食3天后检查,阳性者提示溃疡有活动性。

(二)胃液分析

用五肽胃泌素法观察基础酸排量和酸的最大分泌量,十二指肠溃疡患儿明显增高。但有的胃溃疡患儿胃酸正常或偏低。

(三)幽门螺杆菌检测方法

可通过胃黏膜组织切片染色与培养,尿素酶试验,核素标记尿素呼吸试验检测Hp。或通过血清学检测抗Hp的IgG～IgA抗体,PCR法检测Hp的DNA。

(四)胃肠 X 线钡餐造影

发现胃和十二指肠壁龛影可确诊;溃疡对侧切迹、十二指肠球部痉挛、畸形对本病有诊断参考价值。

(五)纤维胃镜检查

纤维胃镜检查是当前公认诊断溃疡病准确率最高的方法。内窥镜观察可估计溃疡灶大小、溃疡周围炎症的轻重、溃疡表面有无血管暴露和评估药物治疗的效果,同时又可采取黏膜活检做病理组织学和细菌学检查。

六、诊断和鉴别诊断

诊断主要依靠症状、体征、X 线检查及纤维胃镜检查。由于小儿消化性溃疡的症状和体征不如成人典型,常易误诊和漏诊,对有临床症状的患儿应及时进行胃镜检查,尽早明确诊断。有腹痛者应与肠痉挛、蛔虫症、结石等鉴别;有呕血者在新生儿和小婴儿与新生儿出血症、食管裂孔疝、败血症鉴别;年长儿与食管静脉曲张破裂及全身出血性疾病鉴别。便血者与肠套叠、憩室、息肉、过敏性紫癜鉴别。

七、治疗

原则是消除症状,促进溃疡愈合,防止并发症的发生。

(一)一般治疗

饮食定时定量,避免过饥、过饱、过冷,避免过度疲劳及精神紧张。注意饮食,禁忌吃刺激性强的食物。

(二)药物治疗

1.抗酸和抑酸剂

(1)H_2 受体拮抗剂:可直接抑制组织胺、阻滞乙酰胆碱和胃泌素分泌,达到抑酸和加速溃疡愈合的目的。常用西咪替丁,10～15 mg/(kg·d),分 4 次于饭前 10 分钟至 30 分钟口服;雷尼替丁,3～5 mg/(kg·d),每 12 小时一次,或每晚一次口服;或将上述剂量分 2～3 次,用 5%～10%葡萄糖液稀释后静脉滴注,肾功能不全者剂量减半。疗程均为 4～8 周。

(2)质子泵抑制剂:作用于胃黏膜壁细胞,降低壁细胞中的 H^+、K^+-ATP 酶活性,阻抑 H^+ 从细胞质内转移到胃腔而抑制胃酸分泌。常用奥美拉唑,剂量为 0.7 mg/(kg·d),清晨顿服,疗程 2～4 周。

2.胃黏膜保护剂

(1)硫糖铝:常用剂量为 10～25 mg/(kg·d),分 4 次口服,疗程 4～8 周。肾功能不全者禁用。

(2)枸橼酸铋钾:剂量 6～8 mg/(kg·d),分 3 次口服,疗程 4～6 周。本药有导致神经系统不可逆损害和急性肾衰竭等不良反应,长期大剂量应用时应谨慎,最好有血铋监测。

(3)呋喃唑酮:剂量 5～10 mg/(kg·d),分 3 次口服,连用 2 周。

(4)蒙脱石粉:麦滋林-S(marzulene-S)颗粒剂亦具有保护胃黏膜、促进溃疡愈合的作用。

3.抗幽门螺杆菌治疗

幽门螺杆菌与小儿消化性溃疡的发病密切相关,根除幽门螺杆菌可显著地降低消化性溃疡的复发率和并发症的发生率。临床上常用的药物:枸橼酸铋钾 6～8 mg/(kg·d);阿莫西林

50 mg/(kg·d)；克拉霉素 15～30 mg/(kg·d)；甲硝唑 25～30 mg/(kg·d)。

由于幽门螺杆菌栖居部位环境的特殊性,不易被根除,目前多主张联合用药(二联或三联)。以铋剂为中心药物的治疗方案:枸橼酸铋钾 6 周＋阿莫西林 4 周,或＋甲硝唑 2～4 周,或＋呋喃唑酮 2 周。亦有主张使用短程低剂量二联或三联疗法者,即奥美拉唑＋阿莫西林或克拉霉素 2 周,或奥美拉唑＋克拉霉素＋甲硝唑 2 周,根除率可达 95% 以上。

(三)外科治疗

外科治疗的指征:①急性大出血;②急性穿孔;③器质性幽门梗阻。

(李　阳)

第四节　先天性肥厚性幽门狭窄

先天性肥厚性幽门狭窄是新生儿期常见的消化道畸形,由于新生儿幽门环肌肥厚、增生使幽门管腔狭窄而引起的上消化道不完全梗阻性疾病。发病率为 10/10 万～33/10 万,占消化道畸形的第 3 位。第一胎多见,男孩多于女孩,男女发病率之比约为 5:1,多为足月儿,未成熟儿较少见。

一、诊断

(一)临床表现

呕吐是本症主要的症状,一般在出生后 2～4 周,少数于生后 1 周发病,也有迟至生后 2～3 个月发病者。开始为溢乳,逐渐加重呈喷射性呕吐,几乎每次奶后均吐,多于喂奶后半小时内即吐,自口鼻中涌出;吐出物为带凝块的奶汁,不含胆汁,少数患儿因呕吐频繁使胃黏膜毛细血管破裂出血,吐出物含咖啡样物或带血。患儿食欲旺盛,呕吐后即饥饿欲食。呕吐严重时,大部分食物被吐出,致使大便次数减少,尿少。

(二)体格检查

1.胃蠕动波

胃蠕动波常见,但非本症特有体征。蠕动波从左季肋下向右上腹部移动,到幽门即消失。在喂奶时或呕吐前较易看到,轻拍上腹部常可引出。

2.右上腹肿块

右上腹肿块为本症特有体征,具有诊断意义。检查方法是用指端在右季肋下腹直肌外缘处轻轻向深部按摸,可触及橄榄大小、质地较硬的肿块,可以移动。

3.黄疸

少数患儿可以伴有黄疸。可能与饥饿和肝功能不成熟,胆红素肝肠循环增加等有关。

(三)并发症

1.消瘦

反复呕吐、营养物质及水分摄入不足,致使患儿体重不增,以后下降,逐渐出现营养不良、消瘦。

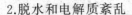

2.脱水和电解质紊乱

由于呕吐使 H^+ 和 Cl^- 大量丢失,造成脱水、酸碱平衡失调及电解质紊乱等。

3.继发感染

由于呕吐营养物质摄入不足使患儿免疫功能下降,同时呕吐易造成患儿胃内容物误吸,易出现反复感染,特别是下呼吸道感染等。

(四)辅助检查

1.腹部超声

腹部 B 超可发现幽门肥厚肌层为一环形低回声区,相应的黏膜层为高密度回声,并可测量肥厚肌层的厚度、幽门直径和幽门管长度,如果幽门肌层厚度≥4 mm、幽门前后径≥13 mm、幽门管长≥17 mm,即可诊断为本症。

2.腹部 X 线检查及钡餐造影

透视下可见胃扩张,钡剂通过幽门排出时间延长,胃排空时间延长。仔细观察可见幽门管延长,向头侧弯曲,幽门胃窦呈典型的鸟嘴状改变,管腔狭窄如线状,为诊断本病特有的 X 线征象。

3.内镜检查

可见幽门管呈菜花样狭窄,镜头不能通过幽门管,有胃潴留等。

二、鉴别诊断

(一)幽门痉挛

多在出生后即出现间歇性不规则呕吐,非喷射性,量不多,无进行性加重,偶见幽门蠕动波,但右上腹摸不到肿块。一般情况较好,无明显脱水、营养不良,B 超检查幽门层不肥厚,用阿托品、氯丙嗪等解痉镇静药治疗有效。

(二)胃扭转

出生后数周内出现呕吐,移动体位时呕吐加剧。X 线钡餐检查可见:食管与胃黏膜有交叉现象;胃大弯位于小弯之上;幽门窦位置高于十二指肠球部;双胃泡、双液平面;食管腹段延长,且开口于胃下方。胃镜检查可达到诊断和治疗目的(胃镜下整复)。

(三)胃食管反流

呕吐为非喷射性,上腹无蠕动波,无可触及的右上腹橄榄样肿块。采用体位疗法和稠厚食物喂养可减轻症状。X 线钡餐检查、食管 24 小时 pH 监测和食管动力功能检查可协助确诊。

(四)贲门松弛和食管裂孔疝

出生后几天即出现呕吐,非喷射性、呕吐量不大,呕吐与体位有关,竖立位不吐。腹部无阳性体征,钡餐造影有助于诊断。

(五)喂养不当

由于喂奶过多、过急;人工喂养时将奶瓶倾斜将奶瓶内气体吸入胃内;喂奶后小儿放置不当等,均为新生儿呕吐的常见原因。

三、治疗

(一)外科治疗

诊断明确,早期行幽门环肌切开术。手术前应先纠正水、电解质紊乱,治疗贫血,改善全身状况。腹腔镜治疗创伤小、疗效好。

（二）内科治疗

对诊断未明确，或发病晚，有其他并发症暂时不能手术者，可试用内科治疗：①抗痉挛治疗，用1：1 000新配制的阿托品溶液，奶前30分钟口服，每次自1滴增加到2～6滴，至皮肤发红为止，应注意其不良反应；②适当减少奶量，使用稠厚奶汁；③纠正水、电解质紊乱；④预防感染；⑤内镜气囊扩张术治疗。

四、预后

(1)能及早诊断，未合并其他器官畸形，经手术治疗后预后良好。

(2)诊断治疗不及时，可合并营养不良及肺部感染，严重者可导致死亡。

（李　阳）

第五节　腹　泻　病

腹泻病是一组由多病原、多因素引起的以腹泻为主要临床表现的消化道疾病。近年来本病发病率及病死率已明显降低，但仍是婴幼儿的重要常见病和死亡病因。2岁以下多见，约半数患儿在1岁以内。

一、病因

（一）易感因素

(1)婴幼儿期生长发育快，所需营养物质相对较多，胃肠道负担重，经常处于紧张的工作状态，易发生消化功能紊乱。

(2)消化系统发育不成熟，胃酸和消化酶分泌少，消化酶活性低，对食物质和量的变化耐受力差；胃内酸度低，胃排空较快，对进入胃内的细菌杀灭能力弱。

(3)血清免疫球蛋白(尤以 IgM 和 IgA)和肠道分泌型 IgA 均较低。

(4)正常肠道菌群对入侵的病原体有拮抗作用，而新生儿正常肠道菌群尚未建立，或因使用抗生素等引起肠道菌群失调，易患肠道感染。

(5)人工喂养：母乳中含有大量体液因子(SIgA、乳铁蛋白)、巨噬细胞和粒细胞、溶菌酶、溶酶体，有很强的抗肠道感染作用。家畜乳中虽有某些上述成分，但在加热过程中被破坏，而且人工喂养的食物和食具极易受污染，故人工喂养儿肠道感染发生率明显高于母乳喂养儿。

（二）感染因素

1.肠道内感染

肠道内感染可由病毒、细菌、真菌、寄生虫引起，以前两者多见，尤其是病毒。

(1)病毒感染：人类轮状病毒是婴幼儿秋冬季腹泻的最常见的病原；诺沃克病毒多侵犯儿童及成人；其他如埃可病毒、柯萨奇病毒、腺病毒、冠状病毒等都可引起肠道内感染。

(2)细菌感染(不包括法定传染病)。①致病性大肠埃希菌：近年来由此菌引起的肠炎已较少见，但仍可在新生儿室流行。②产毒性大肠埃希菌：是较常见的引起肠炎的病原。③出血性大肠埃希菌：可产生与志贺菌相似的肠毒素而致病。④侵袭性大肠埃希菌：可侵入结肠黏膜引起细菌

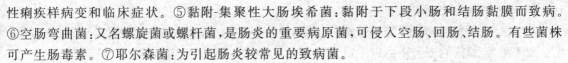

性痢疾样病变和临床症状。⑤黏附-集聚性大肠埃希菌：黏附于下段小肠和结肠黏膜而致病。⑥空肠弯曲菌：又名螺旋菌或螺杆菌，是肠炎的重要病原菌，可侵入空肠、回肠、结肠。有些菌株可产生肠毒素。⑦耶尔森菌：为引起肠炎较常见的致病菌。

其他细菌和真菌：鼠伤寒杆菌、变形杆菌、铜绿假单胞菌和克雷伯杆菌等有时可引起腹泻，在新生儿较易发病。长期应用广谱抗生素引起肠道菌群失调，可诱发白色念珠菌、金黄色葡萄球菌、难辨梭状芽孢杆菌、变形杆菌、铜绿假单胞菌等引起的肠炎。长期用肾上腺皮质激素使机体免疫功能下降，易发生白色念珠菌或其他条件致病菌肠炎。

(3)寄生虫感染：如梨形鞭毛虫、结肠小袋虫等。

2.肠道外感染

患中耳炎、上呼吸道感染、肺炎、肾盂肾炎、皮肤感染、急性传染病等可出现腹泻。肠道外感染的某些病原体(主要是病毒)也可同时感染肠道引起腹泻。

(三)非感染因素

1.饮食因素

(1)喂养不当可引起腹泻，多为人工喂养儿。

(2)过敏性腹泻，如对牛奶或大豆过敏而引起腹泻。

(3)原发性或继发性双糖酶(主要为乳糖酶)缺乏或活性降低，肠道对糖的消化吸收不良而引起腹泻。

2.气候因素

腹部受凉使肠蠕动增加，天气过热使消化液分泌减少，而由于口渴、吃奶过多，增加消化道负担而致腹泻。

3.精神因素

精神紧张致胃肠道功能紊乱，也可引起腹泻。

二、发病机制

导致腹泻的机制有以下几种。①渗透性腹泻：因肠腔内存在大量不能吸收的具有渗透活性的物质而引起的腹泻。②分泌性腹泻：肠腔内电解质分泌过多而引起的腹泻。③渗出性腹泻：炎症所致的液体大量渗出而引起的腹泻。④动力性腹泻：肠道运动功能异常而引起的腹泻。但临床上不少腹泻并非由某种单一机制引起，而是在多种机制共同作用下发生的。

(一)非感染性腹泻

由于饮食量和质不恰当，食物消化、吸收不良，积滞于小肠上部，致酸度减低，肠道下部细菌上窜并繁殖(即内源性感染)，使消化功能更加紊乱。在肠内可产生小分子短链有机酸，使肠腔内渗透压增高，加之食物分解后腐败性毒性产物刺激肠道，使肠蠕动增加，而致腹泻。

(二)感染性腹泻

1.细菌肠毒素作用

有些肠道致病菌分泌肠毒素，细菌不侵入肠黏膜组织，仅接触肠道表面，一般不造成肠黏膜组织学损伤。肠毒素抑制小肠绒毛上皮细胞吸收 Na^+、Cl^- 及水，促进肠腺分泌 Cl^-，使肠液中 Na^+、Cl^-、水分增加，超过结肠的吸收限度而导致腹泻，排大量无脓血的水样便，并可导致脱水、电解质紊乱。

2.细菌侵袭肠黏膜作用

有些细菌可侵入肠黏膜组织,造成广泛的炎症反应,如充血、水肿、炎症细胞浸润、溃疡、渗出。大便初为水样,后以血便或黏冻状大便为主。大便常规检查与菌痢同。可有高热、腹痛、呕吐、里急后重等症状。

3.病毒性肠炎

轮状病毒颗粒侵入小肠绒毛的上皮细胞,小肠绒毛肿胀缩短、脱落,绒毛细胞毁坏后其修复功能不全,使水、电解质吸收减少,而导致腹泻。肠腔内的碳水化合物分解吸收障碍,又被肠道内细菌分解,产生有机酸,增加肠内渗透压,使水分进入肠腔而加重腹泻。轮状病毒感染仅有肠绒毛破坏,故粪便镜检阴性或仅有少量白细胞。

三、临床表现

(一)各类腹泻的临床表现

1.轻型腹泻

多为饮食因素或肠道外感染引起。每天大便多在 10 次以下,呈黄色或黄绿色,稀糊状或蛋花汤样,有酸臭味,可有少量黏液及未消化的奶瓣。大便镜检可见大量脂肪球。无中毒症状,精神尚好,无明显脱水、电解质紊乱。多在数天内痊愈。

2.重型腹泻

(1)严重的胃肠道症状:腹泻频繁,每天大便 10 次以上,多者可达数十次。大便水样或蛋花汤样,有黏液,量多,倾泻而出。粪便镜检有少量白细胞。伴有呕吐,甚至吐出咖啡渣样物。

(2)全身中毒症状:发热、食欲低下、烦躁不安、精神萎靡、嗜睡,甚至昏迷、惊厥。

(3)水、电解质、酸碱平衡紊乱症状。①脱水:由于吐泻丧失体液和摄入量减少所致。由于体液丢失量的不同及水与电解质丢失的比例不同,可造成不同程度、不同性质的脱水。②代谢性酸中毒:重型腹泻都有代谢性酸中毒,脱水越重酸中毒也越重,原因如下。腹泻时,大量碱性物质如 Na^+、K^+ 随大便丢失;进食少和肠吸收不良,使脂肪分解增加,产生大量中间代谢产物——酮体;失水时血液变稠,血流缓慢,组织缺氧引起乳酸堆积和肾血流量不足,排酸保碱功能低下。③低钾血症:胃肠道分泌液中含钾较多,呕吐和腹泻可致大量失钾;腹泻时进食少,钾的入量不足;肾脏保钾的功能比保钠差,在缺钾时,尿中仍有一定量的钾排出;由于以上原因,腹泻患儿都有不同程度的缺钾,尤其是久泻和营养不良者。但在脱水、酸中毒未纠正前,体内钾的总量虽然减少,而血钾多数正常。其主要原因为血液浓缩,酸中毒时钾从细胞内向细胞外转移和尿少使钾排出量减少。随着脱水、酸中毒的纠正,血钾被稀释,输入的葡萄糖合成糖原使钾从细胞外向细胞内转移;同时由于利尿后钾排出增加,腹泻不止时从大便继续失钾,因此血钾继续降低。④低钙和低镁血症:进食少,吸收不良,由大便丢失钙、镁,使体内钙、镁减少,但一般为轻度缺乏。久泻或有活动性佝偻病者血钙低。但在脱水时,由于血液浓缩,体内钙总量虽低,而血钙浓度不低;酸中毒可使钙离子增加,故可不出现低钙症状。脱水和酸中毒被纠正后,血液稀释,离子钙减少,可出现手足搐搦和惊厥。极少数久泻和营养不良者,偶见低镁症状,故当输液后出现震颤、手足搐搦或惊厥,用钙治疗无效时,应想到可能有低镁血症。

3.迁延性和慢性腹泻

病程连续超过 2 周者称迁延性腹泻,超过 2 个月者称慢性腹泻。多与营养不良和急性期未彻底治疗有关,以人工喂养儿多见。凡迁延性腹泻,应注意检查大便中有无真菌孢子和菌丝及梨

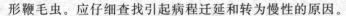

形鞭毛虫。应仔细查找引起病程迁延和转为慢性的原因。

(二)不同病因所致肠炎的临床特点

1.轮状病毒肠炎

轮状病毒肠炎又称秋季腹泻。多发生在秋冬季节。多见于6个月至2岁小儿,起病急,常伴发热和上呼吸道感染症状,多先有呕吐,每天大便10次以上,量多,水样或蛋花汤样,黄色或黄绿色,无腥臭味,常出现水及电解质紊乱。近年报道,轮状病毒感染亦可侵犯多个脏器,偶可产生神经系统症状,如惊厥等;50%左右患儿血清心肌酶谱异常,提示心肌受累。本病为自限性疾病,病程多为3~8天。大便镜检偶见少量白细胞。血清抗体一般在感染后3周上升。

2.三种类型大肠埃希菌肠炎

(1)致病性大肠埃希菌肠炎:以5~8月份多见。年龄多小于1岁,起病较缓,大便每天5~10次,黄绿色蛋花汤样,量中等,有霉臭味和较多黏液。镜检有少量白细胞。常有呕吐,多无发热和全身症状。重者可有脱水、酸中毒及电解质紊乱。病程1~2周。

(2)产毒性大肠埃希菌肠炎:起病较急。重者腹泻频繁,大便量多,呈蛋花汤样或水样,有黏液,镜检偶见白细胞。可发生脱水、电解质紊乱、酸中毒。也有轻症者。一般病程5~10天。

(3)侵袭性大肠埃希菌肠炎:起病急,高热,腹泻频繁,大便黏冻状,含脓血。常有恶心、呕吐、腹痛,可伴里急后重。全身中毒症状严重,甚至休克。临床症状与大便常规化验不能与菌痢区别,需做大便细菌培养加以鉴别。

3.鼠伤寒沙门菌小肠结肠炎

鼠伤寒沙门菌小肠结肠炎是小儿沙门菌感染中最常见者。全年均有发生,以6~9月发病率最高。年龄多为2岁以下,小于1岁者占1/3~1/2。很多家禽、家畜、鼠、鸟、冷血动物是自然宿主。蝇、蚤可带菌传播。经口感染。起病较急,主要症状为腹泻,有发热、厌食、呕吐、腹痛等。大便一般每天6~10次,重者每天可达30次以上。大便初为黄绿色稀水便或黏液便,病程迁延时呈深绿色黏液脓便或脓血便。大便镜检有多量白细胞及红细胞。轻症排出数次不成形大便后即痊愈。腹泻频繁者迅速出现严重中毒症状、明显脱水及酸中毒,甚至发生休克和DIC。少数重者呈伤寒败血症症状,并出现化脓灶。一般病程2~4周。

4.金黄色葡萄球菌肠炎

多因长期应用广谱抗生素引起肠道菌群失调,使耐药的金黄色葡萄球菌在肠道大量繁殖,侵袭肠壁而致病。腹泻为主要症状,轻症日泻数次,停药后即逐渐恢复。重症腹泻频繁,大便有腥臭味,水样,黄或暗绿似海水色,黏液较多,有假膜出现,少数有血便,伴有腹痛和中毒症状,如发热、恶心、呕吐、乏力、谵妄,甚至休克。大便镜检有大量脓细胞和成簇的革兰阳性球菌。大便培养有金黄色葡萄球菌生长,凝固酶阳性。

5.真菌性肠炎

多见于2岁以下患儿,常为白色念珠菌所致。主要症状为腹泻,大便稀黄,有发酵气味,泡沫较多,含黏液,有时可见豆腐渣样细块(菌落),偶见血便。大便镜检可见真菌孢子和假菌丝,真菌培养阳性,常伴鹅口疮。

四、实验室检查

(一)轮状病毒检测

1.电镜检查

采集急性期(起病3天以内)粪便的滤液或离心上清液染色后电镜检查,可查见该病毒。

2.抗体检查

(1)补体结合反应:以轮状病毒阳性大便作抗原,作补体结合试验,阳性率较高。

(2)酶联免疫吸附试验(ELISA):能检出血清中 IgM 抗体。较补体结合法更敏感。

(二)细菌培养

可从粪便中培养出致病菌。

(三)真菌检测

(1)涂片检查:从大便中找真菌,发现念珠菌孢子及假菌丝则对诊断有帮助。

(2)可做培养和病理组织检查。

(3)免疫学检查。

五、诊断和鉴别诊断

根据发病季节、病史(包括喂养史和流行病学资料)、临床表现和大便性状可以作出临床诊断。必须判定有无脱水(程度和性质)、电解质紊乱和酸碱失衡。积极寻找病因,需要和以下疾病鉴别。

(一)生理性腹泻

多见于 6 个月以下婴儿,外观虚胖,常有湿疹。生后不久即腹泻,但除大便次数增多外,无其他症状,食欲好,生长发育正常,到添加辅食后便逐渐转为正常。

(二)细菌性痢疾

常有接触史,发热、腹痛、脓血便、里急后重等症状及大便培养可资鉴别。

(三)坏死性肠炎

中毒症状严重,腹痛、腹胀、频繁呕吐、高热。大便初为稀水黏液状或蛋花汤样,后为血便或"赤豆汤样"便,有腥臭味,隐血强阳性,重症常有休克。腹部 X 线检查有助于诊断。

六、治疗

治疗原则:调整饮食,预防和纠正脱水,合理用药,加强护理,防治并发症。

(一)饮食疗法

应强调继续饮食,满足生理需要。轻型腹泻停止喂不易消化的食物和脂肪类食物。吐泻严重者应暂时禁食,一般不禁水。禁食时间一般不超过 4 小时。母乳喂养者继续哺乳,暂停辅食。人工喂养者可先给米汤、稀释牛奶、脱脂奶等。

(二)护理

勤换尿布,冲洗臀部,预防上行性尿路感染和红臀。感染性腹泻注意消毒隔离。

(三)控制感染

病毒性肠炎不用抗生素,以饮食疗法和支持疗法为主。非侵袭性细菌所致急性肠炎除对新生儿、婴儿、衰弱儿和重症者使用抗生素外,一般也不用抗生素。侵袭性细菌所致肠炎一般需用抗生素治疗。

水样便腹泻患儿多为病毒及非侵袭性细菌所致,一般不用抗生素,应合理使用液体疗法,选用微生态制剂和黏膜保护剂。如伴有明显中毒症状不能用脱水解释者,尤其是对重症患儿、新生儿、小婴儿和衰弱患儿(免疫功能低下)应选用抗生素治疗。

黏液、脓血便患儿多为侵袭性细菌感染,应根据临床特点,针对病原经验性选用抗菌药物,再根据大便细菌培养和药敏试验结果进行调整。针对大肠埃希菌、空肠弯曲菌、耶尔森菌、鼠伤寒沙门菌所致感染选用庆大霉素、卡那霉素、氨苄西林、红霉素、氯霉素、头孢霉素、诺氟沙星、环丙沙星、呋喃唑酮、复方新诺明等。均可有疗效，但有些药如诺氟沙星、环丙沙星等喹诺酮类抗生素小儿一般禁用，卡那霉素、庆大霉素等氨基糖苷类抗生素又可致使耳聋或肾损害，故6岁以下小儿禁用。金黄色葡萄球菌肠炎、假膜性肠炎、真菌性肠炎应立即停用原使用的抗生素，根据症状可选用万古霉素、新青霉素、利福平、甲硝唑或抗真菌药物治疗。

（四）液体疗法

1.口服补液

世界卫生组织推荐的口服补液盐（ORS）可用于腹泻时预防脱水以及纠正轻、中度患儿的脱水。新生儿和频繁呕吐、腹胀、休克、心肾功能不全等患儿不宜口服补液。补液步骤除无扩容阶段外，与静脉补液基本相同。

（1）补充累积损失：轻度脱水约为50 mL/kg，中度脱水为80～100 mL/kg，在8～12小时内服完。

（2）维持补液阶段：脱水纠正后将ORS溶液加等量水稀释后使用。口服液量和速度根据大便量适当增减。

2.静脉补液

中度以上脱水或吐泻严重或腹胀者需静脉补液。

（1）第一天（24小时）补液包括输液总量、溶液种类等。①输液总量：包括补充累积损失量、继续损失量及生理需要量。按脱水程度定累积损失量，按腹泻轻重定继续损失量，将3项加在一起概括为以下总量，可适用于大多数病例，轻度脱水90～120 mL/kg，中度脱水120～150 mg/kg，重度脱水150～180 mL/kg。②溶液种类：按脱水性质而定。补充累积损失量等渗性脱水用1/2～2/3张含钠液，低渗性脱水用2/3张含钠液，高渗性脱水用1/3张含钠液，补充继续损失量用1/3～1/2张含钠液，补充生理需要量用1/5～1/4张含钠液。根据临床表现判断脱水性质有困难时，可先按等渗性脱水处理。③补液步骤及速度：主要取决于脱水程度和继续损失的量及速度。④扩容阶段：重度脱水有明显外周循环障碍者首先用2∶1等张含钠液（2份生理盐水+1份1.4％NaHCO₃液）20 mg/kg（总量不超过300 mL），于30～60分钟内静脉注射或快速点滴，以迅速增加血容量，改善循环功能和肾功能。⑤以补充累积损失量为主的阶段：在扩容后根据脱水性质选用不同溶液（扣除扩容液量）继续静脉补液。中度脱水无明显外周循环障碍者不需扩容，可直接从本阶段开始。本阶段（8～12小时）滴速宜稍快，一般为每小时8～10 mL/kg。⑥维持补液阶段：经上述治疗，脱水基本纠正后尚需补充继续损失量和生理需要量。输液速度稍放慢，将余量于12～16小时内滴完，一般约每小时5 mL/kg。各例病情不同，进水量不等，尤其是大便量难以准确估算，故需在补液过程中密切观察治疗后的反应，随时调整液体的成分、量和滴速。⑦纠正酸中毒：轻、中度酸中毒一般无需另行纠正，因在输入的溶液中已有一部分碱性液，而且经过输液后循环和肾功能改善，酸中毒随即纠正。对重度酸中毒可另加碳酸氢钠等碱性液进行纠正。⑧钾的补充：一般患儿按3～4 mmol/(kg·d)[相当于氯化钾200～300 mg/(kg·d)]，缺钾症状明显者可增至4～6 mmol/(kg·d)[相当于氯化钾300～450 mg/(kg·d)]。必须在肾功能恢复较好（有尿）后开始补钾。含钾液体绝对不能静脉推注。若患儿已进食，食量达正常一半时，一般不会缺钾。⑨钙和镁的补充：一般患儿无需常规服用钙剂。对有营养不良或佝偻病者应早给钙。在输液过程中如出现抽搐，可给10％葡萄糖酸钙5～10 mL静脉缓注，必要时重复使用。

若抽搐患儿用钙剂无效,应考虑低血镁的可能,可测血清镁,用 25% 硫酸镁每次 0.1 mL/kg,深部肌内注射,每 6 小时一次,每天3～4 次,症状缓解后停用。

(2)第二天以后(24 小时后)的补液:经过 24 小时左右的补液后,脱水、酸中毒、电解质紊乱已基本纠正。以后的补液主要是补充生理需要量和继续损失量,防止发生新的累积损失,继续补钾,供给热量。一般生理需要量按 60～80 mL/(kg·d),用 1/5 张含钠液补充;继续损失量原则上丢多少补多少,如大便量一般,可在 30 mL/(kg·d) 以下,用 1/3～1/2 张含钠液补充。生理需要量和继续损失量可加在一起于 12～24 小时内匀速静脉滴注。无呕吐者可改为口服补液。

(五)对症治疗

1.腹泻

对一般腹泻患儿不宜用止泻剂,应着重病因治疗和液体疗法。仅在经过治疗后一般状态好转、中毒症状消失、而腹泻仍频繁者,可用鞣酸蛋白、次碳酸铋、氢氧化铝等收敛剂。微生态疗法有助于肠道正常菌群的生态平衡,有利于控制腹泻。常用制剂有双歧杆菌、嗜酸乳酸杆菌和粪链球菌制剂。肠黏膜保护剂如蒙脱石粉能吸附病原体和毒素,维持肠细胞的吸收和分泌功能,增强肠道屏障功能,阻止病原微生物的攻击。

2.腹胀

腹胀多为肠道细菌分解糖产气而引起,可肌内注射新斯的明,肛管排气。晚期腹胀多因缺钾,宜及早补钾预防。若因中毒性肠麻痹所致腹胀除治疗原发病外可用酚妥拉明。

3.呕吐

呕吐多为酸中毒或全身中毒症状,随着病情好转可逐渐恢复。必要时可肌内注射氯丙嗪。

(六)迁延性和慢性腹泻的治疗

迁延性腹泻常伴有营养不良等症,应仔细寻找引起病程迁延的原因,针对病因治疗。

(1)对于肠道内细菌感染,应根据大便细菌培养和药敏试验选用抗生素,切忌滥用,以免引起肠道菌群失调。

(2)调整饮食不宜过快,母乳喂养儿暂停辅食,人工喂养儿可喂酸乳或脱脂乳,口服助消化剂如胃蛋白酶、胰酶等。应用微生态调节剂和肠黏膜保护剂。或辅以静脉营养,补充各种维生素。

(3)有双糖酶缺乏时,暂停乳类,改喂豆浆或发酵奶加葡萄糖。

(4)中医辨证论治,并可配合中药、推拿、捏脊、针灸等。

(李　阳)

第六节　急性出血性坏死性肠炎

急性出血性坏死性肠炎是以小肠为主的急性炎症,因常有广泛性出血,又称急性出血性肠炎。临床上发病突然,以腹痛、腹泻、便血、呕吐、发热、迅速出现感染性休克为特征,如不及时抢救,易致死亡。本病多见于 3～9 岁小儿,以农村小儿常见。全年均可发病,夏秋季较多见,呈散发性发病,亦可在同一季节和地区发生多例。新生儿期发病称新生儿坏死性小肠结肠炎。

一、病因

尚未完全明确,有人认为是由于 C 型产气荚膜梭状芽孢杆菌及其所产生的 β 肠毒素(可致组织坏死)所引起。此菌可产生耐热芽孢,在污染的食物中繁殖并产生肠毒素,摄入后可致病。蛋白质营养不良者,蛋白酶(特别是胰蛋白酶)分泌减少,长期食用含有蛋白酶抑制物的食物(如花生、大豆、蚕豆、甘薯或桑椹等)可使胰蛋白酶活性降低;肠道蛔虫能分泌胰蛋白酶抑制物,可能是本病的一个诱发因素。这些因素使胰蛋白酶破坏肠毒素能力减弱,更易于发病。新生儿坏死性小肠结肠炎则与产气荚膜杆菌、大肠埃希菌、表皮葡萄球菌和轮状病毒感染有关,多见于有窒息史的早产儿。红细胞增多症、高渗牛乳、喂食过多过快也与发病有关。

二、病理

从食管到结肠均可受累,但多见于空肠和回肠。病变呈散在灶性或节段性,可发生在一段或两段以上,长度从数厘米甚至全部小肠。受累肠管扩张,呈暗红色或紫红色,与正常肠段分界清楚,肠管多积气,有血性内容物,肠壁增厚,较硬,黏膜皱襞肿胀,黏膜表面有散在的坏死灶,脱落后形成浅表溃疡。可有肠壁囊样积气,肠腔内有脓性或血性渗出液。镜下见充血、水肿、出血、坏死、小动脉壁纤维素样坏死、血流停滞、血栓形成和炎症细胞浸润。肌层平滑肌变性、断裂,肌间神经节细胞蜕变甚至消失。浆膜层可有纤维素性渗出。多数病例仅累及黏膜和黏膜下层,病变轻者可只充血、水肿和小灶性坏死出血,严重者可达肌层和浆膜层,引起肠壁全层坏死,甚至发生肠穿孔及腹膜炎。病变恢复后,不遗留慢性病变,但由于腹腔内的纤维素性渗出,可发生腹腔内粘连。

三、临床表现

起病急骤,主要表现为腹痛、呕吐、腹胀、腹泻、便血和毒血症等。病情轻重不一,严重者常出现中毒性休克。常以腹痛开始,逐渐加重,呈持续性钝痛伴不同程度阵发性加剧,早期以上腹部及脐周疼痛明显,后期常涉及个腹,早期腹痛部位常与病变部位和范围相符、发病不久即开始腹泻,便血,次数不一,每天2～3次至数十次不等。初为黄色稀便,少量黏液,无脓,无里急后重。以后排血便,呈暗红色糊状,或呈赤豆汤样血水便,有时可见灰白色坏死物质,有特殊腥味,血量多少不一。腹痛同时伴有恶心,呕吐,开始吐出胃内容物及黄绿色胆汁,以后可呈咖啡样物或吐小蛔虫。由于大量的液体和血液渗入肠腔和腹腔,即使在肠梗阻时无粪便排出,也可导致脱水、血容量减少、电解质紊乱和酸中毒等。发病早期即有不同程度毒血症症状,如寒战、高热、疲倦、嗜睡、面色发灰,食欲缺乏等。重者病情发展迅速,常于起病后1～3天病情突然恶化,出现严重中毒症状和休克。可伴发弥散性血管内凝血和败血症,少数病例可在血便出现前即发生中毒性休克。

早期或轻症患儿腹部体征表现为腹部稍胀,柔软,可有轻度压痛,但无固定压痛点,以后腹胀加重,可出现固定压痛,早期由于炎症刺激引起肠痉挛,肠鸣音亢进。晚期肠壁肌层坏死出血,肠管运动功能障碍引起肠麻痹、肠鸣音逐渐减弱或消失,以后者多见,当肠管坏死累及浆膜或肠穿孔时,出现局限性或弥漫性腹膜炎症状,如明显腹胀,腹肌紧张,压痛和反跳痛等。有肠穿孔者肝浊音界消失。但休克患儿反应迟钝,虽有腹膜炎而腹肌紧张和压痛可不明显,应仔细观察。

婴幼儿症状多不典型,易误诊。病初烦躁、呕吐、腹胀、蛋花样腹泻,伴有明显中毒症状,并易发生广泛性肠坏死、腹膜炎和中毒性休克。

新生儿坏死性小肠结肠炎特点：发病多在出生后 2 周内，以 2～10 天为高峰；临床以腹胀、呕吐、腹泻、血便为主；呕吐物带胆汁或为咖啡色，粪便一天数次或 10 余次，稀薄或带血，隐血试验阳性；重者腹胀显著，可看到肠形，可发生肠穿孔和腹膜炎，并常见精神萎靡、体温不稳定、面色苍白或发绀、黄疸。休克、代谢性酸中毒、DIC 等感染中毒表现，可出现呼吸暂停。

本病一般病程 7～14 天，若能及时诊治，治愈后可恢复正常。危重者起病急、发展快，迅速出现中毒性休克，应密切观察，及时抢救。

四、实验室检查

(一)血常规

白细胞总数增多，中性粒细胞增多，核左移，可见中毒性颗粒。血小板常减少，可有失血性贫血，重症更明显。血培养可有非特异性细菌生长，如葡萄球菌、肠球菌、产碱杆菌等。

(二)大便

隐血试验强阳性。镜检有大量红细胞和少量白细胞。革兰染色可见较多阳性粗短杆菌、厌氧菌培养多数分离出产气荚膜芽孢梭菌。偶尔还可培养出大肠埃希菌、志贺菌、沙门菌、铜绿假单胞菌等。大便胰蛋白酶活性显著降低。

五、X 线检查

常见动力性肠梗阻征象，可见小肠呈局限性扩张充气，肠间隙增宽，黏膜皱襞变粗。或见病变肠管僵直，间或有张力的胀气肠襻，部分病例出现机械性肠梗阻表现，直立位有散在短小液平面，结肠呈无气状态，亦有呈麻痹型胀气表现者。有时可见到由于大段肠管坏死所造成的一堆致密影、有些病例可见肠壁积气，尤以新生儿和小婴儿多见。肠穿孔后可出现气腹。一般忌做钡餐或钡剂灌肠检查，以免肠穿孔；因本病易发生休克，检查时应避免过多搬动，一般采取仰卧位，可以侧卧位水平投照代替直立位。

六、诊断

无特殊诊断方法，主要依靠病史，典型临床表现和 X 线检查。若起病急，突发腹痛，腹泻。便血、呕吐及有中毒症状者应考虑本病。结合血、粪便化验检查和 X 线特征性改变即可诊断。对不典型的病例，应严密观察病情变化以明确诊断。并应注意和中毒型细菌性痢疾，腹型过敏性紫癜及急性肠套叠相鉴别。中毒性细菌性痢疾早期可出现高热、惊厥甚至休克，腹痛多不重，腹胀较轻，有里急后重，大便为脓血便，血量不多，主要是黏液和脓，且常在中毒症状之后出现；腹型过敏性紫癜虽有腹痛和血便，但无发热和全身中毒症状，血便无特殊腐败的腥臭味；肠套叠常见于婴儿，右侧腹部或脐上多能触及腊肠样肿块，腹部 X 线检查提示肠梗阻征象，一般无发热和感染中毒症状。

新生儿坏死性小肠结肠炎的诊断常根据病史特点，诱发因素、临床表现和 X 线检查等，不难诊断。

七、治疗

本病轻重不一，病情变化快，应采取综合治疗措施。原则是抢救休克，改善中毒症状，控制感染,增强机体抵抗力,减轻消化道负担,并促进其正常功能恢复。

(一)禁食

禁食为重要的治疗措施。疑诊本病即应禁食,确诊后继续禁食。以利胃肠休息,待大便隐血阴性,腹胀好转和腹痛减轻后,逐渐恢复饮食,以流质、半流质、少渣饮食逐渐恢复到正常饮食;恢复饮食宜慎重,过早过急可使病情恶化或延长病程,但也不宜过晚,以免营养不足,不利于疾病的恢复。在腹胀和便血期间同时应采取胃肠减压。

(二)维持水和电解质平衡及补充营养

由于吐泻、进食少,易发生脱水、酸中毒和电解质紊乱,故要及时纠正。因禁食时间较长,应精确计算液体出入量及能量需要,可少量多次输血,必要时给予肠道外静脉营养。

(三)抗休克

本病易发生休克,是死亡的主要原因,早期发现和及时处理是治疗的重要环节。休克多属失血和中毒的混合型。应迅速补充血容量,改善微循环,包括补液、右旋糖酐。应用调整血管紧张度的药物如异丙肾上腺素、多巴胺等,必要时输血和血浆。肾上腺皮质激素可减轻中毒症状,抑制变态反应,但使用过久(超过 1 周)可促进肠坏死,有发生肠穿孔的危险,并可掩盖症状的出现,在中毒性休克时可早期短程使用,一般不超过 5 天。

中毒性休克患儿肠管病变多严重而广泛,经抢救效果不明显或不稳定者多主张早期手术,以减少产生毒素的来源。

(四)抗生素

控制肠内细菌感染对于减轻肠道损害和休克是有利的。选用对肠道细菌有效的抗生素如氨苄西林、卡那霉素或头孢菌素类等静脉滴注。

(五)胰蛋白酶

每次 0.1 mg/kg,每天 3 次,以破坏产气荚膜杆菌的毒素。

(六)对症治疗

腹痛剧烈而腹胀不明显时,可肌内注射山莨菪碱,按每次 0.3～0.5 mg/kg,每天 2～3 次,腹胀严重者应早做胃肠减压。出血者可静脉滴注维生素 C,或服云南白药每次 0.3～0.9 g,每天 3 次。高热可用物理降温或解热药物。

(七)手术治疗

如果肠梗阻症状明显,疑有腹膜炎、肠穿孔、肠坏死者,应考虑手术治疗。

(李 阳)

第七节 肠 梗 阻

肠梗阻指肠内容物的正常运行受阻,通过肠道发生障碍,为小儿外科常见的急腹症。由于它变化快,需要早期作出诊断、处理。诊治的延误可使病情发展加重,甚至出现肠坏死、腹膜炎,甚至中毒性休克、死亡等严重情况。

一、病因

(一)机械性肠梗阻

机械性肠梗阻是肠管内或肠管外器质性病变引起的肠管堵塞,梗阻原因包括先天性畸形及后天性因素。梗阻类型分为肠腔内梗阻及肠腔外梗阻。

1.肠腔内梗阻

多由先天性肠闭锁及肠狭窄、先天性肛门闭锁等先天性疾病引起。也可由肠套叠、蛔虫性肠梗阻、肠管内异物及粪石、肠壁肿瘤等后天性疾病造成。

2.肠腔外梗阻

引起肠梗阻的先天性疾病包括先天性肠旋转不良、嵌顿性腹股沟斜疝、腹内疝、先天性纤维索条、梅克尔憩室索条、胎粪性腹膜炎后遗粘连等。后天性疾病包括手术后粘连、腹膜炎后粘连、结核性粘连、胃肠道外肿瘤压迫、肠扭转等。

(二)动力性肠梗阻

为胃肠道蠕动功能不良致使肠内容传递运转作用低下或丧失,多因中毒、休克、缺氧及肠壁神经病变造成,常见于重症肺炎、肠道感染、腹膜炎及败血症的过程中。梗阻类型分为麻痹性肠梗阻及痉挛性肠梗阻,前者发生在腹腔手术后、腹部创伤或急性腹膜炎患儿,后者可见于先天性巨结肠患儿。

二、病理

肠梗阻发生后,肠腔内因积聚大量气体和液体而致使肠膨胀,引起肠腔内压增高,肠壁变薄,肠壁血液循环受到严重障碍。梗阻持久时,肠壁张力持续升高,导致肠坏死、肠穿孔。

三、临床表现

各种类型肠梗阻虽有不同的病因,但共同的特点是肠管的通畅性受阻,肠内容物不能正常地通过,因此,有程度不同的临床表现。

(一)症状

1.腹痛

机械性肠梗阻呈阵发性剧烈绞痛,腹痛部位多在脐周,发作时年长儿自觉有肠蠕动感,且有肠鸣,有时见到隆起的肠形。婴儿表现为哭闹不安、手足舞动、表情痛苦。绞窄性肠梗阻由于有肠管缺血和肠系膜箝闭,腹痛往往是持续性伴有阵发性加重,疼痛较剧烈。绞窄性肠梗阻也常伴有休克及腹膜炎症状。麻痹性肠梗阻的腹胀明显,腹痛不明显,阵发性绞痛尤为少见。

2.腹胀

腹胀发生于腹痛之后。高位小肠梗阻常表现上腹部饱满;低位梗阻的腹胀较高位梗阻为明显,表现为全腹膨胀;闭襻式肠梗阻出现局限性腹胀;麻痹性肠梗阻呈全腹膨胀。

3.呕吐

高位梗阻的呕吐出现较早且频繁,呕吐物为食物或胃液,其后为十二指肠液和胆汁;低位梗阻呕吐出现迟,初为胃内容物,静止期较长,后期的呕吐物为积蓄在肠内并经发酵、腐败呈粪样带臭味的肠内容物;绞窄性肠梗阻呕吐物呈血性或咖啡样;麻痹性肠梗阻呕吐次数少,呈溢出性。低位小肠梗阻的呕吐出现较晚。

4.排便排气停止

排便排气停止是完全性肠梗阻的表现,梗阻早期,梗阻部位以下肠内积存的气体或粪便可以排出。绞窄性肠梗阻可排出血性黏液样便。

（二）体征

1.全身情况

单纯梗阻的早期,患儿除阵发性腹痛发作时出现痛苦表情外,生命体征等无明显变化。待发作时间较长,呕吐频繁,腹胀明显后,可出现脱水现象,患儿虚弱甚至休克。当有绞窄性梗阻时可较早地出现休克。

2.腹部检查

可观察到腹部有不同程度的膨胀,在腹壁较薄的患儿,尚可见到肠形及肠蠕动波。单纯性肠梗阻的腹部虽胀气,但腹壁柔软,按之有如充气的球囊,有时在梗阻的部位可有轻度压痛,特别是腹壁切口部粘连引起的梗阻,压痛点较为明显。当梗阻上部肠管内积存的气体与液体较多时,稍加振动可听到振水声。腹部叩诊多呈鼓音。肠鸣音亢进,且可有气过水声及高声调的金属声。

绞窄性肠梗阻或单纯性肠梗阻的晚期,肠壁已有坏死、穿孔,腹腔内已有感染、炎症时,则体征表现为腹膜炎的体征,腹部膨胀,腹部压痛、肌紧张及反跳痛,有时可叩出移动性浊音,腹壁有压痛,肠鸣音微弱或消失。

直肠指检可见直肠空虚无粪便,且有裹手感,提示完全性肠梗阻;指套上染有血迹,提示肠管有血运障碍。

四、诊断

（一）病史及临床表现

典型的肠梗阻有阵发性腹部绞痛、腹胀、呕吐、排便排气停止等自觉症状,腹部检查呈现腹胀、肠形、压痛、肠鸣音亢进等征象。在粘连性肠梗阻,多数患儿都有腹部手术史,或者曾有过腹痛史。

（二）X 线检查

1.X 线平片检查

典型的完全性肠梗阻 X 线表现是肠襻胀气,腹立位片出现多个肠襻内有呈阶梯状气液平面,出现排列成阶梯状的气液平面,气液平面是因肠腔内既有胀气又有液体积留形成,只有在患儿直立位或侧卧位时才能显示,平卧位时不显示这一现象。如腹腔内已有较多渗液,直立位时尚能显示下腹、盆腔部的密度增高。空肠黏膜的环状皱襞在肠腔充气时呈"鱼骨刺"样,而结肠、直肠内无气。

不完全性肠梗阻 X 线征象为不连续的轻、中度肠曲充气,结肠、直肠内有气。绞窄性肠梗阻 X 线可见单独胀大的肠襻不随时间改变位置,或有假肿瘤征、咖啡豆状阴影。麻痹性肠梗阻 X 线征象是小肠和结肠全部充气扩张。

2.消化道造影检查

钡灌肠检查用于鉴别肠梗阻的程度。结肠扩张为麻痹性肠梗阻或不全性肠梗阻,结肠干瘪细小可确定为完全性肠梗阻,但在临床上较少应用。钡灌肠还可用于疑有结肠梗阻的患儿,它可显示结肠梗阻的部位与性质。

钡餐造影检查,即口服钡剂或水溶性造影剂,观察造影剂下行过程,可明确梗阻部位、性质、程度。若钡剂下行受阻或显示肠腔狭窄则明确肠梗阻的诊断。但因造影剂可加重梗阻故宜慎用。梗阻明显时禁用。

(三)化验检查

肠梗阻早期化验指标变化不明显。晚期由于失水和血液浓缩,白细胞计数、血红蛋白含量、血细胞比容都可增高,血电解质与酸碱平衡发生紊乱。高位梗阻,可出现低钾、低氯、代谢性碱中毒。低位梗阻,则可有电解质普遍降低与代谢性酸中毒。绞窄性梗阻或腹膜炎时,血常规、血液生化测定指标改变明显。

(四)腹腔穿刺

可了解有无腹膜炎及肠壁血供障碍。腹腔液混浊脓性表明有腹膜炎,血性腹腔液说明已有绞窄性肠梗阻。当肠管有明显胀气或肠管与腹膜粘连时,不宜进行腹腔穿刺。

五、治疗

急性肠梗阻的治疗包括非手术治疗和手术治疗,治疗方法的选择根据梗阻的原因、性质、部位以及全身情况和病情严重程度而定。不论采用何种治疗均首先纠正梗阻带来的水、电解质与酸碱紊乱,改善患儿的全身情况。

(一)非手术治疗

1.胃肠减压

胃肠减压为治疗肠梗阻的主要措施之一,目的是减轻胃肠道的积留的气体、液体,减轻肠腔膨胀,有利于肠壁血液循环的恢复,减少肠壁水肿,使某些原有部分梗阻的肠襻因肠壁肿胀而致的完全性梗阻得以缓解,也可使某些扭曲的肠襻得以复位。胃肠减压还可减轻腹内压,改善因膈肌抬高而导致的呼吸与循环障碍。

2.纠正水、电解质与酸碱失衡

血液生化检查结果尚未获得前,可先给予平衡盐液(乳酸钠林格液)。待有测定结果后,再添加电解质与纠正酸碱紊乱,在无心、肺、肾功能障碍的情况下,最初输入液体的速度可稍快一些,但需作尿量监测,必要时做中心静脉压(CVP)监测,以防液体过多或不足。在单纯性肠梗阻的晚期或是绞窄性肠梗阻,常有大量血浆和血液渗出至肠腔或腹腔,需要补充血浆和全血。

3.抗感染

肠梗阻后,肠壁循环有障碍,肠黏膜屏障功能受损而有肠道细菌易位,或是肠腔内细菌直接穿透肠壁至腹腔内产生感染。肠腔内细菌亦可迅速繁殖。同时,膈肌升高引起肺部气体交换与分泌物的排出受限,易发生肺部感染。因而,肠梗阻患儿应给予抗菌药物以预防或治疗腹部或肺部感染,常用的有以杀灭肠道细菌与肺部细菌的广谱头孢菌素或氨基糖苷类抗生素,以及抗厌氧菌的甲硝唑等。

4.其他治疗

腹胀后影响肺的功能,患儿宜吸氧。回盲部肠套叠可试用钡剂灌肠或充气灌肠复位。

采用非手术方法治疗肠梗阻时,应严密观察病情的变化,绞窄性肠梗阻或已出现腹膜炎症状的肠梗阻,经过短暂的非手术治疗,实际上是术前准备,纠正患儿的生理失衡状况后即进行手术治疗。单纯性肠梗阻经过非手术治疗24～48小时,梗阻的症状未能缓解或在观察治疗过程中症状加重或出现腹膜炎症状时,应及时改为手术治疗。但是在手术后发生的炎症性肠梗阻除有绞窄发生,应继续治疗等待炎症的消退。

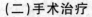

（二）手术治疗

手术的目的是解除梗阻、去除病因，手术的方式可根据患儿的情况与梗阻的部位、病因加以选择。

1.单纯解除梗阻的手术

这类手术包括为粘连性肠梗阻的粘连分解，去除肠扭转，切断粘连束带；为肠内堵塞切开肠腔，去除粪石、蛔虫团等；为肠扭转、肠套叠的肠襻复位术等。

2.肠切除肠吻合术

肠梗阻是由于肠肿瘤所致，切除肿瘤是解除梗阻的首选方法。在其他非肿瘤性病变，因肠梗阻时间较长，或有绞窄引起肠坏死，或是分离肠粘连时造成较大范围的肠损伤，则需考虑将有病变的肠段切除吻合。在绞窄性肠梗阻，如腹股沟疝、肠扭转，绞窄解除后，血运有所恢复，但肠襻的活力如何判断，方法如下。①肠管的颜色转为正常，肠壁保持弹性并且蠕动活跃，肠系膜边缘动脉搏动可见说明肠管有生机；②应用超声多普勒沿肠管对肠系膜缘探查是否有动脉波动；③从周围静脉注入荧光素，然后以紫外线照射疑有循环障碍的肠管部，如有荧光出现，表示肠管有生机；④肠管已明显坏死，切除缘必须有活跃的动脉出血。

肠管的生机不易判断且是较长的一段，可在纠正血容量不足与供氧的同时，在肠系膜血管根部注射1％普鲁卡因或酚妥拉明以缓解血管痉挛，将肠管标志后放回腹腔，观察15～30分钟后，如无生机可重复一次，当确认无生机后始可考虑切除。经处理后肠管的血运恢复，也显示有生机，则可保留，必要时在24小时后应再次剖腹观察，如发现有局灶性坏死应再行切除。为此，第一次手术关腹时，可采用全层简单缝合的方法。

3.肠短路吻合

当梗阻的部位切除有困难，如肿瘤向周围组织广泛侵犯，或是粘连广泛难以剥离，但肠管无坏死现象，为解除梗阻，可分离梗阻部远近端肠管作短路吻合，旷置梗阻部，但应注意旷置的肠管尤其是梗阻部的近端肠管不宜过长，以免引起盲襻综合征。

4.肠造口术或肠外置术

肠梗阻部位的病变复杂或患儿的情况差，不允许行复杂的手术，可在膨胀的肠管上，亦即在梗阻部的近端肠管作肠造口术以减压，解除因肠管高度膨胀而带来的生理紊乱。小肠可采用插管造口的方法，可先在膨胀的肠管上切一小口，放入吸引管进行减压，但应注意避免肠内容物污染腹腔及腹壁切口。有时当有梗阻病变的肠襻已游离或是肠襻已有坏死，但患儿的情况差不能耐受切除吻合术，可将该段肠襻外置，关腹。待患儿情况复苏后再在腹腔外切除坏死或病变的肠襻，远、近两切除端固定在腹壁上，近端插管减压、引流，以后再行二期手术，重建肠管的连续性。

六、预后

预后与早期诊断、早期治疗密切相关。一般单纯性肠梗阻患儿在矫正脱水酸中毒后，手术治疗效果良好。但绞窄性肠梗阻则取决于手术治疗的时机，若抢救不及时，可危及生命，切除坏死肠管过多，后遗短肠综合征，影响患儿的生长发育，预后较差。

（马中元）

第八节 肠 套 叠

肠套叠是肠管的一部分连同相应的肠系膜套入邻近肠腔内的一种特殊类型的肠梗阻,本病是婴儿时期的一种特有疾病,是最常见的婴幼儿急腹症,居婴幼儿肠梗阻原因的首位。根据病因不同,分为原发性肠套叠与继发性肠套叠;根据年龄的不同,分为婴儿肠套叠与儿童肠套叠。

急性肠套叠随着年龄的增长发病率逐渐降低。常见于 2 岁以下婴幼儿,4~10 个月为发病年龄高峰。男孩发病比女孩多 2~3 倍,健康肥胖儿多见。发病季节与胃肠道病毒感染流行相一致,以春末夏初最为集中。

一、病因

肠套叠分为原发性与继发性两类。肠套叠的病因尚未完全明确,其发病机制公认为肠套叠起点的存在和肠蠕动的紊乱。

(一)原发性肠套叠

原发性肠套叠是指非肠管器质性病变引起的肠套叠。约 95% 的小儿肠套叠属于原发性。

1.套叠起点

关于原发性肠套叠起点的产生,尚无统一学说,可能与下列因素有关。

(1)回盲部解剖因素学说:婴幼儿肠套叠主要发生在回盲部,婴幼儿期回盲部较游动,回盲瓣呈唇样凸入肠腔,加上该区淋巴组织丰富,受炎症或食物刺激后易引起回盲瓣充血、水肿、肥厚,肠蠕动易将肿大回盲瓣向前推移,牵拉肠管形成套叠。

(2)病毒感染学说:小儿受到腺病毒和轮状病毒感染后,可引起末段回肠的集合淋巴结增生,局部肠壁增厚,甚至形成肿物向肠腔凸起,构成套叠起点,加之肠道受病毒感染,蠕动增强,导致发病。春末夏初是腺病毒感染的高发季节,因此肠套叠在此时期发病较多,目前已分离出腺病毒非流行性Ⅰ、Ⅱ和Ⅴ血清型。

2.肠蠕动紊乱

(1)饮食改变因素:婴幼儿期为肠蠕动节律处于较大变化时期,当增添辅食或食物的性质、温度发生变化时,婴幼儿肠道不能立即适应食物改变的刺激,易引起肠功能紊乱而诱发肠套叠,婴儿生后 4~10 个月,正是添加辅食时期,故此年龄段是发病高峰期。

(2)肠痉挛因素:由于食物、肠炎、腹泻、细菌等因素刺激肠道产生痉挛,使肠蠕动功能节律紊乱或逆蠕动而引起肠套叠,若小儿属于痉挛体质,则更易发生肠套叠。

(3)免疫反应不平衡因素:原发性肠套叠多发生于 1 岁以内,恰为机体免疫功能不完善时期,肠壁局部免疫功能易破坏。加之蠕动紊乱而诱发肠套叠。

(二)继发性肠套叠

继发性肠套叠指肠管器质性病变引起的肠套叠。约 5% 左右的病例属继发型,多数是儿童。器质性病变以梅克尔憩室为最多,其次有息肉、血管瘤、腺肌瘤、腹型紫癜形成的肠壁血肿、异位胰腺、淋巴瘤、肠囊肿、阑尾内翻等。肠壁上的病变成为套叠起点被肠蠕动推动,牵引肠壁而发生肠套叠。

二、病理

(一)肠套叠的病理解剖结构

肠套叠由鞘部、套入部组成。外层肠管为鞘部,进入肠管为套入部,套入部最远点为头部,肠管从外面卷入处为颈部。一个肠套叠由三层肠壁组成称为单套,由五层肠壁组成则为复套,即单套再套入相邻的远端肠管内。肠套叠一般是近端肠管套入远端肠管内,与肠蠕动方向一致,称为顺行性肠套叠。一般肠套叠为顺行性肠梗阻。若远端套入近端,称为逆性肠套叠,较为罕见。

(二)肠套叠的类型

一般按套入部的最近端和鞘部最远端的肠管名称分类,将肠套叠分为 6 型。

1.回结型

以回肠末端为出发点,回肠通过回盲瓣内翻套入结肠中,盲肠与阑尾不套入鞘内,此型最多,约占 30%。

2.回盲型

以回盲瓣出发点,盲肠、阑尾随之套入鞘内,此型占 50%~60%。

3.回回结型

即复套,回肠套入回肠后再套入结肠,占 10%左右。

4.小肠型

即小肠套入小肠,比较少见,此型占 5%~10%,包括空空型、回回型、空回型。

5.结肠型

结肠套入结肠,极少见。

6.多发型

在肠管不同区域内有分开的 2 个、3 个或更多的肠套叠。

(三)肠套叠的病理改变

肠套叠的基本病理变化是肠腔梗阻、肌肉痉挛和血液循环障碍。肠套叠发生后,套入部随着肠蠕动不断向前推进,该段肠管相应所附的肠系膜也被牵入鞘内,颈部束紧不能自动退出。鞘部肠管持续痉挛紧缩,致使套入部的肠系膜血管被鞘部嵌压而发生血液循环障碍。初期静脉回流受阻,组织淤血水肿,套入部肠壁静脉怒张破裂出血,与肠黏液混合成果酱样胶冻状物排出。肠壁水肿继续加重,动脉受压,套入部供血停止而发生坏死,套入部的坏死呈现淤血性坏死,为静脉性坏死。而鞘部肠壁则因高度扩张与长期痉挛可发生缺血性坏死,呈局灶性灰白色点状坏死,为动脉性坏死。鞘部灶性动脉性坏死容易被忽略,灌肠复位时极易穿孔,手术复位时也不易被发现,比套入部静脉性坏死更具危险性。

三、临床表现

小儿肠套叠的临床症状随年龄而有所不同。可分为婴儿肠套叠和儿童肠套叠两类。

(一)婴儿肠套叠

1.腹痛(哭闹)

腹痛为肠套叠出现最早且最主要的症状,而哭闹则为婴儿腹痛特有的表现,以突发、剧烈、节律性的哭闹为特征。原本很健康的婴儿忽然哭闹不安、面色苍白、紧握双拳、屈膝缩腹、手足乱动、拒食拒奶,发作持续 3~5 分钟而后自行缓解,间隔 10~20 分钟,重新发作。这种阵发性哭闹是由于肠蠕动将套入肠段向前推进,肠系膜被牵拉,肠套鞘部产生强烈收缩而引起的剧烈腹痛,当蠕动波过后,患儿即转为安静。随着缓解期逐渐缩短,患儿渐渐精神萎靡,嗜睡,随后进入休克状态,而哭闹、腹痛反不明显。

2.呕吐

肠套叠早期症状之一,腹痛发作后不久就发生呕吐,初为乳汁、乳块或食物残渣,以后带有胆汁,晚期则吐粪便样液体。早期呕吐因肠系膜被强烈牵拉,导致神经反射性呕吐,晚期则由肠梗阻引起。

3.便血

便血为肠套叠特征性表现,便血多发生于疾病开始的 8～12 小时,典型的血便是红果酱样黏液血便,也可有鲜血便或脓血便,几小时后又可以重复排出几次。纵使家长忽视了婴儿的哭闹和呕吐,但在发生血便时一定会来医院求治。一部分患儿来院就诊时尚未便血,肛门指检时可发现指套上染有果酱色黏液。出血是由于肠套叠时,肠系膜被牵入嵌闭于套入部的肠壁间,发生血液循环障碍而引起黏膜渗血,与肠黏液、粪便混合形成暗红色胶冻样液体。

4.腹部肿物

腹部触及肿物是有意义的诊断。肿物多位于右上腹或中上腹,实性、光滑、稍可移动,并有压痛。随病情进展,肿物变长,沿结肠框分布,呈腊肠状。多数患儿由于回肠末端及盲肠套入结肠内,右下腹比较松软而有空虚感。严重者套入部达直肠,肛门指诊可触及子宫颈样物,偶见肿物从肛门脱出。一旦肠管有坏死倾向,腹胀加重,腹肌紧张,肿物常触诊不清。

5.全身情况

病程早期,患儿一般情况良好,体温正常,仅表现为面色苍白、精神欠佳。晚期精神萎靡、表情呆钝、嗜睡、脱水、发热,甚至有休克、腹膜炎征象。

(二)儿童肠套叠

多为继发性,病程较缓慢,呈亚急性不全性肠梗阻。可有反复发作的病史,发生肠套叠后也可自行复位。主要表现为腹痛,偶有呕吐,少有血便,腹壁薄者可触及腹部肿物。

四、诊断与鉴别诊断

(一)诊断

1.临床诊断

典型肠套叠的四联征为阵发性腹痛、呕吐、血便和腹部肿块。当患儿出现几个小时以上的无原因剧烈哭闹,时哭时停,伴有呕吐,随即排出血便,诊断并不困难。不典型肠套叠包括无痛性频繁呕吐型、无痛性便血型、精神萎靡尚未便血的休克型,这些类型的肠套叠是以单一症状为主征,缺乏典型的临床表现,很容易漏诊、误诊。依据患儿的年龄、性别、发病季节应考虑肠套叠的可能。此时应在镇静状态下仔细检查腹部是否触及肿块,施行肛门指检观察指套上有无血染,以协助诊断。

2.X线检查

肠套叠时,腹平片可无异常征象,也可呈现肠扩张,结肠内均匀致密的肿物阴影,腹立位片见小肠扩张,有张力性气液平面,显示肠梗阻征象。腹平片诊断肠套叠虽无特异性征象,但可提示肠梗阻的诊断。

钡灌肠检查是在 X 线透视下,由肛门缓缓注入 25%硫酸钡生理盐水溶液,水平压力为 5.9～

8.8 kPa(60~90 cmH$_2$O)透视下可见到钡剂在结肠的套入部受阻,呈杯状或钳状阴影。

空气灌肠是在 X 线透视下,经肛门注气,压力为 8.0 kPa(60 mmHg),套叠顶端致密的软组织肿块呈半圆形,向充气的结肠内突出,气柱前端形成杯口影、钳状阴影或球形阴影。

B 超检查对肠套叠具有较高的确诊率。超声扫描显示肠套叠的横断面呈"同心圆"征或"靶环"征,纵断面呈"套筒"征或"假肾"征。

(二)鉴别诊断

鉴别诊断应以发病年龄为主要思考线索,以主要症状为鉴别要点,与具有腹痛、便血、腹块的婴幼儿其他疾病相鉴别。

1.细菌性痢疾

肠套叠血便不典型且伴有腹泻者可误诊为细菌性痢疾。菌痢多见于夏季,起病急骤,体温升高较快,在早期即可达 39 ℃,大便次数频繁,含有大量黏液及脓血,粪便检查见到脓细胞及红细胞,细菌培养阳性即可确诊。

2.过敏性紫癜

腹型紫癜患儿有阵发性腹痛和呕吐,有腹泻和便血,粪便为暗红色,由于肠管有水肿、出血而增厚,有时在右下腹部能触及肿块,易与肠套叠混淆。过敏性紫癜的特点为双下肢有出血性皮疹,膝关节和踝关节肿痛,部分病例还有血尿,这些临床表现有助于与肠套叠鉴别。需注意的是此病由于肠功能紊乱和肠壁血肿而诱发肠套叠。故当腹部症状加重、腹部体征明显时,需做腹部 B 超检查或低压气灌肠协助诊断。

3.梅克尔憩室

梅克尔憩室并消化道出血时,应与肠套叠鉴别。梅克尔憩室出血起病急骤,无前驱症状,出血量大,为暗红色或鲜红色血便,少有腹痛、呕吐等症状,腹部触诊无腹块、无压痛。腹部^{99m}Tc 扫描可明确诊断。需注意的是梅克尔憩室内翻可继发肠套叠,患儿可出现肠套叠的相应症状及体征。

4.蛔虫肠梗阻

此病多来自农村地区的儿童,近年来发病率明显下降。蛔虫团块堵塞肠腔,可出现腹痛、呕吐,晚期肠坏死则表现为全身中毒症状、便血,与肠套叠极其相似。但蛔虫肠梗阻很少发生在婴儿,早期没有便血,腹内肿块多位于脐下,肿块粗而长,X 线平片可见蛔虫影。

5.肠梗阻肠坏死

婴幼儿其他原因引起的肠梗阻,晚期出现肠血运障碍导致肠坏死,可出现腹痛、呕吐、便血、休克等症状,可与肠套叠混淆。此类患儿缺乏典型的阵发性哭闹史,血便出现晚且伴随休克及全身中毒症状,腹部检查出现腹膜刺激征,腹穿为血性液体,腹部 B 超检查未发现肠套叠影像,可作为鉴别点。

6.直肠脱垂

少数晚期肠套叠,其套入部可以通过全部结肠而由肛门脱出,不要误认为是直肠脱垂。直肠脱垂时,可以清楚地看到肠黏膜一直延续到肛门周围的皮肤,而肠套叠时,在肛门口与脱出的肠管之间有一条沟,可以通过此沟将手指伸入直肠内,而且直肠脱垂并无急腹症症状。

五、治疗

肠套叠治疗分非手术治疗和手术治疗。小儿肠套叠多为原发,以非手术治疗为主。

(一)非手术治疗

半个世纪以来,非手术治疗儿童肠套叠已成为公认的首选方法,其中气灌肠整复肠套叠是几十年来我国最成功且应用最广泛的治疗方法。目前在我国,不论是在城市中心儿科还是在县医院儿科气灌肠复位率达90%左右。

1.适应证

(1)病程不超过48小时,便血不超过24小时。

(2)全身状况好,无明显脱水、酸中毒及休克表现,无高热及呼吸困难者。

(3)腹不胀,无压痛及肌紧张等腹膜刺激征象。

2.禁忌证

(1)病程超过48小时,便血超过24小时。

(2)全身情况不良,有高热、脱水、精神萎靡及休克等中毒症状者。

(3)腹胀明显,腹部有明显压痛、肌紧张,疑有腹膜炎或疑有肠坏死者。

(4)立位X线平片显示完全性肠梗阻者。

(5)试用空气灌肠时逐渐加压至8.0 kPa(60 mmHg)、10.7 kPa(80 mmHg)、13.3 kPa(100 mmHg),而肠套叠阴影仍不移动,形态不变者。

3.治疗方法

(1)气体灌肠复位法:采用空气或氧气均可,观察方法有透视及非透视下进行两种,将气囊肛管置入直肠内,采用自动控制压力仪,肛门注气后即见套叠影逆行推进,直至完全消失,大量气体进入回肠,提示复位成功。①气灌肠前准备:解痉镇静,肌内注射阿托品、苯巴比妥钠,必要时在麻醉状态下进行;脱水明显者,应予以输液纠正,改善全身情况;麻醉下灌肠复位,保证禁食6小时,禁水4小时,必要时插胃管吸出胃内容物;X线透视室内应备有吸引器、氧气、注射器等抢救设施。②气体灌肠压力:诊断性气体灌肠压力为6.7～8.0 kPa(50～60 mmHg);复位治疗压力为12.0～13.3 kPa(90～100 mmHg),不超过16.0 kPa(120 mmHg)。③气体灌肠复位征象:X线透视下见肿块逐渐变小消失,气体突然进入回肠,继之中腹部小肠迅速充气;拔出气囊肛管,大量气体和暗红色黏液血便排出;患儿安然入睡,不再哭闹,腹胀减轻,肿块消失;碳剂试验,口服1 g活性炭。约6小时后由肛门排出黑色炭末。④气体灌肠终止指征:注气后见肿物巨大,套入部呈分叶状,提示复套存在,复位可能性较小;注气过程中见鞘部扩张而套入部退缩不明显或见套入部退而复进,表示套叠颈部过紧,复位困难;注气后肿物渐次后退,通过回盲瓣后,肿物消失,但小肠迟迟不进气,提示仍存在小肠套叠,复位困难;复位过程中,肿物消失,但荧光屏上突然有闪光改变,旋即见膈下游离气体,表明发生肠穿孔,即刻停止注气。

(2)钡剂灌肠复位法:在欧美国家较为流行。钡剂浓度为20%～25%,钡柱高度不超过患儿水平体位90 cm,维持液体静压在5分钟之内,套叠影逆行推进,变小,渐至消失,钡剂进入回肠,提示复位成功。

(3)B超监视下水压灌肠复位法:采用生理盐水或水溶性造影剂为介质灌肠。复位压力为6.7～12.0 kPa(50～90 mmHg),注水量在300～700 mL。在B超荧光屏上可见"同心圆"或"靶环"状块影向回盲部收缩,逐渐变小,最后通过回盲瓣突然消失,液体急速进入回肠。满意的复位是见套入部消失,液体逆流进入小肠。

(二)手术疗法

1.手术指征

(1)有灌肠禁忌证者。

(2)灌肠复位失败者。

(3)肠套叠复发达3次以上,疑有器质性病变者。

(4)疑为小肠套叠者。

2.手术方式

(1)手法复位术:取右下腹或右上腹横切口,在套叠远端肠段用挤压手法使其整复,切忌强行牵拉套叠近端肠段。复位成功后务必详细检查是否存在病理性肠套叠起点,必要时一并处理。对原发复发性肠套叠手术的患儿,手法复位后如未发现病理起点,存在游动盲肠者可行盲肠右下腹膜外埋藏固定法,以减少复发。如阑尾有损伤,呈现水肿和淤血时,可将其切除。

(2)肠切除肠吻合术:术中见鞘部已有白色斑块状动脉性坏死或套入部静脉性坏死,争取做肠切除一期吻合术。必要时亦可延迟24～48小时再吻合。

(3)肠外置或肠造口术:适应于患儿存在休克且病情危重时,或肠套叠手法复位后局部血液供给情况判断有困难时。可将肠襻两断端或可疑肠襻外置于腹壁外,切口全层贯穿缝合,表面覆盖油纱保护,24～48小时后,待休克纠正,病情平稳,再行二期肠吻合术。观察可疑肠襻循环恢复情况决定还纳入腹,抑或肠切除肠吻合。如肠切除后患儿全身或局部循环不满意,无法行肠吻合时,可行肠造口术。

六、预后

小儿原发性肠套叠如能早期就诊、早期诊断、早期治疗,预后良好。绝大多数病例可采用灌肠复位,复位成功率达90%以上。小儿原发性肠套叠复位后极少复发。随着我国人民生活水平提高,医疗条件改善,科普宣传的普及,家长及儿科工作者更加关注小儿肠套叠,晚期肠套叠患儿已少见,已罕见死亡,目前肠套叠的病死率仅为1%。

(王　楠)

第八章

内分泌系统疾病

第一节　生长激素缺乏症

一、概述

生长激素缺乏症是由于腺垂体合成和分泌生长激素部分或完全缺乏,或由于生长激素(GH)分子结构异常等所致的生长发育障碍性疾病。患儿身高处于同年龄、同性别正常健康儿童生长曲线第 3 百分位数以下或低于平均数减 2 个标准差,符合矮身材标准。

二、病因

下丘脑-垂体功能障碍或靶细胞对 GH 无应答反应等均会造成生长落后,根据病因可分为以下几类。

(一)原发性

1.下丘脑-垂体功能障碍

垂体发育异常,如不发育、发育不良或空蝶鞍均可引起生长激素合成和分泌障碍,其中有些伴有视中隔发育不全、唇裂、腭裂等畸形。由下丘脑功能缺陷造成的生长激素缺乏症远较垂体功能不足导致者为多。其中因神经递质-神经激素功能途径的缺陷,导致生长激素释放激素(GHRH)分泌不足引起的身材矮小者称为生长激素神经分泌功能障碍,这类患儿的 GH 分泌功能在药物刺激试验中可能表现正常。

2.遗传性生长激素缺乏

GH 基因缺陷引起单纯性生长激素缺乏症(IGHD),而垂体 Pit-1 转录因子缺陷导致多种垂体激素缺乏症(MPHD),临床表现为多种垂体激素缺乏。

(二)继发性

多为器质性,常继发于下丘脑、垂体或其他颅内肿瘤、感染、细胞浸润、放射性损伤和头颅创伤等。

(三)暂时性

体质性生长及青春期延迟、社会心理性生长抑制、原发性甲状腺功能减退等均可造成暂时性

GH 分泌功能低下。

三、诊断

生长激素缺乏症的诊断依据:①患儿出生时身长和体重均正常,1岁以后出现生长速度减慢,身高落后于同年龄、同性别正常健康儿童身高的第3百分位数或2个标准差以下。②年生长速率<每年 7 cm(3岁以下);<每年 5 cm(3岁至青春期);<每年 6 cm(青春期)。③匀称性矮小、面容幼稚。④智力发育正常。⑤骨龄落后于实际年龄。⑥两项 GH 药物激发试验 GH 峰值均<10 μg/L。⑦血清 IGF1 水平低于正常。

部分生长激素缺乏症患儿同时伴有一种或多种其他垂体激素缺乏,这类患儿除生长迟缓外,尚有其他伴随症状:伴有促肾上腺皮质激素(ACTH)缺乏者容易发生低血糖。伴促甲状腺激素(TSH)缺乏者可有食欲缺乏、活动较少等轻度甲状腺功能不足的症状。伴有促性腺激素缺乏者性腺发育不全,出现小阴茎,至青春期仍无性器官和第二性征发育等。

器质性生长激素缺乏症可发生于任何年龄,其中由围产期异常情况导致者,常伴有尿崩症。颅内肿瘤导致者则多有头痛、呕吐、视野缺损等颅内压增高及视神经受压迫的症状和体征。

GH 的自然分泌呈脉冲式,每 2~3 小时出现一个峰值,夜间入睡后分泌量增高,且与睡眠深度有关。这种脉冲式分泌与下丘脑、垂体、神经递质及大脑结构和功能的完整性有关,有明显的个体差异,并受睡眠、运动、摄食和应激的影响,故单次测定血 GH 水平不能真正反映机体的 GH 分泌情况。对疑诊患儿必须进行 GH 刺激试验,以判断其垂体分泌 GH 的功能。

经典的 GH 刺激试验包括生理性刺激试验(睡眠试验、运动试验)和药物刺激试验。生理性刺激试验要求一定的条件和设备:睡眠试验必须在脑电图的监测下,于睡眠的第Ⅲ期或第Ⅳ期采血测 GH 才能得到正确的结果;运动试验则必须达到一定的强度,才能产生促进 GH 分泌的作用。因此,生理性刺激试验在儿童中难以获得可靠的资料。GH 药物激发试验是目前临床诊断 GHD 的重要依据。因任何一种激发试验都有 15% 的假阳性率,故必须在两项药物(作用机制不同的 2 种药物)激发试验结果都不正常时,方能诊断 GHD。

血清 IGF1 因无明显脉冲式分泌和昼夜节律,相对稳定,能较好地反映内源性 GH 分泌状态,因此一度被认为是 GHD 的筛查指标。但 IGF1 受性别、年龄、青春期、营养状态及遗传因素的影响,各实验室宜建立自己相应的正常参考值。

GHD 诊断的过程中,还需评价下丘脑-垂体-其他内分泌轴功能。对已确诊 GHD 的患儿,均需行垂体 MRI,明确是否为器质性 GHD。

四、鉴别诊断

引起生长落后的原因很多,需与生长激素缺乏症鉴别的主要有以下几方面。

(一)家族性矮身材

父母身高均矮,小儿身高常在第3百分位数左右,但其年生长速率>5 cm,骨龄和年龄相称,智能和性发育正常。

(二)体质性生长及青春期延迟

多见于男孩。青春期开始发育的时间比正常儿童迟3~5年,青春期前生长缓慢,骨龄也相应落后,但身高与骨龄一致,青春期发育后其最终身高正常。父母一方往往有青春期发育延迟病史。

(三)特发性矮身材

特发性矮身材是一组目前病因未明的导致儿童身材矮小疾病的总称。患儿出生时身长和体重正常；生长速率稍慢或正常，一般年生长速率＜5 cm；两项 GH 激发试验的 GH 峰值 ≥10 μg/L，IGF1 浓度正常；骨龄正常或延迟。无明显的慢性器质性疾病（肝、肾、心、肺、内分泌代谢病和骨骼发育障碍），无心理和严重的情感障碍，无染色体异常。

(四)先天性卵巢发育不全综合征(Turner 综合征)

女孩身材矮小时应考虑此病。本病的临床特点为身材矮小；性腺发育不良；具有特殊的躯体特征，如颈短、颈蹼、肘外翻、后发际低、乳距宽、色素痣多等。典型的 Turner 综合征与生长激素缺乏症不难区别，但嵌合型或等臂染色体所致者因症状不典型，需进行染色体核型分析以鉴别。文献报道 30％～40％的 Turner 综合征患儿可出现自发性性发育，因此对已经出现性发育的矮身材女性患儿仍应注意进行染色体核型分析。

(五)先天性甲状腺功能减退症

该症除有生长发育落后、骨龄明显落后外，还有特殊面容、基础代谢率低、智能低下，故不难与生长激素缺乏症鉴别。但有些晚发性病例症状不明显，需借助血 T_4 降低、TSH 升高等指标鉴别。

(六)骨骼发育障碍性疾病

各种骨、软骨发育不全等，均有特殊的面容和体态，可选择进行骨骼 X 线片检查以鉴别。

(七)其他内分泌及遗传代谢病引起的生长落后

先天性肾上腺皮质增生症、性早熟、皮质醇增多症、黏多糖病、糖原贮积症等各有其特殊的临床表现，易于鉴别。

五、治疗

(一)生长激素

基因重组人生长激素(rhGH)替代治疗已被广泛应用，目前大都采用 0.1 U/kg，每晚临睡前皮下注射 1 次(或每周总剂量分 6～7 次注射)的方案。为改善身高，GHD 患儿的 rhGH 疗程宜长，可持续至身高满意或骨骺融合。治疗时年龄越小，效果越好，以第 1 年效果最好，身高增长可达到每年 10～12 cm 以上，以后生长速率可有下降。

30％～50％的 GHD 患儿成人后生长激素缺乏状态仍持续存在，发展为成人 GHD。一旦成人 GHD 诊断确立，为改善脂代谢紊乱、骨代谢异常、心功能等，应继续 rhGH 治疗。但治疗剂量较小。

rhGH 治疗过程中可能出现甲状腺功能减退，故须进行常规监测，必要时加用左甲状腺素维持甲状腺功能正常。治疗前需全面评价甲状腺功能，若存在甲状腺功能减退，在 rhGH 治疗前，需调整甲状腺功能至正常。

rhGH 长期治疗可降低胰岛素敏感性，增加胰岛素抵抗，部分患儿出现空腹血糖受损、糖耐量受损。但多为暂时可逆的，极少发展为糖尿病。绝大多数患儿在 rhGH 治疗过程中血糖维持在正常范围。在 rhGH 治疗前及治疗过程中均需定期进行空腹血糖、胰岛素水平的检查，必要时行 OGTT 试验，排除糖尿病及糖代谢异常。有糖尿病、高血脂等代谢性疾病家族史的患儿，以及 TS、PWS、SGA 等 2 型糖尿病的高危人群，应根据病情权衡利弊，在充分知情同意的前提下决定是否进行 rhGH 治疗，并在治疗过程中密切监测患儿糖代谢相关指标。

血清 IGF1 水平检测可作为 rhGH 疗效和安全性评估的指标。在治疗过程中应维持 IGF1 水平在正常范围内。在依从性较好的情况下,若生长情况不理想,且 IGF1 水平较低,可在批准剂量范围内增加 rhGH 剂量;在最初治疗 2 年后,若血清 IGF1 水平高于正常范围,特别是持续高于 2.5SDS,可考虑减量。

应用 rhGH 治疗的不良反应较少,主要有如下内容:①注射局部红肿,与 rhGH 制剂纯度不够及个体反应有关,停药后可消失。②少数患儿注射后数月会产生抗体,但对促生长疗效无显著影响。③暂时性视盘水肿、颅内高压等,比较少见。④股骨头骺部滑出和坏死,但发生率甚低。

目前临床资料未显示 rhGH 治疗可增加肿瘤发生、复发的危险性或导致糖尿病的发生,但对恶性肿瘤及严重糖尿病患儿建议不用 rhGH 治疗。rhGH 治疗前应常规行头颅 MRI 检查,以排除颅内肿瘤。

(二)其他

同时伴有性腺轴功能障碍的生长激素缺乏症的患儿骨龄达 12 岁时可开始用性激素治疗;男性可注射长效庚酸睾酮 25 mg,每月 1 次,每 3 个月增加 25 mg,直至每月 100 mg;女性可用炔雌醇 1～2 μg/d,或妊马雌酮,自每天 0.3 mg 起酌情逐渐增加,同时需监测骨龄。

(李　阳)

第二节　甲状腺炎

甲状腺炎为甲状腺组织发生炎症病理改变而引起的一系列临床病症,包括感染性和自身免疫性甲状腺炎。急性甲状腺炎是因细菌感染引起甲状腺化脓性改变,亚急性甲状腺炎是病毒感染引起炎性反应,慢性甲状腺炎一般为自身免疫病。

一、亚急性甲状腺炎

亚急性甲状腺炎又称 De Quervain 甲状腺炎。儿科较少见,多见于病毒感染后,血中腮腺炎病毒、腺病毒、肠道病毒、流感病毒、麻疹病毒抗体常升高。发病原因未完全清楚,目前认为病毒感染造成甲状腺损伤,并与自身免疫有关。

(一)诊断步骤

1.病史采集要点

(1)起病情况:起病较缓慢。

(2)主要临床表现:有怕冷、寒战、发热、食欲缺乏;甲状腺局部疼痛、压痛,并向颌下、耳后、颈部放射;个别患儿早期有甲亢表现如心悸、多汗等。

(3)既往病史:发病前数周内常有呼吸道感染史。

2.体格检查要点

主要有甲状腺肿大、质硬,有压痛。

3.门诊资料分析

(1)血常规:白细胞和中性粒细胞大多数正常或稍高。

(2)红细胞沉降率:明显加快。

(3)甲状腺功能：早期血 T_3、T_4、FT_3、FT_4 升高，后期可下降。

4.进一步检查项目

(1)甲状腺吸碘率可降低。

(2)甲状腺球蛋白升高。

(二)诊断对策

1.诊断要点

根据病前呼吸道感染史，甲状腺局部疼痛、压痛、放射痛，血 T_3、T_4、FT_3、FT_4 升高，^{131}I 吸收率降低伴红细胞沉降率升高可考虑诊断本病。

2.鉴别诊断要点

需与慢性淋巴细胞性甲状腺炎鉴别，慢性淋巴细胞性甲状腺炎抗甲状腺球蛋白抗体（TGAb）和抗微粒体抗体（TMAb）阳性可帮助鉴别。

(三)治疗对策

1.治疗原则

(1)糖皮质激素：用于症状严重者。

(2)对症处理：必要时用解热镇痛剂；心率加快等甲亢症状者，给予普萘洛尔。

(3)监测甲状腺功能减退的发生。

2.治疗计划

(1)泼尼松：1 mg/kg，一般用 1~2 个月。

(2)普萘洛尔：有甲亢症状者服用适量普萘洛尔。

(3)甲状腺素片：有甲低症状者加服甲状腺片 40~80 mg/d。

二、慢性淋巴细胞性甲状腺炎

慢性淋巴细胞性甲状腺炎（CLT）亦称为慢性自身免疫性甲状腺炎或桥本甲状腺炎（HT），以甲状腺肿大和腺体内弥漫性淋巴细胞浸润为特征，常伴不同程度的甲状腺功能减退，为自身免疫性甲状腺疾病中最常见的类型之一。本病多见于女性，男女之比为 1：(4~9)，确切发病率不清楚，实际病例数比临床诊断的多。

本病为在遗传易感性基础上出现免疫监视缺陷，造成免疫功能紊乱。目前认为 HLA 基因的多态性和编码细胞毒 T 细胞抗原-4 的基因与本病的遗传易感性有关。患儿体内存在多种自身抗体，常见有抗甲状腺球蛋白抗体（TGAb）、甲状腺过氧化酶抗体（TPOAb）等。其他可有甲状腺兴奋性抗体（TSAb）和甲状腺阻断性抗体（TBAb）。桥本甲状腺炎的自身免疫机制与 Graves 病不同，本病主要导致甲状腺组织的破坏，体液免疫和细胞免疫均参与其细胞损伤过程，包括补体依赖的细胞毒作用、致敏淋巴细胞对甲状腺细胞的直接杀伤作用和抗体依赖细胞介导的细胞毒作用。此外，TBAb 与 TSHR 结合后，阻断了 TSH 的作用，可导致甲减，当 TB-Ab 浓度随时间延长逐渐减少或消失时，患儿甲状腺功能恢复正常。部分患儿血液循环中 TSAb 和 TBAb 相继或交替出现，临床上相继表现为甲亢和甲减，或甲亢与甲减交替出现。自身抗体除介导甲状腺细胞的损伤外，对甲状腺合成亦有影响，TGAb 与 TG 结合位点上存在酶的催化位点，具有酶活性，可催化 TG 水解，使血液循环中及甲状腺内 TG 减少。正常情况下，甲状腺素合成依赖甲状腺过氧化酶对天然 TG 的识别，因此 TO 减少会导致 T_3、T_4 合成减少。此外，TPOAb 与 TPO 结合后，可抑制 TPO 的酶活性，使甲状腺素合成减少，故认为自身抗体对甲状腺素合成

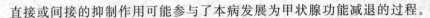

直接或间接的抑制作用可能参与了本病发展为甲状腺功能减退的过程。

(一)诊断步骤

1.病史采集要点

(1)起病情况:起病缓慢,青春期多见,6岁前较少发病,6岁后逐渐增多。

(2)主要临床表现:大部分患儿无明显症状,部分发展为甲状腺功能减退,部分患儿早期表现为一过性甲状腺功能亢进,少数患儿有喉部压迫感或异物感,在咽唾液时感到有阻塞感。

2.体格检查要点

甲状腺呈弥漫性增大,质地坚韧,发展为萎缩性甲状腺炎者表面可凹凸不平,但无结节及触痛,无血管杂音。

3.门诊资料分析

甲状腺功能测定早期 T_3、T_4 水平正常或增高,后期下降。

4.进一步检查项目

(1)血 TGAb、TMAb:90%~95%病例可呈阳性。

(2)红细胞沉降率:增快。

(3)血浆 γ 球蛋白:升高。

(4)甲状腺显像:如 B 超、放射性核素显像,可呈现甲状腺形态大小及光点、放射性分布欠均匀。

(5)甲状腺细针穿刺活组织检查:有诊断价值,但不作为常规检查,对甲状腺囊肿、肿瘤有鉴别价值。

(二)诊断对策

1.诊断要点

根据上述临床特点和实验室特点综合判断可做出诊断,甲状腺细针穿刺活组织检查对诊断有帮助。

2.鉴别诊断要点

(1)单纯性甲状腺肿:患儿血中抗体阴性,红细胞沉降率、血浆 γ 球蛋白均正常,甲状腺功能正常。

(2)亚急性甲状腺炎:患儿甲状腺局部有疼痛,血中抗体阴性,泼尼松治疗有效。

(3)Graves病:该病患儿 T_3、T_4 持续升高,而桥本甲状腺炎 T_3、T_4 为一过性升高或正常或下降,血中 TGAb,TMAb 浓度高。

(三)治疗对策

1.治疗原则

维持患儿正常的甲状腺功能。对症处理。

2.治疗计划

(1)有甲低表现者给予甲状腺素,剂量必须个体化,要求血清 T_4 浓度维持在正常值上限,TSH 抑制到正常值。

(2)有一过性甲亢者可用普萘洛尔对症处理。

(3)中、重度甲亢可短期应用小剂量抗甲状腺药物。

(4)甲状腺明显肿大产生压迫症状,如呼吸困难、吞咽困难、声音嘶哑或疑有癌变考虑手术治疗。

(李　阳)

第三节　先天性甲状腺功能减退症

一、概述

先天性甲状腺功能减退症是由于甲状腺激素合成不足或其受体缺陷所造成的一种疾病，是引起儿童智力发育及体格发育落后的常见小儿内分泌疾病之一，新生儿筛查患病率约为 1/2 050。

二、病因

先天性甲减的分类按病变部位可分为原发性甲减、继发性甲减和外周性甲减。

(一)原发性甲减

即为甲状腺本身的疾病所致，其特点是血促甲状腺激素（thyroid-stimulating hormone，TSH）升高和游离甲状腺激素（free thyroxine，FT_4）降低。甲状腺先天性发育异常是最常见的病因，包括甲状腺发育异常（甲状腺缺如、甲状腺发育不良、单叶甲状腺、甲状腺异位等），甲状腺异位是甲状腺在下移过程中停留在其他部位形成异位甲状腺，引起甲状腺功能部分或完全丧失。甲状腺发育异常绝大部分为散发，造成甲状腺发育异常的原因尚未阐明，近年发现部分原因与遗传性基因突变有关，如 TTF-1、TTF-2 和 PAX8 等基因异常可造成甲状腺发育异常。甲状腺激素合成障碍多见于甲状腺激素合成和分泌过程中酶（碘钠泵、甲状腺过氧化物酶、甲状腺球蛋白、碘化酪氨酸脱碘酶、过氧化氢合成酶等）的基因突变，造成甲状腺素合成不足。多为常染色体隐性遗传病，临床表现常有甲状腺肿大。

地方性甲减多见于甲状腺肿流行的山区，是由于该地区水、土和食物中缺乏碘，甲状腺激素合成缺乏原料碘所致，临床表现常有甲状腺肿大。随着我国碘化食盐的广泛应用，其发病率已明显下降。

(二)继发性甲减

病变部位在下丘脑和垂体，亦称中枢性甲减或下丘脑-垂体性甲减，因垂体分泌 TSH 障碍而引起，特点为 FT_4 降低，TSH 正常或者下降。继发性甲减包括 TSH 缺乏（β 亚单位突变）、腺垂体发育相关的转录因子缺陷（PROP1、PIT-1、LHX4、HESX1 等）、TRH 分泌缺陷（垂体柄中断综合征、下丘脑病变）、TRH 抵抗（TRH 受体突变）。以 TRH 不足较多见。TSH 单一缺乏者少见，常与 GH、催乳素（PRL）、黄体生成素（LH）等其他垂体激素缺乏并存，临床上称为多种垂体激素缺乏症（MPHD）。

(三)外周性甲减

因甲状腺激素受体功能缺陷，甲状腺或靶器官对甲状腺激素反应低下，包括甲状腺激素抵抗（甲状腺受体 β 突变或信号传递通路缺陷）、甲状腺激素转运缺陷（MCT8 突变）等，临床较为罕见。

先天性甲减按疾病转归又可分为持续性甲减及暂时性甲减。持续性甲减指由于甲状腺激素持续缺乏，患儿需终身替代治疗，甲状腺先天性发育异常、甲状腺激素合成和分泌过程中酶缺陷及下丘脑-垂体缺陷导致的继发性甲减都属这一类。暂时性甲减指由于母亲甲状腺疾病,如母亲用抗甲状腺药物治疗、母源性 TSH 受体阻断抗体(TRB-Ab)、母亲缺碘等,或者早产儿发育不成熟、感染、窒息等各种原因,致使出生时甲状腺激素分泌暂时性缺乏,甲状腺功能可恢复正常的患儿。

在新生儿筛查和临床中会发现部分患儿血 TSH 增高而 FT_4 水平在正常范围,称为高 TSH 血症。高 TSH 血症的临床转归可能为 TSH 恢复正常、高 TSH 血症持续及 TSH 进一步升高,FT_4 水平下降,发展到甲减状态。

三、诊断

(一)病史

需询问母亲孕期甲状腺疾病史,了解地方性碘缺乏流行病史,极少部分患儿有家族史。有的患儿母亲怀孕时常感到胎动少,新生儿常为过期产、巨大儿。

(二)临床表现

1.新生儿期

多数患儿出生时无特异性临床症状或症状轻微,生后可出现黄疸较重或黄疸消退延迟、嗜睡、少哭、哭声低下、纳呆、吸吮力差、皮肤花纹(外周血液循环差)、面部臃肿、前后囟较大、便秘、腹胀、脐疝、心率缓慢、心音低钝等。如果中枢性甲减合并其他垂体前叶激素缺乏,可表现为低血糖、小阴茎、隐睾及面中线发育异常,如唇裂、腭裂、视神经发育不良等。

2.婴幼儿及儿童期

临床主要表现为智力落后及体格发育落后。患儿常有严重的身材矮小,可有特殊面容(眼距宽、塌鼻梁、唇厚舌大、面色苍黄)、皮肤粗糙、黏液性水肿、反应迟钝、脐疝、腹胀、便秘、心功能及消化功能低下、贫血等表现。

(三)实验室检查

1.新生儿筛查

采用出生 72 小时的新生儿干血滴纸片检测 TSH 浓度,一般结果大于 10 mU/L(须根据筛查实验室阳性切割值决定)时,再检测血清 T_4、TSH 以确诊。该筛查方法只能检出 TSH 增高的原发性甲减,无法检出中枢性甲减及 TSH 延迟升高的患儿。因此,对筛查阴性的临床病例,如有可疑症状,仍应采血检测甲状腺功能。

2.血清 FT_4、FT_3、TSH 测定

任何新生儿筛查结果可疑或临床可疑的小儿都应检测血清 FT_4、TSH 浓度。如 FT_4 降低、TSH 明显升高,诊断为先天性甲减。若血 TSH 持续增高、FT_4 正常,可诊断为高 TSH 血症。若 TSH 正常或降低,FT_4 降低,诊断为继发性甲减或者中枢性甲减。

3.甲状腺 B 超

可评估甲状腺发育情况,但对异位甲状腺判断不如放射性核素显像。甲状腺肿大常提示甲状腺激素合成障碍或缺碘。

4.核素检查

甲状腺放射性核素显像可判断甲状腺的位置、大小、发育情况及摄取功能。甲状腺摄碘缺乏结合B超可以明确甲状腺是否缺如。碘-123(^{123}I)或锝-99m(^{99m}Tc)由于放射性低常用于新生儿甲状腺核素扫描。需注意不要因为做此检查而推迟新生儿甲减的开始治疗时间。甲状腺摄碘缺

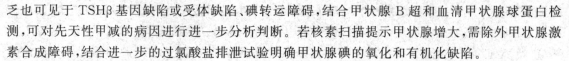

乏也可见于 TSHβ 基因缺陷或受体缺陷、碘转运障碍,结合甲状腺 B 超和血清甲状腺球蛋白检测,可对先天性甲减的病因进行进一步分析判断。若核素扫描提示甲状腺增大,需除外甲状腺激素合成障碍,结合进一步的过氯酸盐排泄试验明确甲状腺碘的氧化和有机化缺陷。

5.甲状腺球蛋白(TG)测定

TG 可反映甲状腺组织存在和活性,甲状腺发育不良患儿 TG 水平明显低于正常对照。甲状腺摄碘缺乏而 TG 升高者提示甲状腺存在,需考虑 TSH 受体突变、碘转运障碍或存在母源性 TRB-Ab,而非甲状腺发育不良。

6.其他检查

中枢性甲减应做其他垂体激素检查,如 ACTH、皮质醇、促性腺激素等,以及下丘脑-垂体部位 MRI 检查。

四、鉴别诊断

根据典型的临床症状和甲状腺功能测定,诊断不难。但在新生儿期临床表现无特异性,不易确诊,应对新生儿进行群体筛查。年长儿应与下列疾病鉴别。

(一)先天性巨结肠

患儿出生后即开始便秘、腹胀,并常有脐疝,但其面容、精神反应及哭声等均正常,钡灌肠可见结肠痉挛段与扩张段,甲状腺功能测定可鉴别。

(二)21-三体综合征

患儿智能及动作发育落后,但有特殊面容:眼距宽、外眼眦上斜、鼻梁低、舌伸出口外,皮肤及毛发正常,无黏液性水肿,且常伴有其他先天畸形。染色体核型分析可鉴别。

(三)佝偻病

患儿有动作发育迟缓、生长落后等表现。但智能正常,皮肤正常,有佝偻病的体征,血生化、X 线片及甲状腺功能测定可鉴别。

(四)骨骼发育障碍的疾病

如骨软骨发育不良、黏多糖病等都有生长迟缓症状,骨骼 X 线片和尿中代谢物检查可资鉴别。

五、治疗

无论是先天性原发性甲减还是继发性甲减,一旦确定诊断都应该立即治疗。新生儿筛查发现的阳性患儿应早期诊断,尽早治疗,以避免先天性甲减对脑发育的损害。一旦诊断确立,应终身服用甲状腺制剂。

治疗首选左甲状腺素(L-T$_4$),新生儿期初始治疗剂量 $10\sim15$ μg/(kg·d),每天 1 次口服,尽早使 FT$_4$、TSH 恢复正常,FT$_4$ 最好在治疗 2 周内,TSH 在治疗后 4 周内达到正常。对于伴有严重先天性心脏病的患儿,初始治疗剂量应减少。治疗后 2 周抽血复查,根据血 FT$_4$、TSH 浓度调整治疗剂量。

在随后的随访中,甲状腺激素维持剂量须个体化。血 FT$_4$ 应维持在平均值至正常上限范围之内,TSH 应维持在正常范围内。L-T$_4$ 治疗剂量应随静脉血 FT$_4$、TSH 值调整,婴儿期一般在 $5\sim10$ μg/(kg·d),$1\sim5$ 岁 $5\sim6$ μg/(kg·d),$5\sim12$ 岁 $4\sim5$ μg/(kg·d)。

患儿一般治疗数周后食欲好转,腹胀消失,心率维持在正常范围,活动增多,语言进步,智能及体格发育改善。药物过量患儿可有颅缝早闭和甲状腺功能亢进临床表现,如烦躁、多汗等,需及时减量,4周后再次复查。

对于TSH大于10 mU/L,而FT_4正常的高TSH血症,复查后TSH仍然增高者应予以治疗,L-T_4起始治疗剂量可采用维持剂量,4周后根据TSH水平调整。对于TSH始终维持在6~10 mU/L的婴儿的处理方案目前仍存在争议,在出生头几个月内TSH可有生理性升高。对这种情况的婴儿,需密切随访甲状腺功能。

对于FT_4和TSH测定结果正常,而总T_4降低者,一般不需治疗。多见于TBG缺乏、早产儿或者新生儿有感染时。

对于幼儿及年长儿下丘脑-垂体性甲减,L-T_4治疗需从小剂量开始。如伴有肾上腺皮质功能不足者,需同时给予生理需要量可的松治疗,防止突发性肾上腺皮质功能衰竭。如发现有其他内分泌激素缺乏,应给予相应替代治疗。

(李　阳)

第四节　低血糖症

低血糖是指某些病理或生理原因使血糖下降至低于正常水平。低血糖症的诊断标准是血糖在婴儿和儿童<2.8 mmol/L,足月新生儿<2.2 mmol/L,当出生婴儿血糖<2.2 mmol/L就应开始积极治疗。

正常情况下,血糖的来源和去路保持动态平衡,血糖水平在正常范围内波动,当平衡被破坏时可引起高血糖或低血糖。葡萄糖是脑部的主要能量来源,由于脑细胞储存葡萄糖的能力有限,仅能维持数分钟脑部活动对能量的需求,且不能利用循环中的游离脂肪酸作为能量来源,脑细胞所需要的能量几乎全部直接来自血糖。因此,持续时间过长或反复发作的低血糖可造成不可逆性脑损伤,甚至死亡,年龄越小,脑损伤越重,出现低血糖状态时需要紧急处理。

一、诊断

(一)病史采集要点

1.起病情况

临床症状与血糖下降速度、持续时间长短、个体反应性及基础疾病有关。通常血糖下降速度越快,持续时间越长,原发病越严重,临床症状越明显。

2.主要临床表现

(1)交感神经过度兴奋症状:恶心、呕吐、饥饿感、软弱无力、紧张、焦虑、心悸、出冷汗等。

(2)急性脑功能障碍症状:轻者仅有烦躁不安、焦虑、淡漠,重者出现头痛、视物不清,反应迟钝,语言和思维障碍,定向力丧失,痉挛、癫痫样小发作,偶可偏瘫。新生儿和小婴儿低血糖的症状不典型,并且无特异性,常被忽略。小婴儿低血糖可表现为发绀、呼吸困难、呼吸暂停、拒乳,突发的短暂性肌阵挛、衰弱、嗜睡和惊厥,体温常不正常。儿童容易出现行为的异常,如注意力不集中,表情淡漠、贪食等。

(二)体格检查要点

面色苍白、血压偏高、手足震颤,如低血糖严重而持久可出现意识模糊,甚至昏迷,各种反射消失。

(三)门诊资料分析

血糖:婴儿和儿童<2.8 mmol/L,足月新生儿<2.2 mmol/L 时说明存在低血糖症。

(四)进一步检查

1.同时测血糖和血胰岛素

当血糖<2.24 mmol/L(40 mg/dL)时正常人血胰岛素应<5 mU/L,而不能>10 mU/L。如果有 2 次以上血糖低而胰岛素>10 mU/L 即可诊断为高胰岛素血症。

2.血酮体和丙氨酸检测

禁食 8~16 小时出现低血糖症状,血和尿中酮体水平明显增高,并有血丙氨酸降低时应考虑酮症性低血糖。

3.ACTH、皮质醇、甲状腺素和生长激素监测

如检测的水平减低说明相应的激素缺乏。

4.酮体、乳酸、丙酮酸及 pH、尿酮体

除低血糖外还伴有高乳酸血症,血酮体增多,酸中毒时要考虑是否为糖原贮积症。

5.腹部 CT

发现胰岛细胞腺瘤有助诊断。

6.腹部 B 超

发现腺瘤回声图有助于诊断。

二、诊断

(一)诊断要点

有上述低血糖发作的临床表现,立即检测血糖,在婴儿和儿童<2.8 mmol/L,足月新生儿<2.2 mmol/L,给予葡萄糖后症状消除即可诊断。

(二)病因鉴别诊断要点

低血糖发作确诊后必须进一步查明病因,然后才能针对病因进行治疗和预防低血糖再发。

1.高胰岛素血症

高胰岛素血症可发生于任何年龄,患儿血糖低而胰岛素仍>10 mU/L,可因胰岛 β 细胞增生、胰岛细胞增殖症或胰岛细胞腺瘤所引起。胰岛细胞腺瘤的胰岛素分泌是自主性的,胰岛素呈间断的释放,与血糖浓度无相关关系。胰岛细胞增生是分泌胰岛素的 β 细胞增生,胰岛细胞增殖症是胰腺管内含有胰岛的四种细胞,呈分散的单个细胞或是细胞簇存在的腺样组织,为未分化的小胰岛或微腺瘤。腹部 B 超发现腺瘤回声图、腹部 CT 可能发现胰岛细胞腺瘤有助于诊断,确诊需要依靠病理组织检查。

2.酮症性低血糖

酮症性低血糖为最多见的儿童低血糖,多在晚餐进食过少或未进餐,伴有感染或胃肠炎时发病。次日晨可出现昏迷、惊厥,尿酮体阳性。患儿发育营养较差,不耐饥饿,禁食 12~18 小时就出现低血糖,空腹血丙氨酸降低,注射丙氨酸 2 mg/kg 可使血葡萄糖、丙酮酸盐及乳酸盐上升。至 7~8 岁可能因肌肉发育其中所含丙氨酸增多,可供糖异生之用而自然缓解。

3.各种升糖激素缺乏

生长激素、皮质醇不足及甲状腺激素缺乏,均可出现低血糖。由于这些激素有降低周围组织葡萄糖利用,动员脂肪酸和氨基酸以增加肝糖原合成,并有拮抗胰岛素的作用。根据症状和体征临床疑诊升糖激素缺乏者可测定相应的激素,包括生长激素激发试验,血甲状腺激素、ACTH、皮质醇及胰高糖素水平检测。

4.糖类代谢障碍

(1)糖原贮积症:除低血糖外还有高乳酸血症,血酮体增多和酸中毒。其Ⅰ型、Ⅲ型、Ⅳ型和O型均可发生低血糖,以Ⅰ型较为多见。Ⅰ型为葡萄糖-6-磷酸酶缺乏,该酶是糖原分解和糖异生最后一步产生葡萄糖所需的酶,此酶缺乏使葡萄糖的产生减少而发生严重的低血糖。Ⅲ型为脱酶缺乏,使糖原分解产生葡萄糖减少,但糖异生途径正常,因此低血糖症状较轻。Ⅳ型为肝磷酸化酶缺乏,可发生于糖原分解中激活磷酸化酶的任何一步,偶有低血糖发生,肝功有损害。O型为糖原合成酶缺乏,肝糖原合成减少,易发生空腹低血糖和酮血症,而餐后有高血糖和尿糖。

(2)糖异生的缺陷:糖异生过程中所需要的许多酶可发生缺陷,如果糖-1,6-二磷酸醛缩酶缺乏时可发生空腹低血糖,以磷酸烯醇式丙酮酸羧化酶缺乏时低血糖最为严重,此酶为糖异生的关键酶,脂肪和氨基酸代谢的中间产物都不能转化成葡萄糖,因而发生空腹低血糖。

(3)半乳糖血症是一种常染色体隐性遗传病,因缺乏1-磷酸半乳糖尿苷转移酶,使1-磷酸半乳糖不能转化成1-磷酸葡萄糖,前者在体内积聚,抑制磷酸葡萄糖变位酶,使糖原分解出现急性阻滞,患儿于食乳后发生低血糖。患儿在食乳制品或人乳后发生低血糖,同时伴有呕吐腹泻、营养差、黄疸、肝大、酸中毒、尿糖及尿蛋白阳性、白内障,给予限制半乳糖饮食后尿糖、尿蛋白转阴,肝脏回缩,轻度白内障可消退,酶学检查有助于确诊。

(4)果糖不耐受症:因缺乏1-磷酸果糖醛缩酶,1-磷酸果糖不能进一步代谢,在体内积聚。本病主要表现在进食含果糖食物后出现低血糖和呕吐。患儿食母乳时无低血糖症状,在添加辅食后由于辅食中含果糖,不能进行代谢,临床出现低血糖、肝大和黄疸等。血中乳酸、酮体和游离脂肪酸增多,甘油三酯减低。

5.氨基酸代谢障碍

因支链氨基酸代谢中 α-酮酸氧化脱羧酶缺乏,亮氨酸、异亮氨酸和缬氨酸的 α-酮酸不能脱羧,以致这些氨基酸及其 α-酮酸在肝内积聚,引起低血糖和重度低丙氨酸血症。临床多有酸中毒、吐泻、尿味异常,可查血、尿氨基酸确诊。

6.脂肪代谢障碍

各种脂肪代谢酶的先天缺乏可引起肉卡尼汀乏或脂肪酸代谢缺陷,使脂肪代谢中间停滞而不能生成酮体,发生低血糖、肝大、肌张力低下、心肌肥大,除低血糖外可合并有酸中毒,血浆卡尼汀水平降低,酮体阴性,亦可有惊厥。

7.新生儿暂时性低血糖

新生儿尤其早产儿和低出生体重儿低血糖发生率较高,主要原因是糖原贮备不足,体脂储存量少,脂肪分解成游离脂肪酸和酮体均少,因而容易发生低血糖。糖尿病母亲婴儿由于存在高胰岛素血症及胰高糖素分泌不足,内生葡萄糖产生受抑制而易发生低血糖。

8.糖尿病治疗不当

糖尿病患儿因胰岛素应用不当而致低血糖是临床最常见的原因,主要是胰岛素过量,其次与注射胰岛素后未能按时进餐、饮食量减少、剧烈活动等因素有关。

9.其他

严重的和慢性的肝脏病变、小肠吸收障碍等亦可引起低血糖。

三、治疗对策

(一)治疗原则

(1)一经确诊低血糖,应立即静脉给予葡萄糖。

(2)针对病因治疗。

(二)治疗计划

1.尽快提高血糖水平

静脉推注 25%(早产儿为 10%)葡萄糖,每次 1~2 mL/kg,继以 10%葡萄糖液滴注,按 5~8 mg/(kg·min)用输液泵持续滴注,严重者可给 15 mg/(kg·min),注意避免超过 20 mg/(kg·min)或一次静脉推注 25%葡萄糖 4 mL/kg。一般用 10%葡萄糖,输糖量应逐渐减慢,直至胰岛素不再释放,防止骤然停止引起胰岛素分泌再诱发低血糖。

2.升糖激素的应用

如输入葡萄糖不能有效维持血糖正常,可用皮质激素增加糖异生,如氢化可的松 5 mg/(kg·d),分3次静脉注射或口服,或泼尼松 1~2 mg/(kg·d),分 3 次口服。效果不明显时改用胰高糖素 30 μg/kg,最大量为 1 mg,促进肝糖原分解,延长血糖升高时间。肾上腺素可阻断葡萄糖的摄取,对抗胰岛素的作用,用量为 1:2 000 肾上腺素皮下注射,从小量渐增,每次 <1 mL。二氮嗪 10~15 mg/(kg·d)分3~4 次口服,对抑制胰岛素的分泌有效。

3.高胰岛素血症的治疗

(1)糖尿病母亲婴儿由于存在高胰岛素血症,输入葡萄糖后又刺激胰岛素分泌可致继发性低血糖,因此葡萄糖的输入应维持到高胰岛素血症消失才能停止。

(2)非糖尿病母亲的新生儿、婴儿或儿童的高胰岛素血症时应进行病因的鉴别,应按以下步骤进行治疗,静脉输入葡萄糖急救后开始服用皮质激素,效果不明显时试用人生长激素每天肌内注射 1 U,或直接改服二氮嗪,连服 5 天。近年报道长效生长抑素治疗能抑制胰岛素的释放和纠正低血糖。药物治疗效果不明显时需剖腹探查,发现胰腺腺瘤则切除,如无胰腺瘤时切除 85%~90%的胰腺组织。

4.酮症性低血糖的治疗

以高蛋白、高糖饮食为主,在低血糖不发作的间期应监测尿酮体,如尿酮体阳性,预示数小时后将有低血糖发生,可及时给含糖饮料,防止低血糖的发生。

5.激素缺乏者治疗

应补充有关激素。

6.糖原代谢病的治疗

夜间多次喂哺或胃管连续喂食,后者予每天食物总热量的 1/3,于 8~12 小时连续缓慢滴入,尚可服用生玉米淀粉液,粉量每次 1.75 g/kg,每 6 小时 1 次,于餐间、睡前及夜间服用,可使病情好转。

7.枫糖尿症患儿

饮食中应限制亮氨酸、异亮氨酸及缬氨酸含量,加服维生素 B_1,遇感染易出现低血糖时予以输注葡萄糖。

（李　阳）

第五节　糖　尿　病

糖尿病(DM)是由于胰岛素绝对或相对缺乏所造成的糖、脂肪、蛋白质代谢紊乱,致使血糖增高、尿糖增加的一种疾病。糖尿病可分为 1 型、2 型和其他类型糖尿病,儿童糖尿病大多为 1 型。

一、病因及发病机制

(一)病因

1 型糖尿病的发病机制目前尚未完全阐明,认为与遗传、自身免疫反应及环境因素等有关。其中,环境因素可能有病毒感染(风疹、腮腺炎、柯萨奇病毒)、化学毒素(如亚硝铵)、饮食(如牛奶)、胰腺遭到缺血损伤等因素的触发。机体在遗传易感性的基础上,病毒感染或其他因子触发易感者产生由细胞和体液免疫都参与的自身免疫过程,最终破坏了胰岛 G 细胞,使胰岛分泌胰岛素的功能降低以致衰竭。

(二)发病机制

人体中有 6 种涉及能量代谢的激素:胰岛素、胰高糖素、肾上腺素、去甲肾上腺素、皮质醇和生长激素。胰岛素是其中唯一降低血糖的激素(促进能量储存),其他 5 种激素在饥饿状态时均可升高血糖,为反调节激素。1 型糖尿病患儿 β 细胞被破坏,致使胰岛素分泌不足或完全丧失,是造成代谢紊乱的主要原因。

胰岛素能够促进糖的利用,促进蛋白质、脂肪合成,抑制肝糖原和脂肪分解等。当胰岛素分泌不足时,葡萄糖的利用量减少,而增高的胰高糖素、生长激素和氢化可的松等又促进肝糖原分解和糖异生作用,脂肪和蛋白质分解加速,使血液中的葡萄糖增高,当血糖浓度超过肾糖阈值时(10 mmol/L 或 180 mg/dL)导致渗透性利尿,引起多尿,可造成电解质紊乱和慢性脱水;作为代偿,患儿渴感增加,导致多饮;同时由于组织不能利用葡萄糖,能量不足而使机体乏力、软弱,易产生饥饿感,引起多食;同时由于蛋白质合成减少,体重下降,生长发育延迟和抵抗力降低,易继发感染。胰岛素不足和反调节激素增高促进了脂肪分解,使血中脂肪酸增高,机体通过脂肪酸供能来弥补不能有效利用葡萄糖产生能量,而过多的游离脂肪酸在体内代谢,导致乙酰乙酸、β-羟丁酸和丙酮酸等在体内堆积,形成酮症酸中毒。

二、临床表现

(一)儿童糖尿病特点

起病较急剧,部分患儿起病缓慢,表现为精神不振、疲乏无力、体重逐渐减轻等。多数患儿表现为多尿、多饮、多食和体重下降等三多一少的典型症状。学龄儿可因遗尿或夜尿增多而就诊。

约有 40% 患儿首次就诊即表现为糖尿病酮症酸中毒,常由于急性感染、过食、诊断延误或突然中断胰岛素治疗等而诱发,且年龄越小者发生率越高。表现为恶心、呕吐、腹痛、食欲缺乏等胃肠道症状及脱水和酸中毒症状:皮肤黏膜干燥,呼吸深长,呼吸中有酮味(烂苹果味),脉搏细速,血压下降,随即可出现嗜睡、昏迷甚至死亡。

(二)婴幼儿糖尿病特点

遗尿或夜尿增多,多饮多尿不易被察觉,很快发生脱水和酮症酸中毒。

三、辅助检查

(一)尿液检查

尿糖阳性,通过尿糖试纸的呈色强度或尿常规检查可粗略估计血糖水平;尿酮体阳性提示有酮症酸中毒;尿蛋白阳性提示可能有肾脏的继发损害。

(二)血糖

空腹全血或血浆血糖分别≥6.7 mmol/L(120 mg/dL)、≥7.8 mmol/L(140 mg/dL)。1 天内任意时刻(非空腹)血糖≥11.1 mmol/L(200 mg/dL)。

(三)糖耐量试验

本试验适用于空腹血糖正常或正常高限,餐后血糖高于正常而尿糖偶尔阳性的患儿。试验方法:试验前避免剧烈运动、精神紧张、停服氢氯噻嗪、水杨酸等影响糖代谢的药物,试验当日自 0 时起禁食;清晨按 1.75 g/kg 口服葡萄糖,最大量不超过 75 g,每克加温水 2.5 mL,于 3～5 分钟内服完;喝糖水时的速度不宜过快,以免引起恶心、呕吐等胃肠道症状;在口服前(0 分钟)和服后 60、120 分钟各采血测定血糖和胰岛素含量。结果判定见表 8-1。

表 8-1　糖耐量试验结果判定

	0 分钟	60 分钟	120 分钟
正常人	<6.2 mmol/L(110 mg/dL)	<10 mmol/L(180 mg/dL)	<7.8 mmol/L(140 mg/dL)
糖尿病患儿	>6.2 mmol/L(110 mg/dL)	—	>11 mmol/L(200 mg/dL)

(四)糖化血红蛋白(HbA1c)检测

该指标反应患儿抽血前 2～3 个月血糖的总体水平。糖尿病患儿此指标明显高于正常(正常人<7%)。

(五)血气分析

pH<7.30,HCO_3<15 mmol/L 时证实患儿存在代谢性酸中毒。

(六)其他

胆固醇、甘油三酯及游离脂肪酸均增高,胰岛细胞抗体可呈阳性。

四、诊断

典型病例根据"三多一少"症状,结合尿糖阳性,空腹血糖≥7.0 mmol/L(126 mg/dL)即可诊断。糖化血红蛋白等测定有助于诊断。

五、鉴别诊断

(一)婴儿暂时性糖尿病

病因不明。多数在出生后 6 周左右发病。表现为发热、呕吐、体重不增、脱水等症状。血糖升高,尿糖和酮体阳性。经补液等一般处理后即可恢复。

(二)非糖尿病性葡萄糖尿症

Fanconi 综合征、肾小管酸中毒等患儿都可发生糖尿,鉴别主要靠空腹血糖测定,肾功能检

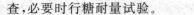

查,必要时行糖耐量试验。

(三)与酮症酸中毒昏迷相鉴别的疾病

如重度脱水、低血糖、某些毒物的中毒等。可根据原发病及病史鉴别。

六、治疗

(一)治疗原则与目标

消除糖尿病症状。防止酮症酸中毒、避免低血糖。保证患儿正常生长发育和青春期发育,防止肥胖。早期诊断与预防急性并发症,避免和延缓慢性并发症的发生和发展。长期、系统管理和教育,包括胰岛素的应用、计划饮食、身体锻炼和心理治疗,并使患儿和家属学会自我管理,保持健康心理,保证合理的学习生活能力。

(二)胰岛素的应用

1 型糖尿病患儿必须终身使用胰岛素治疗。

1.常用制剂及用法

有短效的胰岛素,中效的珠蛋白胰岛素(NPH)和长效的鱼精蛋白锌胰岛素(PZI)三类制剂。PZI 在儿童中很少单独使用。

应用方法:①短效胰岛素(RI)初剂量 0.5~1.0 U/(kg·d),年龄<3 岁用0.25 U/(kg·d),分3~4 次,于早、中、晚餐前 30 分钟及睡前皮下注射(睡前最好用 NPH);②NPH 与 RI 混合(NPH 占 60%,RI 占 40%)在早餐前 30 分钟分 2 次注射,早餐前注射总量的2/3,晚餐前用 1/3。根据尿糖定性,每2~3 天调整剂量一次,直至尿糖定性不超过++。每次调整2~4个单位为宜。也有人主张年幼儿使用每天 2 次的方法,年长儿每天注射 3~4 次。

2.胰岛素笔

为普通注射器的改良,用喷嘴压力和极细的针头将胰岛素推入皮下,操作简便,注射剂量准确。

3.胰岛素泵

胰岛素泵即人工胰岛,通过模拟正常人胰岛 β 细胞,按照不同的速度向体内持续释放胰岛素,适用于血糖波动较大、分次胰岛素注射不易控制者。

4.胰岛素治疗中易发生的问题

(1)注射部位萎缩:由于反复在同一部位注射所致,影响胰岛素的治疗效果。应选用双上臂前外侧、双下肢大腿前外侧、脐两侧和臀部轮换注射,每针间距 2 cm,1 个月内不应在同一部位重复注射。

(2)低-高血糖反应(Somogyi 现象):由于慢性胰岛素过量,夜间低血糖后引发的高血糖现象。此时应逐步减少胰岛素用量使血糖稳定。

(3)黎明现象是一种在早晨 5~9 点空腹血糖升高,而无夜间低血糖发生的情况,为晚间胰岛素用量不足所致。可加大晚间胰岛素剂量或将 NPH 注射时间稍往后移即可。

(4)低血糖:胰岛素用量过大,或使用胰岛素后未按时进食,或剧烈运动后,均易发生低血糖。久病者肾上腺素分泌反应延迟,也是易发生低血糖的因素。严重的低血糖很危险,可造成永久性脑组织损伤,如不及时抢救,可危及生命。一旦发生,立即给予葡萄糖口服或静脉注射。

(三)饮食管理

合理的饮食是治疗糖尿病的重要环节之一,在制订饮食计划时,既要使血糖控制在正常范围,又要满足小儿生长发育的需要。每天所需热量(kcal)为 1 000＋(年龄×80～100)。饮食供热量按蛋白质占15％～20％,糖类占 50％～55％,脂肪占 30％。蛋白质宜选用动物蛋白,脂肪应以植物油为主,糖类最好以米饭为主。全日热量分 3 餐供应,分别占 1/5、2/5、2/5,并由每餐中留少量食物作为餐间点心。

(四)运动疗法

胰岛素注射、计划饮食和运动锻炼被称为糖尿病治疗的三要素。运动可使热量平稳并控制体重,减少冠心病的发生。但糖尿病患儿必须在血糖得到控制后才能参加运动,运动应安排在胰岛素注射及进餐后 2 小时之间,防止发生低血糖。若发生视网膜病变时应避免头部剧烈运动,以防发生视网膜出血。

(五)糖尿病的长期管理和监控

由于本病需要终身饮食控制和注射胰岛素,给患儿带来各种压力和心理负担,因此医务人员应介绍有关知识,定期讲座,帮助患儿树立信心,使其坚持有规律的治疗和生活。国内有举办糖尿病夏令营的经验,证实这种活动有助于患儿身心的康复。对患儿的监控内容主要包括以下几项。

1.建立病历

定期复诊,做好家庭治疗记录。

2.监控内容和时间

(1)血糖或尿糖和尿酮体:尿糖应每天查 4 次(三餐前和睡前,至少 2 次),每周查 1 次凌晨2～3 点钟的血糖。无血糖仪者测尿糖同时测酮体。定期测 24 小时尿糖,至少每年 1 次。

(2)糖化血红蛋白:每 2～3 个月 1 次,1 年至少 4～6 次。

(3)尿微量清蛋白:病情稳定后2～3 个月或每年 1～2 次。

(4)血脂:最好每半年 1 次,包括总胆固醇、甘油三酯、HDL、LDL、VLDL。

(5)体格检查:每次复诊均应测量血压、身高、体重和青春期发育状况。

(6)眼底:病程 5 年以上或青春期患儿每年 1 次。

3.控制监测

主要目的是使患儿维持尿糖定性在＋～－;尿酮体－,24 小时尿糖≤5 g;保证小儿正常生长发育,并早期发现并发症,予以及时处理。关于血糖的监测见表8-2。

表 8-2 糖尿病患儿血糖控制监测表

项目	理想	良好	差	需调整治疗
空腹血糖(mmol/L)	3.6～6.1	4.0～7.0	＞8	＞9
餐后 2 小时血糖(mmol/L)	4.0～7.0	5.0～11.0	11.1～14.0	＞14
凌晨 2～4 时血糖(mmol/L)	3.6～6.0	≥3.6	＜3.0 或＞9	＞9
糖化血红蛋白(％)	＜6.05	＜7.6	7.9～9.0	＞9.0

(六)移植治疗

1.胰腺移植

多采用节段移植或全胰腺移植,文献报道 1 年成活率可达 80％,肾、胰腺联合移植成活率更高。

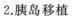

2.胰岛移植

采用人或猪胚胎胰岛细胞,可通过门静脉或肾被膜下移植于 IDDM 患儿,移植后的胰岛细胞可以生存数月,可停止或减少胰岛素用量。

(七)酮症酸中毒的治疗

原则为纠正脱水,控制高血糖,纠正电解质紊乱和酸碱失衡;消除诱因,防治并发症。

酮症酸中毒是引起儿童糖尿病急症死亡的主要原因。主要治疗措施是补充液体和电解质、胰岛素治疗和重要并发症的处理。

1.液体和电解质的补充

治疗酮症酸中毒最重要的是扩充血容量以恢复心血管功能和排尿。

(1)纠正丢失的液体按100 mL/kg计算,输液开始的第 1 小时,按 20 mL/kg 输入 0.9%氯化钠溶液,在第 2～3 小时,输入0.45%氯化钠溶液,按 10 mL/kg 静脉滴注。当血糖＜17 mmol/L 时用含有 0.2%氯化钠的 5%葡萄糖液静脉滴注,治疗最初 12 小时内补充丢失液体总量的 50%～60%,以后的 24 小时内补充继续丢失量和生理需要量。

(2)钾的补充:在患儿开始排尿后应立即在输入液体中加入氯化钾做静脉滴注,其浓度为 0.1%～0.3%。一般按每天 2～3 mmol/kg(150～225 mg/kg)补给。

(3)纠正酸中毒:碳酸氢钠不宜常规使用,仅在血 pH＜7.1、HCO_3^-＜12 mmol/L 时,按 2 mmol/kg给予1.4%碳酸氢钠溶液静脉滴注,当 pH≥7.2 时即停用。

2.胰岛素治疗

现多数采用小剂量胰岛素静脉滴注,RI 最初剂量 0.1 U/kg 静脉注射,继之持续滴注 0.1 U/(kg·h),即将胰岛素 25 U 加入等渗盐水 250 mL 中输入。当血糖＜17 mmol/L时,改输含0.2%氯化钠的 5%葡萄糖液,RI 改为皮下注射,每次 0.25～0.5 U/kg,每 4～6 小时 1 次,根据血糖浓度调整胰岛素用量。

（李　阳）

第六节　血脂异常

一、概述

血脂异常是指儿童青少年时期血浆脂质代谢紊乱,主要表现为高脂血症,包括血浆总胆固醇(TC)、甘油三酯(TG)、低密度脂蛋白-胆固醇(LDL-C)的升高及高密度脂蛋白-胆固醇(HDL-C)的降低。血脂异常不仅可导致代谢综合征、脂肪肝、胰腺炎、脂质肾病等,还与成人动脉粥样硬化(atherosclerosis,AS)密切相关,是成人心脑血管疾病的独立危险因素。儿童青少年血脂异常并非少见,其发病率在个别发达国家已达 15%～20%,我国也在 10%左右。北京地区的流行病学调查显示,儿童青少年(6～18 岁)高脂血症的发病率为9.8%,其中城区发病率为10.55%(男生10.16%,女生10.94%),郊区发病率为 8.62%(男生6.11%,女生11.18%)。

二、病因

血脂异常分原发性和继发性两类。原发性者病因尚不明确,目前有两种推测:①遗传因素,占小儿高脂血症的绝大多数。由于先天性遗传基因缺陷,使参与脂蛋白转运和代谢的受体、酶或载脂蛋白异常,影响血浆脂质水平。患儿可以是单基因遗传,如家族性高胆固醇血症是由LDL-C受体缺如引起,家族性高乳糜微粒血症是由脂蛋白脂酶(LPL)基因缺陷引发;也可以是多基因遗传,如家族性多基因高胆固醇血症等。②机体与环境因素(饮食习惯、生活方式等)长期相互作用,如长期过量摄入糖类,可影响胰岛素分泌,加速肝脏极低密度脂蛋白的合成,引起高甘油三酯血症;长期过量摄入胆固醇和动物脂肪,则易引起高胆固醇血症。正因为此,原发性高脂血症也可能有一定的种族性、地域性倾向。

继发性血脂异常的病因分为外源性和内源性两种。外源性因素:包括长期应用影响脂质代谢的药物(如糖皮质激素、抗惊厥药)、乙醇(经常过量饮酒)和吸烟(及被动吸烟)等。内源性因素:主要指全身系统疾病影响血脂代谢。常见有内分泌和代谢性疾病,如肥胖、代谢综合征、甲状腺功能减低、皮质醇增多症、糖尿病等;也可因癌症化疗、肾病综合征或胆道阻塞性疾病如胆管狭窄、胆汁性肝硬化引起。

三、诊断

血脂异常发病隐匿,进展缓慢,症状体征多不明显,其诊断主要依靠实验室检查。

(一)临床表现

严重的家族性高脂血症儿童可能有以下临床表现:①黄色瘤,为脂质在真皮内沉积形成;呈丘疹或结节样皮肤隆起,黄色或橘黄色,直径2~5 mm,多出现在肘、股、臀部。②脂性角膜弓,为脂质在角膜沉积形成。③肝脾大,由于肝脾巨噬细胞大量吞噬吸收脂蛋白所致;肝脏超声可显示脂肪肝。④早发冠心病或脑卒中,由于脂质在血管内皮沉积引起 AS 所致;儿童青少年时期虽少见,但确有报道。当患儿出现不能解释的胸痛、左肩放射痛或头痛时,应引起警惕。⑤血管超声多普勒:颈动脉、腹主动脉可能显示血管内膜毛糙、中层增厚、血流频谱改变。

(二)高危人群血脂筛查

血脂异常的高危人群:①遗传因素(有心血管疾病或血脂异常的家族史者);②饮食因素(高脂肪、高胆固醇饮食);③疾病因素(高血压、肥胖/超重、糖尿病、代谢综合征、川崎病、终末期肾病、癌症化疗等);④长期应用影响血脂代谢的药物(如糖皮质激素等);⑤吸烟与被动吸烟者。

对有上述高危因素的儿童青少年,建议每 3~5 年筛查一次血脂,即检测清晨空腹血 TC、TG、LDL-C、HDL-C水平。如发现异常,1~2 周内应再次复查。

(三)血脂异常分类

实验室检查确定高脂血症后,应进一步明确系原发性抑或继发性高脂血症,并按临床分类法进行血脂异常分类,以利于选择药物及对因治疗。临床分类法如下。

1.高胆固醇血症

空腹血 TC↑。

2.高甘油三酯血症

空腹血 TG↑。

3.混合性高脂血症

空腹血 TC、TG 均↑。

4.低高密度脂蛋白血症

空腹血 HDL-C↓。

四、鉴别诊断

儿童血脂异常的鉴别诊断主要是继发性高脂血症的鉴别。引起儿童高脂血症的最常见疾病包括单纯性肥胖症、代谢综合征、肾病综合征等。

(一)单纯性肥胖症

患儿由于进食多、活动少而导致体内脂肪积聚过多,可伴血脂升高,皮下脂肪增厚,体重超过按身高计算的平均标准体重的 20%,或超过按年龄计算的平均标准体重加上两个标准差(SD)以上。

(二)代谢综合征

代谢综合征是一组复杂的代谢紊乱综合征,主要临床表现为中心型肥胖,伴高血压、高血脂及高血糖等。

(三)肾病综合征

肾病综合征是由多种病因引起的以肾小球基膜通透性增加为主要改变的一组临床综合征。典型表现为"三高一低",即大量蛋白尿、低蛋白血症、高度水肿、高脂血症。

五、治疗

(一)饮食干预

针对儿童血脂异常,不论何种原因,饮食干预都是必要和首选的治疗措施。要调整饮食结构,改变饮食习惯,采取合理的营养模式,要减少饱和脂肪酸和胆固醇的摄入。其目的是降低血中胆固醇水平,尽可能实现 LDL-C<110 mg/dL(2.85 mg/L)、TC<170 mg/dL(4.40 mg/L)的理想目标。

对饮食干预的种类、程度和开始时间,应考虑患儿的年龄、高脂血症类型、治疗的反应性和顺应性等多种因素,制订个体化方案,并加强监测。必须满足儿童的生长发育所需,不宜过分限制胆固醇的摄取,同时确保供给足够的能量、维生素和矿物质。由于多链不饱和脂肪酸可促进肝内胆固醇氧化为胆酸而排出,故应以食用多链不饱和脂肪酸为主(如亚油酸、亚麻油酸、花生油、玉米油等),这比单纯限制胆固醇摄入量更为重要。实施饮食干预要循序渐进、分步进行。如开始只是减少富含高胆固醇与饱和脂肪酸的食品摄入,少食动物内脏、蛋黄、猪油、洋快餐等;进一步则减少畜肉摄入,改食鱼肉、鸡肉、鸭肉等;重症高脂血症患儿,应逐步过渡到以谷类、豆类、水果、蔬菜为主。烹调方法则宜采用烘、烤、蒸、煮,尽量不要油煎。

通常不主张对 2 岁以下的婴幼儿进行饮食干预,以防能量摄取不足和脂质维生素缺乏而导致生长发育障碍。但美国 2012 年血脂异常管理和动脉粥样硬化预防指南认为,婴幼儿如果有肥胖或心血管疾病家族史,可以从 12 个月龄就开始建议饮用低脂牛奶。

(二)运动干预

儿童青少年血脂异常的另一行之有效的非药物治疗方法是规律运动,对于肥胖或代谢综合征伴发的高脂血症,运动干预尤其适用。有氧运动(快走、慢跑、游泳等)不仅能控制体重,还可通过降

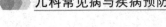

低血清 TC、TG 和 LDL-C 水平,提高 HDL-C 比例和载脂蛋白 A1 的活性,改善血脂紊乱。国内已制定了适合中国儿童体质、切实可行的运动处方。每天至少锻炼 30 分钟,每周至少活动 5 天,长期坚持。但要注意小儿运动防护,最好在专门教练的带领下进行,避免发生骨骼肌肉损伤。

儿童的饮食干预与运动干预不宜单独实施,两者同时并举,再配合家庭学校教育以改变小儿的不良生活习性,可收到非药物治疗的最佳效果。

(三)药物治疗

既往对儿童青少年血脂异常的药物治疗时期和方法存在较多争议。《儿童青少年血脂异常防治专家共识》提出,儿童青少年高脂血症可以应用药物治疗,但有以下严格适应证。10 岁以上儿童,饮食治疗 6 个月～1 年无效,LDL-C ≥4.92 mmol/L(190 mg/dL)或者 LDL-C ≥4.14 mmol/L(160 mg/dL)并伴有:①确切的早发冠心病家族史(一级男性亲属发病时 <55 岁,一级女性亲属发病时<65 岁)。②同时存在两个或两个以上的冠心病危险因素儿童,且控制失败,可采用药物治疗。对纯合子型家族性高胆固醇血症,药物降脂治疗的年龄可适当提前到 8 岁。

儿童青少年宜采用的降脂药物包括以下几种。

1.他汀类药物

他汀类药物即胆固醇生物合成限速酶抑制剂(HMG-CoA 还原酶抑制剂),对家族性高胆固醇血症患儿尤为适用。其主要作用是抑制肝脏合成内源性胆固醇,不影响酶类和激素分泌,不干扰生长发育和性成熟。用法:从最低剂量开始,睡前服用,4 周后检测空腹血脂水平,治疗目标是 LDL-C ＜3.35 mmol/L(130 mg/dl)。若治疗目标实现,继续用药,8 周、3 个月后复查;如未实现,则剂量加倍,4 周后复查,逐渐加量至推荐的最大剂量。治疗的理想目标是 LDL-C ＜2.85 mmol/L(110 mg/dL)。用药过程中要防止药物不良反应,特别是肌病和肝损害,应注意监测磷酸肌酸激酶(CK)和肝功能。

2.胆汁酸螯合剂

胆汁酸螯合剂又称胆酸结合树脂,是一种碱性阴离子交换树脂。其作用是与胆酸结合,影响肝肠循环,增加胆固醇与胆酸排泄,同时增强肝脏 LDL-C 受体活性,降低血中 LDL-C 水平。该药不被机体吸收,高效安全,适合儿童用药。代表药为考来烯胺,用法:0.3 g/(kg·d),口服,每天2 次,根据反应,逐步调整剂量,维持量不超过 2～4 g/d。该药无明显不良反应,口服有点异味,可能影响儿童服用;少数患儿发生脂肪痢;长期服用可能影响脂溶性维生素的吸收,故用药同时应补充维生素 A、D、E、K。

3.烟酸

成人高脂血症防治指南建议常规用药。其在体内烟酰胺腺嘌呤二核苷酸(NAD)辅酶系统中转变为 NAD 后发挥降脂效应,可使 TC、LDL-C 和 TG 水平下降,并使 HDL-C 水平上升。我国《儿童青少年血脂异常防治专家共识》虽未推荐烟酸作为儿童青少年常规降脂药物,但因其临床不良反应较小,《诸福棠实用儿科学》提出儿童可以应用,剂量:0.15 mg/(kg·d)。

(四)原发病治疗

小儿继发性高脂血症,既要治表,更要治本,即积极治疗原发病。常见有内分泌或代谢性疾病,如甲状腺功能减退、皮质醇增多症、糖尿病、肾病综合征、脂肪营养不良等;胆汁阻塞性疾病,如胆管狭窄、胆汁性肝硬化等;肾脏疾病,如肾病综合征、慢性肾衰竭等。

(李 阳)

第七节 性 早 熟

性早熟是一种生长发育异常，表现为青春期特征提早出现。一般认为女孩在 8 岁以前、男孩在 9 岁以前出现第二性征，或女孩月经初潮发生在 10 岁以前即属性早熟。女孩发生性早熟较男孩多 4～5 倍。

正常的青春发育过程是受下丘脑-垂体-性腺轴控制的。下丘脑的神经分泌细胞产生促性腺激素释放激素（gonadotropin releasing hormone，GnRH），刺激垂体分泌促性腺激素，包括尿促卵泡素（follicle stimulating hormone，FSH）和黄体生成素（luteinizing hormone，LH），后两者再刺激卵巢分泌雌二醇（E_2）和睾丸分泌睾酮（T），以促进生殖器官及性征的发育。目前认为中枢神经系统通过神经递质调节着下丘脑的神经分泌，如去甲肾上腺素促进 GnRH 的分泌而 γ-氨基丁酸（GABA）及 5 羟色胺（5-HT）则抑制 GnRH 的分泌。松果体产生的褪黑激素（melatonin，MLT）也抑制 GnRH 的分泌，而 5-HT 即是松果体合成 MLT 的前体物质。此外，下丘脑分泌 GnRH 还受血中性激素水平的负反馈调节。幼儿至学龄期的儿童下丘脑-垂体-性腺轴处于抑制状态，这主要是由于此时中枢神经系统的抑制因素占优势，以及下丘脑对性激素的负反馈抑制作用高度敏感所致。接近青春期时中枢神经系统的这种抑制性影响逐渐解除，且随着下丘脑的发育成熟，其受体对性激素负反馈抑制的敏感性显著下降，使下丘脑-垂体-性腺轴功能被激活，导致青春发动。青春期早期主要表现为睡眠时出现阵发性脉冲式的 GnRH 及 LH 释放，随着青春期的进程，白天也出现 GnRH 及 LH 的释放，且脉冲式分泌的频率及振幅也逐渐增加，至青春期后期达到成人的型式，一天中大约每 2 小时出现一次脉冲式的 GnRH 及 LH 释放。女性在青春期后期，当血中 E_2 浓度升高到一个临界水平并持续一定时间后，即引起 GnRH、LH 及 FSH 分泌突然剧增，达到峰值，从而诱发排卵，这种正反馈机制的形成是月经周期的基础。不过正反馈机制的成熟及规则的月经周期的建立往往要到初潮后 2～5 年才能实现。

正常青春期开始的年龄，女孩平均为 10～11 岁，男孩平均为 12～13 岁，但个体差异很大，与遗传、营养状况、疾病及心理因素均有关。

青春发动后，在性激素的影响下，生殖器官及性征迅速发育。乳房发育是女孩首先出现的第二性征，继之大小阴唇发育、色素沉着，阴道分泌物增多，阴腋毛出现。月经初潮平均发生在 13 岁左右。睾丸增大则是男孩青春发动的最早征象，继之阴茎增大，阴囊皮肤变松、着色，阴腋毛出现，接着出现胡须、喉结及变声。首次遗精平均发生在 15 岁左右。临床上通常按性征发育的程度作为青春发育的分期（女性性征发育分期见表 8-3）。

表 8-3　女性性征发育分期

青春发育		乳房		阴毛	
分期	阶段	分期	形态	分期	形态分布
P_1	期前	B_1	幼儿型	PH_1	无
P_2	早期	B_2	芽孢状隆起，乳晕增大	PH_2	稀少，分布于大阴唇
P_3	中期	B_3	乳房、乳晕继续增大	PH_3	卷曲，朝向阴阜
P_4	后期	B_4	乳晕突出乳房面	PH_4	卷曲，增多、增粗
P_5	成年	B_5	成人型，乳晕与乳房在同一丘面	PH_5	成人倒三角形分布

生长突增也是青春发育的重要标志,表现在体格和体态的发育等诸方面。其中身高的增长最具代表性,经历起始期、快速增长期及减慢增长期,其总增长量男性平均为 28 cm,女性为 25 cm。女孩月经初潮是开始性成熟的标志,并意味着身高快速增长期的结束。此外,由于性激素对蛋白质和脂肪合成代谢的不同促进作用,导致男性身材较高、肩部较宽、肌肉发达,而女性身材较矮、臀部较宽、体脂丰满的不同体态。

一、病因与分类

性早熟的病因分类见下表 8-4。

表 8-4　性早熟的病因分类

真性性早熟	假性性早熟	部分性性早熟
1.特发性(体质性)	1.性腺肿瘤	1.单纯性乳房早发育
2.中枢神经系统病变	卵巢肿瘤	2.单纯性阴毛早现
颅内肿瘤	睾丸肿瘤	
脑炎,结核性脑膜炎	2.肾上腺疾病	
脑外伤	先天性肾上腺皮质增生症	
3.原发性甲状腺功能减低	后天性肾上腺皮质增生症	
	肾上腺肿瘤	
	3.异位产生促性腺激素的肿瘤	
	4.摄入外源性激素	
	5.McCune-Albright 综合征	

(一)真性性早熟

由下丘脑-垂体-性腺轴提前发动、功能亢进所致,可导致生殖能力提前出现,其中非器质性病变所致者称为特发性或体质性性早熟。

(二)假性性早熟

由于内源性或外源性性激素的作用,导致第二性征提早出现,在女孩甚至引起阴道出血,但血中存在的大量性激素对下丘脑-垂体产生显著的抑制作用,故患儿并不具备生殖能力。

(三)部分性性早熟

乳房或阴毛提早发育,但不伴有其他性征的发育。第二性征与遗传性别一致者为同性性早熟,相矛盾时则为异性性早熟,如男孩出现乳房发育等女性化表现,或女孩出现阴蒂肥大、多毛、肌肉发达等男性化表现。

二、临床表现

(一)真性性早熟

1.特发性性早熟

特发性性早熟以女孩多见,占女孩性早熟的 80% 以上,男孩性早熟的 40%。部分患儿有家族性。绝大多数在 4～8 岁出现,但也有婴儿期发病者。发育顺序与正常青春发育相似,但提前并加速。女孩首先出现乳房发育,可有触痛,继而外生殖器发育、阴道分泌物增多及阴毛生长,然后月经来潮和腋毛出现。开始多为不规则阴道出血,亦无排卵,以后逐渐过渡到规则的周期性月经,故有妊娠的可能。男孩首先出现睾丸及阴茎增大,以后可有阴茎勃起及排精,并出现阴毛、痤疮和声音低沉,体力较一般同龄儿强壮。

在性发育的同时,患儿的身高及体重增长加快,骨骼生长加速,故身材常较同龄儿高,然而由于其骨骼成熟加速,骨骺提前融合,成年后身材将比正常人矮小,约有 1/3 患儿最终身高不足 150 cm。患儿的智能及心理状态则与其实际年龄相称。不同患儿临床表现及其发展速度快慢可有较大差异。少数轻症病例,经 1~2 年自行缓解。

2.颅内肿瘤

男孩远多于女孩。往往先出现性早熟表现,病情发展至一定阶段方出现中枢占位性症状,故应警惕。肿瘤多位于第三脑室底、下丘脑后部,故常可伴有多饮、多尿、过食、肥胖等下丘脑功能紊乱的表现。常见者为下丘脑错构瘤、胶质瘤、颅咽管瘤、松果体瘤等。

3.原发性甲状腺功能减低

部分甲状腺功能减低的女孩乳房发育,男孩睾丸增大,但生长仍缓慢,骨龄仍延迟,可能由于 T_4 分泌减少,负反馈作用减弱,导致下丘脑 TRH 分泌增多,刺激垂体 PRL、TSH 分泌增加,且可能为 FSH、LH 分泌也同时增加之故。

(二)假性性早熟

1.卵巢肿瘤

因瘤体自律性分泌大量雌激素所致。患儿乳房发育,乳晕及小阴唇色素沉着,阴道分泌物增多并可有不规则阴道出血。恶性肿瘤有卵巢颗粒细胞瘤及泡膜细胞瘤,良性的多为卵巢囊肿。切除后阴道出血停止,第二性征可完全消退。有的卵巢囊肿也可自行消退。

2.先天性肾上腺皮质增生症

在男孩引起同性性早熟,但睾丸不增大,女孩则为异性性早熟(假两性畸形)伴原发性闭经。因肾上腺皮质 21-羟化酶或 11β-羟化酶缺陷引起脱氢异雄酮分泌过多所致。男性患儿用皮质激素替代治疗开始过晚者,往往发展为真性性早熟。

3.后天性肾上腺皮质增生症及肿瘤

除雄激素增多表现外,还伴有皮质醇增多症。

4.异位产生促性腺激素的肿瘤

绒毛膜上皮癌或畸胎瘤可产生绒毛膜促性腺激素,肝母细胞瘤可产生类似 LH 样物质,均可引致性激素分泌过多。但患儿并无下丘脑-垂体-性腺轴的真正发动,也不具备生殖能力,故属于假性性早熟。

5.外源性

因摄入含性激素的药物或食物,如避孕药,含蜂王浆、花粉、鸡胚、蚕蛹等的制剂所引起,近年来有逐渐增多的趋势。摄入的雌激素过多,可致乳房发育、乳晕色素沉着,女孩还可出现小阴唇色素沉着,阴道分泌物增多,甚至阴道出血。停止摄入后,上述征象会逐渐自行消退。

6.McCune-Albright 综合征

几乎皆为女孩,除性早熟外还伴有单侧或双侧多发性的骨纤维结构不良,同侧肢体皮肤有片状棕褐色色素沉着(牛奶咖啡斑),也可伴有多种内分泌腺的功能异常,如结节性甲状腺肿性甲亢、肾上腺皮质增生症、高催乳素血症等。其性早熟是由卵巢黄体化的滤泡囊肿自主性产生过多的雌激素所致。本征的发病机制是胚胎早期的体细胞内编码细胞膜上 G_s 蛋白 α 亚基的基因发生点突变,使其内在的 GTP 酶活性显著降低,引起腺苷酸环化酶持续的激活,导致 cAMP 水平的增高与累积,从而诱生激素反应细胞的增殖及自主性的功能亢进。

(三)部分性性早熟

1.单纯性乳房早发育

女孩为主,多在 4 岁以前出现,2 岁以下更多。乳房增大但无乳头、乳晕增大或色素沉着,不伴有其他性征发育及生长加速。可能与此年龄期下丘脑稳定的负反馈机制尚未建立而有 FSH 及 E_2 增高有关。病程呈自限性,大多于数月或数年内回缩,或持续存在,个别的发展为真性性早熟。

2.单纯性阴毛早现

女孩多见,自 5～6 岁即有阴(腋)毛出现,可伴生长加速,但无其他性征发育。可能与肾上腺皮质过早分泌脱氢异雄酮或阴(腋)毛囊受体对后者过早敏感有关。

三、诊断与鉴别诊断

对性征过早出现的患儿,首先应确定是同性还是异性,其次确定性征发育程度及各性征是否相称,再应区分真性还是假性,最后则区分其病因系特发性还是器质性。

详细询问病史,全面体格检查,并选择下列有关的实验室检查做出鉴别诊断。

(一)骨龄

骨龄代表骨骼的成熟度,能较准确地反映青春发育的成熟程度。真性性早熟及先天性肾上腺皮质增生症骨龄往往较实际年龄提前,单纯性乳房早发育骨龄不提前,而原发性甲状腺功能减低则骨龄显著落后。

(二)盆腔 B 超

可观察子宫的形态,测定子宫、卵巢体积,卵泡直径,了解内生殖器官发育情况,并可确定卵巢有无占位性病变。

(三)性激素测定

性激素分泌有显著的年龄特点。男孩血清 T、女孩血清 E_2 均在 2 岁前较高,2 岁后下降并持续维持在低水平,至青春期再度升高,其水平与发育程度密切相关。性早熟者性激素水平较正常同龄儿显著升高,而性腺肿瘤者则性激素往往增加极甚。先天性肾上腺皮质增生者血 17α-羟孕酮及尿 17-酮类固醇显著升高。

(四)促性腺激素测定

测定促性腺激素水平对鉴别真性和假性性早熟意义较大。真性者水平升高,假性者水平低下,而分泌促性腺激素肿瘤者则显著升高。FSH、LH 的分泌也具有与性激素类似的年龄差异,此外,在青春期早期其分泌特点为睡眠诱发的脉冲式释放,因此一次血标本往往不能反映其真正的分泌水平,如留取 24 小时尿标本测定则意义较大。

(五)促性腺激素释放激素兴奋试验

对鉴别真性和假性性早熟很有价值。真性者静脉注射 GnRH 后 15～30 分钟,FSH、LH 水平成倍升高,而假性者无此反应。单纯性乳房早发育者仅稍有增高。

(六)其他

头颅 MRI 及眼底检查可协助鉴别颅内肿瘤,长骨摄片则可鉴别 McCune-Albright 综合征。

四、治疗

(一)药物治疗

1.促性腺激素释放激素拟似剂

促性腺激素释放激素拟似剂是目前治疗真性性早熟最有效的药物。这类药物是将天然的GnRH的肽链序列作化学改变后产生,可引起对受体的亲和力增加,并增强对酶降解的抵抗力,从而使活性增高,半衰期延长。用药后最初2~3周内刺激促性腺激素分泌,但接着便引起垂体促性腺细胞的 GnRH 受体发生降调节,造成受体位点显著减少,使垂体对内源性 GnRH 失敏,促性腺激素分泌减少,从而使性激素水平下降,性征消退,并能有效地延缓骨骼的成熟,防止骨骺过早融合,有利于改善最终身高,这种抑制作用是高度可逆的。

早期的制剂需每天皮下注射或鼻腔吸入,近年来又研制出长效的控释制剂,可供肌内注射,每月 1 次,较为方便。常用的几种为亮丙瑞林,曲普瑞林剂量分别为$140\sim300~\mu g/kg$ 和$50\sim100~\mu g/kg$,每月 1 次肌内注射。布舍瑞林,那法瑞林剂量分别为每天$1\,200\sim1\,800~\mu g$ 和$800\sim1\,600~\mu g$,分次鼻腔吸入。

2.甲羟孕酮

能反馈抑制垂体分泌促性腺激素,使性激素水平下降,从而使性征消退,但不能控制骨骼生长过速,故不能防止身材矮小。口服剂量为$20\sim60~mg/d$,分次服用,或肌内注射$100\sim150~mg$,每2周1次。甲地孕酮效价较高,疗效较好,剂量为$4\sim8~mg/d$,分次服用。出现疗效后减量。

3.环丙氯地孕酮

能反馈抑制垂体分泌促性腺激素并拮抗雄激素对靶器官的作用,使性征消退并可能对控制骨骼生长过速有一定效果。剂量为每天$70\sim150~mg/m^2$,分次服用。

上述黄体类药物长期使用可能抑制垂体分泌 ACTH,使皮质激素分泌减少。

4.睾内酯

睾内酯为芳香化酶的竞争性抑制剂,可阻止雄激素向雌激素转化,使雌激素水平降低,可有效地治疗 Mc Cune-Albright 综合征。剂量为开始用每天$20~\mu g/kg$,4 周后加量至$40~\mu g/kg$。

5.中药

中医认为性早熟的病机为肾阴虚相火旺,给予滋阴泻火中药,如大补阴丸、知柏地黄丸等有一定疗效。

(二)手术治疗

(1)颅内肿瘤所致的真性性早熟,可采用立体定向放射外科技术(X 刀、γ-刀或高能粒子加速器等)治疗。经头颅 MRI 将肿瘤准确定位后,由计算机自动控制的了射线或高能粒子束聚焦在病灶部位。经照射治疗后肿瘤显著缩小、机化,性征明显消退,而对病灶周围正常的中枢神经组织损伤很小。由于这种"手术"安全、不良反应小、并发症少而疗效肯定,因此使此类患儿的预后大为改观。

(2)确诊性腺、肾上腺肿瘤所致的假性性早熟,应尽早手术切除。

(李 阳)

第九章

泌尿系统疾病

第一节 肾小球疾病

一、急性肾小球肾炎

急性肾小球肾炎简称急性肾炎，是指一组病因不一，临床表现为急性起病，多有前期感染，以血尿为主，伴不同程度蛋白尿，可有水肿、高血压或肾功能不全等特点的肾小球疾病。可分为急性链球菌感染后肾小球肾炎和非链球菌感染后肾小球肾炎。本节急性肾炎主要是指急性链球菌感染后肾小球肾炎。急性链球菌感染后肾小球肾炎可以散发或流行的形式出现。本病多见于儿童和青少年，以 5～14 岁多见，2 岁以下少见，男女之比为 2∶1。

(一)病因

尽管本病有多种病因，但绝大多数的病例属急性链球菌感染后引起的免疫复合物性肾小球肾炎。溶血性链球菌感染后，肾炎的发生率一般在 20% 以内。急性咽炎感染后肾炎发生率为 10%～15%，脓皮病与猩红热后发生肾炎者为 1%～2%。

呼吸道及皮肤感染为主要前期感染。国内 105 所医院资料表明，各地区医院均以上呼吸道感染或扁桃体炎最常见，占 51%，脓皮病或皮肤感染次之，占 25.8%。

除乙型溶血性链球菌之外，其他细菌如绿色链球菌、肺炎双球菌、金黄色葡萄球菌、伤寒杆菌、流感杆菌等；病毒如柯萨基病毒 B4 型，ECHO 病毒 9 型，麻疹病毒，腮腺炎病毒，乙型肝炎病毒，巨细胞病毒，EB 病毒，流感病毒等；疟原虫，肺炎支原体，白念珠菌，丝虫，钩虫，血吸虫，弓形虫，梅毒螺旋体，钩端螺旋体等也可导致急性肾炎。

(二)发病机制

目前认为急性肾炎主要与可溶血性链球菌 A 组中的致肾炎菌株感染有关，是通过抗原抗体免疫复合物所引起的一种肾小球毛细血管炎症病变，包括循环免疫复合物和原位免疫复合物形成致病学说。此外，某些链球菌株可通过神经氨酸苷酶的作用或其产物如某些菌株产生的唾液酸酶，与机体的 IgG 结合，脱出免疫球蛋白上的涎酸，从而改变了 IgG 的化学组成或其免疫原性，经过自家源性免疫复合物而致病。

所有致肾炎菌株均有共同的致肾炎抗原性，过去认为菌体细胞壁上的 M 蛋白是引起肾炎的主要抗原。近几十年相继提出由内链球菌素和"肾炎菌株协同蛋白"引起。

另外在抗原抗体复合物导致组织损伤中,局部炎症介质也起了重要作用。补体具有白细胞趋化作用,通过使肥大细胞释放血管活性胺改变毛细血管通透性,还具有细胞毒直接作用。血管活性物质包括色胺、5-羟色胺、血管紧张素Ⅱ和多种花生四烯酸的前列腺素样代谢产物均可因其血管运动效应,在局部炎症中起重要作用。

(三)病理

在疾病早期,肾脏病变典型,呈毛细血管内增生性肾小球肾炎改变。在疾病恢复期可见系膜增生性肾炎表现。

(四)临床表现

急性肾炎临床表现轻重悬殊,轻者全无临床症状而检查时发现无症状镜下血尿,重者可呈急进性过程,短期内出现肾功能不全。

1.前期感染

90%病例有链球菌的前期感染,以呼吸道及皮肤感染为主。在前期感染后经1～3周无症状的间歇期而急性起病。咽炎引起者6～12天,平均10天,多表现有发热、颈淋巴结大及咽部渗出。皮肤感染引起者14～28天,平均20天。

2.典型表现

急性期常有全身不适、乏力、食欲缺乏、发热、头痛、头晕、咳嗽、气急、恶心、呕吐、腹痛及鼻出血等。约70%的病例有水肿,一般仅累及眼睑及颜面部,重的2～3天遍及全身,呈非凹陷性。50%～70%患儿有肉眼血尿,持续1～2周即转为镜下血尿。蛋白尿程度不等,约20%的病例可达肾病水平蛋白尿。尿量减少,肉眼血尿严重者可伴有排尿困难。

3.严重表现

少数患儿在疾病早期(指2周之内)可出现下列严重症状。

(1)严重循环充血:常发生在起病后第1周内,由于水钠潴留,血浆容量增加而出现循环充血。当肾炎患儿出现呼吸急促和肺部出现湿啰音时,应警惕循环充血的可能性,严重者可出现呼吸困难、端坐呼吸、颈静脉怒张、频咳、吐粉红色泡沫痰、两肺布满湿啰音、心脏扩大,甚至出现奔马律、肝大而硬、水肿加剧。少数患儿可突然出现症状,病情急剧恶化。

(2)高血压脑病:由于脑血管痉挛,导致缺血、缺氧、血管渗透性增高而发生脑水肿。近年来也有人认为是脑血管扩张所致。常发生在疾病早期,血压突然上升之后,血压往往在20.0～21.3/13.3～14.7 kPa以上,年长患儿会主诉剧烈头痛、呕吐、复视或一过性失明,严重者突然出现惊厥、昏迷。

3.急性肾功能不全

常发生于疾病初期,出现尿少、尿闭等症状,引起暂时性氮质血症、电解质紊乱和代谢性酸中毒,一般持续3～5天,不超过10天。

4.非典型表现

(1)无症状性急性肾炎:患儿仅有镜下血尿而无其他临床表现。

(2)肾外症状性急性肾炎:有的患儿水肿、高血压明显,甚至有严重循环充血及高血压脑病。此时尿改变轻微或尿常规检查正常,但有链球菌前期感染和血清补体C3水平明显降低。

(3)以肾病综合征表现的急性肾炎:少数患儿以急性肾炎起病,但水肿和蛋白尿突出,伴轻度高胆固醇血症和低清蛋白血症,临床表现似肾病综合征。

(五)辅助检查

尿蛋白可在＋～＋＋＋,且与血尿的程度相平行,尿镜检除多少不等的红细胞外,可有透明、颗粒或红细胞管型,疾病早期可见较多的白细胞和上皮细胞,并非感染。血白细胞一般轻度升高或正常,血沉加快。咽炎的病例抗链球菌溶血素 O 往往增加,10～14 天开始升高,3～5 周达高峰,3～6 个月恢复正常。另外咽炎后急性链球菌感染后肾小球肾炎者抗双磷酸吡啶核苷酸酶滴度升高。皮肤感染的患儿抗链球菌溶血素 O 升高不明显,抗脱氧核糖核酸酶的阳性率高于抗链球菌溶血素 O,可达 92％。另外脱皮后急性链球菌感染后肾小球肾炎者抗透明质酸酶滴度升高。80％～90％的患儿血清补体 C3 下降,至第 8 周,94％的病例血清补体 C3 已恢复正常。明显少尿时血尿素氮和肌酐可升高。肾小管功能正常。持续少尿无尿者,血肌酐升高,内生肌酐清除率降低,尿浓缩功能也受损。

肾穿刺活检指征:①需与急进性肾炎鉴别时;②临床、化验不典型者;③病情迁延者进行肾穿刺活检,以确定诊断。

(六)诊断及鉴别诊断

临床上在前期感染后急性起病,尿检有红细胞、蛋白和管型,或有水肿、尿少、高血压者,均可诊断急性肾炎。

我国相关急性肾小球肾炎的循证诊治指南中提出急性链球菌感染后肾小球肾炎诊断依据:①血尿伴(或不伴)蛋白尿伴(或不伴)管型尿;②水肿,一般先累及眼睑及颜面部,继而下行性累及躯干和双下肢,呈非凹陷性;③高血压;④血清补体 C3 短暂性降低,到病程第 8 周 94％的患儿恢复正常;⑤3 个月内链球菌感染证据(感染部位细菌培养)或链球菌感染后的血清学证据;⑥临床考虑不典型的急性肾炎,若病情迁延者应考虑肾组织病理检查,典型病理表现为毛细血管内增生性肾小球肾炎。急性链球菌感染后肾小球肾炎满足第①、④、⑤三条即可诊断,如伴有②、③、⑥的任一条或多条则诊断依据更加充分。

典型急性肾炎诊断一般不困难。但临床有时需与下列疾病鉴别,见表 9-1。

表 9-1　急性肾小球肾炎鉴别诊断表

疾病	临床表现	尿改变	血生化检查
急性肾炎	①链球菌感染后 1～3 周起病 ②非凹陷性水肿 ③血尿伴少尿 ④高血压	血尿为主,红细胞管型,尿比重偏高。	血清补体多下降,病后 6～8 周恢复,ASO 升高
有肾病综合征表现的急性肾炎	①具有急性肾炎的临床表现 ②同时伴有肾病综合征表现	大量蛋白尿血尿	血清补体多正常
急进性肾炎	①临床起病同急性肾炎 ②伴进行性肾衰竭	同急性肾炎	血清补体正常 ASO 可升高
慢性肾炎急性发作	①链球菌感染可诱发,但前驱期短 ②凹陷性水肿 ③显著贫血 ④持续高血压 ⑤氮质血症	蛋白尿为主 尿比重低且固定在 1.010	血尿素氮升高 ASO 可升高

疾病	临床表现	尿改变	血生化检查
病毒性肾炎	①病毒感染早期(1～5天内)起病 ②症状轻,大多无水肿,少尿及高血压	血尿为主,常有肉眼血尿,尿脱落细胞可找到包涵体	血清补体正常
IgA肾病	①多在上呼吸道感染后24～48小时出现血尿 ②表现为反复发作性肉眼血尿 ③多无水肿、高血压	以血尿为主	血C3正常

(七)治疗

本病无特异治疗。

1.休息

急性期需卧床2～3周,直到肉眼血尿消失,水肿减退,血压正常,即可下床做轻微活动。血沉正常可上学,但仅限于完成课堂学业。3个月内应避免重体力活动。尿沉渣细胞绝对计数正常后方可恢复体力活动。

2.饮食

对有水肿高血压者应限盐及水。食盐以 60 mg/(kg·d)为宜。水分一般以不显性失水加尿量计算。有氮质血症者应限蛋白,可给优质动物蛋白 0.5 g/(kg·d)。尿量增多、氮质血症消除后应尽早恢复蛋白质供应,以保证小儿生长发育的需要。

3.抗感染

有感染灶时应给予青霉素类或其他敏感抗生素治疗10～14天。经常反复发生的慢性感染灶如扁桃体炎、龋齿等应予以清除,但须在肾炎基本恢复后进行。本病不同于风湿热,不需要长期药物预防链球菌感染。

4.对症治疗

(1)利尿:经控制水盐入量仍水肿少尿者可用氢氯噻嗪 1～2 mg/(kg·d)分 2～3 次口服。尿量增多时可加用螺内酯 2 mg/(kg·d)口服。无效时需用呋塞米,注射剂量每次 1～2 mg/kg,每天 1～2 次,静脉注射剂量过大时可有一过性耳聋。

(2)降压:凡经休息,控制水盐、利尿而血压仍高者均应给予降压药。可根据病情选择钙通道阻滞剂和血管紧张素转换酶抑制剂等。

(3)激素治疗:急性链球菌感染后肾小球肾炎表现为肾病综合征或肾病水平的蛋白尿时,给予糖皮质激素治疗有效。

5.严重循环充血治疗

(1)矫正水钠潴留,恢复正常血容量,可使用呋塞米注射。

(2)表现有肺水肿者除一般对症治疗外可加用硝普钠,5～20 mg 加入 5‰葡萄糖液 100 mL 中,以 1 μg/(kg·min)速度静脉滴注,用药时严密监测血压,随时调节药液滴速,每分钟不宜超过 8 μg/kg,以防发生低血压。静脉滴注时针筒、输液管等须用黑纸覆盖,以免药物遇光分解。

（3）对难治病例可采用腹膜透析或血液滤过治疗。

6.高血压脑病的治疗原则

高血压脑病的治疗原则为选用降压效力强并且迅速的药物。

（1）首选硝普钠，用法同上。通常用药后1～5分钟内可使血压明显下降，抽搐立即停止，并同时每次静脉注射呋塞米 2 mg/kg。

（2）有惊厥者应及时止痉。持续抽搐者首选地西泮，按每次 0.3 mg/kg，总量≤10 mg，缓慢静脉注射。

7.急性肾衰竭的治疗

（1）预防：防治感染是预防急性肾炎的根本。减少呼吸道及皮肤感染，对急性扁桃体炎、猩红热及脓疱患儿应尽早地、彻底地用青霉素类或其他敏感抗生素治疗。另外，感染后1～3周内应随访尿常规，及时发现和治疗本病。

（2）预后：急性肾炎急性期预后好。95%急性链球菌感染后肾小球肾炎病例能完全恢复，<5%的病例可有持续尿异常，死亡病例在1%以下。目前主要死因是急性肾衰竭。远期预后小儿比成人佳，一般认为80%～95%终将痊愈。转入慢性肾衰竭者多呈自身免疫反应参与的进行性肾损害。影响预后的因素可能有：①与病因有关，一般病毒所致者预后较好；②散发者较流行性者差；③成人比儿童差，老年人更差；④急性期伴有重度蛋白尿且持续时间久，肾功能受累者预后差；⑤组织形态学上呈系膜显著增生者，40%以上肾小球有新月体形成者，"驼峰"不典型（如过大或融合）者预后差。

二、肾病综合征

小儿肾病综合征是一组由多种原因引起的肾小球基膜通透性增加，导致血浆内大量蛋白质从尿中丢失的临床综合征。临床特点：①大量蛋白尿；②低清蛋白血症；③高脂血症；④明显水肿。以上第①、②两项为必备条件。

小儿肾病综合征在小儿肾脏疾病中发病率仅次于急性肾炎。小儿肾病综合征按病因可分为原发性、继发性和先天遗传性三种类型。本节主要叙述原发性肾病综合征。原发性肾病综合征约占小儿肾病综合征总数的90%，是儿童常见的肾小球疾病。国外有报道称小儿肾病综合征年发病率为2～2.5万，患病率为16/10万。我国部分省、市医院住院患儿统计资料显示，原发性肾病综合征占儿科住院泌尿系统疾病患儿的21%～31%。男女比例为3.7∶1。发病年龄多为学龄前儿童，3～5岁为发病高峰。

（一）病因及发病机制

原发性肾病综合征肾脏损害使肾小球通透性增加导致蛋白尿，而低蛋白血症、水肿和高胆固醇血症是继发的病理生理改变。

原发性肾病综合征的病因及发病机制目前尚不明确。但近年来的研究已证实下列事实：①肾小球毛细血管壁结构或电化学的改变可导致蛋白尿。实验动物模型及人类肾病的研究看到微小病变时肾小球滤过膜多阴离子的丢失，致静电屏障破坏，使大量带阴电荷的中分子血浆清蛋白滤出，形成高选择性蛋白尿。分子滤过屏障的损伤，则尿中丢失大中分子量的多种蛋白，而形成低选择性蛋白尿。②非微小病变型肾内常见免疫球蛋白和/或补体成分沉积，局部免疫病理过程可损伤滤过膜的正常屏障作用而发生蛋白尿。③微小病变型肾小球未见以上沉积，其滤过膜静电屏障损伤原因可能与细胞免疫失调有关。肾病患儿外周血淋巴细胞培养上清液经尾静脉注

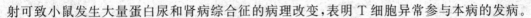

射可致小鼠发生大量蛋白尿和肾病综合征的病理改变,表明T细胞异常参与本病的发病。

(二)病理

原发性肾病综合征可见于各种病理类型。最主要的病理变化是微小病变型占大多数。少数为非微小病变型,包括系膜增生性肾小球肾炎、局灶性节段性肾小球硬化、膜增生性肾小球肾炎、膜性肾病等。

疾病发展过程中微小病变型可进展为系膜增生性肾小球肾炎和局灶性节段性肾小球硬化。

(三)临床表现

水肿最常见,开始见于眼睑,以后逐渐遍及全身。未治疗或时间长的病例可有腹水或胸腔积液。一般起病隐匿,常无明显诱因。30%左右有病毒感染或细菌感染发病史,上呼吸道感染也可导致微小病变型小儿肾病综合征复发。70%肾病复发与病毒感染有关。尿量减少,颜色变深,无并发症的患儿无肉眼血尿,而短暂的镜下血尿可见于大约15%的患儿。大多数血压正常,但轻度高血压也见于约15%的患儿,严重的高血压通常不支持微小病变型小儿肾病综合征的诊断。由于血容量减少而出现短暂的肌酐清除率下降约占30%,一般肾功能正常,急性肾衰竭少见。部分病例晚期可有肾小管功能障碍,出现低血磷性佝偻病,肾性糖尿、氨基酸尿和酸中毒等。

(四)并发症

1.感染

肾病患儿极易罹患各种感染。常见的感染有呼吸道、皮肤、尿道等处的感染和原发性腹膜炎等,其中尤以上呼吸道感染最多见,占50%以上。呼吸道感染中病毒感染常见。结核分枝杆菌感染亦应引起重视。另外肾病患儿的医院感染不容忽视,以呼吸道感染和尿路感染最多见,致病菌以条件致病菌为主。

2.电解质紊乱和低血容量

常见的电解质紊乱有低钠、低钾、低钙血症。患儿可因不恰当长期禁盐或长期食用不含钠的食盐代用品,过多使用利尿剂,以及感染、呕吐、腹泻等因素均可致低钠血症。在上述诱因下可出现厌食、乏力、懒言、嗜睡、血压下降甚至出现休克、抽搐等。另外由于低蛋白血症,血浆胶体渗透压下降、显著水肿,而常有血容量不足,尤在各种诱因引起低钠血症时易出现低血容量性休克。

3.血栓形成和栓塞

小儿肾病综合征高凝状态易致各种动、静脉血栓形成。①肾静脉血栓形成常见,表现为突发腰痛、出现血尿或血尿加重,少尿甚至发生肾衰竭;②下肢深静脉血栓形成,两侧肢体水肿程度差别固定,不随体位改变而变化;③皮肤血管血栓形成,表现为皮肤突发紫斑并迅速扩大;④阴囊水肿呈紫色;⑤顽固性腹水;⑥下肢动脉血栓形成,出现下肢疼痛伴足背动脉搏动消失等症状体征。股动脉血栓形成是小儿肾病综合征并发的急症状态之一,如不及时溶栓治疗可导致肢端坏死则需截肢;⑦肺栓塞时可出现不明原因的咳嗽,咯血或呼吸困难而无明显肺部阳性体征,其半数可无临床症状;⑧脑栓塞时出现突发的偏瘫、面瘫、失语或神志改变等神经系统症状在排除高血压脑病,颅内感染性疾病时要考虑颅内血管栓塞。血栓缓慢形成者其临床症状多不明显。

4.急性肾衰竭

5%微小病变型肾病可并发急性肾衰竭。当小儿肾病综合征临床上出现急性肾衰竭时,要考虑以下原因:①急性间质性肾炎,可由使用合成青霉素、呋塞米、非甾体抗炎药引起;②严重肾间质水肿或大量蛋白管型致肾内梗阻;③在原病理基础上并发大量新月体形成;④血容量减少导致肾前性氮质血症或合并肾静脉血栓形成。

5.肾小管功能障碍

小儿肾病综合征时除了原有肾小球的基础病可引起肾小管功能损害外,由于大量尿蛋白的重吸收,可导致肾小管,主要是近曲小管功能损害。临床上可见肾性糖尿或氨基酸尿,严重者可呈近端肾小管多发性功能障碍(Fanconi 综合征)。

6.生长延迟

肾病患儿的生长延迟多见于频繁复发和接受长期大剂量糖皮质激素治疗的病例。

(五)辅助检查

1.尿液分析

(1)尿常规检查尿蛋白定性多在＋＋＋以上,大约有 15％有短暂的镜下血尿,大多数可见到透明管型、颗粒管型和卵圆脂肪小体。

(2)尿蛋白定量:24 小时尿蛋白定量检查＞50 mg/(kg · d)为肾病范围的蛋白尿。尿蛋白/尿肌酐(mg/mg),正常儿童上限为 0.2 mg,肾病范围的蛋白尿＞3.5 mg。

2.血清蛋白、胆固醇和肾功能测定

人血清蛋白浓度为 25 g/L(或更少)可诊断为小儿肾病综合征的低清蛋白血症。由于肝脏合成增加,α_2、β 球蛋白浓度增高,IgG 减低,IgM、IgE 增加。胆固醇＞5.7 mmol/L 和甘油三酯升高,LDL 和 VLDL 增高,HDL 多正常。血尿素氮、Cr 可升高,晚期患儿可有肾小管功能损害。

3.血清补体测定

微小病变型小儿肾病综合征血清补体水平正常,降低可见于其他病理类型及继发性小儿肾病综合征患儿。

4.感染依据的检查

对新诊断病例应进行血清学检查寻找链球菌感染的证据,及其他病原学的检查,如乙肝病毒感染等。

5.系统性疾病的血清学检查

对新诊断的肾病患儿需检测抗核抗体,抗-dsDNA 抗体,Smith 抗体等。对具有血尿、补体减少并有临床表现的患儿尤其重要。

6.高凝状态和血栓形成的检查

大多数原发性肾病患儿都存在不同程度的高凝状态,血小板增多,血小板聚集率增加,血浆纤维蛋白原增加,D-二聚体增加,尿纤维蛋白裂解产物增高。对疑似血栓形成者可行彩色多普勒 B 型超声检查以明确诊断,有条件的医疗单位可行数字减影血管造影。

7.经皮肾穿刺组织病理学检查

大多数儿童小儿肾病综合征不需要进行诊断性肾活检。小儿肾病综合征肾活检指征:①对糖皮质激素治疗耐药、频繁复发者;②对临床或实验室证据支持肾炎性肾病,慢性肾小球肾炎者。

(六)诊断与鉴别诊断

临床上根据血尿、高血压、氮质血症、低补体血症的有无将原发性肾病综合征分为单纯性和肾炎性。

原发性肾病综合征还需与继发于全身性疾病的肾病综合征鉴别。儿科临床上部分非典型的链球菌感染后肾炎、系统性红斑狼疮性肾炎、紫癜性肾炎、乙型肝炎病毒相关性肾炎及药源性肾炎等均可有小儿肾病综合征样表现。临床上须排除继发性小儿肾病综合征后方可诊断原发性肾病综合征。

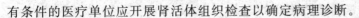

有条件的医疗单位应开展肾活体组织检查以确定病理诊断。

(七)治疗

1.一般治疗

(1)休息:水肿显著、大量蛋白尿或严重高血压者均需卧床休息。病情缓解后逐渐增加活动量。在校儿童肾病活动期应休学。

(2)饮食:显著水肿和严重高血压时应短期限制水钠摄入,病情缓解后不必继续限盐。活动期病例供盐 $1\sim2$ g/d。蛋白质摄入 $1.5\sim2$ g/(kg·d),以高生物价的动物蛋白(乳、鱼、蛋、禽、牛肉等)为宜。在应用激素过程中食欲增加者应控制食量,足量激素时每天应给予维生素 D 400 U 及钙 $800\sim1\,200$ mg。

(3)防治感染。

(4)利尿:对激素耐药或使用激素之前,水肿较重伴尿少者可配合使用利尿剂,但需密切观察出入水量、体重变化及电解质紊乱。

(5)对家属的教育:应使父母及患儿很好地了解肾病的有关知识,并且应该教给用试纸检验尿蛋白的方法。

(6)心理治疗:肾病患儿多具有内向、情绪不稳定性或神经质个性倾向,出现明显的焦急、抑郁、恐惧等心理障碍,应配合相应心理治疗。

2.激素敏感型小儿肾病综合征的治疗

根据中华医学会儿科学分会肾脏病学组制定的激素敏感、复发或依赖肾病综合征诊治循证指南(试行),初发小儿肾病综合征的激素治疗可分为以下两个阶段。

(1)诱导缓解阶段:足量泼尼松(或泼尼松龙)60 mg/(m²·d)或 2 mg/(kg·d)(按身高的标准体重计算),最大剂量 80 mg/d,先分次口服,尿蛋白转阴后改为每晨顿服,疗程 6 周。

(2)巩固维持阶段:隔天晨顿服 1.5 mg 或 40 mg/m²(最大剂量 60 mg/d),共 6 周,然后逐渐减量。这里进入巩固维持阶段是隔天晨顿服 1.5 mg,突然把泼尼松剂量每 2 天总量减少了 5/8 量,是否对维持缓解有力,尚缺乏临床证据。根据全国儿肾学组制定的原发性肾病综合征的治疗方案,巩固维持阶段以泼尼松原足量两天量的 2/3 量,隔天晨顿服 4 周,如尿蛋白持续阴性,然后每 $2\sim4$ 周减量 $2.5\sim5$ mg 维持,至 $0.5\sim1$ mg/kg 时维持 3 个月,以后每 2 周减量 $2.5\sim5$ mg 至停药。此方案仍然是可行的。

长期超生理剂量使用糖皮质激素可见以下不良反应:①代谢紊乱,可出现明显皮质醇增多症表现,肌肉萎缩无力,伤口愈合不良,蛋白质营养不良,高血糖,尿糖,水钠潴留,高血压,尿中失钾,高尿钙,骨质疏松。②消化性溃疡和精神欣快感、兴奋、失眠甚至呈精神病、癫痫发作等;还可发生白内障、无菌性股骨头坏死,高凝状态,生长停滞等。③易发生感染或诱发结核灶的活动。④急性肾上腺皮质功能不全,戒断综合征。

3.非频复发小儿肾病综合征的治疗

(1)寻找诱因:积极寻找复发诱因,积极控制感染,少数患儿控制感染后可自发缓解。

(2)激素治疗。①重新诱导缓解:足量泼尼松(或泼尼松龙)每天分次或晨顿服,直至尿蛋白连续转阴 3 天后改 40 mg/m² 或 1.5 mg/(kg·d)隔天晨顿服 4 周,然后用 4 周以上的时间逐渐减量。②在感染时增加激素维持量:患儿在巩固维持阶段患上呼吸道感染时改隔天口服激素治疗为同剂量每天口服,可降低复发率。

4.激素敏感型、激素依赖型肾病综合征的治疗

(1)激素的使用。①拖尾疗法:同上诱导缓解后泼尼松每4周减量0.25 mg/kg,给予能维持缓解的最小有效激素量(0.5~0.25 mg/kg),隔天口服,连用9~18个月。②在感染时增加激素维持量:患儿在隔天口服泼尼松0.5 mg/kg时出现上呼吸道感染时改隔天口服激素治疗为同剂量每天口服,连用7天,可降低2年后的复发率。③改善肾上腺皮质功能:因肾上腺皮质功能减退患儿复发率显著增高,对这部分患儿可用促肾上腺皮质激素静脉滴注来预防复发。对激素依赖型肾病综合征患儿可给予促肾上腺皮质激素0.4 U/(kg·d)(总量不超过25 U)静脉滴注3~5天,然后激素减量。每次激素减量均按上述处理,直至停激素。④更换激素种类:对泼尼松疗效较差的病例,可换用其他糖皮质激素制剂。

(2)免疫抑制剂治疗。①环磷酰胺剂量:2~3 mg/(kg·d)分次口服8周,或8~12 mg/(kg·d)静脉冲击疗法,每2周连用2天,总剂量≤200 mg/kg,或每月1次静脉注射,500 mg/(m²·次),共6次。不良反应有白细胞减少、秃发、肝功能损害、出血性膀胱炎等,少数可发生肺纤维化。最令人瞩目的是其远期性腺损害。病情需要者可小剂量、短疗程、间断用药,避免青春期前和青春期用药。②其他免疫抑制剂。可根据相关指南分别选用:环孢素A、他克莫司、利妥昔布或长春新碱。

(3)免疫调节剂。左旋咪唑:一般作为激素辅助治疗,适用于常伴感染的激素敏感型肾病综合征和激素依赖型肾病综合征。剂量为2.5 mg/kg,隔天服用12~24个月。左旋咪唑在治疗期间和治疗后均可降低复发率,减少激素用量,在某些患儿可诱导长期缓解。不良反应可有胃肠不适,流感样症状、皮疹、中性粒细胞下降,停药即可恢复。

5.激素抵抗型肾病综合征的治疗

(1)缺乏肾脏病理诊断的治疗:在缺乏肾脏病理检查的情况下,国内外学者将环磷酰胺作为激素抵抗型肾病综合征的首选治疗药物。中华医学会儿科学分会肾脏病学组制定的激素耐药肾病综合征诊治循证指南推荐采用激素序贯疗法:泼尼松2 mg/(kg·d)治疗4周后尿蛋白仍阳性时,可考虑以大剂量甲泼尼龙15~30 mg/(kg·d),每天1次,连用3天为1个疗程,最大剂量不超过1 g。冲击治疗1个疗程后如果尿蛋白转阴,泼尼松按激素敏感方案减量;如尿蛋白仍阳性者,应加用免疫抑制剂,同时隔天晨顿服泼尼松2 mg/kg,随后每2~4周减5~10 mg,随后以一较小剂量长期隔天顿服维持,少数可停用。

注意事项:建议甲泼尼龙治疗时进行心电监护。下列情况应慎用甲泼尼龙治疗:①伴活动性感染;②高血压;③有胃肠道溃疡或活动性出血者;④原有心律失常者。

(2)根据不同病理类型选用不同的治疗方案。①病理类型为微小病变型:环磷酰胺静脉冲击为首选药物。②病理类型为局灶性节段性肾小球硬化症:环孢素A为首选药物。尚可以长春新碱冲击、利妥昔布单抗静脉滴注和吗替麦考酚酯口服等治疗。③病理类型为系膜增生性肾小球肾炎:可参考选用静脉环磷酰胺冲击、环孢素A等治疗。④病理类型为膜增生性肾小球肾炎:可选用大剂量甲泼尼龙冲击序贯泼尼松和环磷酰胺冲击,也可以考虑选用其他免疫抑制剂如:环孢素A或吗替麦考酚酯。⑤病理类型为MN:儿童原发性膜性肾病很少。成人MN治疗建议首选血管紧张素转换酶抑制剂或血管紧张素转换酶抑制剂类药物,若大量蛋白尿、肾功能不断恶化或经上述治疗无明显好转,可选用环孢素A和低剂量泼尼松治疗,至少6个月,咪唑立宾或TAC治疗。

(3)重视辅助治疗:血管紧张素转换酶抑制剂和/或血管紧张素Ⅱ受体阻滞剂是重要的辅助

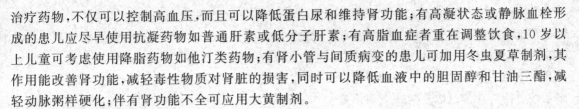

治疗药物,不仅可以控制高血压,而且可以降低蛋白尿和维持肾功能;有高凝状态或静脉血栓形成的患儿应尽早使用抗凝药物如普通肝素或低分子肝素;有高脂血症者重在调整饮食,10岁以上儿童可考虑使用降脂药物如他汀类药物;有肾小管与间质病变的患儿可加用冬虫夏草制剂,其作用能改善肾功能,减轻毒性物质对肾脏的损害,同时可以降低血液中的胆固醇和甘油三酯,减轻动脉粥样硬化;伴有肾功能不全可应用大黄制剂。

6.抗凝及纤溶药物疗法

由于肾病往往存在高凝状态和纤溶障碍,易并发血栓形成,需加用抗凝和溶栓治疗。

(1)肝素:1 mg/(kg·d),加入10%葡萄糖液50～100 mL中静脉滴注,每天1次,2～4周为1个疗程。也可选用低分子肝素。病情好转后改口服抗凝药维持治疗。

(2)尿激酶:有直接激活纤溶酶溶解血栓的作用。一般剂量30 000～60 000 U/d,加入10%葡萄糖液100～200 mL中,静脉滴注,1～2周为1个疗程。症状严重者可使用尿激酶冲击治疗。

(3)口服抗凝药:双嘧达莫,5～10 mg/(kg·d),分3次饭后服,6个月为1个疗程。

7.血管紧张素转换酶抑制剂治疗

对改善肾小球局部血流动力学,减少尿蛋白,延缓肾小球硬化有良好作用。尤其适用于伴有高血压的小儿肾病综合征。常用制剂有卡托普利、依那普利、福辛普利等。

8.中医药治疗

小儿肾病综合征属中医"水肿""阴水""虚劳"的范畴。可根据辨证施治原则立方治疗。

(八)预后

肾病综合征的预后转归与其病理变化关系密切。微小病变型预后最好,灶性肾小球硬化和系膜毛细血管性肾小球肾炎预后最差。微小病变型90%～95%的患儿对首次应用糖皮质激素有效。其中85%可有复发,复发在第1年比以后更常见。如果一个小儿3～4年还没有复发,其后有95%的机会不复发。微小病变型发展成尿毒症者极少,绝大多数死于感染或激素严重不良反应等。对于激素抵抗型肾病综合征经久不愈者应尽可能检查有否相关基因突变,以避免长期无效的药物治疗。

三、紫癜性肾炎

过敏性紫癜是一种以皮肤紫癜、出血性胃肠炎、关节炎及肾脏损害为特征的综合征,基本病变是全身弥漫性坏死性小血管炎。伴肾脏损害者称为紫癜性肾炎。本病好发于儿童,据国内儿科报道,紫癜性肾炎占儿科住院泌尿系统疾病8%,仅次于急性肾炎和原发性肾病综合征而居第三位。男女儿童均可发病,男:女约为1.6:1。平均发病年龄9.0±2.8岁,90%以上患儿年龄在5～13岁。四季均可能发病,9月至次年3月为发病高峰季节,发病率占全年发病的80%以上。农村患儿和城市患儿发病率无差别。

(一)病因与发病机制

1.病因

(1)感染:过敏性紫癜发生多继发于上呼吸道感染。

(2)疫苗接种:某些疫苗接种如流感疫苗、乙肝疫苗、狂犬疫苗、流脑疫苗、白喉疫苗、麻疹疫苗也可能诱发过敏性紫癜,但尚需可靠研究证据证实。

(3)食物和药物因素:有报道某些药物的使用也能触发过敏性紫癜发生。目前尚无明确证据证明食物过敏是导致过敏性紫癜的原因。

（4）遗传因素：过敏性紫癜存在遗传好发倾向，白种人的发病率明显高于黑种人。近年来有关遗传学方面的研究涉及的基因主要有人白细胞抗原基因、家族性地中海基因、血管紧张素转换酶基因、甘露糖结合凝集素基因、血管内皮生长因子基因、PAX2 基因、TIM-1 等。有文献报道黏附分子 P 选择素表达增强及基因多态性可能与过敏性紫癜发病相关，P 选择素基因启动子-2123 多态性可能与儿童过敏性紫癜发病相关。

2.发病机制

（1）紫癜性肾炎与免疫：紫癜性肾炎患儿的免疫学紊乱十分复杂，包括免疫细胞（如巨噬细胞、淋巴细胞、嗜酸性粒细胞）和免疫分子（如免疫球蛋白、补体、细胞因子、黏附分子、趋化因子）的异常，它们在紫癜性肾炎的发病机制中起着关键的作用。

（2）凝血与纤溶：近几十年对凝血与纤溶过程在紫癜性肾炎发病中的作用的探讨，更多地关注在交联纤维蛋白。交联纤维蛋白主要沉积于内皮细胞和系膜区，与系膜及内皮损伤有关。

（3）遗传学基础：本病非遗传性疾病，但存在遗传好发倾向。①C4 基因缺失可能直接参与紫癜性肾炎发病；②IL-1ra 基因型——IL-1 反流性肾病 2 等位基因的高携带率，使机体不能有效拮抗 IL-1 致炎作用可能是紫癜性肾炎发病机制中非常重要的因素之一。

（二）病理改变与分级

1.常见病理改变

紫癜性肾炎病理特征以肾小球系膜增生，系膜区 IgA 沉积以及上皮细胞新月体形成为主，可见到各种类型的肾损害。

（1）光镜：肾小球系膜细胞增生病变，可伴内皮细胞和上皮细胞增生，新月体形成，系膜区炎性细胞浸润，肾小球纤维化，还可见局灶性肾小球坏死甚至硬化。间质可出现肾小管萎缩，间质炎性细胞浸润，间质纤维化等改变。

（2）免疫荧光：系膜区和肾小球毛细血管襻有 IgA，IgG，C3 备解素和纤维蛋白原呈颗粒状沉积。

（3）电镜：系膜区有不同程度增生，系膜区和内皮下有电子致密物沉积。

2.病理分级标准

国际儿童肾脏病研究中心（ISKDC）按肾组织病理检查将其分为六级。Ⅰ级：轻微肾小球异常；Ⅱ级：单纯系膜增生；Ⅲ级：系膜增生伴小于肾小球 50％新月体形成；Ⅳ级：系膜增生伴 50％～75％肾小球新月体形成；Ⅴ级：系膜增生伴大于肾小球 75％新月体形成；Ⅵ级：膜增生性肾小球肾炎。其中Ⅱ～Ⅴ级又根据系膜病变的范围程度分为局灶性及弥漫性。

（三）临床表现

1.肾脏症状

紫癜性肾炎主要表现为血尿，蛋白尿，也可出现高血压，水肿，氮质血症甚至急性肾衰竭。肾脏症状可出现于紫癜性肾炎的整个病程，但多发生在紫癜后2～4周，个别病例出现于过敏性紫癜 6 个月后，故尿常规追踪检查是及时发现肾脏损害的重要手段。目前，对肾损害较一致的看法是即使尿常规正常，肾组织学已有改变。个别紫癜性肾炎患儿，尿常规无异常发现，只表现为肾功能减退。

中华医学会儿科学分会肾脏病学组发布的儿童紫癜性肾炎的诊治循证指南将紫癜性肾炎临床分型为：①孤立性血尿型；②孤立性蛋白尿型；③血尿和蛋白尿型；④急性肾炎型；⑤肾病综合征型；⑥急进性肾炎型；⑦慢性肾炎型。临床上以①型、②型、③型多见。

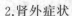

2.肾外症状

典型的皮肤紫癜,胃肠道表现(腹痛、便血和呕吐)及关节症状为紫癜性肾炎肾外的三大主要症状,其他如神经系统、生殖系统、呼吸系统与循环系统也可受累,甚至发生严重的并发症,如急性胰腺炎、肺出血、肠梗阻、肠穿孔等。

(四)实验室检查

1.血常规

白细胞正常或轻度增高,中性或嗜酸性粒细胞比例增多。

2.尿常规

可有血尿、蛋白尿、管型尿。

3.凝血功能检查

凝血功能检查正常,可与血液病致紫癜相鉴别。

4.毛细血管脆性试验

急性期毛细血管脆性试验阳性。

5.血沉、血清 IgA 及冷球蛋白

血沉增快,血清 IgA 和冷球蛋白含量增加。但血清 IgA 增高对本病诊断无特异性。

6.补体

血清补体 C3、C1q、备解素多正常。

7.肾功能

肾功能多正常,严重病例可有肌酐清除率降低和血尿素氮、血肌酐增高。

8.血生化

表现为肾病综合征者,有血清蛋白降低和胆固醇增高。

9.皮肤活检

无论在皮疹部或非皮疹部位,免疫荧光检查均可见毛细血管壁有 IgA 沉积。此点也有助于和除 IgA 肾病外的其他肾炎做鉴别。

10.肾穿刺活检

肾穿刺活组织检查有助于本病的诊断,也有助于明了病变严重度和评估预后。

(五)诊断与鉴别诊断

1.诊断标准

中华医学会儿科学分会肾脏病学组制定的儿童紫癜性肾炎的诊治循证指南中诊断标准为:在过敏性紫癜病程 6 个月内,出现血尿和/或蛋白尿诊断为紫癜性肾炎。其中血尿和蛋白尿的诊断标准分别为:血尿——肉眼血尿或镜下血尿;蛋白尿——满足以下任一项者:①1 周内 3 次尿常规蛋白阳性;②24 小时尿蛋白定量>150 mg;③1 周内 3 次尿微量清蛋白高于正常值。极少部分患儿在过敏性紫癜急性病程 6 个月后,再次出现紫癜复发,同时首次出现血尿和/或蛋白尿者,应争取进行肾活检,如为 IgA 系膜内沉积为主的系膜增生性肾小球肾炎,则亦应诊断为紫癜性肾炎。

2.鉴别诊断

紫癜性肾炎应与原发性 IgA 肾病、急性肾炎、Goodpasture 综合征、狼疮性肾炎及多动脉炎等鉴别。

(六)治疗

1.一般治疗

急性期有发热、消化道和关节症状显著者,应注意休息,进行对症治疗。

(1)饮食控制:目前尚无明确证据证明食物过敏是导致过敏性紫癜的病因,故仅在过敏性紫癜胃肠道损害时需注意控制饮食,以免加重胃肠道症状。过敏性紫癜腹痛患儿若进食可能会加剧症状,但是大部分轻症患儿可以进食少量少渣易消化食物。呕血严重及便血者,应暂禁食,给予止血、补液等治疗。严重腹痛或呕吐者可能需要营养要素饮食或肠外营养支持。

(2)抗感染治疗:有明确的感染或病灶时应选用敏感的抗生素,但应尽量避免盲目的使用预防性抗生素。

2.肾损害的治疗

根据中华医学会儿科学分会肾脏病学组制定的儿童紫癜性肾炎的诊治循证指南分为以下内容。

(1)孤立性血尿或病理Ⅰ级:仅对过敏性紫癜进行相应治疗。应密切监测患儿病情变化,建议至少随访3～5年。

(2)孤立性蛋白尿、血尿和蛋白尿或病理Ⅱa级:建议使用血管紧张素转换酶抑制剂和/或血管紧张素受体拮抗剂类药物,有降蛋白尿的作用。国内也有用雷公藤总苷进行治疗,疗程3个月,但应注意其胃肠道反应、肝功能损伤、骨髓抑制及可能的性腺损伤的不良反应。

(3)非肾病水平蛋白尿或病理Ⅱb、Ⅲa级:用雷公藤总苷疗程3～6个月。也可激素联合免疫抑制剂治疗,如激素联合环磷酰胺治疗、联合环孢素A治疗。

(4)肾病水平蛋白尿、肾病综合征或病理Ⅲb、Ⅳ级:该组患儿临床症状及病理损伤均较重,现多采用激素联合免疫抑制剂治疗,其中疗效最为肯定的是糖皮质激素联合环磷酰胺治疗。若临床症状较重、病理呈弥漫性病变或伴有新月体形成者,首选糖皮质激素联合环磷酰胺冲击治疗,当环磷酰胺治疗效果欠佳或患儿不能耐受环磷酰胺时。可更换其他免疫抑制剂。

(5)急进性肾炎或病理Ⅳ、Ⅴ级:这类患儿临床症状严重、病情进展较快,现多采用三至四联疗法。常用方案为:甲泼尼龙冲击治疗1～2个疗程后口服泼尼松＋环磷酰胺(或其他免疫抑制剂)＋肝素＋双嘧达莫。亦有甲泼尼龙联合尿激酶冲击治疗＋口服泼尼松＋环磷酰胺＋华法林＋双嘧达莫治疗。

3.肾外症状的治疗

(1)关节症状治疗:关节痛患儿通常应用非甾体抗炎药能很快止痛。口服泼尼松(1 mg/kg·d,2周后减量)可降低过敏性紫癜关节炎患儿关节疼痛程度及疼痛持续时间。

(2)胃肠道症状治疗:糖皮质激素治疗可较快缓解急性过敏性紫癜的胃肠道症状,缩短腹痛持续时间。腹痛明显时需要严密监测患儿出血情况(如呕血、黑便或血便),必要时需行内镜检查。严重胃肠道血管炎,应用丙种球蛋白、甲泼尼龙静脉滴注及血浆置换或联合治疗均有效。

(3)急性胰腺炎的治疗:给予对症、支持疗法,卧床休息,少蛋白低脂少渣半流饮食,注意维持水电解质平衡,并监测尿量和肾功能。

(4)肺出血的治疗:应在强有力支持疗法的基础上,排除感染后早期使用甲泼尼龙静脉冲击,并配合使用环磷酰胺或硫唑嘌呤,加强对症治疗,如贫血严重可予输血,呼吸衰竭时及早应用机械通气,并发弥散性血管内凝血可按相关诊疗指南治疗。

(七)预后

病理类型与预后有关,病理改变中新月体<50%者,预后好,仅 5%发生肾衰竭,而新月体>50%者,约 30%发生肾衰竭,而新月体超过 75%者中 60%～70%可发生肾衰竭。按 ISKDC 分类法Ⅱ级、Ⅲ a 级预后较好,Ⅲ b、Ⅳ及Ⅴ级的预后差。且肾小管间质改变严重者预后差,电镜下见电子致密物沉积在上皮下者预后差。对紫癜性肾炎患儿应加强随访,病程中出现尿检异常的患儿则应延长随访时间,建议至少随访 3～5 年。

四、狼疮性肾炎

系统性红斑狼疮是一种累及多系统,多器官的具有多种自身抗体的自身免疫病。该病在亚洲地区女孩发病率最高,有报道白种女孩为 4.4/10～1.27 万,而亚洲女孩则为 31.14/10～6.16 万。我国发病率约为 70/10 万人口,其中女性占 85%～95%,多数发生在 13～14 岁。当系统性红斑狼疮并发肾脏损害时即为狼疮性肾炎。一般认为狼疮性肾炎占系统性红斑狼疮的 46%～77%,而对系统性红斑狼疮患儿肾活检发现系统性红斑狼疮患儿 100%有轻重不等的肾损害。儿童狼疮性肾炎损害发生率高于成人,系统性红斑狼疮起病早期可有 60%～80%肾脏受累,2 年内可有 90%出现肾脏损害。肾脏病变程度直接影响系统性红斑狼疮的预后。肾受累及进行性肾功能损害是系统性红斑狼疮的主要死亡原因之一。

(一)病因及发病机制

1.可能的致病因素

(1)病毒感染:C 型 DNA 病毒(慢病毒)感染有关。

(2)遗传因素:本病遗传易感基因位于第 6 对染色体中,遗传性补体缺陷易患系统性红斑狼疮,带 HLADW3,HLA-BW15 者易发生系统性红斑狼疮。

(3)性激素:不论男女患儿体内雌激素增高,雄激素降低,雌激素增高可加重病情。

(4)自身组织破坏:日晒紫外线可使 40%的患儿病情加重。某些药物如氨基柳酸,青霉素,磺胺等可诱发或加重系统性红斑狼疮。

2.狼疮性肾炎的发病机制

较为复杂,尚不完全明了。目前研究认为系统性红斑狼疮患儿体内存在多种自身抗体,在狼疮性肾炎的发生、发展过程中占有非常重要的地位,其产生与细胞凋亡密切相关:主要是自身反应性 T、B 细胞逃脱细胞凋亡而处于活化增殖状态,引起机体对自身抗原的外周耐受缺陷,导致自身免疫异常而致病。促发因素包括以下两项。①遗传:小儿系统性红斑狼疮有家族遗传倾向。13.8%小儿系统性红斑狼疮患儿的三代亲属中有一或更多亲属有结缔组织病,同卵双胎一致发病的百分比高达 70%。②病毒感染、日光、药物等。

近些年来,人们对狼疮性肾炎的发病机制有了更深刻的认识,普遍观点认为自身抗体通过核小体介导与肾脏结合而致病。细胞凋亡的产物核小体(由组蛋白与 DNA 两部分组成)作为自身抗原诱导机体产生自身抗体,即抗核小体抗体。近来的研究表明,在狼疮性肾炎的病程中抗核小体抗体可早于抗 dsDNA 抗体而出现,其敏感性及特异性均优于后者,且血中抗体水平与蛋白尿、疾病活动性呈显著相关。核小体的一端通过组蛋白或 DNA 与肾小球基膜、系膜细胞等相结合,另一端暴露出抗体的结合位点,从而介导自身抗体与肾脏结合,导致补体活化、炎症细胞聚集和细胞因子释放,诱发狼疮性肾炎。核小体中组蛋白或 DNA 与肾小球不同成分的结合,可以导致自身抗体在不同的部位形成沉积,从而产生不同的临床表现和病理分型。

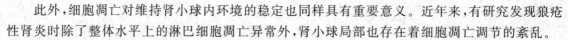

此外,细胞凋亡对维持肾小球内环境的稳定也同样具有重要意义。近年来,有研究发现狼疮性肾炎时除了整体水平上的淋巴细胞凋亡异常外,肾小球局部也存在着细胞凋亡调节的紊乱。

(二)病理

1.病理分类标准

国际肾脏病协会和肾脏病理学会近年来正式公布最新狼疮性肾炎的病理学分类:Ⅰ型-系膜轻微病变型狼疮性肾炎;Ⅱ型-系膜增生型狼疮性肾炎;Ⅲ型-局灶型狼疮性肾炎;Ⅳ型-弥漫型狼疮性肾炎;Ⅴ型-膜型狼疮性肾炎;Ⅵ型-进行性硬化型狼疮性肾炎。

据报道儿童狼疮性肾炎中Ⅰ~Ⅱ型占25%,Ⅲ~Ⅳ型占65%,Ⅴ型占9%。值得注意的是,上述各型之间转型较为常见。此外,狼疮性肾炎免疫荧光检查典型表现是以IgG为主,早期补体成分如C4、C1q通常与C3一起存在。三种免疫球蛋白加上C3、C4、C1q均存在时,称满堂亮,见于1/4~2/3患儿。

2.间质和小管损伤

狼疮性肾炎的间质和小管损伤相当常见,表现为肾小管变性、萎缩和坏死,炎性细胞浸润,基膜变厚和间质纤维化。免疫荧光可见IgG、C1q、C3、C4局灶性沉积于肾小管基膜。电镜下可见电子致密物沿肾小管基膜沉积。少数以急性小管间质肾炎单独存在,可表现为急性肾衰竭。

3.血管损伤

血管免疫沉积、透明和非炎症性坏死性病变、伴血管壁淋巴和单核细胞浸润的真性血管炎均可见,罕见肾内小动脉血栓,这些血管病变预示不良预后,偶尔可见血栓性微血管病。

4.活动性病变和慢性病变的判断

狼疮性肾炎活动性指数和慢性指数的判断是评估疾病活动性及预后的标准指标。

(三)临床表现

狼疮性肾炎的临床表现多种多样,主要表现为两大类。

1.狼疮性肾炎的肾脏表现

其中1/4~2/3的系统性红斑狼疮患儿会出现狼疮性肾炎的临床表现。狼疮性肾炎100%可出现程度不同的蛋白尿、80%镜下血尿,常伴有管型尿、水肿、高血压及肾功能障碍,夜尿增多也常常是狼疮性肾炎的早期症状之一。

根据中华医学会儿科学分会肾脏病学组近年来制定的《狼疮性肾炎的诊断治疗指南》儿童狼疮性肾炎临床表现分为以下7种类型:①孤立性血尿和/或蛋白尿型;②急性肾炎型;③肾病综合征;④急进性肾炎型;⑤慢性肾炎型;⑥肾小管间质损害型;⑦亚临床型,系统性红斑狼疮患儿无肾损害临床表现,但存在轻重不一的肾病理损害。

2.狼疮性肾炎的全身性表现

可表现为发热、皮肤黏膜症状、关节症状、肌肉骨骼症状、多发性浆膜炎、血液系统和心血管系统损害、肝脏、肺脏、中枢神经系统症状等,甚至出现急性危及生命的狼疮危象。其他临床表现可见眼部病变,如眼底静脉迂曲扩张、视盘萎缩,典型的眼底改变是棉绒斑,还可见巩膜炎、虹膜炎等。

(四)诊断与鉴别诊断

狼疮性肾炎诊断标准:根据中华医学会儿科学分会肾脏病学组近年来制定的《狼疮性肾炎的诊断治疗指南》,系统性红斑狼疮患儿有下列任一项肾受累表现者即可诊断为狼疮性肾炎:①尿蛋白检查满足以下任一项者:1周内3次尿蛋白定性检查阳性;24小时尿蛋白定量>150 mg;

1 周内 3 次尿微量清蛋白高于正常值;②离心尿每高倍镜视红细胞>5 个;③肾功能异常(包括肾小球和/或肾小管功能);④肾活检异常。

系统性红斑狼疮的临床表现多种多样,临床误诊率较高,尤其是临床表现不典型和早期系统性红斑狼疮,诊断时应注意与原发性肾小球疾病、感染性疾病、慢性活动性肝炎、特发性血小板减少性紫癜等相鉴别。

(五)治疗

狼疮性肾炎的治疗较为复杂,应按照肾脏病理类型进行相应的治疗。治疗的早晚、是否正确用药及疗程的选择是决定狼疮性肾炎疗效的关键。

1.治疗原则

(1)伴有肾损害症状者,应尽早行肾活检,以便于依据不同肾脏病理特点制订治疗方案。

(2)积极控制系统性红斑狼疮/狼疮性肾炎的活动性。

(3)坚持长期、正规、合理的药物治疗,并加强随访。

(4)尽可能减少药物毒副作用,切记不要以生命的代价去追求药物治疗的完全缓解。

2.一般对症治疗

包括疾病活动期卧床休息,注意营养,避免日晒,防治感染,避免使用引起肾损害和能够诱发本病的药物。不做预防注射。

所有狼疮性肾炎均需加用羟氯喹作为基础治疗。羟氯喹一般剂量 4～6 mg/(kg·d),最大剂量 6.5 mg/(kg·d),对于眼科检查正常的患儿通常是安全的;对于肾小球滤过率<30 mL/min 的患儿有必要调整剂量。

3.狼疮性肾炎的治疗

根据我国儿童《狼疮性肾炎的诊断治疗指南》按照以下病理分型治疗。

(1)Ⅰ型、Ⅱ型:一般认为,伴有肾外症状者,予以系统性红斑狼疮常规治疗;儿童患儿只要存在蛋白尿,应加用泼尼松治疗,并按临床活动程度调整剂量和疗程。

(2)Ⅲ型:轻微局灶增生性肾小球肾炎的治疗,可予以泼尼松治疗,并按临床活动程度调整剂量和疗程;肾损症状重、明显增生性病变者,参照Ⅳ型治疗。

(3)Ⅳ型:该型为狼疮性肾炎病理改变中最常见、预后最差的类型。指南推荐糖皮质激素加用免疫抑制剂联合治疗。治疗分诱导缓解和维持治疗两个阶段。

诱导缓解阶段:共 6 个月,首选糖皮质激素＋环磷酰胺冲击治疗。泼尼松 1.5～2.0 mg/(kg·d),6～8 周,根据治疗反应缓慢减量。环磷酰胺静脉冲击有 2 种方法可选择:①500～750 mg/(m²·次),每月 1 次,共 6 次;②8～12 mg/(kg·d),每 2 周连用 2 天,总剂量 150 mg/kg。肾脏增生病变显著时需给予环磷酰胺冲击联合甲泼尼龙冲击。甲泼尼龙冲击 15～30 mg/(kg·d),最大剂量不超过 1 g/d,3 天为 1 个疗程,根据病情可间隔 3～5 天重复 1～2 个疗程。吗替麦考酚酯可作为诱导缓解治疗时环磷酰胺的替代药物,在不能耐受环磷酰胺治疗、病情反复或环磷酰胺治疗无效情况下,可换用吗替麦考酚酯,指南推荐儿童吗替麦考酚酯剂量20～30 mg/(kg·d)。环磷酰胺诱导治疗 12 周无反应者,可考虑换用吗替麦考酚酯替代环磷酰胺。

维持治疗阶段:至少 2～3 年。在完成 6 个月的诱导治疗后呈完全反应者,停用环磷酰胺,泼尼松逐渐减量至每天 5～10 mg 口服,维持至少 2 年;在最后一次使用环磷酰胺后两周加用硫唑嘌呤 1.5～2 mg/(kg·d)(1 次或分次服用)或吗替麦考酚酯。初治 6 个月非完全反应者,继续用环磷酰胺每 3 个月冲击 1 次,至狼疮性肾炎缓解达 1 年。近年来,吗替麦考酚酯在维持期的治疗受到愈来愈多的关注。吗替麦考酚酯可用于不能耐受硫唑嘌呤的患儿,或治疗中肾损害反复者。

(4)Ⅴ型:临床表现为蛋白尿者,加用环孢霉素或环磷酰胺较单独糖皮质激素治疗者效果好。合并增生性病变者,按病理Ⅳ型治疗。近年有报道针对Ⅴ＋Ⅳ型患儿采取泼尼松＋吗替麦考酚酯＋他克莫司的多靶点联合治疗有效,但尚需进一步的多中心随机对照试验的验证。

(5)Ⅵ型:具有明显肾功能不全者,予以肾替代治疗(透析或肾移植),其生存率与非狼疮性肾炎的终末期肾病患儿无差异。如果同时伴有活动性病变,仍应当给予泼尼松和免疫抑制剂治疗。

4.血浆置换和血浆免疫吸附

血浆置换能够有效降低血浆中的免疫活性物质,清除导致肾脏损伤的炎症介质,因此能够阻止和减少免疫反应,中断或减缓肾脏病理进展。对激素治疗无效或激素联合细胞毒或免疫抑制剂无效,肾功能急剧恶化者或Ⅳ型狼疮活动期,可进行血浆置换。近年来发展的血浆免疫吸附治疗系统性红斑狼疮和/或狼疮性肾炎适用于:①活动性系统性红斑狼疮和/或狼疮性肾炎或病情急性进展者;②伴有狼疮危象者;③难治性病例或复发者;④存在多种自身免疫性抗体者;⑤因药物不良反应而停药病情仍活动者。常与激素和免疫抑制剂合用提高了疗效。

5.抗凝治疗

狼疮性肾炎常呈高凝状态,可使用普通肝素 1 mg/(kg·d),加入 50～100 mL葡萄糖溶液中静脉点滴,或低分子肝素 50～100 Axa IU/(kg·d),皮下注射;已有血栓形成者可用尿激酶 20 000～60 000 U 溶于葡萄糖中静脉滴注,每天1次,疗程1～2周。

6.透析和肾移植

肾衰竭者可进行透析治疗和肾移植,但有移植肾再发狼疮性肾炎的报道。

(六)预后

不定期随诊、不遵循医嘱、不规范治疗和严重感染是儿童狼疮性肾炎致死的重要原因。影响狼疮性肾炎预后有诸多因素,若出现下列因素者提示预后不良:①儿童时期(年龄≤15 岁)发病;②合并有大量蛋白尿;③合并有高血压;④血肌酐明显升高,≥120 μmol/L;⑤狼疮肾炎活性指数≥12 分和/或慢性损害指数≥4分;⑥病理类型为Ⅳ型或Ⅵ型。

五、乙型肝炎病毒相关性肾炎

乙型肝炎病毒相关性肾炎是指继发于乙型肝炎病毒感染的肾小球肾炎。本病是儿童时期较为常见的继发性肾小球疾病之一,主要表现为肾病综合征或蛋白尿、血尿,病理改变以膜性肾病最多见。1992 年我国将乙肝疫苗纳入计划免疫,儿童乙型肝炎病毒感染率开始显著降低,乙型肝炎病毒相关性肾炎的发病率也呈下降趋势,占儿童肾活检的比例近年来已不足 5%。

(一)病因

本病由乙型肝炎病毒感染所致,乙型肝炎病毒是直径为 42～45 nm 的球形颗粒(Dane 颗粒),为 DNA 病毒,由双层外壳及内核组成,内含双股 DNA 及 DNA 多聚酶,其中一条负链为长链约 3.2 kb,另一条正链是短链,约 2.8 kb,长链 DNA 上有 4 个阅读框架,分别编码 HBsAg、HBcAg、HBeAg、DNA 多聚酶和X 蛋白,HBsAg、HBcAg 和 HBeAg 可以沉积于肾小球毛细血管壁导致肾炎发生,乙型肝炎病毒基因变异也可能在肾炎的发展中起一定作用。

(二)发病机制

乙型肝炎病毒相关性肾炎的发病机制尚不清楚,目前有以下几种研究结果。

1.免疫复合物导致的损伤

(1)循环免疫复合物,HBsAg 和 HBcAg 与其相应的抗体形成免疫复合物沉积于系膜区或内皮下,引起系膜增生性肾炎或系膜毛细血管性肾炎。HBeAg 与其抗体形成的免疫复合物沉积于基膜引起膜性肾病。

(2)原位免疫复合物,主要是 HbeAg 先植入基膜,其抗原再与抗体结合,引起膜性肾病。

2.病毒直接对肾脏细胞的损害

病毒可以感染肾脏细胞,或者通过产生诸如 X 蛋白等导致细胞病变。

3.自身免疫性损害

乙型肝炎病毒感染机体后,可以刺激机体产生多种自身抗体,如抗 DNA 抗体、抗细胞骨架成分抗体和抗肾小球刷状缘抗体等,从而产生自身免疫反应,导致肾脏损害。

(三)病理

儿童乙型肝炎病毒相关性肾炎大多表现为膜性肾病,其次为膜增生性肾小球肾炎、系膜增生性肾小球肾炎、局灶节段性系膜增生或局灶节段硬化性肾小球肾炎,IgA 肾病。往往伴有轻中度的系膜细胞增生且增生的系膜有插入,但多限于旁系膜区,很少伸及远端毛细血管内皮下。免疫荧光检查 IgG 及 C3 呈颗粒样沉积在毛细血管壁和系膜区,也常有 IgM、IgA 及 C1q 沉积,肾小球内一般都有乙型肝炎病毒抗原(HBsAg、HBcAg 和 HBeAg)沉积。电镜检查可见电子致密物在上皮下、内皮下及系膜区沉积。

(四)临床表现

本病多见于学龄前期及学龄期儿童,男孩明显多于女孩。起病隐匿,家庭多有乙型肝炎病毒感染携带者。

1.肾脏表现

大多表现为肾病综合征或者肾炎综合征,对肾上腺皮质激素治疗一般无反应。水肿多不明显,少数患儿呈明显凹陷性水肿并伴有腹水,高血压和肾功能不全较少见。

2.肝脏表现

约半数患儿转氨酶升高,黄疸少见。

(五)辅助检查

1.尿液

可出现血尿及蛋白尿、管型尿,尿蛋白主要为清蛋白。

2.血生化

往往有清蛋白下降,胆固醇增高,谷丙转氨酶及谷草转氨酶可升高或正常,血浆蛋白电泳 α_2 及 β 球蛋白升高,γ 球蛋白则往往正常。

3.乙型肝炎病毒血清学标记

大多数患儿为乙肝大三阳(HBsAg、HBeAg 及 HBcAb 阳性),少数患儿为小三阳(HBsAg、HBeAb 及 HBcAb 阳性),单纯 HBsAg 阳性者较少。

4.乙型肝炎病毒-DNA

血清乙型肝炎病毒-DNA 阳性。

5.免疫学检查

部分患儿血清 IgG 降低,C3 降低。

6.肾活检

肾活体组织检查是确定乙型肝炎病毒相关性肾炎的最终手段,是诊断乙型肝炎病毒相关性肾炎的必备条件。

(六)诊断

诊断参考中华医学会儿科学分会肾脏病学组制定的《儿童乙型肝炎病毒相关性肾炎诊断和治疗循证指南》。

(1)血清乙肝病毒标志物阳性。

(2)患肾病或肾炎并除外其他肾小球疾病。

(3)肾组织切片中找到乙肝病毒抗原或乙型肝炎病毒-DNA。

(4)肾组织病理改变:绝大多数为膜性肾炎,少数为膜增生性肾炎和系膜增生性肾炎。

值得说明的是:①符合第(1)、(2)、(3)条即可确诊,不论其肾组织病理改变如何;②只具备(2)、(3)条时也可确诊;③符合诊断条件中的第(1)、(2)条且肾组织病理确诊为膜性肾炎时,尽管其肾组织切片中未查到乙型肝炎病毒抗原或乙型肝炎病毒-DNA,但儿童原发膜性肾病非常少,也需考虑乙肝肾炎的诊断;④我国为乙型肝炎病毒感染高发地区,如肾小球疾病患儿同时有乙型肝炎病毒抗原血症,尚不足以作为乙型肝炎病毒相关性肾炎相关肾炎的依据。

(七)治疗

1.一般治疗

包括低盐、适量优质蛋白饮食;水肿时利尿,一般口服利尿剂,严重水肿时可静脉应用呋塞米,有高凝倾向者需抗血小板或者肝素治疗。

2.抗病毒治疗

抗病毒治疗是儿童乙型肝炎病毒相关性肾炎主要的治疗方法,抗病毒治疗适合血清乙型肝炎病毒 DNA$\geq 10^5$ copies/mL(HBeAg 阴性者$\geq 10^4$ copies/mL)伴血清丙氨酸氨基转移酶$\geq 2 \times$ULN的乙型肝炎病毒相关性肾炎。大量蛋白尿患儿血清丙氨酸氨基转移酶$< 2 \times$ULN 但乙型肝炎病毒 DNA$\geq 10^5$ copies/mL 也可考虑抗病毒治疗。方法有 α-干扰素隔天注射,每次 300 万/m^2,疗程半年以上;拉米夫定 3 mg/(kg·d)(< 100 mg/d),疗程 1 年以上。

3.糖皮质激素与免疫抑制剂治疗

对儿童乙型肝炎病毒相关性肾炎应以抗病毒治疗为主,在抗病毒治疗同时应慎用糖皮质激素治疗,因为有增加乙型肝炎病毒复制的风险,不推荐单用激素和免疫抑制剂治疗。

4.免疫调节剂治疗

可用胸腺素和中药增强免疫治疗,对抑制乙型肝炎病毒增殖有一定效果。

六、家族性出血性肾炎

近年发现的遗传性肾疾病越来越多,但家族性出血性肾炎通常指 Alport 综合征,该病以血尿为主,逐步出现蛋白尿,肾功能进行性减退,常伴有神经性高频听力减低及眼部异常。

(一)病因及遗传学

Alport 综合征是组成基膜的Ⅳ型胶原的 α_5、α_3、α_4 链的基因突变所致,导致不能形成完整的Ⅳ型胶原网,因而肾小球基膜广泛撕裂、分层、厚薄不均,眼和耳等肾外脏器也有Ⅳ型胶原结构同样出现缺陷,而出现相应症状。

Ⅳ型胶原有 6 种不同 α 链（$\alpha_1 \sim \alpha_6$），其编码基因为 $COL4A1 \sim COL4A6$。α_5 链基因位于 X 染色体，α_3 链基因和 α_4 链基因位于第 2 号染色体上。约 85% 的 Alport 综合征为性连锁显性遗传，由 $COL4A5$ 突变所致，15% 为常染色体隐性遗传，由 $COL4A3/COL4A4$ 突变所致，还有少数为常染色体显性遗传。

(二)病理

早期肾小球正常或轻度上皮细胞增生及系膜基质增加，晚期发展到肾小球硬化，40% 病例在皮髓质交界处的间质中有泡沫细胞浸润。免疫荧光检查通常为阴性。偶尔也能见到某些免疫球蛋白如 IgM，补体 C3 等在肾小球内少量沉积。电镜下肾小球基膜广泛撕裂、分层、厚薄不均，其间含有电子致密颗粒，肾小球上皮部分足突融合或伴微绒毛形成。

(三)临床表现

1.肾脏表现

持续显微镜下血尿，可有间歇性肉眼血尿，蛋白尿程度不等。受累男孩几乎全部发展至尿毒症，根据出现发生尿毒症时年龄可分为早发肾衰型（<31 岁）和晚发肾衰型（>31 岁）。

2.神经性耳聋

随着年龄的增长，患儿逐渐出现高频区（4 000~8 000 Hz）神经性耳聋，男性尤多见。两侧耳聋程度可以不完全对称，但为进行性的，耳聋将渐及全音域。

3.眼病变

具特征性的眼部异常为前圆锥形晶状体，其他常见的眼部异常为黄斑周围色素改变，在黄斑区中心凹周围有致密微粒沉着，先天性白内障、眼球震颤等。

4.其他

巨血小板减少症；食管平滑肌瘤，也可出现在气管和女性生殖道（如阴蒂、大阴唇及子宫等）等部位。

(四)诊断和鉴别诊断

有以血尿为主要特点的肾脏表现，伴或者不伴有神经性耳聋和眼病变，肾活检有特征性肾小球基膜分层、撕裂和厚薄不均等变化即可以确诊。肾脏Ⅳ型胶原的 α_5、α_3 链或者皮肤的 α_5 免疫组化染色以及 $COL4A3/COL4A4/COL45$ 基因突变分析也可诊断本病，并确定遗传类型。

主要需与良性家族性血尿相鉴别，后者主要表现为无症状性单纯性血尿，肾脏病变不呈进行性故又名良性血尿。病理改变光镜下正常，电镜下特征为弥漫性肾小球基膜变薄，故又称薄基膜病。

(五)治疗

Alport 综合征治疗以减少蛋白尿，对症、控制并发症为主，防止过度疲劳及剧烈体育运动。遇有感染时避免应用肾毒性药物。发展至终末期肾衰竭则需长期透析或者肾移植。Alport 综合征患儿肾移植后可产生抗肾小球基膜的抗体，发生抗肾小球基膜肾炎（Goodpasture 综合征）。

（刘晏如）

第二节 肾小管疾病

一、肾小管酸中毒

肾小管酸中毒是由于近端肾小管对 HCO_3^- 重吸收障碍和/或远端肾小管排泌氢离子障碍所致的一组临床综合征。其主要表现为慢性高氯性代谢性酸中毒、电解质紊乱、肾性骨病、尿路症状等。原发性者为先天遗传缺陷,多有家族史,早期无肾小球功能障碍。继发性者可见于许多肾脏和全身疾病。肾小管酸中毒一般分为 4 个临床类型:①远端肾小管酸中毒;②近端肾小管酸中毒;③混合型或Ⅲ型肾小管酸中毒;④高钾型肾小管酸中毒。

(一)远端肾小管酸中毒(Ⅰ型)

远端肾小管酸中毒是由于远端肾小管排泌 H^+ 障碍,尿 NH_4^+ 及可滴定酸排出减少所致。

1.病因

Ⅰ型肾小管酸中毒有原发性和继发性,原发者为遗传性肾小管 H^+ 泵缺陷,常染色体隐性遗传涉及编码 V-ATP 酶的 α_4 亚基的基因 *ATP6V0A4* 和 β_1 亚基的基因 *ATP6V1B1* 突变,以及编码阴离子交换通道 1 的基因 *SCL4A1* 突变。常染色体显性遗传仅涉及 *SCL4A1* 基因突变。继发者可见于很多疾病,如肾盂肾炎、特发性高 γ-球蛋白血症、干燥综合征、原发性胆汁性肝硬化、系统性红斑狼疮、纤维素性肺泡炎、甲状旁腺功能亢进、甲状腺功能亢进、维生素 D 中毒、特发性高钙尿症、Wilson 病、药物性或中毒性肾病、髓质囊性病、珠蛋白生成障碍性贫血、碳酸酐酶缺乏症等。

2.发病机制

正常情况下远曲小管 HCO_3^- 重吸收很少,排泌的 H^+ 主要与管腔液中 Na_2HPO_3 交换 Na^+,形成 NaH_2PO_4,与 NH_3 结合形成 NH_4^+。$H_2PO_4^-$ 与 NH_4^+ 不能弥散至细胞内,因此产生较陡峭的小管腔液-管周间 H^+ 梯度。Ⅰ型肾小管酸中毒患儿不能形成或维持小管腔液-管周间 H^+ 梯度,故使 H^+ 储积,而体内 HCO_3^- 储备下降,血液中 Cl^- 代偿性增高,尿液酸化功能障碍,尿 pH>5.5,净酸排泄减少,因而发生高氯性酸中毒。

由于泌 H^+ 障碍,Na^+-H^+ 交换减少,必然导致 Na^+-K^+ 交换增加,大量 K^+、Na^+ 被排出体外,因而造成低钾、低钠血症。患儿由于长期处于酸中毒状态,致使骨质脱钙、骨骼软化而变形,骨质游离出的钙可导致肾钙化或尿路结石。

3.临床表现

本病的临床表现主要有:①高氯性代谢性酸中毒;②电解质紊乱主要为高氯血症和低钾血症;③尿 NH_4^+ 和可滴定酸排出减少,尿钾排出增多;④碱性尿,即使在酸中毒或酸负荷时,始终尿 pH>5.5;⑤高尿钙,常有肾钙化或肾结石表现;⑥尿路症状等。原发性病例可在出生后即有临床表现。临床上分为婴儿型和幼儿型。慢性代谢性酸中毒表现有厌食、恶心、呕吐、腹泻、便秘及生长发育落后等。低钾血症患儿出现全身肌无力和周期性瘫痪。肾性骨病常表现为软骨病或佝偻病,囟门宽大且闭合延迟,出牙延迟或牙齿早脱,维生素 D 治疗效果差。患儿常有骨痛、骨折,小儿可有骨骼畸形、侏儒等。由于肾结石和肾钙化,患儿可有血尿、尿痛等表现,易导致继发感染与梗阻性肾病。肾脏浓缩功能受损时,患儿还常有多饮、多尿、烦渴等症状。

4.辅助检查

(1)血液生化检查:①血浆 pH、HCO_3^- 或 CO_2CP 降低。②血氯升高,血钾、血钠降低,血钙和血磷偏低,阴离子间隙正常。③血碱性磷酸酶升高。

(2)尿液检查:①尿比重低。②尿 pH>5.5。③尿钠、钾、钙、磷增加。④尿铵显著减少。

(3)HCO_3^- 排泄分数<5%:从每天口服碳酸氢钠 2~10 mmol/kg 起,逐日增加剂量至酸中毒纠正,然后测定血和尿中 HCO_3^- 和肌酐。按下列分式计算:FE HCO_3^- =(尿 HCO_3^-/血 HCO_3^-)÷(尿肌酐/血肌酐)×100。

(4)肾功能检查:早期为肾小管功能降低。待肾结石、肾钙化导致梗阻性肾病时,可出现肾小球滤过率下降,血肌酐和血尿素氮升高。

(5)X 线检查:骨密度普遍降低和佝偻病表现,可见陈旧性骨折。腹部平片可见泌尿系统结石影和肾钙化。

(6)判别试验:对于不典型病例及不完全型肾小管酸中毒及判别机制类型,有赖于下列试验诊断方法。①尿 pH 及氯化铵:负荷试验酸中毒时肾小管泌 H^+ 增加,尿 pH 下降。通常血 pH <7.35时,尿 pH 应<5.5。氯化铵负荷试验对明显酸中毒者不宜应用。当血 HCO_3^- 降至 20 mmol/L 以下时,尿 pH>5.5,具有诊断价值。尿 pH<5.5,则可排除本症。②尿 TA 和 NH_4^+ 的测定:Ⅰ型肾小管酸中毒者尿 TA 和尿 NH_4^+ 排出明显减少,但Ⅱ型肾小管酸中毒尿 NH_4^+ 排出量正常,甚至代偿增加。此试验可估计Ⅰ型肾小管酸中毒酸化功能损害程度及鉴别Ⅰ型和Ⅱ型。③尿二氧化碳分压测定:在碱性尿的条件下,远端肾小管泌 H^+ 增加,H_2CO_3 延迟脱水,是尿二氧化碳分压升高的主要原因,以尿二氧化碳分压作为判断完全性或不完全性Ⅰ型肾小管酸中毒的 H^+ 分泌缺陷。正常尿二氧化碳分压>4.0 kPa,完全性或不完全性Ⅰ型肾小管酸中毒 H^+ 分泌缺陷者<4.0 kPa。在本试验中应注意出现代谢性碱中毒,低血钾,水潴留等不良反应。

5.诊断与鉴别诊断

根据以上典型临床表现,排除其他原因所致的代谢性酸中毒,尿 pH>5.5 者,即可诊断远端肾小管酸中毒,确定诊断应具有:①即使在严重酸中毒时,尿 pH 也不会低于 5.5;②有显著的钙、磷代谢紊乱及骨骼改变;③尿 NH_4^+ 显著降低;④FE HCO_3^- <5%;⑤氯化铵负荷试验阳性。对于不典型病例及不完全型肾小管酸中毒,诊断有赖于判别诊断试验。鉴别诊断主要是与各种原因所致的继发性远端肾小管酸中毒相区别。

6.治疗

(1)纠正酸中毒:在儿童,即使肾小管酸中毒-Ⅰ,亦有 6%~15% 的碳酸氢盐从肾脏丢失(成人<5%),故可给予 2.5~7 mmol/(kg·d)的碱性药物。常用口服碳酸氢钠或用复方枸橼酸溶液(Shohl 液,含枸橼酸 140 g,枸橼酸钠 98 g,加水 1 000 mL),1 mL 相当于 1 mmol 的碳酸氢钠盐。开始剂量 2~4 mmol/(kg·d),最大可用至 14 mmol/(kg·d),直至酸中毒纠正。

(2)纠正电解质紊乱:低钾血症可服 10% 枸橼酸钾 0.5~1 mmol/(kg·d),每天 3 次。不宜用氯化钾,以免加重高氯血症。

(3)肾性骨病的治疗:可用维生素 D、钙剂。维生素 D 剂量 5 000~10 000 IU/d。但应注意:①从小剂量开始,缓慢增量;②监测血药浓度及血钙、尿钙浓度及时调整剂量,防止高钙血症的发生。

(4)利尿剂的使用:噻嗪类利尿剂可减少尿钙排泄,促进钙回吸收,防止钙在肾内沉积。如氢

氯噻嗪 $1\sim3$ mg/(kg·d),分 3 次口服。

(5)其他:补充营养,保证入量,控制感染及原发疾病的治疗均为非常重要的措施。

7.预后

如早期发现,长期治疗,防止肾钙化及骨骼畸形的发生,预后良好,甚至可达正常的生长发育水平。有些患儿可自行缓解,但也有部分患儿可发展为慢性肾衰竭死亡。

(二)近端肾小管酸中毒(Ⅱ型)

近端肾小管酸中毒是由于近端肾小管重吸收 HCO_3^- 功能障碍所致。

1.病因

Ⅱ型肾小管酸中毒病因亦可分为原发性和继发性。①原发性:为常染色体隐性遗传,为编码近端肾小管上皮细胞 $Na-HCO_3^-$ 共转运离子通道基因突变;②继发性:可继发于重金属盐中毒、过期四环素中毒、甲状旁腺功能亢进、高球蛋白血症、半乳糖血症、胱氨酸尿症、Wilson 病、干燥综合征、髓质囊性病变、多发性骨髓瘤等。

2.发病机制

患儿肾小管 HCO_3^- 阈值一般为 $15\sim18$ mmol/L,显著低于正常阈值($21\sim25$ mmol/L),故即使血液 HCO_3^- 浓度低于 21 mmol/L,也有大量的 HCO_3^- 由尿中丢失,此时患儿产生酸中毒而其尿液呈碱性。由于其远端肾小管泌 H^+ 功能正常,故当患儿 HCO_3^- 下降至 $15\sim18$ mmol/L,尿 HCO_3^- 丢失减少,尿液酸化正常,故尿 pH 可低于 5.5。补碱后尿中排出大量碳酸氢盐。远端肾小管 K^+-Na^+ 交换增多,可导致低钾血症。

3.临床表现

本型男性患儿稍多,症状类似但较轻于Ⅰ型肾小管酸中毒,特点有:①生长发育落后,但大多数无严重的骨骼畸形,肾结石、肾钙化少见;②明显的低钾表现;③高氯性代谢性酸中毒;④可同时有其他近端肾小管功能障碍的表现。患儿常有多尿、脱水、烦渴症状;⑤少数病例为不完全型,无明显代谢性酸中毒,但进一步发展可为完全型。

4.辅助检查

(1)血液生化检查:①血 pH、HCO_3^- 或 CO_2CP 降低;②血氯显著升高,血钾显著降低,阴离子间隙可正常。

(2)尿液检查:①尿比重和渗透压降低;②当酸中毒加重,血 HCO_3^- <16 mmol/L时,尿 pH<5.5。

(3)HCO_3^- 排泄分数>15%。

(4)判别试验氯化铵负荷试验:尿 pH<5.5。

5.诊断与鉴别诊断

在临床上具有多饮、多尿,恶心呕吐和生长迟缓,血液检查具有持续性低钾高氯性代谢性酸中毒特征者应考虑近端肾小管酸中毒,确定诊断应具有:①当血 HCO_3^- <16 mmol/L 时,尿 pH<5.5;②FE HCO_3^- >15%;③尿钙不高,临床无明显骨骼畸形、肾结石和肾钙化;④氯化铵试验阴性。

当患儿伴有其他近端肾小管功能障碍时须注意与下列疾病相鉴别:原发性 Fanconi 综合征;胱氨酸尿;肝豆状核变性;毒物或药物中毒等引起的继发性肾小管酸中毒。

6.治疗

(1)纠正酸中毒:因儿童肾 HCO_3^- 阈值比成人低,故患儿尿中 HCO_3^- 丢失更多,治疗所需碱较肾小管酸中毒-Ⅰ为大,其剂量为 $10\sim15$ mmol/(kg·d)给予碳酸氢钠或复方枸橼酸溶液

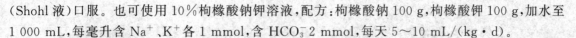

（Shohl 液）口服。也可使用 10% 枸橼酸钠钾溶液，配方：枸橼酸钠 100 g，枸橼酸钾 100 g，加水至 1 000 mL，每毫升含 Na^+、K^+ 各 1 mmol，含 HCO_3^- 2 mmol，每天 5～10 mL/(kg·d)。

（2）纠正低钾血症。

（3）重症者可予低钠饮食并加用氢氯噻嗪可减少尿 HCO_3^- 排出，促进 HCO_3^- 重吸收。

7.预后

本型预后较好，多数患儿能随年龄增长而自行缓解。

（三）混合型或Ⅲ型肾小管酸中毒

混合型肾小管酸中毒指Ⅰ、Ⅱ型混合存在。有学者认为此型为Ⅱ型肾小管酸中毒的一个亚型。尿中排出大量 HCO_3^-，尿可滴定酸及铵排出减少，即使在血浆 HCO_3^- 浓度正常时，尿排出也会大于 15% 的滤过量。此型的临床症状一般较重。而所谓的Ⅲ型肾小管酸中毒是指Ⅰ型肾小管酸中毒伴有 HCO_3^- 丢失，与混合型肾小管酸中毒相似，有学者认为是Ⅰ型的一个亚型。患儿有着Ⅰ、Ⅱ两型的临床表现。当血浆 HCO_3^- 正常时，尿 HCO_3^- 排泄分数在 5%～10%，酸中毒时，排出量则更大。治疗与Ⅰ、Ⅱ型相同。

（四）高钾型肾小管酸中毒（Ⅳ型）

高钾型肾小管酸中毒是因肾脏分泌肾素功能不足，而致低肾素血症、低醛固酮血症及高钾血症。临床上以高氯性酸中毒及持续性高钾血症为主要特点，一般无糖尿、高氨基酸尿、高磷酸盐尿等其他近曲小管功能异常。此病常有不同程度的肾小球功能不全，并且与酸中毒的严重程度不成比例。尿酸化功能障碍与Ⅱ型肾小管酸中毒相似，但尿中 HCO_3^- 排泄分数<10%，常常仅有 2%～3%。

1.病因

多认为是继发性，临床常见为慢性肾脏病及肾上腺疾病。

2.发病机制

本型多伴有醛固酮分泌低下，肾小管因醛固酮相对缺乏或对醛固酮失敏，不能潴 Na^+，排 K^+、Cl^- 与 H^+ 而引起高氯酸中毒与高血钾。其发病机制尚未明，可能的原因如下：①肾素血管紧张素系统功能异常或被阻断；②醛固酮的合成、释放、作用障碍；③利尿药如氨苯蝶啶引起 Na^+ 通透性异常；④小管间质病变及 Na^+-K^+-ATP 酶的损害均可使肾小管发生转运障碍；⑤细胞旁 Cl^- 通透性增加导致 Na^+ 转运分流；⑥少数病例血醛固酮不低，系肾小管对醛固酮失敏；⑦最近有学者提出此型发病是由于肾远曲小管再吸收氯过多，而致体内 NaCl 增多，细胞外液扩张，血压增高，血肾素及醛固酮分泌低下，引起高血钾与酸中毒。

3.临床表现

本型在临床上以高氯性酸中毒及持续性高钾血症为主要表现，伴有不同程度的肾功能不全，但是高钾血症、酸中毒与肾小球滤过率的下降不成比例。尿可呈酸性（pH<5.5），尿 NH_4^+、K^+ 排出减少。

4.诊断

凡代谢性酸中毒伴持续高钾血症，不能以肾功能不全及其他原因解释时，应考虑本病。结合尿 HCO_3^- 排量增多，尿铵减少，血阴离子间隙正常及醛固酮低可诊断本病。

5.治疗

（1）纠正酸中毒：用碳酸氢钠 1.5～2.0 mmol/(kg·d)，同时有助于减轻高血钾。应限制钾盐摄入，口服阳离子交换树脂及袢利尿剂（如呋塞米、氢氯噻嗪）。同时袢利尿剂可刺激醛固酮的分泌。

（2）高血钾治疗：低肾素、低醛固酮患儿，可使用盐皮质激素，此药具有类醛固酮作用。

（3）盐皮质激素：近年发现多巴胺拮抗剂甲氧氯普胺能刺激醛固酮释放，可试用。

（4）刺激醛固酮分泌。

（5）限钠饮食：虽可刺激肾素和醛固酮释放，但常加重高钾性酸中毒，故应避免长期限钠饮食。

二、Fanconi 综合征

Fanconi 综合征临床上较为少见，以多种肾小管功能紊乱为特征，小分子蛋白、氨基酸、葡萄糖、磷酸盐、碳酸氢盐等不能在近端肾小管重吸收而从尿中丢失，出现代谢性酸中毒、低磷血症、低钙血症、脱水、佝偻病、骨质疏松、生长过缓等表现。起病缓慢，且多于青壮年出现症状。

（一）病因和分类

本病可分为先天性或获得性，原发性或继发性，完全性或不完全性。幼儿大多为原发或者继发于遗传代谢性疾病，年长儿多继发于免疫性疾病、毒物或药物中毒以及各种肾脏病。

（二）发病机制

本病发病机制尚未完全清楚，由于近端小管上皮细胞刷状缘缺失、细胞内回漏、基底侧细胞膜转运障碍、细胞紧密连接处反流入管腔增加等多种原因导致蛋白质、氨基酸、葡萄糖和电解质重吸收障碍，而相应出现代谢性酸中毒、低磷血症、低钙血症、脱水、佝偻病、骨质疏松、生长过缓等表现。

（三）临床表现

本病临床表现取决于肾小管功能障碍的类型和程度。全氨基酸尿、糖尿以及高磷酸盐尿导致低磷血症为本症的三大特征，不完全性 Fanconi 综合征不是全部具备上述三个特征，只具备其中 1 至 2 项。

1.原发性 Fanconi 综合征

（1）婴儿型：①起病早，6～12 个月发病；②常因烦渴、多饮、多尿、脱水、消瘦、呕吐、便秘、无力而就诊；③生长迟缓、发育障碍，出现抗维生素 D 佝偻病及营养不良、骨质疏松甚至骨折等表现；④肾性全氨基酸尿，但血浆氨基酸可正常；⑤低血钾，低血磷，碱性磷酸酶活性增高，高氯血症性代谢性酸中毒，尿糖微量或增多，血糖正常；⑥预后较差，可死于尿毒症或继发感染。

（2）幼儿型：2 岁后发病，症状较婴儿型轻，以抗维生素 D 佝偻病及生长迟缓为最突出表现。

（3）成人型：10 岁左右或更晚发病，多种肾小管功能障碍。如糖尿、全氨基酸尿、高磷酸盐尿、低血钾、高氯酸中毒，往往突出表现软骨病，晚期可出现肾衰竭。

2.继发性 Fanconi 综合征

除有上述表现外，还因原发病不同而表现相应特点。

（四）诊断与鉴别诊断

本病无特异诊断试验，根据生长迟缓、佝偻病，多尿及脱水、酸中毒、电解质紊乱相应的临床表现，血生化检查见低血钾、低血磷、低血钠、高血氯性酸中毒、尿糖阳性而血糖正常，全氨基酸尿、X 线检查有骨质疏松、佝偻病表现均有助于诊断，注意询问家族史。应注意原发病的诊断，如胱氨酸储积病者，眼裂隙灯检查可见角膜有胱氨酸结晶沉着，骨髓或血白细胞中胱氨酸含量增加并见到胱氨酸结晶。由于多种类型 Fanconi 综合征可通过特异性治疗及对症处理取得良好疗

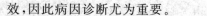

效,因此病因诊断尤为重要。

(五)治疗

1.病因治疗

对已明确病因的继发性 Fanconi 综合征,可进行特异性治疗。可通过饮食疗法减少或避免有毒代谢产物积聚(半乳糖血症,遗传性果糖不耐受,酪氨酸血症Ⅰ型)或者促进蓄积的重金属排泄(Wilson 病、药物或者重金属中毒)。对于由肾脏疾病或全身疾病引起的 Fanconi 综合征则相应针对原发病治疗。

2.对症治疗

(1)纠正酸中毒:可以根据肾小管受损的程度给予碱性药物,剂量为 $2\sim10$ mmol/(kg·d),可采用碳酸氢钠或枸橼酸钠钾合剂,全天剂量分 $4\sim5$ 次口服,然后根据血中 HCO_3^- 浓度调整剂量,同时注意补钾。

(2)纠正低磷血症:口服中性磷酸盐以纠正低磷血症,剂量为 $1\sim3$ g/d,分 $3\sim4$ 次服,不良反应有胃肠不适和腹泻。磷酸盐有可能加重低钙血症,诱发甲状旁腺功能亢进,可加钙剂和维生素 D 预防。

(3)其他:应补充血容量,防脱水,纠正低钾血症。对于低尿酸血症、氨基酸尿、糖尿及蛋白尿,目前尚缺乏有效的治疗方法。肾功能不全者,则酌情采用保守式肾脏替代治疗。

(六)预后

本病预后取决于原发病、脏器受累程度以及治疗情况,严重者死于严重水、电解质紊乱及肾衰竭。

三、Bartter 综合征

Bartter 综合征是一种肾脏失钾性肾小管病,以低血钾性碱中毒、血浆肾素、血管紧张素和醛固酮增高而血压正常为特点。本病 1962 年由 Bartter 首次报道而得名,此后各地陆续有类似报道,迄今已报道几百例,但更多病例可能被漏诊。本病女性稍多于男性,5 岁以下小儿多见,低血钾症状突出,表现为多尿、烦渴、便秘、厌食和呕吐等。按照发病年龄,Bartter 综合征临床上可以分为先天型(婴儿型)、经典型和成人型。成人型 Bartter 综合征易与 Gitelman 综合征混淆,后者由噻嗪敏感的 Na/Cl 共转运离子通道基因突变所致,同样具备低血钾性碱中毒、血浆肾素和醛固酮增高而血压正常的特点,还有低镁血症和尿排钙减低。

(一)病因

已证实本病是常染色体隐性遗传病,由髓袢升枝粗段或者远端肾小管上皮细胞的离子通道基因突变所引起的临床综合征,迄今已先后发现 5 种 Batter 综合征遗传基因突变。先天型(婴儿型)Batter 综合征(高前列腺素 E 综合征)中,发现呋塞米敏感的 $Na^+/K^+/2Cl^-$ 共同离子通道基因或肾脏外髓的钾通道基因突变。在经典型 Bartter 综合征患儿中,发现 Cl 离子通道 CLC-Kb 基因突变。在有耳聋的先天型(婴儿型)Batter 综合征患儿中,存在编码 Barttin 的基因突变,Cl 离子通道 CLC-Ka 基因和 CLC-Kb 基因同时缺陷也可引起。

(二)发病机制

上述几种离子通道基因突变,导致 $Na^+/K^+/Cl^-$ 重吸收减少,引起排 K^+ 增多,低钾血症等临床表现。此外,肾脏前列腺素产生过多在本病发生中起重要作用。前列腺素 E2 导致血管壁对血管紧张素Ⅱ反应低下,血管张力减低,肾脏灌注减少,刺激肾小球旁器代偿性增生肥大,使肾素、血管紧张素和醛固酮分泌增多，排 K^+ 增多，加重低血钾。由于血管对血管紧张素Ⅱ反应低下，故血压正常。

（三）病理

肾小球旁器的增生和肥大是 Bartter 综合征主要病理特点，此外，还可见膜增生性肾小球肾炎，间质性肾炎，肾钙化等病理学改变。肾小球旁器细胞可见到肾素合成增加的征象，电镜检查可见粗面内质网和高尔基复合体肥大，可能为肾素沉着，肾素合成增加。

（四）临床表现

本病临床表现复杂多样，以低血钾症状为主。小儿常见症状为烦渴多尿、乏力消瘦、抽搐、生长延缓，成人型常表现为乏力、疲劳、肌肉痉挛，其他较少见症状有轻瘫、感觉异常、遗尿、夜尿多、便秘、恶心、呕吐甚至肠梗阻、嗜盐、直立性低血压、智力障碍、肾钙化、肾衰竭、佝偻病、低镁血症、耳聋等。值得注意的是，有少数患儿没有症状，因其他原因就诊时发现。个别患儿有特殊面容、头大、前额突出、三角形脸、耳郭突出、大眼睛、口角下垂。

先天性 Bartter 综合征在胎儿期表现为间歇性发作的多尿，孕 22～24 周出现羊水过多，需反复抽羊水，以阻止早产。

（五）辅助检查

大多数病例有显著低血钾症，一般在 2.5 mmol/L 以下，最低至1.5 mmol/L。代谢性碱中毒也常见，还可出现低钠或低氯血症，婴幼儿低氯血症和碱中毒最为严重，血氯可低至 62 mmol/L。血浆肾素、血管紧张素和醛固酮升高。低渗碱性尿，约 30% 患儿有少量蛋白尿。血镁正常或稍低，尿镁正常，尿钙正常或者增加。

（六）诊断与鉴别诊断

本病诊断要点有低钾血症（1.5～2.5 mmol/L）、高尿钾（＞20 mmol/L）、代谢性碱中毒（血浆 HCO_3^- ＞30 mmol/L）、高肾素血症、高醛固酮血症、对外源性加压素不敏感、肾小球旁器增生、低氯血症、血压正常。

临床上主要与引起低钾性碱中毒的疾病相鉴别。①原发性醛固酮增多症：可出现低血钾和高醛固酮血症，但有高血压和低肾素血症，对血管紧张素反应敏感。②假性醛固酮增多症：也呈低血钾性代谢性碱中毒，但有明显高血压，且肾素和醛固酮水平减低。③假性 Bartter 综合征：由滥用利尿剂泻剂或长期腹泻引起，丢失钾和氯化物，出现低钾血症、高肾素血症和高醛固酮血症，但停用上述药物，症状好转。④Gitelman 综合征：同样具备低血钾性碱中毒、血浆肾素和醛固酮增高而血压正常的特点，还有持续低镁血症，尿镁增加，尿排钙减低，而 Bartter 综合征。Gitelman 综合征基因检测可发现噻嗪敏感的 Na/Cl 共转运离子通道基因突变。

（七）治疗

本病没有根治方法，主要治疗是纠正低钾血症，防治并发症。包括口服氯化钾、保钾利尿剂、吲哚美辛、卡托普利等，有一定疗效。有持续低镁血症，可以口服氧化镁纠正。上述药物可以联合应用，疗效好于单用一种药物。

（八）预后

婴儿期发病者，症状重，1/3 有智力障碍，可因脱水，电解质紊乱及感染而死亡。5 岁以后发病者，几乎都有生长迟缓，部分患儿呈进行性肾功能不全，甚至发展为急性肾衰竭。有相关报道11 例死亡病例中，10 例年龄在 1 岁以下，多死于脱水，电解质紊乱或反复感染，年长及成人多死于慢性肾衰竭。

（刘晏如）

第三节　尿 路 感 染

尿路感染是指病原体直接侵入尿路,在尿液中生长繁殖,并侵犯尿路黏膜或组织而引起损伤。按病原体侵袭的部位不同,一般将其分为肾盂肾炎、膀胱炎、尿道炎。肾盂肾炎又称上尿路感染,膀胱炎和尿道炎合称下尿路感染。由于小儿时期感染局限在尿路某一部位者较少,且临床上又难以准确定位,故常不加区别统称为尿路感染。尿路感染患儿临床上可根据有无症状,分为症状性尿路感染和无症状性菌尿。尿路感染是小儿时期常见疾病之一,尿路感染是继慢性肾炎之后,引起儿童期慢性肾功能不全的主要原因之一。儿童期症状性尿路感染的年发病率为男孩(1.7~3.8)/1 000 人,女孩(3.1~7.1)/1 000 人,发病年龄多在 2~5 岁;无症状性菌尿则多见于学龄期女童。无论是成人或儿童,女性尿路感染的发病率普遍高于男性,但在新生儿或婴幼儿早期,男性的发病率却高于女性。

无症状性菌尿也是儿童尿路感染的一个重要组成部分,它可见于所有年龄、性别的儿童中,甚至包括 3 个月以下的小婴儿,但以学龄女孩更常见。

一、病因

任何致病菌均可引起尿路感染,但绝大多数为革兰阴性杆菌,如大肠埃希菌、副大肠埃希菌、变形杆菌、克雷伯杆菌、铜绿假单胞菌,少数为肠球菌和葡萄球菌。大肠埃希菌是尿路感染中最常见的致病菌,占 60%~80%。初次患尿路感染的新生儿、所有年龄的女孩和 1 岁以下的男孩,主要的致病菌仍是大肠埃希菌,而在 1 岁以上男孩主要致病菌多是变形杆菌。对于 10~16 岁的女孩,白色葡萄球菌亦常见;至于克雷伯杆菌和肠球菌,则多见于新生儿尿路感染。

二、发病机制

细菌引起尿路感染的发病机制是错综复杂的,其发生是个体因素与细菌致病性相互作用的结果。

(一)感染途径

1.血源性感染

现已证实,经血源途径侵袭尿路的致病菌主要是金黄色葡萄球菌。

2.上行性感染

致病菌从尿道口上行并进入膀胱,引起膀胱炎,膀胱内的致病菌再经输尿管移行至肾脏,引起肾盂肾炎,这是尿路感染最主要的途径。引起上行性感染的致病菌主要是大肠埃希菌,其次是变形杆菌或其他肠杆菌。膀胱输尿管反流是细菌上行性感染的重要原因。

3.淋巴感染和直接蔓延

结肠内的细菌和盆腔感染可通过淋巴管感染肾脏,肾脏周围邻近器官和组织的感染也可直接蔓延。

(二)个体因素

(1)婴幼儿输尿管长而弯曲,管壁肌肉和弹力纤维发育不良,蠕动力差,容易扩张或受压及扭曲而导致梗阻,易发生尿流不畅或尿潴留而诱发感染。

(2)尿道菌种的改变及尿液性状的变化,为致病菌入侵和繁殖创造了条件。

(3)细菌在尿路上皮细胞黏附是其在尿路增殖引起尿路感染的先决条件。

(4)某些患儿分泌型 IgA 的产生缺陷,尿中的 SIgA 减低。

(5)先天性或获得性尿路畸形,增加尿路感染的危险性。

(6)新生儿和小婴儿易患尿路感染是因为其机体抗菌能力差。婴儿使用尿布,尿道口常受细菌污染,且局部防卫能力差,易致上行感染。

(7)糖尿病、高钙血症、高血压、慢性肾脏疾病、镰刀状贫血及长期使用糖皮质激素或免疫抑制剂的患儿,其尿路感染的发病率可增高。

(8)血管紧张素转换酶基因多态性:DD 基因型患儿是肾瘢痕发生的高危人群,其发生机制与血管紧张素转换酶活性增高致使血管紧张素 I 向 II 转化增多有关。后者通过引发局部血管收缩、刺激 TGF-β 产生和胶原合成导致间质纤维化和肾小球硬化。

(9)细胞因子:急性肾盂肾炎患儿尿中 IL-1、IL-6 和 IL-8 增高,且 IL-6 水平与肾瘢痕的严重程度呈正相关。

(三)细菌毒力

除了以上个体因素所起的作用外,对没有泌尿系统结构异常的尿路感染儿童,感染细菌的毒力是决定其能否引起尿路感染的主要因素。

三、临床表现

(一)急性尿路感染

1.新生儿

新生儿临床症状极不典型,多以全身症状为主,如发热或体温不升,苍白、吃奶差、呕吐、腹泻、黄疸等较多见,部分患儿可有嗜睡、烦躁甚至惊厥等神经系统症状。新生儿尿路感染常伴有败血症,但尿路刺激征多不明显,在 30% 的患儿血和尿培养出的致病菌一致。

2.婴幼儿

婴幼儿尿路感染的临床症状常不典型,常以发热最突出。此外,拒食、呕吐、腹泻等全身症状也较明显。有时也可出现黄疸和神经系统症状如精神萎靡、昏睡、激惹甚至惊厥。在 3 个月龄以上的儿童可出现尿频、排尿困难、血尿、脓血尿、尿液浑浊等。细心观察可发现排尿时哭闹不安,尿布有臭味和顽固性尿布疹等。

3.年长儿

以发热、寒战、腹痛等全身症状突出,常伴有腰痛和肾区叩击痛,肋脊角压痛等。同时尿路刺激征明显,患儿可出现尿频、尿急、尿痛、尿液浑浊,偶见肉眼血尿。

(二)慢性尿路感染

慢性尿路感染是指病程迁延或反复发作持续一年以上者。常伴有贫血、消瘦、生长迟缓、高血压或肾功能不全。

(三)无症状性菌尿

在常规的尿过筛检查中,可以发现健康儿童存在着有意义的菌尿,但无任何尿路感染症状。这种现象可见于各年龄组,在儿童中以学龄女孩常见。无症状性菌尿患儿常同时伴有尿路畸形和既往症状尿路感染史。病原体多数是大肠埃希菌。

四、辅助检查

(一)尿常规检查及尿细胞计数

1.尿常规检查

如清洁中段尿离心沉渣中白细胞>10 个/离心尿每高倍镜视,即可怀疑为尿路感染;血尿也很常见。肾盂肾炎患儿有中等蛋白尿、白细胞管型尿及晨尿的比重和渗透压减低。

2.每小时尿白细胞排泄率测定

白细胞数>$30×10^4$/h 为阳性,可怀疑尿路感染;<$20×10^4$/h 为阴性,可排除尿路感染。

(二)尿培养细菌学检查尿细菌培养及菌落计数

尿培养细菌学检查尿细菌培养及菌落计数是诊断尿路感染的主要依据。通常认为中段尿培养菌落数≥10^5/mL 可确诊。10^4~10^5/mL 为可疑,<10^4/mL 为污染。应结合患儿性别、有无症状、细菌种类及繁殖力综合分析评价临床意义。由于粪链球菌一个链含有 32 个细菌,一般认为菌落数在 10^3~10^4/mL 间即可诊断。通过耻骨上膀胱穿刺获取的尿培养,只要发现有细菌生长,即有诊断意义。至于伴有严重尿路刺激征的女孩,如果尿中有较多白细胞,中段尿细菌定量培养≥10^2/mL,且致病菌为大肠埃希菌类或腐物寄生球菌等,也可诊断为尿路感染,临床高度怀疑尿路感染而尿普通细菌培养阴性的,应做 L-型细菌和厌氧菌培养。

(三)尿液直接涂片法

油镜下找细菌,如每个视野都能找到一个细菌,表明尿内细菌数>10^5/mL 以上。

(四)亚硝酸盐试纸条试验和尿白细胞酯酶检测

大肠埃希菌、副大肠埃希菌和克雷伯杆菌试纸条亚硝酸盐试验呈阳性,产气杆菌、变形杆菌、铜绿假单胞菌和葡萄球菌亚硝酸盐试验呈弱阳性,而粪链球菌、结核菌为阴性。

(五)影像学检查

目的在于:①检查泌尿系统有无先天性或获得性畸形;②了解以前由于漏诊或治疗不当所引起的慢性肾损害或瘢痕进展情况;③辅助上尿路感染的诊断。

常用的影像学检查有 B 型超声检查、静脉肾盂造影加断层摄片(检查肾瘢痕形成)、排泄性膀胱尿路造影、动态、静态肾核素造影、CT 扫描等。核素肾静态扫描是诊断急性肾盂肾炎的金标准。急性肾盂肾炎时,由于肾实质局部缺血及肾小管功能障碍导致对 DMSA 摄取减少。典型表现呈肾单个或多个局灶放射性减低或缺损,也可呈弥漫的放射性稀疏伴外形肿大。其诊断该病的敏感性与特异性分别为 96% 和 98%。推荐在急性感染后 3 个月行^{99m}Tc-DMSA 以评估肾瘢痕。

1.<2 岁的患儿

尿路感染伴有发热症状者,无论男孩或女孩,在行尿路 B 型超声检查后无论超声检查是否异常,均建议在感染控制后行排尿性膀胱尿路造影检查。家属对排尿性膀胱尿路造影有顾虑者,宜尽早行 DMSA 检查。

2.>4 岁的患儿

B 型超声检查显像泌尿系统异常者需在感染控制后进行排尿性膀胱尿路造影检查。

3.2~4 岁患儿

可根据病情而定。

五、诊断与鉴别诊断

(一)诊断

尿路感染的诊断年长儿症状与成人相似,尿路刺激征明显,常是就诊的主诉。如能结合实验室检查,可立即得以确诊。但对于婴幼儿、特别是新生儿,由于排尿刺激症状不明显,而常以全身表现较为突出,易致漏诊。故对病因不明的发热患儿都应反复作尿液检查,争取在用抗生素治疗之前进行尿培养,菌落计数和药敏试验;凡具有真性菌尿者,即清洁中段尿定量培养菌落数$\geq 10^5/mL$或耻骨上膀胱穿刺尿定性培养有细菌生长,即可确立诊断。

完整的尿路感染的诊断除了评定泌尿系统被细菌感染外,还应包括以下内容:①本次感染系初染、复发或再感;②确定致病菌的类型并做药敏试验;③有无尿路畸形如膀胱输尿管反流、尿路梗阻等,如有膀胱输尿管反流,还要进一步了解"反流"的严重程度和有无肾脏瘢痕形成;④感染的定位诊断,即是上尿路感染还是下尿路感染。

(二)鉴别诊断

尿路感染需与肾小球肾炎、肾结核及急性尿道综合征鉴别。急性尿道综合征的临床表现为尿频、尿急、尿痛、排尿困难等尿路刺激征,但清洁中段尿培养无细菌生长或为无意义性菌尿。

六、治疗

治疗目的是控制症状,根除病原体,去除诱发因素,预测和防止再发。

(一)一般处理

(1)急性期需卧床休息,鼓励患儿多饮水以增加尿量,女孩还应注意外阴部的清洁卫生。

(2)鼓励患儿进食,供给足够的热量、丰富的蛋白质和维生素,以增强机体的抵抗力。

(3)对症治疗,对高热、头痛、腰痛的患儿应给予解热镇痛剂缓解症状。对尿路刺激征明显者,可用阿托品、山莨菪碱等抗胆碱药物治疗或口服碳酸氢钠碱化尿液,减轻尿路刺激征。有便秘者改善便秘。

(二)抗菌药物治疗

主要原则有以下几项。①感染部位:对肾盂肾炎应选择血浓度高的药物,对膀胱炎应选择尿浓度高的药物;②感染途径:对上行性感染,首选磺胺类药物治疗。如发热等全身症状明显或属血源性感染,多选用青霉素类、氨基糖苷类或头孢菌素类单独或联合治疗;③根据尿培养及药敏试验结果,同时结合临床疗效选用抗生素;④药物在肾组织、尿液、血液中都应有较高的浓度;⑤药物的抗菌能力强,抗菌谱广;⑥对肾功能损害小的药物。

1.上尿路感染和/或急性肾盂肾炎的治疗

(1)<3个月婴儿:静脉敏感抗生素治疗10～14天。

(2)>3个月:口服敏感抗生素7～14天(若没有药敏试验结果,推荐使用头孢菌素,氨苄西林和/或棒酸盐复合物);可先静脉治疗2～4天后改用口服抗生素治疗,总疗程7～14天。

(3)在抗生素治疗48小时后需评估治疗效果,包括临床症状、尿检指标等。若抗生素治疗48小时后未能达到预期的治疗效果,需重新留取尿液进行尿培养细菌学检查。

2.下尿路感染和/或膀胱炎的治疗

(1)口服抗生素治疗7～14天(标准疗程)。

(2)口服抗生素2～4天(短疗程):短疗程(2～4天)口服抗生素治疗和标准疗程(7～14天)

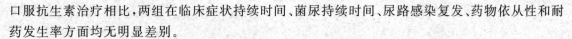

口服抗生素治疗相比,两组在临床症状持续时间、菌尿持续时间、尿路感染复发、药物依从性和耐药发生率方面均无明显差别。

(3)在抗生素治疗 48 小时后也需评估治疗效果。

3.无症状菌尿的治疗

单纯无症状菌尿一般无须治疗。但若合并尿路梗阻、膀胱输尿管反流或其他尿路畸形存在,或既往感染使肾脏留有陈旧性瘢痕者,则应积极选用上述抗菌药物治疗。疗程 7～14 天,继之给予小剂量抗菌药物预防,直至尿路畸形被矫治为止。

4.复发性尿路感染的治疗

(1)尿路感染发作 2 次及以上且均为急性肾盂肾炎。

(2)1 次急性肾盂肾炎且伴有 1 次及以上的下尿路感染。

(3)3 次及以上的下尿路感染。

复发性尿路感染者在进行尿细菌培养后选用 2 种抗菌药物治疗,疗程 10～14 天为宜,然后需考虑使用预防性抗生素治疗以防复发。预防用药期间,选择敏感抗生素治疗剂量的 1/3 睡前顿服,首选呋喃妥因或磺胺甲基异噁唑。若小婴儿服用呋喃妥因出现消化道不良反应严重者,可选择阿莫西林-克拉维酸钾或头孢克洛类药物口服。如果患儿在接受预防性抗生素治疗期间出现了尿路感染,需换用其他抗生素而非增加原抗生素的剂量。

(三)积极矫治尿路畸形

小儿尿路感染约半数可伴有各种诱因,特别在慢性或反复复发的患儿,多同时伴有尿路畸形。其中以膀胱输尿管反流最常见,其次是尿路梗阻和膀胱憩室。一经证实,应及时予以矫治。否则,尿路感染难被控制。

(四)尿路感染的局部治疗

常采用膀胱内药液灌注治疗,主要治疗顽固性慢性膀胱炎经全身给药治疗无效者。灌注药液可根据致病菌特性或药敏试验结果选择。

七、预后

急性尿路感染经合理抗菌治疗,多数于数天内症状消失、治愈,但有近 50% 患儿可复发。复发病例多伴有尿路畸形,其中以膀胱输尿管反流最常见,而膀胱输尿管反流与肾瘢痕关系密切,肾瘢痕的形成是影响儿童尿路感染预后的最重要因素。由于肾瘢痕在学龄期儿童最易形成,10 岁后进展不明显。一旦肾瘢痕引起高血压,如不能被有效控制,最终发展至慢性肾衰竭。

八、预防

尿路感染是可以预防的,可从以下几方面入手:①注意个人卫生,勤洗外阴以防止细菌入侵;②及时发现和处理男孩包茎、女孩处女膜伞、蛲虫感染等;③及时矫治尿路畸形,防止尿路梗阻和肾瘢痕形成。

(刘晏如)

第四节　溶血尿毒综合征

溶血尿毒综合征是一种以微血管性溶血性贫血、尿毒症和血小板减少三联征为主要临床特点的综合征。婴幼儿和儿童多见。少数地区呈流行,国内以春季及初夏为高峰。

一、病因

病因不明,可能与下列因素有关。

(一)腹泻后溶血尿毒综合征

90％为产志贺毒素或志贺样毒素细菌感染,又称典型溶血尿毒综合征。其中以 O157：H7 出血性大肠埃希菌感染为主,次为 O26、O111、O103、O145 等。

(二)无腹泻溶血尿毒综合征

无腹泻溶血尿毒综合征又称非典型溶血尿毒综合征,占 10％。其相关因素有补体调节蛋白缺陷、细菌或病毒的感染、药物(如环孢素、避孕药、肿瘤化疗药物等)以及其他疾病,如系统性红斑狼疮、肿瘤、器官移植等。

二、发病机制

各种原因造成的内皮细胞损伤是导致溶血尿毒综合征的主要原因。遗传性补体调节蛋白缺陷导致补体活化失控,继而损伤内皮细胞,启动血小板性微血栓的形成。

出血性大肠埃希菌感染产生志贺样毒素 Stx1 和 Stx2,特别是 Stx2 是引起的内皮细胞损伤的主要原因,其他如病毒及细菌的神经氨基酶、循环抗体以及药物等均可引起内皮损伤,胶原暴露激活血小板黏附及凝聚,红细胞通过沉积纤维素网时使之机械性被破坏溶血。血小板及内皮细胞中 von Willebrand 因子在细胞损伤后释放,加速血小板的黏附及凝聚。血管内皮损伤尚可使抗血小板凝聚的前列环素合成减少,而血小板凝集后释放出促血小板凝聚血栓素 A_2 与前列环素作用相反,可使血管收缩,这些因素均促进血栓形成,导致溶血性贫血及血小板减少。导致肾小球滤过面积减少和滤过率下降及急性肾衰竭。

三、病理

主要病变在肾脏。光镜检查见肾小球毛细血管壁增厚、管腔狭窄、血栓及充血。肾小球基膜分裂,系膜增生,偶见新月体形成。急性期小动脉的损伤可表现为血栓形成及纤维素样坏死。随着治愈可见内膜纤维增生闭塞、中层纤维化,与高血压血管病变相似。可有轻至重度小管间质病变。

免疫荧光检查可见肾小球毛细血管内及血管壁有纤维蛋白原、凝血Ⅷ因子及血小板膜抗原沉积。也可见 IgM 及 C3 沉积。

电镜检查显示内皮细胞增生、肿胀、内皮下间隙形成,毛细血管壁增厚,管腔狭窄,管腔内可见红细胞碎片或皱缩红细胞。偶有系膜插入而致肾小球基膜分裂。

上述变化可为局灶性,严重病例可见广泛的肾小球及血管血栓形成伴双侧皮质坏死。这些病变也可见于成人的溶血尿毒综合征及血栓性血小板减少性紫癜。故不少学者认为溶血尿毒综合征与血栓性血小板减少性紫癜是同一疾病的不同表现。

四、临床表现

（一）前驱症状
大部分患儿有前驱症状，主要是腹泻、呕吐、腹痛等胃肠炎表现，伴中度发热。腹泻可为严重血便。

（二）溶血性贫血
多在前驱期后数天或数周突然发病，以溶血性贫血为突出表现。突然面色苍白、黄疸、头昏乏力、血尿，严重可出现贫血性心力衰竭及水肿，肝、脾大。

（三）急性肾衰竭
贫血同时少尿或无尿，水肿，血压增高，出现尿毒症、水电解质紊乱和酸中毒。

（四）出血
黑便、呕血及皮肤黏膜出血。

（五）其他
尚可有中枢神经系统症状，如头痛、嗜睡、性格异常、抽搐、昏迷、共济失调等。

五、实验室检查

（一）血常规
血红蛋白明显下降，网织红细胞显著增高，血小板数减少，白细胞数大多增高。

（二）尿常规
不同程度的血尿、红细胞碎片，严重溶血者有血红蛋白尿，白细胞及管型。

（三）生化改变
血清总胆红素增高，以间接胆红素升高为主，血浆乳酸脱氢酶升高。少尿期血尿素氮、肌酐增高，血钾增高等电解质紊乱及代谢性酸中毒，血尿酸增高。

（四）骨髓检查
骨髓检查见巨核细胞数目增多、形态正常。

（五）凝血与纤溶检查
早期纤维蛋白原稍降低、纤维蛋白降解产物增加，凝血酶原时间延长，数天内恢复正常，后期纤维蛋白原略升高。

（六）血清补体
通常血清补体 3 水平下降，如为补体缺陷所致还可发现血清 H 因子、I 因子水平明显减低。

（七）肾组织活检
肾组织活检是确诊的依据并可估计预后，表现为肾脏微血管病变、微血管栓塞。有学者主张在急性期过后病情缓解时进行，因为急性期有血小板减少和出血倾向。

六、诊断与鉴别诊断

突然出现溶血性贫血、血小板减少及急性肾衰竭表现患儿应考虑本病，确诊需行肾活检。

本症与血栓性血小板减少性紫癜、免疫性溶血性贫血、特发性血小板减少症、败血症、阵发性睡眠性血红蛋白尿、急性肾小球肾炎、急性肾衰竭等相鉴别。

七、治疗

(一)一般治疗
包括抗感染、补充营养、维持水电解质平衡等。

(二)急性肾衰竭的治疗
提倡尽早进行透析治疗。

(三)血浆疗法
1.输注新鲜冻血浆

主要是补充补体调节蛋白以及前列环素,首次输注30~40 mL/kg,以后每次 15～20 mL/kg,直到溶血停止、血小板数升至正常。由肺炎球菌所致的溶血尿毒综合征患儿禁输血浆。

2.血浆置换

去除血浆中相关抗体和炎性因子,补充补体调节蛋白。

(四)抗补体5单克隆抗体
可以阻断补体活化,对补体调节蛋白缺陷所致的溶血尿毒综合征有很好疗效。

(五)其他
如糖皮质激素、抗凝剂等疗效不肯定。

八、预后

婴幼儿预后好,男性较女性预后好,流行型较散发型为好,肾损害重者预后差,伴中枢神经系统受累者预后差,反复发作者及有家族倾向者预后差,高血压和大量蛋白尿以及白细胞大于20.0×10^9 者预后不佳。近几年该病的病死率明显下降,缘于早期诊断和及早进行血液净化治疗。

（刘晏如）

第 十 章

免疫系统疾病

第一节 风 湿 热

一、定义

风湿热是 A 组 β 溶血性链球菌感染后的免疫性炎性疾病,为全身性结缔组织的非化脓性炎症性疾病,主要侵犯心脏和关节,其他器官如脑、皮肤、浆膜、血管等均可受累,但以心脏损害最为严重且多见。

二、病因

具体病因与发病机制目前尚未完全阐明。一般认为本病的发生与三个因素的相互作用有关。

(1)A 族 β 溶血性链球菌致病的抗原性。

(2)易感组织器官的特性。

(3)宿主易感性。

三、诊断

(一)主要表现

心脏炎、多发性关节炎、舞蹈病、皮下结节及环形红斑。

心脏炎的诊断应具有以下四点之一:①新出现有意义的杂音,如心尖部收缩全期杂音或舒张中期杂音;②心脏增大;③心包炎;④心力衰竭。

(二)次要表现

发热,关节痛,急性时相反应物质增高,心电图 P-R 间期延长。

(三)前期链球菌感染证据

即咽拭子培养或快速链球菌抗原试验阳性,或链球菌抗体效价升高。

世界卫生组织提出下列三种特殊类别,诊断风湿热可不必具备两项主要表现或一项主要表现和两项次要表现;此外,下述第 1、2 类病例可不必具有近期链球菌感染证据。

1.舞蹈病

排除其他病因者。

2.隐匿性心脏炎

无其他情况者。

3.风湿热复发

风湿性心脏病患儿,只有一项表现,如发热、关节痛,或急性时相反应物升高,再加上近期链球菌感染证据,即提示风湿热复发。

四、鉴别诊断

(一)发热

结核;慢性感染

(二)心脏病变

1.心功能性杂音

学龄儿童多见,位于胸骨左线 3~4 肋间或心尖内侧,多为Ⅱ级,个别可达Ⅲ级,偶尔可呈乐响性,只限于收缩早中期,传导不广泛。

2.先天性心脏畸形

在婴儿时期即发现杂音。

3.病毒性心包心肌炎

有明显病毒性呼吸道感染史,随即发现心脏方面的异常,但无明显杂音,心律失常较多见。

(三)关节病变

(1)幼年类风湿关节炎。

(2)结核性风湿病。

(四)舞蹈病

(1)习惯性痉挛。

(2)手足徐动症。

(3)家族性舞蹈病:病情进行性加重。

(五)皮肤改变

(1)皮肌炎钙化结节。

(2)血友病。

(3)其他伴皮肤改变性疾病。

五、治疗

(一)休息

(1)急性期应卧床休息 2 周,若无心脏受累,可逐渐恢复活动,2 周后达正常活动水平。

(2)心脏炎无心脏扩大患儿,应绝对卧床休息 4 周后,逐渐于 4 周内恢复正常活动。

(3)心脏炎伴心脏扩大患儿,应绝对卧床休息 6 周,再经 6 周恢复至正常活动水平。

(4)心脏炎伴心力衰竭患儿,应绝对卧床休息至少 8 周,然后在 3 个月内逐渐增加活动量。

(二)药物治疗

见表 10-1。

表 10-1　风湿热的药物治疗

治疗目的	药物	用量	用法	注意事项
控制链球菌感染	青霉素	$(45\sim96)\times10^5$ U/d	静脉滴注持续 2～3 周	青霉素过敏者可改用其他有效抗生素如红霉素等
	苄星青霉素	每次$(6\sim12)\times10^5$ U	肌内注射,每 4 周 1 次	
抗风湿治疗	阿司匹林	$80\sim100$ mg/(kg·d),最大量≤3 g/d	分次口服,症状控制后逐渐减至半量,持续 4～6 周	密切观察阿司匹林不良反应,如恶心、呕吐、消化道出血、酸碱失衡等
	泼尼松	2 mg/(kg·d)	分次服用,最大剂量≤60 mg/d,2 周后逐渐减量,总疗程 8～12 周	用激素期间应低盐饮食,预防感染

(三)对症治疗

(1)有充血性心力衰竭应加用地高辛,剂量宜偏小,采用维持量法。

(2)加用卡托普利、呋塞米和螺内酯。

(3)注意限制液体入量,纠正电解质紊乱。

(4)舞蹈病患儿应给予巴比妥类或氯丙嗪等镇静剂。

(5)关节肿痛时应予制动。

六、预防

(一)预防风湿复发

应用长效青霉素 12×10^5 单位深部肌内注射,每月 1 次,青霉素过敏患儿可改用红霉素等其他抗生素口服,每月口服 1 周,分次服用;预防期限≤5 年,有心脏炎者应延长至 10 年或至青春期后,有严重风湿性心脏病者,宜作终身药物预防。

(二)预防细菌性心内膜炎

风湿热或风湿性心脏病患儿,当拔牙或行其他手术时,术前、术后应给予抗生素静脉滴注预防细菌感染。

(孙红燕)

第二节　川　崎　病

川崎病又称皮肤黏膜淋巴结综合征,主要发生在 5 岁以下儿童和婴幼儿,以全身性中、小动脉炎性病变为主要病理特征。冠状动脉病变是影响预后的重要因素,是儿童期缺血性心脏病的主要原因。近年来,由于规范化应用大剂量静脉注射免疫球蛋白治疗,病死率已从 20 世纪 70 年代的 2%下降到 0.5%以下。

一、诊断要点

(一)诊断标准

临床表现是诊断川崎病的主要依据。根据日本修订的川崎病诊断指南(表 10-2),在 6 个主要症状中出现 5 个,或有 4 个症状加上超声心动图或心血管造影发现冠状动脉病变,可诊断为川崎病,但必须排除引起冠状动脉损害的其他疾病。

表 10-2 川崎病诊断标准

主要临床表现	发热持续 5 天以上,抗生素无效
皮疹	多形性红斑疹
唇及口腔	口唇皲裂、口腔黏膜和咽部明显充血、杨梅舌
眼	双眼球结膜充血,无分泌物(非化脓性)
四肢末端改变	急性期硬性水肿和掌跖红斑,恢复期膜状脱皮
淋巴结	颈部淋巴结肿大

(二)临床表现

1.发热

急性起病,发热常高达 39 ℃以上,呈弛张热,应用抗生素无效。

2.多形性皮疹

发生于急性期,多见于躯干和四肢近侧端,常见斑丘疹。

3.结膜充血

发热 24～48 小时后常出现双侧结膜充血,球结膜充血较睑结膜多见,一般无分泌物,裂隙灯检查可发现前葡萄膜炎。

4.四肢末端改变

起病后 3～5 天常出现手掌及足底发红,双手足硬肿;病程 10～20 天后手足硬肿与泛红趋于消退,而指趾末端开始脱皮,可累及整个手掌与足底;病后 1～2 个月在指甲上可出现横沟(Beau 线)。

5.口唇和口腔表现

发热 24～48 小时后可见口唇干红皲裂、杨梅舌、口腔及咽部黏膜明显充血,但不伴有溃疡和分泌物。

6.淋巴结肿大

起病后 1～2 天出现,多见于单侧,一般直径≤1.5 cm,触之柔软,但不可推动,无化脓。

7.心血管系统受累

可出现心包炎、心肌炎、心内膜炎、心律失常、冠状动脉扩张、冠状动脉瘤、冠状动脉血栓甚至心肌梗死等,冠状动脉病变常在第 2～4 周出现。

8.其他

可有易激惹、烦躁不安、腹痛、腹泻等非特异表现;少数有颈项强直、惊厥、昏迷等无菌性脑膜炎表现;麻痹性肠梗阻、肝大、黄疸、血清转氨酶升高等消化系统表现;以及咳嗽、关节痛和关节炎等。

(三)辅助检查

1.实验室检查

外周血白细胞增高,以粒细胞为主,轻中度贫血,血小板早期正常,2~3周后迅速升高;CRP明显升高,血沉增快;可有 ALT 和 AST 升高;血清 IgG、IgM、IgA、IgE 和血液循环免疫复合物升高。

2.胸部 X 线

可示肺部纹理增多、模糊或有片状阴影,心影可扩大。

3.心脏检查

心电图早期示窦性心动过速,非特异性 ST-T 变化;心包炎时可有广泛 S-T 段抬高和低电压;心肌梗死时相应导联有 S-T 段明显抬高,T 波倒置及异常 Q 波。超声心动图急性期可见心包积液,左室内径增大、二尖瓣、主动脉瓣或三尖瓣反流;可有冠状动脉异常,如冠状动脉扩张、冠状动脉瘤、冠状动脉狭窄等。冠状动脉扩张的诊断标准为:<5 岁儿童冠状动脉直径>3 mm,5 岁及 5 岁以上儿童>4 mm;或冠状动脉局部内径较邻近处明显扩大,≤1.5 倍;或冠状动脉内径 Z 值≤2.0。超声检查如有多发性冠状动脉瘤或心电图有心肌缺血表现者,应行冠状动脉造影,以观察冠状动脉病变程度指导治疗。

二、鉴别要点

(一)病毒感染

特别是 EB 病毒感染,以淋巴细胞升高为主,外周血涂片可发现异常淋巴细胞,相应抗体或 DNA 阳性。

(二)败血症

可发现感染病灶,血培养阳性,抗生素治疗有效。

(三)渗出性多形红斑

婴儿少见,皮疹范围广泛,有疱疹、皮肤黏膜糜烂出血、口腔溃疡。

(四)幼年特发性关节炎全身型

无眼结合膜充血,无口唇发红、皲裂,无手足硬肿及指趾端膜状脱皮等表现。

(五)猩红热

无明显指趾肿胀,口唇皲裂不明显,青霉素治疗有效。

(六)结节性多动脉炎

年长儿多见;婴儿以冠状动脉病变显著者与川崎病较难区别,其要点为多系统病变,出现沿血管分布的皮下结节、紫癜样皮疹;组织病理学检查是确诊的重要依据。

三、治疗要点

川崎病急性期的标准治疗为大剂量静脉注射免疫球蛋白静脉滴注和阿司匹林口服等。

(一)静脉注射免疫球蛋白

可有效改善症状,减少冠状动脉病变的发生率,缩短病程。剂量 2 g/kg,于 10~12 小时内缓慢滴入(可分 1~2 天给予),建议发病 10 天内应用,最佳用药时机为病程第 7~10 天。

(二)阿司匹林

足量使用有抗炎作用,小剂量维持有抗凝作用。急性炎症期以 30~80 mg/(kg·d),分次口

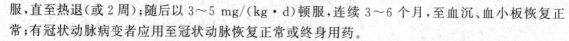

服,直至热退(或 2 周);随后以 3～5 mg/(kg·d)顿服,连续 3～6 个月,至血沉、血小板恢复正常;有冠状动脉病变者应用至冠状动脉恢复正常或终身用药。

(三)心脏和/或冠脉病变的治疗

有冠脉病变者须加用双嘧达莫(潘生丁)3～5 mg/(kg·d);如并发巨大冠状动脉瘤或多个小、中等冠状动脉瘤,则须加用华法林抗凝治疗;有心肌梗死时应及时进行溶栓治疗;严重冠状动脉病变者需行冠状动脉搭桥术或介入治疗。

(四)其他

根据病情给予对症及支持治疗,如补充液体、护肝、控制心力衰竭、纠正心律失常等;可应用乌司他丁等抗炎药;有冠脉病变者可用他汀类药物改善血管内皮功能;重症患儿可血浆置换等。

四、注意要点

(1)美国儿科学会和美国心脏病学会发布了不完全川崎病的诊断标准,包括:①6 项主要临床症状中只有 3 项,但在病程中超声心动图或冠状动脉造影证明有冠状动脉瘤,多见于<6 个月的婴儿或>8 岁的年长儿;②6 项主要临床症状中有 4 项,但超声心动图可见冠状动脉壁辉度增强(提示冠状动脉炎)。诊断不完全性川崎病时应参考:卡介苗接种处再现红斑;血小板数显著增多;C 反应蛋白、血沉明显增高;冠状动脉扩张或有炎症征象;心脏杂音或心包摩擦音;低蛋白血症或低钠血症。

(2)如发病 10 天内静脉注射免疫球蛋白治疗后 48 小时体温仍高于 38 ℃,或用药后 2 周内(一般为 2～7 天)再次发热,并出现至少 1 项川崎病主要临床表现者,即为静脉注射免疫球蛋白无反应,可选择:①再次使用静脉注射免疫球蛋白。②糖皮质激素,2mg/(kg·d),2～4 周逐渐减量至停药;其中全身炎症反应明显或合并多脏器功能损害者可采用甲泼尼龙冲击治疗,剂量为10～30mg/(kg·d),连用 3 天,然后改为 2mg/(kg·d)口服,2～4 周逐渐减量至停药。③有文献建议选用 TNF-α 拮抗剂。

(3)对阿司匹林过敏或引起严重肝病者可选用布洛芬,或氟比洛芬,3～5 mg/(kg·d),分3 次口服。

(4)应用过静脉注射免疫球蛋白的患儿在 9～11 个月内不宜进行麻疹、风疹、腮腺炎等活疫苗的预防接种。

(5)川崎病具有自限性,大多预后良好,目前复发率仅 1%～2%。静脉注射免疫球蛋白治疗后冠状动脉病变发生率可降至 2%～8%。冠状动脉瘤多于 2 年内部分或完全消失,但常遗留管壁增厚、弹性减弱及管腔狭窄等功能结构异常。

(6)建议推广冠状动脉病变的分级管理,对改善预后十分重要。Ⅰ级:为无冠状动脉扩张(指发病 1 个月内超声检查未见冠状动脉扩张,如急性期症状>2 周,应待症状消失 2 周后检查);需阿司匹林治疗 3 个月,不必限制运动;随访 1、2、3、6、12 个月,以后每年 1 次。Ⅱ级:为一过性冠状动脉扩张(指发病 1 个月内冠状动脉扩张,1 个月时已经恢复);随访同Ⅰ级。Ⅲ级:为≤1 支冠状动脉单个小、中等大小冠状动脉瘤(冠状动脉内径>4 mm 且≤8 mm;或≤5 岁的年长儿冠状动脉扩张内径为正常的 1.5～4 倍;阿司匹林用至冠状动脉恢复正常后 3 个月左右,中等大小动脉瘤需加用另一种抗血小板药物,适当限制运动;随访 1、2、3、6、12 个月,以后终身随访,每年1 次,>10 岁患儿每 2 年行负荷试验或心肌灌注显像。Ⅳ级:为≤1 个巨大冠状动脉瘤,或一支冠状动脉内多个复杂动脉瘤,但无狭窄(冠状动脉内径>8 mm;或≤5 岁的年长儿冠状动脉扩张内径大于正常 4 倍);长期服小剂量阿司匹林联合华法林或低分子肝素,禁止剧烈运动;随访 1、2、3、6、12 个月,以后终身随访,每年行负荷试验或心肌灌注显像检查,必要时冠状动脉造影。Ⅴ级:冠状动脉造影显示有狭窄或闭塞,Ⅴa 为不伴心肌缺血,Ⅴb 为伴心肌缺血;持续小剂量阿司匹林联合华法林或低分子肝素;为预防缺血性发作和心功能不全,可同时应用 β 受体阻滞剂、钙通道阻滞剂、血管紧张素转换酶抑制剂等,Ⅴb 级必要时根据治疗指征选择旁路移植或导管介入等治疗措施;禁止任何运动,住院期间超声密切观察血栓形成情况,出院后 1~3 个月随访 1 次,Ⅴb 级的随访计划因人而定,根据病情在不同随访时间选择各种不同检查。

(孙红燕)

第三节 过敏性紫癜

过敏性紫癜是儿童期最常见的血管炎,主要以小血管炎为病理改变的全身综合征;临床表现为非血小板减少性可触性皮肤紫癜,伴或不伴腹痛、胃肠出血、关节痛或关节炎、肾脏损害等。多数呈良性、自限性过程,但也可出现严重的胃肠道、肾脏及其他器官损伤。

一、诊断要点

(一)诊断标准

欧洲抗风湿病联盟和欧洲儿科风湿病学会制定了儿童血管炎的新分类:可触性(必要条件)皮疹伴如下任何一条。①弥漫性腹痛;②任何部位活检示 IgA 沉积;③关节炎和/或关节痛;④肾脏受损表现(血尿和/或蛋白尿)。

(二)临床表现

多急性起病,首发症状以皮肤紫癜为主,部分病例腹痛、关节炎或肾脏症状首先出现。起病前 1~3 周常有上呼吸道感染史。

1.皮肤紫癜

过敏性紫癜诊断的必需条件。最初为类似荨麻疹或红色丘疹,四肢及臀部对称性分布,以伸侧为主;可逐渐扩散至躯干及面部,并可形成疱疹、坏死及溃疡;皮疹也可见于阴囊、阴茎、龟头、手掌及足底处;还可出现非凹陷性头皮、眼周、面部、手背或足背、会阴部等血管神经性水肿和压痛。

2.腹痛

腹痛多为轻度,但有时为剧烈腹痛;可伴呕吐和便血,偶尔有大量出血、肠梗阻及肠穿孔;肠套叠少见但为严重并发症,另有少见的肠系膜血管炎、胰腺炎、胆囊炎、胆囊积水、蛋白丢失性肠病及肠壁下血肿致肠梗阻。

3.关节炎和/或关节痛

主要累及双下肢,尤其是踝关节及膝关节。

4.肾脏受累

肾脏受累轻重不一,多为镜下血尿和/或蛋白尿,严重者为急性肾小球肾炎或肾病综合征,出现肉眼血尿、高血压、水肿,甚至急性肾衰;常需肾活检根据病理改变指导治疗。

5.其他

可发生睾丸炎、神经系统受累(头痛、抽搐、瘫痪、舞蹈症、运动失调、失语、失明、昏迷、蛛网膜下腔出血、视神经炎、吉兰-巴雷综合征)、肺泡出血及间质性肺炎、肌肉内出血、结膜下出血、反复鼻出血、腮腺炎和心肌炎。

(三)辅助检查

目前无特异性检查方法,相关检查可帮助了解病程和并发症。

1.实验室检查

白细胞正常或增加,中性粒细胞可增高,血小板计数正常或升高;ESR 正常或增快,CRP 升高;尿常规可有红细胞、蛋白、管型;有消化道症状者大便隐血多阳性;肾功能不全者可有血肌酐、尿素氮升高;少数患儿血 ALT、AST、CK-MB 升高。

2.超声检查

对过敏性紫癜消化道损伤的早期诊断和鉴别起重要作用,可显示病变肠壁水肿增厚、肠腔向心性或偏心性狭窄、黏膜层及浆膜层低回声、肠系膜淋巴结肿大及肠间隙积液等。

3.X 线检查

过敏性紫癜合并胃肠道受累时,腹部 X 线可表现为黏膜折叠增厚、指纹征、肠襻间增宽、小肠胀气伴有多个液气平面且结肠和直肠内无气体;必要时可行 CT 检查。

4.其他检查

急性腹痛和消化道出血必要时行胃肠镜检查,可见胃肠黏膜广泛充血、水肿、糜烂,并有孤立性出血性红斑、微隆起。肾脏受累较重或迁延的患儿应行肾穿刺活检。

二、鉴别要点

(一)出血性疾病

血小板减少引起的皮肤出血多为散在针尖大小出血点,多分布于眼睑、颈部及前胸等,不高出皮面,无血管神经性水肿,有血小板减少。

(二)急腹症

腹痛严重者应与肠套叠、肠梗阻及阑尾炎等鉴别,及时做相关检查以免延误病情。

(三)其他风湿性疾病

应注意有无其他风湿性疾病的相应表现,并进行相关检查以排除。

(四)严重感染

脓毒症、细菌性心内膜炎、脑膜炎、立克次体等感染可出现皮肤紫癜,但常伴有血小板减少和凝血时间延长,可根据全身感染中毒症状、紫癜分布和形态鉴别。

(五)其他肾脏疾病

如 IgA 肾病等,必要时可行肾活检鉴别。

三、治疗要点

(一)一般治疗

本病无特效疗法,应积极寻找并去除致病因素,控制感染。急性期卧床休息,补充维生素 C、芦丁等。

(二)对症治疗

有荨麻疹或血管神经性水肿时,应用抗组胺药物和钙剂;如皮疹反复出现超过 2 个月以上可给予雷公藤总苷 1 mg/(kg·d),疗程 1 个月;关节痛可用非甾体抗炎药;有消化道出血时应禁食,静脉滴注西咪替丁 20~40 mg/(kg·d),必要时输血。

(三)糖皮质激素

适用于胃肠症状、关节炎、血管神经性水肿、肾损害较重及有其他器官急性血管炎表现的患儿。腹痛或关节炎者可口服泼尼松 1~2 mg/(kg·d),最大剂量≤60 mg/d,症状缓解后逐渐减量。不能口服的严重病例,静脉应用氢化可的松琥珀酸钠 5~10 mg/kg,根据病情 4~8 小时可重复;或甲泼尼龙 5~10 mg/(kg·d),病情严重者如肠系膜血管炎大量出血者可予以冲击治疗,15~30 mg/(kg·d),最大剂量≤1 000 mg/d,连用 3 天为 1 个疗程,必要时 1 周后重复 1 个疗程,症状缓解后改为口服,总疗程推荐 2~4 周。

(四)肾脏损害

单纯血尿迁延者可用抗凝剂(双嘧达莫每天 2~3 mg/kg 分次口服)或中药治疗。轻度蛋白尿可用血管紧张素转换酶抑制剂和/或血管紧张素受体拮抗剂;也可用雷公藤总苷,疗程 3 个月。中重度蛋白尿者应行肾活检,根据病理类型进行分级治疗,必要时加用环磷酰胺、吗替麦考酚酯、环孢素 A、硫唑嘌呤或来氟米特等免疫抑制剂。

(五)其他治疗

可选用肝素钠预防或减轻肾脏损害,剂量为 120~150 U/(kg·d)静脉滴注,连续 5 天;严重病例如严重血管炎、神经系统并发症、急进性紫癜性肾炎(病理提示新月体形成)等,可在糖皮质激素冲击和免疫抑制剂治疗的同时联合静脉注射免疫球蛋白、血浆置换等治疗。

四、注意要点

(1)过敏性紫癜的病理特点为 IgA 为主的免疫复合物沉积的血管炎,建议应用国际新的血管炎分类标准,即将过敏性紫癜更名为 IgA 血管炎。

(2)超声检查对过敏性紫癜消化道损伤的早期诊断和鉴别起重要作用,尤其适合儿童,对临床诊断困难的病例建议推广应用。

(3)无明确证据证明食物过敏是导致过敏性紫癜的病因,理论上如无胃肠道症状,没有饮食限制的必要,但建议急性期适当限制异种蛋白摄入,以避免异常免疫应答;随着症状缓解,应逐渐恢复正常饮食。

(4)早期应用激素能有效缓解腹部及关节症状,减少肠套叠、肠出血的发生风险,对腹部症状严重的患儿早期应用激素有可能降低外科手术干预的风险;激素治疗期间应注意严密观察肠套叠、肠穿孔、腹膜炎等急腹症的症状和体征。多个随机对照试验证明早期应用糖皮质激素不能阻止过敏性紫癜患儿肾病的发生,也无证据提示糖皮质激素能预防过敏性紫癜的复发。

(5)肾脏受累严重或迁延的患儿应及时转诊至有条件进行肾活检的上级医院明确肾脏病理改变,以进行针对性治疗。

(孙红燕)

第四节　幼年特发性关节炎

幼年特发性关节炎是指 16 岁以下儿童持续 6 周以上且原因不明的关节炎,是儿童时期最常见的风湿性疾病;以慢性关节滑膜炎为主要特征,可伴有畸形,此外,常有不规则发热、皮疹、肝脾及淋巴结肿大、胸膜炎及心包炎等全身症状和内脏损害。因其可关节永久性损伤而致畸形和残疾,甚至慢性虹膜睫状体炎可致失明,所以应积极治疗。

一、诊断要点

(一)诊断和分类

按照国际风湿病学联盟的定义,诊断幼年特发性关节炎并不困难,即 16 岁以下儿童持续 6 周以上原因不明的关节炎。但应特别强调:首先关节炎的定义为关节肿胀或关节腔积液,同时伴有下列至少两项:①活动受限。②活动时疼痛或关节触痛。③关节局部发热,仅有关节痛或触痛不能诊断为关节炎;其次关节炎要持续 6 周以上,病程少于 6 周者不能肯定诊断;最后更重要的是应仔细寻找可能的病因以除外其他原因引起的关节炎。幼年特发性关节炎诊断成立后应进一步进行亚型的分类,目前常用 ILAR 关于幼年特发性关节炎分类标准,将幼年特发性关节炎分为七个亚型(表 10-3)。

表 10-3　ILAR 关于幼年特发性关节炎的分类标准

分类	定义
全身型	一个以上的关节炎伴有发热 2 周以上(每天热持续至少 3 天),同时存在以下一项或更多表现 ①红斑样皮疹 ②全身淋巴结肿大 ③肝和/或脾大 ④浆膜炎 需除外 a、b、c、d
少关节炎型	发病最初 6 个月累及≤4 个关节,有两个亚型 持续性:整个疾病过程中关节受累数≤4 个 扩展性:病程 6 个月后关节受累数达≤5 个 需除外 a、b、c、d、e
多关节炎型、类风湿因子阴性	发病最初 6 个月累及关节≥5 个 RF(-) 需除外 a、b、c、d、e
多关节炎型、RF 阳性	发病最初 6 个月累及关节≥5 个 RF(＋)(最初 6 个月内至少 2 次阳性,间隔 3 个月) 需除外 a、b、c、e

分类	定义
银屑病性关节炎	关节炎合并银屑病或关节炎合并以下情况至少2项 ①指(趾)炎 ②指甲点状凹陷或剥离 ③一级亲属中有银屑病史 需除外 b、c、d、e
附着点炎症相关的关节炎	关节炎合并附着点炎症或关节炎或附着点炎症,伴有以下情况中至少2项 ①骶髂关节压痛和/或炎症性腰骶部疼痛 ②人类白细胞抗原-B27 阳性 ③6 岁以上发病的男性患儿 ④急性(症状性)前葡萄膜炎 ⑤一级亲属有强直性脊柱炎、附着点炎症相关的关节炎或骶髂关节炎,伴有炎症性肠病、瑞特综合征(Reiter 综合征)或急性前葡萄膜炎 需除外 a、d、e
分类不明的关节炎	不符合上述任何一项或符合上述两项以上类别的关节炎

注:a为银屑病或一级亲属有银屑病史;b为 6 岁以上发病的人类白细胞抗原-B27 阳性的男性患儿;c为强直性脊柱炎、附着点炎症相关的关节炎或骶髂关节炎,伴有炎症性肠病、Reiter 综合征或急性前葡萄膜炎,或者一级亲属中有上述疾病;d 为 3 个月中至少 2 次 RF-IgM 阳性;e 为全身型幼年特发性关节炎。

(二)辅助检查

1.炎症及免疫学指标

(1)血常规:白细胞总数升高,特别是全身型,且以中性粒细胞为主;可有轻中度贫血;血小板明显升高。

(2)炎症指标:血沉明显增快,急性期蛋白明显升高,包括 C 反应蛋白、纤维蛋白原、血清铁蛋白以及淀粉样物质 A 等,应注意负性急性期蛋白的降低也是炎症活动的指标之一,如血清蛋白以及前清蛋白。

(3)免疫学检查:常有 IgG、IgM 升高,特别是 IgM 升高可能为预示治疗反应差和临床进展的重要指标;约 4% 的患儿存在选择性 IgA 缺乏。其他免疫学异常包括:在多关节炎型 RF 阳性高达 87.5%;抗核抗体阳性;66% 附着点炎症相关的关节炎人类白细胞抗原-B27 阳性;抗核周因子、抗角蛋白抗体和抗环瓜氨酸肽抗体阳性,特别是抗环瓜氨酸肽抗体在有骨质破坏和畸形患儿中阳性率较高,可能为关节病变进展或恶化的判定指标。

2.影像学检查

怀疑幼年特发性关节炎均应在初诊时行腕关节 X 线正位片检查。早期可仅有骨质疏松,典型异常表现为关节周围梭形软组织肿胀、关节面模糊、关节边缘局限性骨吸收和侵蚀性损害,晚期关节软骨破坏可使关节间隙变窄及纤维化,甚至形成骨性强直。CT 可显示复杂、相互重叠的骨结构和关节狭窄、积液及脱位情况。软组织和关节软骨的超声检查特别适合儿童临床应用。

3.其他检查

全身型幼年特发性关节炎常伴有关节外的其他表现,如淋巴结及肝脾大、心肌损伤、浆膜腔积液以及中枢神经系统受累等,相关检查如 B 超、心电图及影像学等可见相应的异常改变。

(三)活动度评价

诊断确立后应对幼年特发性关节炎活动度进行评价,作为治疗后效果评估的对比。目前评价方法很多,最常用美国风湿病学会制定的核心评估体系,包括:①医师的综合评估,多采用10 cm长的视觉对照法;②患儿或家属的综合评估;③活动性关节炎的个数(关节非畸形性肿胀,活动受限伴有疼痛或压痛);④活动受限伴有疼痛或压痛的关节数;⑤由患儿或家属评价的儿童健康评价量表;⑥血沉。但临床上方便、实用的还是活动性关节炎的个数以及全身炎症活动指标,包括外周血白细胞计数升高、中性粒细胞计数升高、血红蛋白下降、血小板升高、血沉增快以及急性期蛋白如C反应蛋白、血清铁蛋白的升高或前清蛋白、清蛋白的降低。

(四)并发症

注意检查和诊断,特别是严重并发症。对幼年特发性关节炎应常规行眼科裂隙灯检查,特别是少关节型且抗核抗体(+)的患儿,可发生眼部并发症,包括前葡萄膜炎、巩膜睫状体炎等。此外,幼年特发性关节炎还可出现巨噬细胞活化综合征,应及时寻找证据以明确诊断。

二、鉴别要点

(一)全身型幼年特发性关节炎

1.感染性疾病

包括各种病原体感染。

2.恶性肿瘤

包括白血病、淋巴瘤、神经母细胞瘤等,建议对所有疑诊全身型幼年特发性关节炎的病例常规行外周血涂片、骨髓检查,必要时淋巴结等组织活检。

3.自身炎症性疾病

包括周期热综合征、早发结节病及炎症性肠病等。

4.其他风湿性疾病

风湿热、系统性红斑狼疮、川崎病、幼年皮肌炎、白塞病、各种血管炎等。

(二)其他原因引起的关节炎

关节炎型幼年特发性关节炎应与其他原因引起的关节炎相鉴别特别应注意幼年特发性关节炎的关节液也呈炎性改变,白细胞总数明显增多,且以中性粒细胞为主,避免因此而误诊为化脓性关节炎。有时与反应性关节炎很难鉴别,但反应性关节炎继发于其他部位的感染,多在病前4周内有肠道或泌尿生殖道前驱感染史,有相应感染的证据,且反应性关节炎的疼痛比幼年特发性关节炎更明显。

三、治疗要点

原则是积极控制炎症活动,缓解症状,保持关节活动和肌肉力量;防止或减少关节损害,最大限度地保持关节功能状态,提高生活质量。

(一)一般治疗

保证适当休息和足够的营养。除急性发热外,不主张过多卧床休息,鼓励患儿参加适当运动,可用理疗等措施防止关节强直和软组织挛缩。

(二)药物治疗

1.糖皮质激素

严重合并症或有虹膜睫状体炎等情况使用大剂量;症状严重的全身型或多关节炎型;非甾体抗炎药无效时,可应用最小有效剂量;少关节炎型可关节内局部注射。

2.非甾体抗炎药

常用于小儿的非甾体抗炎药包括萘普生 $10\sim20$ mg/(kg·d)(<1.25 g/d),布洛芬 $20\sim40$ mg/(kg·d)(<3.2 g/d),双氯芬酸钠 $2\sim3$ mg/(kg·d)(<200 mg/d)等。

3.缓解病情抗风湿药

缓解病情抗风湿药也称慢作用抗风湿药,可以控制病情进展,防止关节和骨骼被侵蚀和破坏,应尽可能早期应用。

(1)甲氨蝶呤:最常用,10 mg/m²,每周 1 次空腹顿服;服药 $3\sim12$ 周即可起效;甲氨蝶呤不良反应较轻,有不同程度胃肠道反应、一过性转氨酶升高、胃炎和口腔溃疡、贫血和粒细胞减少等;可在服药第 2 天给予叶酸 5 mg 以减轻其不良反应。

(2)柳氮磺吡啶:50 mg/(kg·d),服药 $1\sim2$ 个月即可起效;不良反应包括恶心、呕吐、皮疹、哮喘、骨髓抑制等。

(3)羟氯喹:$4\sim6$ mg/(kg·d),不良反应可有视野缺损、视网膜病变、耳鸣、肌无力等。

(4)来氟米特:成人剂量为 20 mg/d,连用 3 天,改为 10 mg/d 维持;常见不良反应是腹泻、转氨酶升高、脱发、皮疹、白细胞下降和瘙痒等。

(5)沙利度胺:又名反应停,成人剂量为 $100\sim200$ mg/d,睡前服用;不良反应有口鼻黏膜干燥、倦怠嗜睡、恶心、腹痛、面部红斑及多发性神经炎等,用于青春期女性患儿时需监测妊娠试验,阴性者才可使用。

(6)其他:环磷酰胺、环孢素 A、吗替麦考酚酯、硫唑嘌呤和雷公藤总苷等。

4.生物制剂

在风湿病治疗进展中具有里程碑的意义,治疗幼年特发性关节炎也取得了良好的效果;但可能导致结核感染、机会致病菌感染、肝炎及肿瘤的发生,在应用前需常规行 PPD 试验、胸片和肝炎病毒抗体检测等。可选择依那西普、英夫利昔、阿达木、阿那白滞素、托西珠单抗、阿巴西普等。

四、注意要点

(1)幼年特发性关节炎无特异的实验室指标,不能凭某项检查结果来肯定或否定诊断,但幼年特发性关节炎的实验室检查是判断其活动性以及治疗效果的重要依据。

(2)强调合理应用药物,要根据病情、权衡疗效和不良反应后选择治疗药物;生物制剂对大多数病例来说应作为二线药物使用;治疗的过程中要特别注意监测药物的不良反应。

(孙红燕)

第五节　系统性红斑狼疮

系统性红斑狼疮是一种以多系统损害和血清中出现自身抗体为特征的自身免疫病,为儿童常见风湿性疾病之一。$15\%\sim20\%$ 的系统性红斑狼疮在儿童期起病,其中 90% 为女性。儿童系

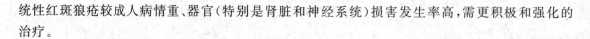

统性红斑狼疮较成人病情重、器官(特别是肾脏和神经系统)损害发生率高,需更积极和强化的治疗。

一、诊断要点

(一)临床表现

儿童系统性红斑狼疮全身症状较成人多见,如发热、疲乏、体重下降、脱发、淋巴结肿大、肝脾大等。临床多以发热、面部红斑、水肿、关节痛及全身乏力为主要表现。最常见皮肤黏膜表现是面部蝶形红斑,为系统性红斑狼疮标志性改变,发生率 30%～90%;还可见脱发、光过敏、盘状红斑、血管炎性皮疹、雷诺现象及肢端溃疡等;也可见口腔及鼻黏膜溃疡。对称性、多发性关节炎或关节痛也是系统性红斑狼疮的常见表现。与成人相比,儿童系统性红斑狼疮病情更严重、更易器官受累,包括血液系统改变、肾脏损害、神经精神异常、心脏血管损害、呼吸系统损害及消化系统表现。狼疮抗凝物阳性者易出现血栓(深静脉血栓或颅内静脉血栓),舞蹈病、缺血性坏死、癫痫、偏头痛等危险也增加。

(二)辅助检查

急性炎症反应指标明显增高,包括血沉及急性期蛋白等,同时存在低补体血症,特别是 C3 降低常和病情活动度及肾脏损害有关。多种自身抗体的出现是系统性红斑狼疮的特征性表现,抗核抗体阳性率为 96%～100%,高滴度抗核抗体高度提示系统性红斑狼疮的可能,抗 dsDNA 和抗 Sm 抗体对系统性红斑狼疮诊断的特异性近 100%。抗磷脂抗体(包括抗心磷脂抗体、狼疮抗凝物和抗 β_2 糖蛋白 I)及梅毒试验假阳性均为诊断系统性红斑狼疮的免疫学指标。系统性红斑狼疮可累及各个系统器官,所受累脏器可出现相应辅助检查的异常,包括心脏受累时的心电图和超声心动图异常、肺部受累时的肺功能和胸部影像学异常以及神经精神性狼疮时的脑电图和影像学异常等。

(三)诊断标准

1.狼疮性肾炎的诊断标准

根据中华医学会儿科学分会肾脏病学组制定的诊疗指南,系统性红斑狼疮有下列任意一项肾受累表现者即可诊断为狼疮性肾炎。①尿蛋白检查满足以下任意一项者:1 周内 3 次尿蛋白定性检查阳性;24 小时尿蛋白定量＞150 mg;1 周内 3 次尿微量清蛋白高于正常值。②离心尿红细胞＞5/HPF。③肾功能异常(包括肾小球和/或肾小管功能)。④ 肾活检异常。

2.神经精神性狼疮的诊断标准

建议参考美国风湿病学会对神经精神性狼疮命名和定义的分类标准,包括 19 种中枢神经和周围神经病变。①中枢神经系统病变(12 种):无菌性脑膜炎、脑血管病、脱髓鞘综合征、头痛(包括偏头痛和良性颅内高压)、运动失调(舞蹈病)、脊髓病、惊厥发作、急性精神错乱状态、焦虑状态、认知功能障碍、情感障碍、精神病。②外周神经系统病变(7 种):急性炎症脱髓鞘多发神经根病、自律神经紊乱、单神经病(单发和/或多发)、重症肌无力、颅骨病变、神经丛病、多发性神经病。

二、鉴别要点

系统性红斑狼疮的临床表现涉及全身各个系统,故应与可出现相似表现的不同疾病相鉴别。

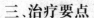

三、治疗要点

（一）原则

目前尚无特效治疗方法，应积极控制狼疮活动、改善和阻止脏器损害，坚持长期、规律治疗，加强随访，尽可能减少药物不良反应以提高生活质量。

（二）根据病情活动度选择治疗方案

1.轻度活动系统性红斑狼疮的治疗

轻度活动系统性红斑狼疮的皮肤黏膜和关节症状，可选用非甾体抗炎药、羟氯喹及甲氨蝶呤治疗，必要时小剂量糖皮质激素。儿童系统性红斑狼疮器官受累较成人多且较重，单纯累及皮肤和关节者少见，大部分均需加用糖皮质激素。

2.中度活动系统性红斑狼疮的治疗

口服足量糖皮质激素，如需长时间应用 0.3 mg/（kg·d）的糖皮质激素维持，则有必要联合免疫抑制剂治疗，甲氨蝶呤、硫唑嘌呤、来氟米特等。

3.重度活动系统性红斑狼疮的治疗

因有重要器官的受累，其治疗分为诱导缓解和维持治疗两个阶段；诱导缓解阶段应用足量糖皮质激素加免疫抑制剂治疗，特别对临床表现严重和狼疮危象的患儿，应积极给予甲泼尼龙冲击治疗，同时联合环磷酰胺冲击。其他免疫抑制剂可选用吗替麦考酚酯、环孢素 A 和他克莫司；维持治疗阶段应根据病情逐渐减少糖皮质激素的用量，最后小剂量维持，免疫抑制剂可选用环磷酰胺、吗替麦考酚酯、甲氨蝶呤、硫唑嘌呤、来氟米特和羟氯喹等。

（三）狼疮性肾炎的治疗

首先应尽早行肾活检以明确病理类型，根据不同的病理类型选择相应的治疗方案。另外应注意降压、降脂、保护肾功能等综合治疗，特别是血管紧张素转换酶抑制剂和血管紧张素受体拮抗剂的应用对肾脏损害有明显的改善作用。

（四）神经精神性狼疮的治疗

强调对症治疗，包括降颅压、抗精神病药物和抗惊厥药物等。

四、注意要点

（1）应注意系统性红斑狼疮为一非常复杂的疾病。一些症状可出现在数月甚至数年前，但此次就诊时已缓解而易忽略；强调实验室检查的重要性，特别是免疫学指标；也应注意排除感染、肿瘤和其他的结缔组织疾病。

（2）儿童系统性红斑狼疮病例中有近 15% 以免疫性血小板减少症为首发症状，20%～30% 抗核抗体阳性的血小板减少患儿最终发展为系统性红斑狼疮，故慢性 ITP 应注意排除系统性红斑狼疮。肾脏是儿童系统性红斑狼疮常见的受累器官，主要病理类型为弥漫增殖型肾小球肾炎。应注意脑血管疾病、横贯性脊髓炎、周围神经病、冠状动脉炎所致缺血性心脏病、肺动脉高压、胰腺炎、假性梗阻、蛋白丢失性肠病、甲状腺功能减退以及月经异常等系统性红斑狼疮的少见表现。

（3）用客观指标评估疾病活动性和器官和/或系统损伤程度对于不同临床研究之间的评价是非常重要的，常用于成人系统性红斑狼疮病情活动的几个评价体系均对儿童系统性红斑狼疮有很好的敏感性且互相之间优劣相等，临床常用系统性红斑狼疮疾病活动指数。

（4）强调免疫抑制剂治疗的重要性和必要性。激素联合免疫抑制剂治疗使狼疮性肾炎 5 年生存率有了明显提高,且复发率明显降低。

(5)神经精神性狼疮为重症狼疮和狼疮危象的表现之一,为威胁患儿生命和影响预后的重要因素,诱导缓解常需甲泼尼龙联合环磷酰胺双冲击治疗,以快速控制疾病活动和进展。

(孙红燕)

第六节 原发性免疫缺陷病

原发性免疫缺陷病是由遗传因素或先天性免疫系统发育不良导致免疫系统功能障碍的一组综合征,可累及固有免疫或适应性免疫。临床表现为抗感染功能低下,反复发生严重感染;或因(可同时伴有)免疫自身稳定和免疫监视功能异常,发生自身免疫病、过敏症和某些恶性肿瘤。

一、诊断要点

(一)分类

2013 年 4 月国际免疫协会在纽约召开会议更新了原发性免疫缺陷病分类。将原发性免疫缺陷病的分为 9 类:T/B 细胞联合免疫缺陷、抗体为主的缺陷、其他已明确的免疫缺陷综合征、免疫失调性疾病、先天性吞噬细胞数量和/或功能缺陷、固有免疫缺陷、自身炎症反应性疾病、补体缺陷、拟表型原发性免疫缺陷病。

(二)临床表现

临床表现极为复杂,但有共同的临床表现,即反复感染、易患肿瘤和自身免疫病。此外,某些临床特征有助于某种原发性免疫缺陷病作出可能诊断,如低钙血症、先天性心脏病和面部畸形考虑胸腺发育不全;脐带延迟脱落,外周血白细胞增高和反复感染怀疑白细胞黏附功能缺陷;眼部及皮肤白化症伴反复感染想到 Chediak-Higashi 综合征;神经系统进行性变、共济失调伴反复呼吸道感染可能是毛细血管扩张共济失调综合征等。Jeffrey Model 基金会医学顾问委员会达成共识,制定了提示可能存在原发性免疫缺陷病危险的预警症状:①1 年内≤4 次新的耳部感染;②1 年内≤2 次严重的鼻窦感染;③≤2 个月的口服抗生素治疗,效果较差;④1 年内发生≤2 次的肺炎;⑤婴儿体重不增或生长异常;⑥反复的深部皮肤或器官脓肿;⑦持续的鹅口疮或皮肤真菌感染;⑧需要静脉用抗生素清除感染;⑨≤2 次深部感染,包括败血症;⑩原发性免疫缺陷病家族史。

(三)免疫学检查

可疑原发性免疫缺陷病的患儿应根据具体情况选择以下检查。①B 细胞的检查:各种 Ig 和 IgG 亚类水平、B 细胞计数、抗体反应(破伤风、白喉、风疹等)、B 细胞活化增殖功能、淋巴结活检等。②T 细胞的检查:外周血淋巴细胞计数、胸部 X 线片、迟发皮肤变态反应、T 细胞亚群分析、细胞活化增殖功能、各种细胞因子测定以及皮肤或胸腺活检等。③吞噬细胞的检查:白细胞计数及形态、二羟罗丹明分析、细胞移动/趋化/吞噬/杀菌功能、黏附分子测定等。④各补体和调理素成分及功能测定。⑤酶活性测定等。由于原发性免疫缺陷病多为单基因遗传性疾病,强调根据临床表现进行一代基因测序检查,发现基因突变是目前确诊原发性免疫缺陷病的金标准;对于目前应用的二代测序则应谨慎选择并能正确分析和解读测序结果。

(四)常见的原发性免疫缺陷病

1.严重联合免疫缺陷病

一般在 6 个月内发病。临床表现为反复呼吸道、肠道感染,感染的病原种类可涵盖细菌、病毒、真菌、原虫及各种条件致病菌;常出现条件致病菌引起致命的感染以及普通病毒导致严重的脏器感染。淋巴细胞绝对计数是最常用的严重联合免疫缺陷病筛查方法,因绝大多数严重联合免疫缺陷病患儿生后均出现淋巴细胞减少,淋巴细胞计数$<2.2\times10^9$/L(婴儿相对年龄稍大儿童计数高)。基因诊断可检测到相关基因突变。

2.X 连锁无静脉注射免疫球蛋白血症

男孩发病,发病年龄多在 6 月龄以后;临床表现为反复发生化脓菌感染(多为肺炎链球菌和流感嗜血杆菌),常出现营养不良、淋巴组织发育不良如扁桃体缺如等症状。血清中各类 Ig 明显降低或缺乏是 X 连锁无静脉注射免疫球蛋白血症的典型免疫特征,一般 X 连锁无静脉注射免疫球蛋白血症患儿血清 IgG 含量<2 g/L,IgA 和 IgM<0.2 g/L;外周血中成熟 B 细胞减少或缺乏,一般 CD19$^+$ B 细胞$<2\%$。Btk 基因突变分析是 X 连锁无静脉注射免疫球蛋白血症的确诊依据,目前世界范围内已报道该基因突变类型超过 760 多种。

3.普通变异型免疫缺陷病

最常见反复呼吸道感染,包括鼻窦炎、中耳炎、支气管炎和肺炎,可导致支气管扩张,病原菌为流感嗜血杆菌、链球菌、肺炎球菌以及真菌或带状疱疹病毒等。约 10% 合并化脓性脑膜炎或病毒性脑炎等中枢神经系统感染;可出现吸收不良综合征或蛋白丢失性肠病等消化道症状。少数患儿有淋巴结和脾大。易发生自身免疫病和肿瘤。实验室检查表现为血清 IgG 和 IgA 低下,IgM 正常或降低,B 细胞数量可能减少,T 细胞功能异常,如 CD4$^+$/CD8$^+$ 细胞比率、白细胞介素 2、白细胞介素 5 和 IFN-γ 活性下降。诊断依赖于排除其他原发性免疫缺陷病,如 X 连锁无静脉注射免疫球蛋白血症、高 IgM 综合征、严重联合免疫缺陷以及伴有 Ig 降低的获得性免疫缺陷病。

4.选择性 IgA 缺乏症

半数选择性 IgA 缺乏症患儿可无临床症状;反复呼吸道感染是选择性 IgA 缺乏症常见的临床表现,常为细菌如流感嗜血杆菌和肺炎链球菌感染,部分有支气管扩张;伴有 IgG$_2$ 亚型缺乏者更易出现严重感染及并发症。血清 IgA 水平低甚至缺乏,重症患儿唾液中也不能检测到分泌型 IgA。约 20% 患儿同时缺乏 IgG$_2$ 和 IgG$_4$。约 40% 的患儿可检测到自身抗体。细胞免疫功能正常。诊断标准为:4 岁以上患儿血清 IgA<0.07 g/L,其他血清免疫球蛋白正常或增高;除外其他因素(如药物、脾切除术等)所致继发性血清 IgA 降低。如血清 IgA>0.07 g/L 但低于同年龄正常值两个标准差,则可诊断为部分性 IgA 缺乏症。

5.湿疹血小板减少伴免疫缺陷综合征

湿疹血小板减少伴免疫缺陷综合征典型临床表现为血小板减少、湿疹和免疫功能异常三联症。T 细胞功能缺陷且随年龄增长而逐渐加重。小细胞性贫血,血小板数量减少、体积减小;血清 IgG、IgA 和 IgM 降低而 IgE 水平升高;T 细胞减少,80% 以上患儿的 T 细胞绝对值$<1\,000$/μL。根据反复感染、湿疹、血小板数目减少和血小板体积减小的典型临床表现,湿疹血小板减少伴免疫缺陷综合征的诊断并不困难。对先天性或早发血小板减少伴小血小板的男婴,需警惕湿疹血小板减少伴免疫缺陷综合征的可能,湿疹血小板减少伴免疫缺陷综合征 P 基因检测有突变位点即可明确诊断。目前已经发现 300 多种湿疹血小板减少伴免疫缺陷综合征 P 基因的突变。

6.慢性肉芽肿病

约75％的慢性肉芽肿病在6个月以内起病。典型临床表现为反复感染，局部化脓性炎症包括反复肺部感染、淋巴结炎、肝脓肿、骨髓炎、皮肤脓肿或蜂窝织炎，特别是烟曲霉菌肺炎、金黄色葡萄球菌肝脓肿、炎症性肠病和结核感染。四氮唑蓝试验为传统常用筛查方法，慢性肉芽肿病患儿四氮唑蓝试验<5％（健康人>95％）；而二羟罗丹明123试验更敏感、准确，已逐渐替代四氮唑蓝试验成为确诊慢性肉芽肿病的主要手段，并能发现轻症慢性肉芽肿病患儿和携带者。基因突变分析可从分子水平明确慢性肉芽肿病诊断。

二、治疗要点

（1）严重联合免疫缺陷病根本的治疗是免疫重建。早期免疫重建可使患儿得到长期生存的机会。方法主要是移植人类白细胞抗原一致的造血干细胞；生后3个月内骨髓移植或干细胞移植可使患儿生存率达95％。移植后T细胞发育可至正常水平，自然杀伤细胞水平常较正常低。此外应强调严重联合免疫缺陷病患儿不能进行活疫苗的免疫接种。

（2）静脉注射免疫球蛋白替代疗法是X连锁无静脉注射免疫球蛋白血症的标准治疗，一般起始量为400～600 mg/kg，每3～4周1次，根据治疗反应调整用药剂量和间隔。

（3）普通变异型免疫缺陷病的治疗与X连锁无静脉注射免疫球蛋白血症相似，静脉注射免疫球蛋白的标准剂量为每月400～600 mg/kg。对于反复感染的患儿，应用抗生素预防感染非常重要。另外T细胞缺陷可用胸腺素注射或胸腺移植。

（4）选择性IgA缺乏症一般预后良好，无须特殊治疗，输血时应注意输入不含IgA的血液或洗涤红细胞。伴发系统性红斑狼疮等自身免疫病时，可用免疫抑制剂治疗。有感染时积极抗感染。

（5）早期骨髓或脐血干细胞移植是目前治疗湿疹血小板减少伴免疫缺陷综合征最有效的手段，人类白细胞抗原同型同胞供体移植效果最佳。若能提供人类白细胞抗原同型供体，骨髓移植的成活率可达90％，而半合子和配型无关的供体移植成活率为34％和65％。湿疹血小板减少伴免疫缺陷综合征其他治疗还包括避免外伤和出血、抗感染、静脉注射免疫球蛋白输注、输血或血小板等。

（6）慢性肉芽肿病需长期使用抗生素和抗真菌药物预防细菌和真菌感染。重组人干扰素-γ作为免疫调节剂，可降低慢性肉芽肿病患儿感染率。慢性肉芽肿病患儿有感染时，要尽可能明确病原后进行有针对性的治疗；若脓肿形成，应经皮引流或切除脓肿，特别是骨骼和深部软组织感染，同时应用抗生素。免疫重建是目前唯一能根治慢性肉芽肿病的方法。

三、注意要点

（1）婴幼儿发病的普通变异型免疫缺陷病不易与X连锁无静脉注射免疫球蛋白血症鉴别，一般普通变异型免疫缺陷病患儿血清IgG不低于3 g/L，外周血B细胞计数接近正常；此外，普通变异型免疫缺陷病诊断后还应注意检查有无合并自身免疫病或肿瘤。

（2）选择性IgA缺乏症诊断年龄以4岁为界限，因部分婴幼儿在4岁后IgA可恢复正常。

（3）湿疹血小板减少伴免疫缺陷综合征同时出现三联症者仅占27％，故对湿疹血小板减少伴免疫缺陷综合征的诊断不应过分强调三联症同时出现。

（孙红燕）

第七节　获得性免疫缺陷综合征

获得性免疫缺陷综合征简称为艾滋病,是人类免疫缺陷病毒感染机体后引起的一种以细胞免疫严重缺陷、反复机会感染、恶性肿瘤以及中枢神经系统退行性变为特点的临床综合征。

一、诊断要点

(一)临床表现

人类免疫缺陷病毒感染婴幼儿通常在感染后第 1 年即出现临床症状,在生前或出生时感染者可早至生后 4~6 周发病,生后 3~6 个月发生卡氏肺孢子虫感染,到 1 岁时约 1/3 的感染婴幼儿死亡,到 2 岁时如果没有有效的治疗,近 1/2 的患儿将面临死亡。儿童获得性免疫缺陷综合征潜伏期短、起病较急、进展快;常见临床表现为不明原因的反复发热(超过 1 个月以上),伴有全身淋巴结肿大、肝脾大。婴幼儿的特殊表现还有生长发育迟缓或生长停滞。机会性感染中常见念珠菌性食管炎、播散性巨细胞病毒感染、慢性或播散性单纯疱疹以及水痘-带状疱疹病毒感染,也可发生结核分枝杆菌、鸟型分枝杆菌、弥散性隐球菌和弓形虫感染,卡氏肺孢子虫感染为最为严重的机会性感染,死亡率高。婴幼儿易发生脑病综合征,且发病早、进展快、预后差。儿童获得性免疫缺陷综合征恶性疾病相对少见,但平滑肌肉瘤、某些淋巴瘤包括中枢神经系统淋巴瘤和非霍奇金 B 细胞淋巴瘤比免疫力正常的儿童更多见。

(二)实验室检查

外周血 CD4 细胞明显下降,早期 CD4$^+$ T 细胞可＞500/μL,晚期＜200/μL 直至降到 0;CD8$^+$ 细胞变化不明显。血清免疫球蛋白 IgG、IgM、IgA 常升高。

(三)诊断

有赖于病毒病原学检查,包括人类免疫缺陷病毒抗体、抗原和核酸检测。我国目前对婴幼儿早期诊断的策略是:婴儿出生后 6 周采集第一份血样本,若第一份血样本检测呈阳性反应,尽快再次采集第二份血样本进行检测。若两份血样本检测均呈阳性反应,诊断儿童人类免疫缺陷病毒感染。美国疾病控制中心认为儿童在患有其他原因不能解释的免疫缺陷时,除人类免疫缺陷病毒抗体阳性外,有下列症状即可诊断为获得性免疫缺陷综合征:①卡氏肺孢子虫感染;②弓形体脑炎或弥散性感染;③慢性隐孢子虫肠炎,1 个月以上;④慢性皮肤黏膜单纯疱疹,1 个月以上;⑤肝脏或淋巴结以外的器官发生巨细胞病毒感染;⑥进行性多灶性脑白质病;⑦念珠菌食管炎;⑧隐球菌性脑膜炎或播散性感染;⑨细胞内鸟分枝杆菌感染;⑩卡波西肉瘤;原发性脑淋巴细胞瘤;⑪弥散性细菌感染(不仅是肺或淋巴结感染)。

二、鉴别要点

应与有相似表现的疾病相鉴别,包括:①原发性免疫缺陷病,其他继发性免疫缺陷病,如化疗、放疗、糖皮质激素和免疫抑制剂治疗后、恶性肿瘤以及严重营养不良等;②可引起发热、肝脾淋巴结肿大的疾病,包括血液系统肿瘤、淋巴增殖性疾病、慢性感染等。鉴别主要根据流行病学如母亲为人类免疫缺陷病毒感染者或有输血、吸毒、同性恋等高危因素,以及人类免疫缺陷病毒

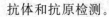

抗体和抗原检测。

三、治疗要点

(1)国内大多数学者认为对于人类免疫缺陷病毒感染的儿童无论年龄大小、有无临床症状、免疫是否正常均应开始抗病毒治疗。儿童早期抗病毒治疗研究的结果发现,早期人类免疫缺陷病毒诊断和抗病毒治疗可以减少76%的早期婴儿病死率及75%的人类免疫缺陷病毒相关疾病。

(2)目前治疗首选方案为:两种核苷反转录酶抑制剂加一种蛋白酶抑制剂,或两种核苷反转录酶抑制剂加一种非核苷反转录酶抑制剂。次选方案:两种核苷反转录酶抑制剂加阿巴卡韦。我国目前现状一般为齐多夫定或司坦夫定+拉米夫定+奈韦拉平或依非韦伦,但依非韦伦不能用于3岁以下儿童。

四、注意要点

(1)人类免疫缺陷病毒感染急性期常无症状或症状轻微,易被忽视,依赖血清学检查抗人类免疫缺陷病毒抗体,如阳性再检测人类免疫缺陷病毒抗原以确诊。因母体抗体的存在,婴幼儿抗体阳性不能确定是否感染人类免疫缺陷病毒,需通过病毒核酸检测确定。

(2)垂直传播是儿童感染人类免疫缺陷病毒的主要途径,母婴阻断策略的实施是目前最为有效的控制婴幼儿人类免疫缺陷病毒感染的方式。通过成功干预,母婴传播风险可降至2%以内。

(3)所有孕妇应进行人类免疫缺陷病毒筛查以发现人类免疫缺陷病毒感染的孕妇,人类免疫缺陷病毒感染的孕妇如继续妊娠都应给予抗病毒治疗;为尽可能减少药物对胎儿的影响,建议在妊娠3个月后尽快开始三联抗病毒治疗;孕晚期发现人类免疫缺陷病毒感染者,可于妊娠期给予齐多夫定,产时给予拉米夫定、齐多夫定和单剂奈韦拉平治疗。分娩期母婴传播的概率最高,可达60%～75%,建议选用剖宫产,避免新生儿过多接触母亲生殖道中被人类免疫缺陷病毒污染的分泌物,从而降低母婴传播的危险性。

(4)母乳喂养有传播人类免疫缺陷病毒的风险,传染的概率为10%～20%,因此感染人类免疫缺陷病毒的产妇应尽可能避免哺乳。

(5)所有人类免疫缺陷病毒暴露的新生儿,均应在产后尽快(最好生后4小时内)接受抗病毒治疗,可给予齐多夫定;如产妇未接受抗病毒治疗或在孕晚期才接受治疗,则新生儿应在齐多夫定的基础上增加单剂奈韦拉平治疗。

(孙红燕)

第十一章

儿科护理常规

第一节 新生儿疾病护理常规

一、新生儿内科护理常规

(一)新生儿一般护理常规

新生儿诊治中心主要收治自出生至 28 天以内的新生儿,为全托无陪伴病区。新生儿有其特殊的生理特点,其护理常规如下。

1.办理入院

(1)热情接待新患儿及家属,危重患儿立即抢救,并留下家属。

(2)当班护士安排床位及办理入院手续,发放入院须知,指导家属准确填写详细地址、身份证号码、电话,向家属介绍病房环境、探视制度、主管医师和责任护士等。为患儿佩戴手腕带,盖脚印。

2.入院后处理

(1)给患儿更衣,擦浴,剪指甲,观察全身情况,如有异常及时告知家属及医师,衣物交家属保管。

(2)监测患儿体温、呼吸、心率、体重等。

(3)核对患儿手腕带床号、姓名、性别、住院号,均与床位一览卡、床头卡、入院病历保持一致。

3.维持有效呼吸

(1)及时清除呼吸道分泌物,保持呼吸道通畅。

(2)舒适体位:取仰卧位,肩下置软垫,避免颈部弯曲。

(3)避免物品阻挡口鼻腔或按压患儿胸部。

(4)发绀时给予吸氧,严格控制吸氧浓度。

(5)呼吸暂停处理:托背、弹足底,出现发绀需简易复苏气囊给氧;药物治疗。

4.维持体温稳定

(1)维持室内温度 22～24 ℃,相对湿度 55%～65%,维持患儿适中环境温度。

(2)发热者行物理降温,禁用药物降温及酒精擦浴,半小时后复查体温,并在体温单上做好标记,医嘱与降温标志时间保持一致,做好护理记录。体温低于36 ℃者应加强保暖,遵医嘱入暖箱或辐射台保暖。

5.合理喂养

喂奶时患儿头偏向一侧,喂奶后竖抱患儿轻拍背部,取右侧卧位。

(1)足月儿配方奶。①方法:3 小时 1 次,每天 7～8 次。②奶量:根据所需热量及婴儿耐受情况计算,从小量渐增。③标准:喂奶后安静、无腹胀,体重增长理想(15～30 g/d,生理性体重下降期除外)。

(2)早产儿配方奶:根据早产儿生理特点设计。①经口喂养:适用于吸吮、吞咽功能较好的早产儿。②胃管喂养:适用于吸吮、吞咽功能不协调的小早产儿。③间隙胃管法:操作简单,可较快地促进肠道成熟。④持续胃管法:不易引起腹胀,发生残余奶、消化道出血和腹泻症状的频率明显少于间歇鼻饲法。⑤奶量:根据早产儿耐受力而定,以不发生胃潴留及呕吐为原则。

(3)补充维生素、微量元素等。

(4)监测体重:定时、固定测量工具测量。

6.密切观察病情

(1)密切观察:呼吸、体温、脉搏、进食情况、精神状态、皮肤颜色、肢端循环、大小便等,加强补液管理,严格控制输液速度。

(2)勤巡视,做好各种记录,及时处理危急情况。高危儿病情变化者应及时转入新生儿监护病房进行监护。

7.预防感染

(1)严格执行新生儿中心消毒隔离制度,接触患儿前必须洗手。

(2)保持皮肤清洁。根据患儿病情每天沐浴 1 次,保持颈部、腋下、腹股沟、后颈部等皮肤皱褶处清洁干燥;便后及时更换尿布,并用温水擦洗臀部,局部涂以紫草油等皮肤保护剂;脐带未脱者,保持干燥,防止感染,先以 3%的过氧化氢溶液由脐根部向外擦洗,再用 2%碘酒涂擦脐部,然后用 75%乙醇脱碘;保持口腔清洁,每天进行口腔黏膜检查,用 3%碳酸氢钠液清洗患儿口腔,如有鹅口疮涂以制霉菌素液,有溃疡或破损者遵医嘱局部用药,不能经口喂奶者,酌情采用管饲喂养。

8.确保安全

(1)及时修剪患儿及医护人员指甲,避免划伤患儿皮肤。

(2)及时关好暖箱、蓝光箱及辐射台侧门,避免让新生儿处于危险环境。

9.发展性照顾

(1)用棉布和棉花制作鸟巢,铺垫在暖箱内,模拟子宫环境,使患儿有边际感。必要时给予抚触训练。

(2)保持病区安静,减少刺激。

(3)在暖箱上覆盖遮光布,减少灯光刺激。

10 健康教育

(1)促进母婴情感建立,有条件者提供母乳喂养区,指导母乳喂养。

(2)宣讲育儿保健知识。

(3)家庭心理支持,耐心进行出入院宣教。

(4)指导完善新生儿筛查。

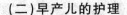

（二）早产儿的护理

早产儿指胎龄＜37周出生的活产婴儿，又称未成熟儿。出生体重多在2 500 g以下，身长＜47 cm。出生体重＜2 500 g者为低出生体重儿，其中＜1 500 g者为极低出生体重儿，＜1 000 g者为超低体重儿。保暖、喂养、维持正常呼吸、预防感染及密切观察病情变化是护理早产儿的关键。

1.病情评估

（1）了解患儿孕周，根据患儿的外表特征，如头、毛发、囟门、耳部、皮肤、胎脂、乳腺、跖纹、外生殖器（男婴阴囊皱襞少，睾丸未降，女婴大阴唇不能覆盖小阴唇）等判断胎儿胎龄。

（2）了解患儿基础体温、出生体重、日龄等。

2.护理常规

（1）执行新生儿一般护理常规。

（2）保暖：①维持室内温度24～26 ℃，环境相对湿度55％～65％，维持患儿适中温度。②对体温不升或体温较低者，应缓慢复温，根据胎龄、日龄、出生体重选择暖箱或辐射台保暖。

3.喂养

（1）喂养开始时间：目前多主张早期、足量喂养。体重在1 500 g以上，无发绀、窒息及呕吐症状者，于生后2小时开始试喂养等渗（5％）糖水，无呛吐者可开始喂奶；危重，异常分娩，呼吸＜35次/分或＞60次/分，体重在1 500 g以下，有发绀症状者可适当延缓喂奶时间，由静脉补充营养。如有应激性溃疡、消化道出血者应禁食。产伤儿延迟3天开奶，待生理盐水洗胃清亮，大便隐血转阴后酌情开奶。

（2）喂奶间隔时间：出生体重＜1 000 g者，每小时喂奶1次；1 000～1 500 g者，每1.5小时喂奶1次；2 000 g以上者，每3小时喂奶1次。

（3）喂养方法：首选母乳，若无母乳，应选用早产儿配方奶粉。吸吮及吞咽反射良好者，可直接喂母乳或奶瓶喂养。有吞咽能力但吸吮力弱者，可用滴管滴喂。若吸吮及吞咽反射差，但胃肠功能正常者，可采用硅胶管鼻饲喂养，注奶前须回抽胃内容物，了解胃排空情况，酌情调整注入奶量。极低体重儿胃排空时间长，管饲喂奶后出现气急等症状可采用空肠喂养法。

4.维持正常呼吸

（1）保持呼吸道通畅，患儿头偏向一侧或采用仰卧位，及时清理口鼻分泌物，防止呕吐窒息；有窒息者立即用气管插管或导管吸出黏液及羊水，并及时吸氧。

（2）给氧：勿常规使用，仅在患儿出现发绀及呼吸困难症状时才吸氧，不宜长期持续使用，监测吸入氧浓度。维持血氧饱和度在85％～92％。

（3）患儿发生呼吸暂停时，应先弹足底、拍背或刺激呼吸，立即给氧或用面罩加压给氧，使其恢复自主呼吸，并报告医师，配合抢救。

5.预防感染

预防感染是早产儿护理中极为重要的一环，须做好早产儿室的日常清洁消毒工作。

（1）环境要求：病区独立，室内应湿式清扫，每天动态消毒机循环空气消毒，监测空气培养。禁止探望，定时通风。

（2）工作人员：严格执行消毒隔离制度。护理前后严格洗手，接触患儿必须洗手戴手套；每天更换吸氧吸痰装置；每天用1：80的84消毒液擦拭使用中仪器；护理人员定期做鼻咽拭子培养；感染带菌者应调离早产儿室工作。

(3)加强基础护理:保持患儿皮肤清洁干燥,尤其注意腋下、颈部、耳后、腹股沟等皮肤皱褶处;每天行脐部护理、口腔护理、臀部护理等;勤翻身更换体位;体重在 2 000 g 以下者,每天用温水床上擦浴;2 000 g 以上者若病情允许,可每天行温水浴;注意观察有无眼分泌物,有无鹅口疮、皮疹、脐炎及黄疸等。及时修剪指甲,保护四肢,防止抓伤。

6.密切观察病情变化

(1)防止低血糖的发生:遵医嘱按时完成补液量,并用输液泵严格控制输液速度。

(2)勤巡视:每 30 分钟巡视患儿 1 次,及时发现并处理呼吸暂停、呕吐及窒息等症状;使用心电监护仪监测患儿生命体征和氧饱和度,并设定报警参数及有效报警提示音;根据氧饱和度及呼吸情况调节氧流量,改变用氧方式。

(3)预防出血:遵医嘱使用止血药物;观察脐部、口腔黏膜及皮肤有无出血点;如有颅内出血者应减少搬动,动作轻柔。

(4)预防高胆红素血症:避免缺氧、酸中毒、低血糖、低蛋白血症、感染以及药物等诱因,定期检测胆红素;及时给予光疗、酶诱导剂、清蛋白等防止胆红素脑病;黄疸较重可发展为胆红素脑病者应进行换血治疗。

(5)每天测体重:观察患儿生长及营养情况;如有水肿者应严格控制液体量,并监测心率、呼吸及肝脏情况。防止发生心力衰竭及肺水肿;对体重持续不增或减轻者应寻找原因,检查有无感染并调整营养。

7.发展性照顾

(1)铺垫"鸟巢",模拟子宫环境。

(2)保持病区环境安静,减少噪声。

(3)在暖箱上覆盖遮光布,减少灯光刺激。

(三)新生儿败血症

新生儿败血症是指新生儿期致病菌侵入血液循环,并在血液中生长繁殖及产生毒素所造成的全身感染。败血症病死率高,并发症多,根据感染发生的时间,可分为产前感染、产时感染和产后感染。一般无特征性表现,早期为患儿反应差、哭声弱、发热、体温不升等,逐渐发展为精神萎靡、嗜睡,不吃、不哭、不动,体重不增,黄疸迅速加重、持续不退等,少数严重者很快发展为呼吸衰竭、弥散性血管内凝血、中毒性肠麻痹、酸碱紊乱和胆红素脑病。

1.病情评估

(1)询问孕母有无发热或感染史。

(2)有无胎膜早破、产程延长,羊水混浊、污染。

(3)有无黄疸、皮肤黏膜损伤、皮肤瘀斑及脐部感染史。

(4)有无少吃、少哭、少动、面色发黄、体温不升、大理石花斑、休克及肠麻痹。

(5)有无颅内高压表现,包括前囟饱满、张力高、头颅骨缝增宽、双眼凝视、四肢肌张力增高或降低、尖叫及抽搐等。

2.护理常规

(1)执行新生儿一般护理常规。

(2)维持体温稳定:受感染及环境因素影响,患儿体温易波动,当体温过低或体温不升时,及时给予保暖措施;当体温过高时及时给予物理降温。

(3)仔细进行全身检查:尤其是口腔、腋窝、脐部、臀部等,以便及时发现感染灶,准确及时采集感染处的分泌物行涂片或做细菌培养。并遵医嘱及时处理局部病灶,防止继发感染。加强基础护理,包括口腔、脐部、臀部护理,尤其应注意皮肤皱褶部位的护理。

(4)静脉输入抗生素前采集血培养标本,取血时应严格无菌操作。

(5)遵医嘱及时应用有效抗生素,按时完成输液量,保证奶量摄入并详细记录。

(6)保证营养供给,必要时鼻饲或静脉营养。

(7)加强巡视,密切观察病情变化:①患儿出现面色青灰、呕吐、脑性尖叫、前囟饱满、双眼凝视等症状时,提示有颅内感染可能。②面色青灰、皮肤发花、四肢厥冷、脉搏细弱、皮肤有出血点等症状时提示感染性休克或弥散性血管内凝血。③应立即通知医师,及时处理,必要时专人护理。

(四)新生儿黄疸

新生儿黄疸是新生儿时期常见症状之一。当新生儿血清胆红素＞85 $\mu mol/L$ 时即可在皮肤上察觉黄染。它可以是正常发育过程中出现的症状,也可以是某些疾病的表现,严重者可致脑损伤。因此,正确鉴别生理性或病理性黄疸,采取正确的治疗护理措施非常重要。

1.病情评估

(1)鉴别生理性或病理性黄疸。①生理性黄疸:足月儿生后 2～3 天出现,4～5 天达高峰,7～10 天消退,血清胆红素＜220.6 $\mu mol/L$(12.9 mg/dL)。早产儿＜256.5(15 mg/dL),消退时间 2～4 周。②病理性黄疸:生后 24 小时内出现黄疸,血清胆红素＞102 $\mu mol/L$(6 mg/dL);足月儿＞220.6 $\mu mol/L$(12.9 mg/dL),早产儿＞256.5 $\mu mol/L$(15 mg/dL);血清结合胆红素＞26 $\mu mol/L$(1.5 mg/dL);胆红素每天上升＞85 $\mu mol/L$(5 mg/dL);黄疸持续时间长,超过 2～4 周或进行性加重。黄疸退而复现。

(2)评估病理性黄疸原因。①母乳性黄疸:母乳喂养,黄疸在生理性黄疸期内(2 天至 2 周)或持续至新生儿期后,但不随生理性黄疸的消失而消退,胆红素浓度 205.2～342 $\mu mol/L$,一般情况好,发育正常,肝功能正常。②新生儿溶血病。Rh 血型不合溶血病:母亲 Rh 阴性,胎儿 Rh 阳性;黄疸出现早,程度重,进展快;贫血、水肿、肝脾大,甚至低血糖、胆红素脑病、出血倾向。ABO 血型不合溶血病:母亲血型 O 型,胎儿 A 型或 B 型;黄疸出现早,程度较重,进展较快;贫血、肝脾大较轻,可并发胆红素脑病。G-6-PD 缺陷病:有家族史;黄疸进展快,甚至胆红素脑病。③新生儿肝炎:起病慢而隐匿或黄疸消退后再出现,伴呕吐、厌食、体重不增等,大便呈白色或灰白色,肝大,肝功能异常。④胆道闭锁:黄疸常在 3～4 周出现,皮肤呈黄绿色或灰绿色;大便由黄变白或呈油灰样;腹部膨隆,肝大、变硬,脾大,腹壁静脉曲张。

(3)评估胆红素脑病症状:黄疸程度重,警告期精神萎靡、吸吮无力、呕吐及嗜睡、肌张力低下;痉挛期哭声高尖、双眼凝视或上翻、四肢肌张力增强、两手握拳、角弓反张甚至呼吸衰竭。

2.护理常规

(1)执行新生儿一般护理常规。

(2)遵医嘱采取相应血液标本,及时送检。

(3)蓝光治疗,注意保护眼睛、会阴部皮肤,充分暴露皮肤,密切观察患儿有无发热、腹泻、皮疹、抽搐等不良反应。注意蓝光灯管的亮度,及时更换灯管。维持稳定适宜的箱温。

(4)观察眉间、腹股沟区等遮盖部位皮肤黄染程度,监测胆红素,评估黄疸消退情况。

(5)补液及营养。严格按医嘱给予补充液体及药物,注意黄疸患儿输注药物的顺序,黄疸患儿应先碱化血液再输入清蛋白并观察有无不良反应,并及时报告医师;耐心喂养,保证营养供给,

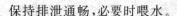
保持排泄通畅,必要时喂水。

(6)重度黄疸,随时做好换血疗法的准备,并协助进行。

(7)严格观察体温、脉搏、呼吸、黄疸、水肿、嗜睡、拒乳等情况,有心力衰竭、呼吸衰竭或惊厥时,分别按有关护理常规护理。

(8)加强基础护理。及时更换尿布,做好臀部护理;及时清除呕吐物,汗渍等,保持患儿清洁舒适;做好眼部护理;每2小时翻身1次,避免压疮发生;剪指甲,保护四肢肢端,防止抓伤。

(9)每天做好蓝光箱的清洁消毒工作,出蓝光箱后,做好终末处理,加强洗手。

(五)新生儿缺氧缺血性脑病

新生儿缺氧缺血性脑病是指由新生儿窒息引起缺氧和脑血流减少或暂停,导致胎儿及新生儿脑损伤后的严重并发症。其病情重,病死率高,并可产生永久性神经功能障碍,如智力低下、癫痫、脑性瘫痪、痉挛和共济失调等。缺氧缺血性脑病的主要病理变化包括脑水肿、脑组织坏死及颅内出血。根据意识状态,肌张力及原始反射和脑干功能(瞳孔改变,眼球震颤,呼吸节律)的改变分为轻、中、重三度。

1.病情评估

(1)患儿是否有窒息史,生后 Apgar 评分情况,复苏情况等。

(2)神经系统症状。

2.护理常规

(1)执行新生儿一般护理常规。

(2)保持呼吸道通畅:立即清理呼吸道,维持有效呼吸并给氧,严重者行气管插管,使用人工呼吸机。

(3)严密观察病情变化并做好记录。①意识状态:有无意识障碍,反应差,各种反射不能引出或出现过度兴奋、激惹、肌张力增高或降低、前囟张力是否正常及有无惊厥发生。②双侧瞳孔是否等大,对光反射是否正常,有无呕吐及脑性尖叫。③监测血糖:维持血糖在正常高限。④观察输液局部情况,防止液体外渗引起皮肤及皮下组织坏死。

(4)保持静脉通道通畅,遵医嘱准确使用镇静剂、脱水剂、脑活素、止血药物、碳酸氢钠等,保证脑的血流灌注及能量代谢需要。

(5)保证足够的营养供给及液体量,不能进食者采用鼻饲喂养。

(6)加强保暖,使体温维持在 36~37 ℃,尽量减少氧耗,体温过低者入暖箱。

(7)早期康复干预:患儿病情稳定,无活动性颅内出血后尽早进行婴儿脑功能训练及高压氧治疗等。教会家长抚触功能训练,并嘱咐其坚定期随访,足月儿在生后 12~14 天,早产儿在胎龄满 42 周进行神经行为测定。

(六)新生儿肺炎

新生儿肺炎一般是指感染性肺炎。发生在宫内和分娩过程中胎儿吸入羊水、胎粪及污染的阴道分泌物所致者,称宫内感染性肺炎或分娩过程中感染性肺炎,但更多的是由于出生后感染细菌和病毒所致。新生儿肺炎是新生儿最常见的疾病之一,发病早期呼吸道症状和体征都不明显,尤其是早产儿。

1.病情评估

(1)羊水吸入性肺炎:胎儿在宫内或娩出进程中是否吸入羊水,出生时有无窒息史,复苏后有无呼吸困难、发绀、口吐白沫,肺部有无湿啰音。

（2）胎粪吸入性肺炎：胎儿在宫内或分娩过程中将胎粪污染的羊水吸入下呼吸道。有宫内窘迫或生后 Apgar 评分低的病史，气管内可吸出胎粪。婴儿皮肤、指甲、口腔黏膜、头发均被胎粪染成黄色或深绿色。生后很快出现呼吸困难，呻吟，发绀，鼻翼翕动，吸气三凹征，缺氧严重者可出现抽搐。听诊两肺布满干湿啰音或出现管状呼吸音。

（3）乳汁吸入性肺炎：乳汁吸入气管量少者症状轻，有咳嗽、气促、喘息等；吸入量多者可致肺炎，一次大量吸入可发生窒息。

（4）出生后感染性肺炎。

2.护理常规

（1）执行新生儿一般护理常规。

（2）加强基础护理：及时更换尿布及呕吐、出汗所湿衣被；严格执行无菌操作，护理前后须洗手，防止交叉感染。

（3）卧位：根据病情采取头高足低位或半卧位，喂奶后右侧位，每 2 小时更换体位和翻身拍背 1 次。

（4）给氧：呼吸困难，血氧分压＜6.7 kPa 时，给予氧疗。一般头罩给氧，保持鼻腔清洁，气道通畅，保证氧气供给，氧流量不宜过大，一般头罩为 5 L/min。持续心电监护，维持血氧饱和度在85％～95％，用氧时间不宜过长，缺氧好转后停止给氧，以防氧中毒。

（5）保持呼吸道通畅：吸痰时动作轻柔，负压 6.7～10.7 kPa，最大不超过 13.3 kPa，吸痰时间为 5～10 秒，每次＜10 秒，避免损伤黏膜。吸痰管插入深度适宜，约 5 cm，避免损伤声带或导致吞咽反射。

（6）痰多黏稠者行高频雾化治疗，雾化前先吸痰，雾化后翻身拍背并再次吸引。

（7）加强胸部物理治疗：每天定时翻身，拍背；必要时特定电磁波治疗仪照射治疗。

（8）供给足够的营养及液体：喂奶以少量多次为宜，奶孔小，发绀明显者奶前及奶后给氧，有呛咳者采用抱起喂奶或鼻饲。保证静脉输液通畅，用输液泵控制输液速度及输液量，防止心力衰竭和肺水肿的发生。

（9）严格按无菌操作准确收集痰及血培养标本，根据培养结果遵医嘱及时应用敏感有效的抗生素，并观察其疗效和不良反应。

（10）严密观察病情变化：保持病室安静，光线不宜过强。烦躁者，遵医嘱适当应用镇静剂（尤其是重症肺炎合并先天性心脏病者），对哭吵患儿进行安抚并随时保持呼吸道通畅。注意患儿神志、面色、呼吸快慢、深浅度及节律、缺氧情况等。如有呼吸衰竭、心力衰竭、休克等征象时立即报告医师，采取积极的抢救措施。

二、新生儿外科护理常规

（一）先天性肥厚性幽门狭窄

先天性肥厚性幽门狭窄是新生儿期常见的腹部外科疾病，是由幽门环肌肥厚增生、幽门管腔狭窄所引起的消化道不全性梗阻。

1.病情评估

（1）病因：与幽门环肌先天性发育异常、神经发育异常、内分泌因素、遗传因素有关。

（2）临床表现。①发病年龄：一般于生后 2～4 周发病。②呕吐：为本病主要症状。特点是有规律的进行性呕吐，开始时仅为溢奶，而后逐渐加重为喷射性呕吐，无恶心。典型症状为每次喂奶后发生呕吐,呕吐物含有奶汁或乳凝块,而无胆汁,呕吐后食欲增加。③消瘦:由于长期呕吐、饥饿、营养不良,体重逐渐下降,患儿呈现消瘦与脱水,皮下脂肪消失。消瘦程度与病程长短成正比。频繁呕吐加之抵抗力低下,可引起吸入性肺炎。④便秘、尿少:因呕吐进食少,使大小便减少。⑤水、电解质紊乱:由于剧烈呕吐,H^+和Cl^-大量丢失,Na^+与K^+的丧失较少,表现为低氯低钾性碱中毒。

2.护理常规

(1)术前禁食,胃肠减压,保持有效引流。根据血生化结果,遵医嘱补液,纠正脱水及电解质紊乱;根据患儿营养状况给予静脉高营养治疗,每天检查患儿皮下脂肪及皮肤弹性情况,定期测量体重。

(2)遵医嘱使用抗生素,雾化、吸痰、保持呼吸道通畅,有效预防和控制肺部感染,完善相关检查,为手术创造有利条件。

(3)麻醉苏醒期护理。①体位:去枕平卧,头偏向一侧,肩下垫软枕,保持呼吸道通畅。②备吸痰器于床旁,及时清理呼吸道分泌物,给氧,心电监护监测生命体征至平稳。

(4)保持胃管引流通畅,每班检查标记,观察胃管有无脱出,阻塞,每班用生理盐水或温开水冲洗胃管1次,观察引流物的颜色、性质和量,并做好记录;口腔护理1次/天。术后(一般12～24小时,十二指肠黏膜有破损者胃管需留置48～72小时)遵医嘱拔除胃管。开始口服葡萄糖水5～15 mL,每2小时1次,喂2～3次后如无呕吐,可给等量牛奶或母乳,以后逐渐增加奶量至24小时需要量。每次喂奶后,竖抱患儿轻拍背部,排出胃内积气。由于术后幽门水肿尚未消退,仍有少量呕吐,但1～2周后多能恢复正常。

(5)伤口护理:①尽量避免患儿哭吵,保持伤口敷料干燥,密切观察伤口敷料渗血渗液情况,激光照切口部位2次/天,遵医嘱使用抗生素预防伤口感染。②监测体温。③遵医嘱使用镇痛药物缓解伤口疼痛,注意观察效果及不良反应,及时对症处理。雾化吸入治疗2次/天,鼓励患儿咳嗽,防止肺炎发生。④术后静脉补充足够的热量及蛋白质,保持有效胃肠减压,避免患儿哭吵、烦躁,必要时给予镇静剂,促进伤口愈合;如出现切口感染或切口裂开者,应立即通知医师紧急处理。

(二)先天性直肠肛门畸形

1.术前准备

(1)做好家属、患儿的思想工作,消除心理障碍,以利于配合治疗。

(2)了解有何种性质的排便异常,属不能排便还是排便困难或尿粪合流。

(3)了解会阴部存在何种畸形,如有无肛门,肛门开口位置是否异常,有无狭窄,有无瘘管存在,有无腹胀、便秘等低位肠梗阻表现。

(4)术前纠正贫血、低蛋白血症。

(5)缓解腹胀:禁食、补液、胃肠减压。

(6)保证足够的液体及电解质输入,新生儿用输液泵控制输液速度。

(7)合并瘘管者或已作结肠造瘘、肛门狭窄者,术前遵医嘱清洁灌肠。

2.术后护理

(1)麻醉清醒前的护理:①去枕平卧,头偏向一侧,肩下垫一软枕。给氧,心电监护监测生命体征,必要时吸痰。②观察患儿面色,唇周有无发绀,四肢循环。③辐射台保暖,观察肛门有无渗血、渗液。④妥善固定导尿管。

（2）术后采取俯卧位,暴露肛门,抬高臀部,每次大小便后用0.1%苯扎溴铵擦洗后,并喷硫酸阿米卡星或洁悠神,用1/5 000高锰酸钾液坐浴每天2次,每次15～20分钟。

（3）保持会阴部皮肤及肛周清洁干燥,氧气吹肛周4次/天,每次20分钟,新生儿置辐射台。

（4）维持皮肤完整性:对结肠造瘘者,保持瘘口周围皮肤清洁干燥,并涂以保护膏,如氧化锌等。

（5）留置导尿管者,每天观察并记录尿量,并更换引流袋1次。

（6）术后健康教育:术后2周开始扩肛、防狭窄,开始1次/天,每次15～20分钟,1个月后改为隔天或每周1～2次,共6个月。扩肛前应先用小指或示指做直肠指检查,了解肛门口情况,选择合适的扩肛器,涂液状石蜡后缓缓放入肛门,原则上以顺利通过、不出血为度,根据扩张程度逐渐加大到适合于患儿年龄的扩肛器。

(三)先天性脐膨出

先天性脐膨出指一种先天性腹壁发育不全的畸形,部分腹腔脏器通过脐带基部的脐环缺损突向体外,表面盖有一层透明囊膜。脐膨出发病率为1:5 000(活产儿),常可伴发其他器官畸形。多为未成熟儿,男多于女。膨出内脏的表面有一层羊膜与相当于壁腹膜的内膜组成的囊膜包裹,在两层膜之间含有一片胚胎性胶样组织。囊膜呈白色、菲薄、透明、无血管结构。

1.病情评估

（1）分型。①脐上部型:由于头侧皱襞发育不全,除有脐膨出外,常伴有胸骨下部缺损(胸骨裂)、膈疝、心脏畸形、心包部分缺损等畸形。②脐部型(普通型):由两侧皱襞发育不全所致,依据腹壁缺损和膨出囊膜的大小差异,临床上分为以下两种。脐膨出:最常见,约10%的脐膨出为巨大型,腹壁缺损较大,肝脏突出于腹腔外,较少有合并畸形,常称为巨型或胚胎型脐膨出。脐带型:腹壁缺损较小,仅有小段肠管通过脐环疝入脐带基部,可伴有卵黄管残留、梅克尔憩室、肠旋转不良等畸形,常称为小型或胎儿型脐膨出。③脐下部型:由于尾侧皱襞发育不全,除有脐膨出外,常伴有膀胱外翻、肛门直肠闭锁、小肠膀胱裂、椎管内脂肪瘤、脊髓脊膜膨出等畸形。

（2）临床表现:新生儿的腹部中央可见膨出的大小不等囊状肿物,表面有一层囊膜,透过囊膜可见囊内的腹腔脏器。随时间的推移,囊膜逐渐浑浊,变成黄白色脆弱组织,或因破裂而内脏脱出,或因感染而坏死以致腹腔感染。囊膜亦可在宫内或分娩过程中破裂,出生时可见肠管悬挂在腹壁之外,应与腹裂畸形鉴别,腹裂畸形的脐及脐带位置均正常。

2.护理常规

（1）出生后为避免囊膜破裂和污染,局部应立即用无菌温生理盐水敷料及塑料薄膜覆盖加以保护,减少热量及水分的散失,周围皮肤严加消毒。若囊膜破裂,肠管外露,易发生低体温,因此应重视保暖,可采用辐射台或暖箱保暖,使体温维持在36～37.5 ℃。

（2）及时置胃肠减压,保持持续有效吸引,减少胃肠内积气。

（3）非手术治疗护理:用70%乙醇或1%聚维酮碘液每天涂敷1次,使囊膜表面形成干痂。注意防止囊膜破裂。

（4）手术治疗护理:①术后腹腔脏器还纳腹腔后腹腔压力增高,特别是巨型脐膨出患儿可出现膈肌抬高,呼吸困难,因此术后应用呼吸机支持24～48小时。进行呼吸管理尤为重要。脱机后要及时清理呼吸道,密切观察面色、呼吸、血氧饱和度情况,维持正常呼吸,使血氧饱和度维持在85%～95%。②给氧、心电监护监测生命体征至平稳。③伤口护理:保持伤口敷料干燥。当施行分期修补手术或囊膜破裂时,采用临时生物膜覆盖,覆盖物适当悬挂,并密切观察伤口渗血渗液情况。激光照切口部位 2 次/天。监测体温,如出现切口感染或切口裂开迹象,应立即报告医师作相应处理。④保持胃管引流通畅,每班检查标记,观察胃管有无脱出、阻塞,每班用生理盐水或温开水冲洗胃管 1 次,观察引流物的颜色、性质和量,并做好记录;口腔护理 1 次/天。停止胃肠减压后开始喂奶,喂奶后竖抱拍背排除胃内积气,防止吐奶。⑤使用推注泵控制输液速度,供给足够营养及液体,促进伤口愈合。⑥保暖,加强基础护理,防止交叉感染。⑦健康教育:非手术治疗患儿待创面愈合后 1～2 年再修补腹壁缺损,第二期手术在患儿 3 个月至 1 岁时施行。

(四)先天性巨结肠

先天性巨结肠症是一种较多见的胃肠道发育畸形,发病率 1/500～1/2 000,男性较女性多见。临床上出现肠梗阻或便秘症状。

1.病情评估

(1)胎粪排出延迟(24～48 小时内无胎粪排出)。

(2)呕吐:常为奶汁,频繁呕吐带有胆汁甚至粪汁。

(3)腹胀:长期反复排便障碍,不能自行排便,腹壁静脉怒张,左上腹可见肠型、蠕动波。

(4)缓解期过渡到顽固性便秘。

(5)全身情况差、消瘦、贫血。

2.护理常规

(1)术前评估腹胀情况及伴随症状,根据病情采取回流灌肠或肛管排气等方法缓解腹胀,观察营养改善情况,指导进少渣高营养食物。注意严格执行回流灌肠护理常规,有效预防灌肠并发症。注意观察有无小肠结肠炎表现及感染中毒性休克,并做相应处理。

(2)完善相关检查,监测体温,预防呼吸道感染,指导术前禁食禁饮时间及注意事项。

(3)麻醉苏醒期护理。①体位:去枕平卧,头偏向一侧,肩下垫软枕,保持呼吸道通畅。②备吸痰器于床旁,及时清理呼吸道分泌物,给氧,心电监护监测生命体征至平稳。

(4)管道护理:①保持尿管引流通畅,防止扭曲、受压、脱落;每天更换尿袋,并用无菌生理盐水冲洗膀胱 1～2 次/天,且尿袋位置低于耻骨联合;观察体温及尿液的颜色、性质和量,并做好记录;如出现尿路感染的症状和体征应立即报告医师。拔除尿管后应观察排尿情况,如排尿困难,根据情况做相应处理。②保持胃管引流通畅,每班检查标记,观察胃管有无脱出、阻塞,每班用生理盐水或温开水冲洗胃管 1 次,观察引流物的颜色、性质和量,并做好记录;口腔护理 1 次/天。观察腹部体征情况,肛门有无排气排便,如发现腹痛、腹胀、呕吐、便秘、高热等肠梗阻或吻合口瘘表现时要立即通知医师并配合处理。

(5)肛门护理:①观察肛门处有无渗血,保持肛周皮肤清洁干燥,排便后用 1/1 000 苯扎溴铵清洗肛门,再喷洁悠神保护。②用氧气吹肛门 4～6 次/天,每次 15 分钟左右;肛周皮肤红肿者,可涂紫草油。③有结肠夹者,应向家属讲解结肠夹过早脱落将造成的危害,并嘱其稳妥固定,臀部下垫小软垫,使结肠夹悬空,避免接触床面引起肠穿孔。如过早脱落,患儿有腹膜炎表现,应立即通知医师。

(6)饮食指导:腹部不胀,拔除胃管排便后,遵医嘱开始进水→流质饮食→软食→普通饮食,并观察进食后有无腹胀、呕吐、腹痛等情况。

(7)健康教育:指导术后 2 周开始扩肛,坚持 6 个月,门诊定期随访。

(李瑞芬)

第二节 儿童内科疾病护理常规

一、儿童内科一般护理常规

(1)病室应阳光充足,空气新鲜。定时通风,但应避免直接对流,以免患儿受凉,室温以18～20 ℃为宜,新生儿室以24～26 ℃为宜。湿度以50％～60％为宜,新生儿室以55％～65％为宜。

(2)患儿入院后及时安排床位,通知主管医师。按感染性与非感染性疾病分别收住院患儿,防止交叉感染。危重患儿备好抢救物品和药品。

(3)向患儿和家属进行入院宣教,责任护士做自我介绍。

(4)未经入院处卫生处置者,若病情许可应补做。如更衣、测体重、体温,灭虱,剪指甲等。

(5)督促患儿按时休息,保证足够睡眠时间。病情危重和发热患儿应卧床休息,注意更换体位。一般患儿可适当活动,对年长儿注意保护性治疗。

(6)按医嘱给予营养丰富,易消化的食物。对有饮食限制的患儿,凡自备的食物须经医务人员同意,方可食用。并对患儿家属进行必要的饮食指导。

(7)一般患儿每天测量体温3次,发热者根据体温的变化决定测量体温的次数。如腋温38.5 ℃以上,口温39 ℃以上,肛温39.5 ℃以上,根据医嘱给予物理或药物降温,半小时后复测体温1次,并记录在体温表上。体温36 ℃及36 ℃以下者应注意保暖。

(8)每周测体重1次,并记录在体温单上。年龄＞7岁的患儿应测血压,每天测脉搏(心率)、呼吸,并详细记录。每天记录大便次数1次。

(9)每周剪指甲1次,按季节定时给患儿洗澡、理发。

(10)向患儿及家属做好卫生宣教及心理护理,教育患儿养成良好的卫生习惯。

(11)对无陪伴的患儿,昏迷患儿,每次做完护理后,须将床栏拉起,以防坠床。

(12)密切观察病情变化,随时与医师联系,积极配合抢救。做好各种护理记录,并认真做好书面和床旁的交班。

(13)患儿出院时向家属做好出院指导。

(14)患儿出院后,所有物品需分别清洁、消毒。床、桌、凳,用1∶500的84消毒液擦拭,面盆、痰盂用1∶200的84消毒液分别浸泡消毒,被褥用紫外线照射消毒。

(15)病室每周空气消毒2次。

二、儿童呼吸系统疾病护理常规

(一)急性上呼吸道感染

急性上呼吸道感染简称上感,是小儿最常见的疾病,主要指鼻、鼻咽和咽部的急性感染。90％以上由病毒引起。病毒感染后也可继发细菌感染。全年均可发病,冬春季多见。

1.病情评估

(1)一般类型上感:多见于年长儿,常于受凉后1～3天出现流涕、鼻塞、喷嚏、咽部不适、干咳与不同程度的发热,重症多见于婴幼儿,可伴有头痛、食欲减退、乏力、全身酸痛等。体检可见鼻黏膜和咽部充血、水肿及咽部滤泡。

(2)疱疹性咽峡炎:急性高热、咽痛、厌食、呕吐等,体检可见咽充血、疱疹,疱疹破溃后形成小溃疡。

(3)咽-结合膜炎:发热、咽炎、结合膜炎为特征,耳后淋巴结肿大,春夏季发病多,易集中流行。

(4)流行性感冒:表现为严重的感染中毒症状,持续高热、寒战、头痛、乏力、全身肌肉和关节酸痛、呕吐等,并可引起中耳炎、鼻窦炎、咽后壁脓肿、喉炎、肺炎。

2.护理常规

(1)执行儿内科一般护理常规护理。

(2)休息:发热时应卧床休息,集中护理、保证患儿有足够的休息时间。

(3)保持室内空气清新,温、湿度适宜。

(4)鼻塞的护理:鼻塞严重时应清除鼻腔分泌物,然后用0.5%麻黄碱液滴鼻,使鼻腔通畅。

(5)咽部护理:咽部不适可给予雾化吸入,年长儿可给予润喉片并做好口腔护理。避免进食刺激性食物,以免引起咽部疼痛。

(6)高热护理:观察体温的变化,必要时遵医嘱使用物理或药物降温。如有高热惊厥史者,患儿体温在38 ℃即给予降温措施,必要时遵医嘱给予镇静剂,以免发生惊厥。

(7)观察病情变化:观察患儿有无口腔黏膜斑和皮疹,注意咳嗽性质及神经系统症状,以便早期发现某些急性传染病。

(8)饮食:保证充足的营养和水分,鼓励患儿多饮水,给予清淡的易消化、高营养的流质或半流质饮食,必要时静脉补充营养和水分。

(9)健康教育:指导家长平时加强患儿营养,多做户外活动,进行体育锻炼。婴幼儿应少到公共场所,避免交叉感染。根据天气变化及时增减衣服。有流行趋势应及早隔离患儿。

三、儿童神经系统疾病和康复治疗的护理常规

(一)脑炎、脑膜炎

脑膜炎是指由各种原因引起的脑膜炎症,如化脓菌感染所致的化脓性脑膜炎,结核菌感染所致的结核性脑膜炎。脑炎是指各种原因引起的中枢神经系统急性炎症。

1.病情评估

(1)意识。

(2)四肢的肌力及肌张力情况。

(3)前囟未闭者囟门的饱满情况。

(4)双侧瞳孔的情况。

(5)生命体征情况。

(6)呼吸道情况。

(7)有无抽搐的情况。

2.护理常规

(1)执行儿科一般护理常规。

(2)密切观察患儿的意识、瞳孔、前囟、生命体征、四肢肌力和肌张力变化,有无头痛、呕吐发生,并做好记录。若有异常表现,应立即通知医师。

（3）严格卧床休息，头肩30°卧位，头偏向一侧。

（4）保持病室清洁、安静、整齐、舒适、安全。

（5）保证营养和水分供给，必要时给予鼻饲。

（6）遵医嘱准确地给予药物治疗，并观察药物不良反应。

（7）根据病情需要，备好抢救药物和用物（止惊剂、氧气、吸痰器、开口器、舌钳、压舌板、口咽通道等）。

（8）做好皮肤、黏膜护理，保持口腔清洁和大小便通畅。

（9）做好 CT、MRA、MRI、脑电图、腰穿检查的宣教工作。

（10）及时向家属反馈各种检查化验结果。

（11）心理护理：①对家属或患儿存在的心理问题，及时找出原因，给予疏导。②对家属或患儿行疾病的发生、发展、治疗、护理及预后宣教。

（12）出院指导：按医嘱规范服药。定期神经内科专科门诊随访。

（二）癫痫

癫痫是指一组反复发作的大脑神经元异常放电所致的短暂性中枢神经系统功能障碍的临床综合征，常伴有感觉障碍。其临床表现形式多样，但都具有短暂性、刻板性、间歇性和反复发作的特征。其病因复杂，既有遗传因素，又有后天因素，与遗传密切相关的称为原发性或特发性癫痫，由脑损害或全身性疾病引起脑代谢失常引发的癫痫称为继发性或症状性癫痫。

1.病情评估

癫痫的分类非常复杂，目前常用的有两种方法，一是以癫痫发作分类（即癫痫的形式及脑电图改变分类），一种是以癫痫和癫痫综合征分类（即以癫痫的病因及解剖部位分类）。本节以癫痫发作分类为例。

（1）部分性发作。①单纯部分性发作：是指肢体局部的抽搐，常伴有肢体的麻木感和针刺感。②复杂部分性发作：发作时均有意识改变，患儿突然凝视不动，多数患儿出现自动症，如反复咀嚼、吞咽、吮吸、拍打等。③继发性全身性强直-阵挛发作：仔细观察患儿可能会提示一些脑部局灶性损害。

（2）全身性发作。①失神发作：表现为突然发生和突然终止的意识丧失。②肌阵挛发作：表现为快速、短暂、触电样肌肉收缩，可能遍及全身。③全身性强直-阵挛发作：以意识丧失和全身对称性抽搐为特征。④强直性发作：表现为四肢肌肉的强直性收缩。⑤阵挛性发作：全身性惊厥发作时仅有全身性的肌肉阵挛，少见。⑥失张力发作：肌张力突然丧失。

2.护理常规

（1）入院时：置患儿于安静、整洁、安全的环境中，专人守护。入院宣教重点：癫痫发作时的注意事项以及简单易行的止惊方法。

（2）抽搐发作时的护理：头偏向一侧，用拇指按压人中、合谷穴，立即通知医师，同时清除口鼻腔分泌物，将牙垫置于上、下磨牙之间。吸氧。及时、准确遵医嘱予以止惊剂（途径为静脉或直肠予以如地西泮等止惊剂）。发作时勿强压肢体，以防肢体骨折。观察发作的时间、频率、类型，瞳孔、四肢情况以及有无大小便失禁。

（3）癫痫持续状态的护理：用药中严密观察患儿的呼吸、心率、药物的剂量。保持呼吸道通畅，做好口腔护理。准确记录出入量，防止脑水肿。鼻饲者按鼻饲护理常规。高热患儿行物理降温。

(4)住院过程中观察药物的疗效以及不良反应,向家属做好抗癫痫药的用药宣教。

(5)心理护理:向家属做好癫痫的发生、发展、用药、预后等的相关宣教。

(6)出院宣教:①遵医嘱用药,切勿私自停药、减药以及换药,向其家属讲解用药的重要性以及严重性。②观察药物的不良反应及发作的变化情况。③定期门诊随访。④避免诱因(作息不规律,劳累,情绪波动,感染等),减少发作。劳逸结合,保持心情愉快,情绪稳定。⑤做力所能及的事情,避免单独行动,避免有危险的运动,鼓励其参加集体活动。⑥严重者随身携带简要的病情介绍卡,以便发作时能够得到及时有效的治疗。

(三)重症肌无力

重症肌无力是一种由于自身免疫导致神经-肌肉接头传递障碍的慢性疾病。其临床特征为受累骨骼肌易于疲劳,通常在活动后加剧,休息后减轻,常见症状为上眼睑下垂、复视、咀嚼与进食困难、饮水呛咳、表情缺乏、四肢无力等。严重时可以出现各种危象,是致死的主要原因。

1.病情评估

(1)眼肌型:病变仅限于眼外肌,出现上眼睑下垂、复视,对肾上腺皮质激素反应佳,预后较好。

(2)轻度全身型:从眼肌开始逐渐波及四肢及延髓肌肉,预后一般较好。

(3)对药物治疗反应一般。

(4)重度激进型:发病急,多在6个月内达到高峰,常出现延髓肌肉瘫痪和肌无力危象,死亡率高。

(5)迟发重症型:潜隐性起病,缓慢进展,多在起病半年至2年内由2、3型发展到延髓麻痹和呼吸肌麻痹。预后差。

(6)肌萎缩型:起病半年内即出现肌肉萎缩现象。

2.危象

以上各型患儿如果急骤发生呼吸肌严重无力,以致不能维持正常换气功能时称为危象。可分为以下三种。

(1)肌无力危象:占95%,为疾病本身发展或抗胆碱酯酶药用药不足所致。

(2)胆碱能危象:占4%,因使用抗胆碱酯酶药物过量所致,常伴有药物不良反应如瞳孔缩小、出汗、唾液增多等。

(3)反拗性危象:占1%,在服用抗胆碱酯酶药物期间,诸如上感、手术等原因致使患儿突然对药物失去反应所致,依酚氯铵或新斯的明试验无改变。

3.护理常规

(1)做好患儿及家属的心理护理,进行疾病的发生、发展、治疗、预后宣教,减轻其心理压力。

(2)密切观察患儿的生命体征和四肢肌力变化,尤其是患儿的呼吸及面色情况,注意有无声嘶、呛咳、吞咽困难、呼吸节律变化,及时报告医师并做好记录。

(3)备好抢救用物(氧气、吸痰器、皮囊、面罩、气管插管用物、气管切开包等);对于呼吸困难者及时采取气管插管。

(4)给予高热量、高蛋白、高维生素饮食。

(5)专人守护,防止外伤,做好日常护理。

(6)肌无力危象的预防与处理。①预防:定时准确吃药,定期随访。遵医嘱按时、定量服药(抗胆碱酯酶药在餐前半小时服用),观察药物反应,做好记录。避免诱因:防止劳累、外伤、服药不当、感染、中毒、腹泻和长时间烈日暴晒。忌用神经-肌传递阻滞药物:氨基糖苷类药物、奎尼丁、普萘洛尔、氯丙嗪及各种肌肉松弛药。②处理:一旦发生,立即注射依酚氯铵或新斯的明,后加大抗胆碱酯酶药的用量。

(7)胆碱能危象的预防与处理。①预防:定时准确吃药,定期随访。②鉴别:注射 2 mg 依酚氯铵后肌无力症状加重。③处理:立即停用抗胆碱酯酶药(可立即注射阿托品缓解症状)。必要时行气管插管和人工呼吸,遵医嘱正确使用药品。

(8)指导家属正确用药,随访就诊。

(四)瘫痪患儿护理常规

瘫痪是指由各种原因引起的中枢性或周围性的运动功能障碍,常伴有感觉障碍的临床综合征。肌力减弱为轻瘫,肌力丧失为全瘫。根据病损部位的不同可分为单肢瘫、偏瘫、交叉性偏瘫、截瘫、四肢瘫。常见并发症有压疮、肺部感染、尿路感染、便秘。

1.病情评估

(1)单肢瘫:单一肢体瘫痪,多见于脊髓灰质炎。

(2)偏瘫:多为一侧肢体(上、下肢)瘫痪,常伴有同侧脑神经损害,多见于颅内病变。

(3)交叉性偏瘫:为一侧偏瘫及对侧脑神经损害。

(4)截瘫:为双侧下肢瘫痪,是脊髓横贯性损伤引起,见于脊髓炎、外伤、脊髓肿瘤。

(5)四肢瘫:如吉兰-巴雷综合征。

2.护理常规

(1)执行儿内科的一般护理常规。

(2)心理护理:满足患儿的生理需要,加强对年长儿及家属相关疾病的发生、发展、治疗、护理及预后的宣教,树立患儿及家属战胜疾病的信心。

(3)气道管理:保持气道通畅,及时翻身、拍背、雾化、吸痰;对呼吸肌瘫痪者加强气道管理,随时做好气管插管及气管切开的准备。

(4)严密观察瘫痪的分布、程度及转归,做好记录。

(5)饮食:予以营养丰富、易消化的食物,多食蔬菜、水果,必要时予以鼻饲。保持大便通畅,多予以粗纤维食品,必要时予以开塞露。

(6)皮肤护理:予以气垫床,保持床单位的平整、干燥,婴幼儿勤换尿布、勤洗臀部、勤翻身,勤按摩受压部位,注意安全,防止坠床。

(7)尿路护理:有尿潴留者予以按摩膀胱排尿,必要时留置导尿,每天予以生理盐水+5%碳酸氢钠冲洗膀胱 1～2 次。

(8)瘫痪肢体护理:保持瘫痪肢体功能位,进行肢体被动活动、按摩、推拿、导频等理疗;可能情况下鼓励患儿进行肢体的主动运动。

(9)对于迟缓性瘫痪的患儿收取双份大便,以备查脊髓灰质炎病毒。

四、儿童心血管系统疾病护理常规

(一)心脏病一般护理常规

1.病情评估

(1)心律失常:评估患儿心率、心律、血压、神志的情况,询问有无心悸、乏力、头晕、晕厥、抽搐及以前有无类似表现等。

(2)心包炎:评估面色、心率、心律、心音、呼吸、血压等情况,询问有无心前区疼痛或压迫感、气闷、眩晕等表现。

(3)心力衰竭:评估面色、心率、心律、心音、呼吸、血压、神志、水肿、肝脏大小、氧饱和度、末梢循环、颈静脉或头皮静脉有无怒张等情况,询问有无尿量减少、食欲下降或喂养困难,有无端坐呼吸或喜欢竖抱、咯粉红色泡沫痰的表现。

2.护理常规

(1)执行儿内科一般护理常规。

(2)卧床休息:保持患儿安静,使其得到充分休息。有心功能不全的患儿应绝对卧床休息,恢复期限制活动3~6个月。

(3)饮食:给易消化、富含维生素、高蛋白饮食,少食多餐。避免饱餐和刺激性食物。有心功能不全者应给予低盐或无盐饮食。

(4)静脉输液时严格控制输液速度,防止发生心力衰竭或加重心力衰竭。

(5)密切观察病情变化:注意体温、脉搏、呼吸、心率、血压变化,测心率、脉搏时要测足1分钟,脉搏短绌者注意有无面色苍白、发绀、呼吸困难、心率增快、血压下降、呼吸增快、末梢循环不良等心源性休克或心力衰竭表现,发现异常,及时通知医师,配合抢救。

(6)心功能不全者,详细记录出入量,水肿者每周测体重2次。

(7)缺氧或呼吸困难者给予氧气吸入,必要时喂奶前后吸氧,肺水肿患儿氧气湿化瓶中加入20%~30%乙醇。

(8)保持大便通畅,必要时给开塞露塞肛或灌肠。

(9)做好保护性隔离,防止交叉感染。

(10)观察药物反应:①使用洋地黄药物时,应密切观察疗效、不良反应及毒性反应。给药前数心率或脉搏,年长儿<60次/分,幼儿<80次/分,婴儿<100次/分或患儿出现恶心、呕吐、心律失常等症状,应及时与医师联系停药。②使用利尿剂时,应注意观察尿量及有无乏力、精神萎靡、表情淡漠等水、电解质紊乱的表现。③使用血管活性药物时,应注意观察血压改变,出现血压过低,应立即报告医师。密切观察输液局部有无红肿,防止药物外漏。④使用抗心律失常药物,注意心率、心律有无改变,有无低血压及休克发生。

(11)做好心理护理:消除患儿各种思想顾虑,避免情绪激动、烦躁,安慰患儿,给予爱抚或哄抱,减少刺激。

(二)心律失常一般护理常规

心律失常是指由于心脏起源传导及心搏效率异常所致的心律异常。小儿心律失常以窦性心律不齐最常见,其次为期前收缩及阵发性室上性心动过速。心房颤动、心房扑动及完全性束支阻滞少见。

1.病情评估

评估患儿心率、心律、血压、神志的情况,询问有无心悸、乏力、头晕、晕厥、抽搐及以前有无类似表现等。及时行心电监护或床旁心电图以了解心律失常的类型,为治疗护理提供依据。

2.护理常规

(1)执行心脏病护理常规。

(2)及时配合医师抢救、治疗,给患儿取平卧或半坐卧位,即刻吸氧,备好急救药品。

(3)建立静脉通道,遵医嘱给抗心律失常药物。

（4）持续心电监护，严密观察患儿面色、神志、心率、心律、呼吸、血压、血氧饱和度等变化。

（5）做好各项护理记录。

（6）二度、三度房室传导阻滞可出现心悸、乏力、头晕、晕厥、抽搐等症状，可能发生阿-斯综合征，要严密观察病情变化，若患儿入睡后心率＜40次/分，要立即将患儿唤醒，让患儿稍加活动或与医师联系，准备用加快心率的药物或安置起搏器。

（7）安置起搏器的患儿，执行使用起搏器护理常规。

（8）实施射频消融术患儿，执行射频消融术护理常规。

（9）观察药物反应：①利多卡因为室性心动过速常用药，静脉滴速过快或用量过大，可致嗜睡、抽搐甚至呼吸、心跳停止，必须严格按医嘱缓慢用药。②阿托品为抗心动过缓药物，此药有效量与中毒量很接近，应用时心动过缓好转后即停药，如出现面红、心率过快、高热、腹胀、烦躁、抽搐甚至呼吸减慢等中毒症状，应立即报告医师停药。③三磷酸腺苷为阵发性室上性心动过速常用药。应不稀释，静脉快速推注（2秒钟内）。但三磷酸腺苷有窦性停搏、窦性心动过缓、房室传导阻滞等不良反应，使用前应备好阿托品、体外起搏器等急救药品和器材。

（10）合并心力衰竭者按心力衰竭护理。

（11）做好出院指导。

（三）心包炎

心包炎是指各种原因引起的心包肌层和壁层急性炎症，可单独存在，成为全身疾病的一部分表现。目前，儿科心包炎以感染引起者最多。

1.病情评估

评估患儿体温、呼吸、心率、心音、血压、心尖冲动等情况，询问有无心前区疼痛或压迫感、气闷、眩晕等表现。特别注意有无呼吸困难加重、发绀、面色苍白、烦躁不安、颈静脉怒张、肝大、下肢水肿、动脉压下降、脉压小、奇脉（吸气时脉搏减弱或消失）、心搏消失、心音遥远等心脏压塞表现。

2.护理常规

（1）执行儿内科心脏病护理常规。

（2）卧床休息，气急时取半卧位，必要时氧气吸入，遵医嘱给予镇静剂。

（3）给予高热量、高蛋白、高维生素、易消化的半流质饮食，有水肿者给予低盐饮食。

（4）密切观察病情变化，及早发现心脏压塞征象。如呼吸困难加重、发绀、面色苍白、烦躁不安、颈静脉怒张、肝大、下肢水肿、动脉压下降、脉压小、奇脉、心搏消失、心音遥远等应立即报告医师。

（5）心包积液有填塞征象者，协助心包穿刺抽液，抽液过程中观察患儿精神、面色、脉搏、呼吸、出汗等情况。记录抽出液体的性质和量，及时送检标本。穿刺完毕，回病房后，观察患儿面色、脉搏、呼吸的变化。

（6）按医嘱协助进行病因治疗，观察疗效及药物反应。

（7）出院宣教：不吃生螃蟹，定期随访心脏彩超，按时服药。

（四）心力衰竭

心力衰竭又称心功能不全，是指心脏泵功能减退，体、肺循环静脉压升高，心排血量不能满足机体代谢和小儿生长发育需要而表现的临床综合征。

1.病情评估

评估患儿面色、心率、心律、心音、呼吸、血压、神志、水肿、肝脏大小、氧饱和度、末梢循环、颈静脉或头皮静脉有无怒张等情况,询问有无多汗、尿量减少、食欲下降或喂养困难,有无端坐呼吸或喜欢竖抱、咯粉红色泡沫痰的表现。了解原发病情况。

2.护理常规

(1)执行儿科原发病及心脏病护理常规。

(2)重度心力衰竭应绝对卧床休息,取半卧位或伏桌卧位,婴幼儿取头高脚低位,上身抬高20°~30°,减少回心血量,从而减轻心脏负担。室温以 18~22 ℃为宜,不可过高或过低,湿度以50%~55%为宜。

(3)有水肿者给予高热量、高维生素、易消化的无盐饮食,待水肿消退后可改为低盐饮食。宜少食多餐,为婴幼儿喂奶时应慢慢哺喂,必要时可于喂奶前后吸氧。

(4)心电监护:严密监测心率、心律、心音强弱,心律不齐者应描记心电图并通知医师,同时注意观察血压、呼吸、面色、精神状态,监测氧饱和度以了解缺氧程度及末梢循环等。

(5)缺氧、呼吸困难者给氧气吸入:左心衰竭致肺水肿者用 20%~30%的酒精湿化氧气吸入,并保持患儿安静,避免哭吵、烦躁,必要时遵医嘱给予镇静剂。

(6)准确记录出入量:每周测体重 2 次,消肿后改为每周 1 次。严格控制液体入量及速度,必要时行中心静脉压监测,根据中心静脉压及血压调整输液速度、液体量及临床用药。

(7)有中心静脉压监测者,执行中心静脉压监测护理常规。

(8)应用利尿剂期间,应准确记录小便量,常规监测电解质,注意有无四肢无力、精神萎靡、腹胀、心音低钝等低钾表现或其他水、电解质紊乱的表现。

(9)应用洋地黄强心剂时,给药剂量要准确,每次用药前测听心率或测脉搏 1 分钟,年长儿<60 次/分,幼儿<80 次/分,婴儿<100 次/分,或患儿出现恶心、呕吐、嗜睡、乏力、心律失常等症状,应及时与医师联系停药。

(10)做好保护性隔离,避免医源性交叉感染。

(11)保持大便通畅,必要时给开塞露塞肛或灌肠。

(12)做好心理护理,消除患儿各种思想顾虑,避免情绪激动、烦躁,安慰患儿,给予抚爱或哄抱,减少刺激。

(13)出院时详细介绍病情,避免过度劳累,防止受凉,定期到门诊复查。

五、儿童血液系统疾病护理常规

(一)贫血

贫血是小儿时期常见的综合征,它是指末梢血中单位容积内红细胞数或血红蛋白量低于正常。根据世界卫生组织的资料显示,血红蛋白值 6 个月至 6 岁<110 g/L;6~14 岁<120 g/L 为小儿贫血的诊断标准。

1.病情评估

贫血患儿常常表现皮肤苍白(以口唇黏膜、眼睑、甲床较为明显),食欲差,呕吐,腹泻,年长儿可诉头晕、眼花、耳鸣,精神不集中,记忆力减退,重度贫血时可引起心率加快,心脏扩大,极重者可发生心力衰竭。

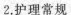

2.护理常规

(1)保持空气清新,定期空气消毒,重症贫血者注意保护性隔离,尽量少去公共场所,住院期间要减少探视,防止交叉感染。

(2)病情轻或缓解期患儿适当休息,病情严重者,需绝对卧床休息,根据病情适当调节输液速度,不宜过快,以防发生心力衰竭。

(3)严格执行消毒隔离制度和无菌操作;严密观察病情变化,注意患儿是否有贫血、出血倾向、发热、寒战等症状。

(4)输血患儿的观察和护理:严格执行操作规程,认真执行查对制度,在领血和输血前严格"三查八对":三查即查血液的有效期、血液的质量及血液的包装是否完好无损;八对即核对患儿的床号、姓名、住院号、血袋(瓶)号(储血号)、血型、交叉配血试验的结果、血液的种类和血量。输血过程中密切观察病情变化,及时正确处理输血反应,为了确保患儿输血安全,在输血室内备有可供抢救的氧气、设备及急救药品,以便能够迅速、有效地采取抢救措施。

(5)加强生活护理:①纠正不良饮食习惯,适量增加富含优质蛋白的食品,如瘦肉、鱼、蛋、肝、动物血等,并注意饮食搭配。②定期更换内衣及床单,用温水擦浴,保持皮肤清洁干燥,长期卧床患儿应按时翻身,以免发生压疮。③嘱患儿每天刷牙,有出血倾向患儿,应勤漱口,用棉棒蘸生理盐水轻擦洗口腔,有溃疡时可涂碘甘油。

(6)实施化学药物患儿,注意观察疗效及反应,并鼓励患儿多饮水,加强利尿促进尿酸的排泄。

(7)进行健康指导,婴儿期要及时添加辅食,从小养成良好饮食习惯,预防疾病复发,鼓励慢性患儿坚持治疗,定期复查。

(二)出血性疾病

出血性疾病是由于正常的止血机制发生障碍,引发自发出血或轻微损伤后出血不止的一组疾病。其发病机制有三方面因素:微血管壁的异常、血小板质或量的改变、凝血功能的障碍。

1.病情评估

询问和观察出血发生的时间、部位、范围,有无诱因或原因,询问患儿有无局部受压或受伤;有过敏史者,应注意有无食用异性蛋白,服用易致过敏的药物等。消化道出血者有无呕血或便血,出血量的大小,出血是否停止或继续,有无伴随头晕,尿量减少等低血容量表现。血友病患儿关节和肌肉出血时有无关节、肌肉疼痛等情况。患儿出血后是否经过止血处理,其用药的效果如何。患儿的精神状态,有无烦躁不安、紧张等心理反应及程度。出血类型不同,其表现也不同。

2.护理常规

(1)休息及饮食:血小板低于 20×10^9/L 时减少活动,增加卧床休息时间,防止身体受外伤,避免情绪激动。鼓励进食高蛋白高维生素易消化或半流质,禁食过硬粗糙的食物。保持大便通畅,大便时不可过于用力,必要时用开塞露协助。出血严重者应绝对卧床休息。

(2)皮肤出血的预防及护理:保持床单平整,静脉穿刺时,尽量缩短压脉带的使用时间,勤剪指甲。尽量避免人为创伤,如肌内注射、拔牙等,必须注射或穿刺时应快速、准确,拔针后局部按压时间应适当延长,并观察有无渗血。穿刺部位交替使用。

(3)鼻出血的预防及护理:保持室内相对湿度在 50%～60%,以防止鼻黏膜干燥而增加出血机会。鼻腔干燥时,可用复方薄荷油滴鼻。勿用力拧鼻,防止鼻腔压力增大使毛细血管扩张,渗血增多。防鼻部外伤。少量出血时,可局部压迫,出血较多时,需鼻腔填塞。双侧鼻腔填塞者,被迫张口呼吸,应加强口腔护理,保持口腔湿润。

(4)口腔、牙龈出血的预防及护理:指导患儿用软毛牙刷刷牙,忌用牙签剔牙,鼓励进食清淡、少渣软食,尽量避免食用油炸食品或质硬的水果。保持口腔清洁,用氯已定漱口。牙龈渗血时,可用肾上腺素棉球贴敷牙龈,及时清除口腔内陈旧血块,预防感染。

(5)关节腔出血或深部组织血肿的预防及护理:减少活动量,避免过度负重和易致创伤的运动。一旦出血,立即停止活动,卧床休息,抬高患肢并固定于功能位。开始局部用冰袋冷敷,使出血局限。当出血停止后改为热敷,以利于淤血消散。

(6)内脏出血的护理:消化道少量出血者,可进食温凉的流质饮食;大量出血者应禁食,建立静脉通道,配血和做好输血准备,保证液体、止血药物和血液制品的输入。准确记录出入量。

(7)眼底及颅内出血的护理:眼底出血时,应减少活动,嘱患儿不要揉眼。若患儿突然视力模糊、头晕、头痛、呼吸急促、喷射性呕吐甚至昏迷,提示颅内出血的可能,应及时与医师联系,并协助处理:立即去枕平卧,头偏向一侧;保持呼吸道通畅,吸氧;按医嘱快速静脉滴注20%甘露醇等;观察意识状态及瞳孔大小。

(三)溶血性疾病

溶血性疾病主要是指溶血性贫血,是由于红细胞的寿命缩短,破坏增加,骨髓造血增强但不足以代偿红细胞的损耗所致的一组贫血。可由遗传性和获得性因素引起。临床上常见的遗传性溶血性贫血有 G-6-PD 酶缺乏、地中海贫血等,获得性溶血性贫血有自身免疫性溶血、血型不合的输血后溶血等。

1.病情评估

(1)G-6-PD 缺陷症:患儿是否进食蚕豆或氧化性药物,是否出现黄疸、血红蛋白尿,尿量是否正常,是否发生周围循环衰竭。了解血液检查结果,有无红细胞、血红蛋白下降。

(2)地中海贫血:有家族史,发病早,慢性进行性贫血、肝脾大、生长发育不良、轻度黄疸、特殊面容。

(3)自身免疫性溶血:小儿常起病急骤,伴有发热、寒战、进行性贫血、黄疸、肝大、脾大,常发生血红蛋白尿。起病前1～2周常有急性感染病史或疫苗注射史。

(4)血型不合的输血后溶血:输注了与患儿血型不符的血液,起病急,可出现寒战、高热、头痛、腰背疼痛、黄疸及血红蛋白尿等。

2.护理常规

(1)执行儿内科一般护理常规。

(2)病情监测:注意观察患儿贫血的症状、体征,黄疸有无加重,尿量、尿色有无改变,记录24小时出入量。了解其主要化验结果,如血红蛋白、网织红细胞等。

(3)休息与活动:休息可减少氧的消耗,贫血程度较轻者,一般不需卧床休息,但应避免剧烈运动。贫血严重者,应根据其活动耐力下降情况制定活动强度、持续时间及休息方式,以不感到疲乏为度。

(4)给氧:严重贫血患儿应给予氧气吸入,以改善组织缺氧症状。

(5)用药护理:使用糖皮质激素期间应避免感染;用环磷酰胺应指导患儿多饮水,每天饮水量3 000 mL以上,防止出血性膀胱炎。

(6)输血及输液护理:遵医嘱静脉输液,以稀释血液,使破坏的红细胞、血红蛋白碎片,迅速排出体外,避免发生血液循环障碍、组织坏死以及肾衰竭。输血仅用于严重贫血患儿,因输血可提供大量补体及红细胞,有时反加重溶血。输血前应做到"三查八对",输血后严密观察患儿反应,如怀疑血型不符合应停止输血,立即报告医师。

(7)给患儿及家长讲解疾病的有关知识,使其做到主动预防,减少发作。G-6-PD缺乏者应禁食蚕豆及蚕豆制品和氧化性药物。自身免疫性溶血性贫血患儿应避免受凉。地中海贫血患儿也应避免使用氧化性药物,对有脾功能亢进和白细胞减少者,应注意个人卫生和预防感冒。

(四)白血病

白血病为造血系统的恶性肿瘤。其是骨髓、脾、肝等造血器官中白血病细胞的恶性增生,可进入血液循环,并浸润到全身各组织脏器中,临床可见有不同程度的贫血、出血、感染发热以及肝、脾、淋巴结肿大和骨骼疼痛。

1.一般护理

执行儿内科一般护理常规。

2.维持正常体温

监测体温,观察热型及热度;如有发热可予温水擦浴,冰枕,口服布洛芬混悬液(美林)或静脉滴注艾比西等降温,忌用安乃近和酒精擦浴以免降低白细胞和增加出血倾向;观察降温效果,防治感染。

3.加强营养

选用高蛋白、高热量、高维生素的清淡饮食。注意饮食卫生,不吃生冷食物,水果剥皮后食用,以防止胃肠道感染。鼓励进食,不能进食者,可以静脉补充,食物应清洁卫生,食具应消毒。

4.防治感染

(1)尽量将白血病患儿安置于小房间,最好单间,避免交叉感染;每晨开窗通风半小时,保持空气新鲜,避免受凉。

(2)保护性隔离:工作人员接触患儿要戴口罩帽子,陪伴家属也应戴口罩,搞好个人卫生,限制探视人数和探视次数。

(3)保持口腔清洁:睡前、饭前、饭后要用氯己定含漱,口腔有真菌感染者,可用碳酸氢钠+制霉菌素涂口腔。患儿发热时,口腔易滋生细菌,因此更应加强口腔护理。

(4)预防肛周感染:保持大便通畅,防肛裂,用雷弗努诺粉坐浴,每天3次,大便后用温水清洗肛周。

(5)皮肤护理:保持皮肤清洁,勤换衣裤,勤剪指甲,勤洗手。

(6)严格无菌操作,遵守操作规程。

(7)避免预防接种:免疫功能低下者,避免用麻疹、风疹、水痘、流行性腮腺炎等减毒活疫苗和脊髓灰质炎糖丸预防接种,以防发病。

(8)观察感染早期征象:监测生命体征,观察有无牙龈肿痛、咽红、咽痛,皮肤有无破损、红肿,肛周、外阴有无异常。发现感染先兆,及时告知医师,遵医嘱使用抗生素。

5.应用化疗药物的护理

(1)熟悉各种化疗药物的药理作用和特性,了解化疗方案及给药途径,正确给药。

(2)观察及处理药物毒副作用。①穿刺局部组织反应:某些化疗药物,如柔红霉素、多柔比星、长春新碱等对局部组织刺激性大,发生药液外漏会引起局部组织疼痛、红肿、甚至坏死。因此输注前应确认静脉通畅,输注方式尽可能采取经外周静脉穿刺的中心静脉导管、静脉输液港等方式,可降低药液渗漏的风险,输注中密切观察,发现渗漏,立即停止输液,并做局部处理。②骨髓抑制:绝大多数化疗药物均可致骨髓抑制,一般抑制骨髓至最低点的时间为 7～14 天,恢复时间为之后的 5～10 天,因此从化疗开始到停止化疗后 2 周应监测血常规,加强预防感染和出血的措施。③消化道反应:许多化疗药可引起恶心、呕吐、食欲缺乏等反应,消化道反应给患儿带来的最大损害是体能的消耗,常在化疗后有明显的消瘦和体重下降,机体抵抗力降低。因此化疗期间应给患儿提供安静、舒适、通风良好的休息环境,避免不良刺激。饮食要清淡可口,少量多餐,避免产气、辛辣和高脂食物。当患儿恶心、呕吐时不要让其进食,及时清除呕吐物,保持口腔清洁,必要时可在用药前半小时给予止吐药。④肝肾功能损害:巯嘌呤、甲氨蝶呤、门冬酰胺酶对肝功能有损害作用,用药期间应观察患儿有无黄疸,定期监测肝功能。环磷酰胺可引起出血性膀胱炎,用药期间应鼓励患儿多饮水,遵医嘱用美安预防膀胱出血,观察小便的量和颜色。⑤糖皮质激素应用可出现满月脸及情绪改变等,应告知家长及年长儿停药后会消失,应多关心患儿,勿嘲笑或讥讽患儿。可能致脱发者应先告知家长及年长儿,脱发后可戴假发、帽子或围巾。⑥尿酸性肾病:用药期间供给充足的水分,利于尿酸和化疗要降解产物的稀释和排泄,遵医嘱口服别嘌醇片,抑制尿酸形成。

6.提供情感支持和心理疏导,消除心理障碍

(1)热情帮助、关心患儿,让年长儿及家属认识本病,了解治疗进展,树立战胜疾病的信心。

(2)进行各项诊疗、护理操作前,应告知家长及年长儿其意义、操作过程、如何配合及可能出现的不适,以减轻其恐惧心理。告知化疗是白血病治疗的重要手段,让家长了解所用的化疗方案及可能出现的不良反应。

(3)为新老患儿及家长提供相互交流的机会,如定期召开家长座谈会或病友联谊会,让家长患儿相互交流成功护理经验和教训、采取积极的应对措施等,从而提高自护和应对能力,增强治愈的信心。

7.健康宣教

讲解白血病的有关知识,化疗药的作用和毒副作用。教会家长如何预防感染和观察感染及出血征象。让家长及年长儿明确坚持定期化疗的重要性。化疗期间可酌情参加学校学习,以利其生长发育。鼓励患儿参加体格锻炼,增强抗病能力。定期随访,监测治疗方案执行情况。重视患儿的心理状况,正确引导,使患儿在治疗疾病的同时,心理及智力也得以正常发展。

六、儿童泌尿系统疾病护理常规

(一)儿童泌尿系统疾病一般护理常规

1.一般护理

执行儿内科一般护理常规。

2.休息

休息对肾脏疾病治疗效果和预后好坏有很重要的影响。如急性肾炎、急性肾盂肾炎,不恰当的运动,可使病情迁延、反复,影响预后。因此必须合理安排患儿休息,至症状消失,尿常规检查基本正常,病情稳定后方可适当活动。

3.饮食

水肿、高血压、尿少患儿按医嘱给予低盐饮食(每天 60～120 mg/kg),限制入量。血尿素氮增高时给低蛋白饮食。血压正常,无水肿,可给普通饮食。

4.预防感染

与感染性疾病患儿分室居住,室内要阳光充足,按气候变化及时增减衣服。受凉、潮湿、上呼吸道感染往往使疾病复发或加重,使病程延长;甚至导致疾病复发。

5.观察病情变化

观察面色、水肿、尿量、脉搏、呼吸、血压、神志的改变,随时与医师联系,及时发现并发症,及时治疗。

6.收集尿液标本

根据各项肾功能试验的检查目的收集标本。收集早晨第 1 次晨尿做尿常规,每周 2 次。盛尿容器必须清洁,不得混有大便,留 12 小时和 24 小时尿标本的容器内加 40％甲醛溶液 2～3 mL,以防尿液变质。

(二)急性肾小球肾炎

急性肾小球肾炎简称急性肾炎,是一组不同病因所致的感染后免疫反应引起的急性弥漫性肾小球炎性病变,主要临床表现为急性起病,多有前驱感染(溶血性链球菌感染),血尿为主伴不同程度蛋白尿、水肿、高血压或肾功能不全。多见于 5～14 岁小儿,特别是 6～7 岁,男多于女。

1.病情评估

(1)有无上呼吸道感染(多为扁桃体炎)、猩红热、皮肤感染,常发生于 β 溶血性链球菌"致肾炎菌株"引起的这些感染后。

(2)家族及近亲中有无类似的疾病及肾病病史。

(3)水肿程度。

2.护理常规

(1)执行儿科泌尿系统疾病护理常规。

(2)病初 1～2 周绝对卧床休息,强调休息的重要性,待水肿和肉眼血尿消失,血压正常,可轻度活动或户外散步。少尿期限制钠盐及蛋白质摄入,给低盐、低蛋白、高糖饮食(以满足小儿能量需要),一般每天盐的摄入量应低于 3 g。注意限制钾盐摄入,适当限制液体摄入。待尿量增加、水肿消退、血压正常后可由低盐饮食逐渐恢复正常饮食,根据肾功能调节蛋白质的摄入量,维持每天 0.5～1 g/kg,以满足小儿生长发育需要。

(3)皮肤护理:水肿较重的患儿要注意衣着柔软、宽松,做好全身皮肤清洁,密切观察皮肤有无红肿、破损和化脓等发生。

(4)密切观察病情,如有头痛、目眩、烦躁、神志模糊或惊厥、昏迷等高血压脑病症状时,应立即通知医师,给予降压药、脱水剂、镇静药等。若出现循环充血综合征,给予半卧位、吸氧、利尿、使用血管扩张剂、控制入水量。应用利尿剂前后注意观察体重、尿量、水肿变化并做好记录,有无电解质紊乱;应用硝普钠新鲜配制,放置 4 小时后不能再用,使用避光输液器,微量泵控制,严密监测血压、心率和药物不良反应。硝普钠主要不良反应为恶心、呕吐、情绪不安定、头痛和肌痉挛。

(5)每天晨测血压 1 次,必要时遵医嘱定时监测。

(6)详细记录出入量,尿量连续 3 天>800 mL/d,或根据医嘱再停记尿量。避免或减少上呼吸道感染或皮肤感染是预防本病的关键。

(7)做好出院宣教,避免受凉。注意休息,血沉恢复正常,可上学,避免体育活动;Addis 计数正常后恢复正常生活。

（三）肾病综合征

肾病综合征是一组多种原因所致肾小球基膜通透性增高,导致大量血浆蛋白自尿丢失引起的一组临床综合征。临床上四大特点:大量蛋白尿(≥3.5 g/d)、低蛋白血症(血清蛋白<30 g/L)、高胆固醇血症、全身不同程度的水肿。根据病因分为原发性和继发性。

1.病情评估

(1)家族及近亲中有无类似的疾病及肾病病史。

(2)水肿程度。

(3)饮食习惯:进食量及钠盐的摄入量。

2.护理常规

(1)执行儿科泌尿系统疾病护理常规。

(2)有严重水肿及高血压时需卧床休息,加强生活管理,控制患儿活动。症状消失可逐渐增加活动,但不要过度劳累,以免病情复发。年长儿治疗期间保持情绪稳定,坚持治疗。

(3)饮食:易消化饮食,优质蛋白(乳类、蛋、鱼、家禽等)、少量脂肪、足量糖类及高维生素饮食。按医嘱给低盐饮食,水肿消退给普通饮食;激素治疗期间适当控制饭量,每天给予高钙食物及补充钙剂;应多补充蛋白质,因激素可使蛋白质分解代谢增强,出现负氮平衡。大量蛋白尿期间蛋白质摄入量控制在每天 2 g/kg 为宜。使用环磷酰胺有食欲减退时,可协助患儿选饭菜。

(4)预防感染:强调预防感染的重要性。①与感染患儿分病室居住,天气变化要随时增减衣服,注意口腔清洁,预防呼吸道感染。定时房间空气消毒,减少探视人数。②皮肤护理:高度水肿患儿,床褥加海绵垫,勤翻身,翻身困难,可使用充气床垫,防止皮肤擦伤,勤洗澡,预防压疮发生。用棉垫托起阴囊,肿胀有渗出液时及时用 0.1% 依沙吖啶湿敷阴囊。做好会阴部清洁,预防尿路感染。③严重水肿者应尽量避免肌内注射。

(5)观察病情变化。①准确记录 24 小时出入量:限制高血压、水肿、心功能不全患儿的水和钠盐的摄入量。②肾病综合征患儿的血液常处于高凝状态,极易发生血栓,应严密观察,一侧肢体肿胀明显时应考虑该侧肢体有静脉血栓形成可能,及时汇报医师。③免疫抑制剂治疗期间观察内容:服环磷酰胺应观察有无恶心、呕吐、血尿等。一般白细胞总数 5×10^9/L 以下应减量,3×10^9/L 以下应停药。静脉用环磷酰胺冲击治疗时,将环磷酰胺加入 $200 \sim 300$ mL 液体中,3 小时以内输入,充分水化,在 12 小时内输液 $2\,000 \sim 3\,000$ mL/m²,保证尿量达 33 mL/(kg·h),尿比重≤1.010,以减轻药物的不良反应。长期服用泼尼松治疗的患儿,容易骨质疏松,要避免剧烈活动,防止骨折发生。④用利尿剂时,观察利尿剂效果及不良反应,防止水、电解质紊乱。尿量增多至 $1\,000$ mL/d 以上及时报告医师,必要时按医嘱口服氯化钾,以防止发生低血钾症。观察血压变化。⑤并发症的观察:患儿抵抗力低下,易发生继发感染,如有发热、咳嗽、腹痛、阴囊红肿等应及时报告医师,按医嘱使用抗生素。⑥电解质失衡:应用利尿剂时定期复查电解质;长期食用低盐饮食,容易出现低钠血症(表现面色苍白、无力、食欲低下、水肿加重)。在激素治疗期间至利尿期如出现心率减退、心音低钝、无力,可能有低血钾的发生。长期服用激素有手足搐搦,为低钙血症,及时报告医师处理。

(6)出院指导:本病易复发,出院时应强调坚持用药的重要性及注意事项,使患儿及家长主动配合与坚持按计划用药,勿擅自增减药物剂量。定期门诊随访、适当休息,避免劳累及体育活动,加强营养及预防感染。避免使用对肾功能有害的药物,如氨基糖苷类抗生素、抗真菌药等。

(四)泌尿系统感染

泌尿系统感染是儿科常见病,感染可累及尿道、膀胱、肾盂及肾实质。由于儿科患儿不易定位,且少局限于某一部位,故常统称为泌尿系统感染。

1.病情评估

(1)患儿生命体征尤其是体温是否有波动,有无烦躁。

(2)外尿道有无红肿,小便时有无哭吵。

(3)评估患儿及家长的卫生习惯。

2.护理常规

(1)休息:急性期应卧床休息,症状消失后可适当活动。

(2)多饮水:婴幼儿要勤喂水,年长儿要鼓励其多饮水,以促进生理性冲洗尿道。

(3)饮食:保证患儿营养,多吃蔬菜、水果等。

(4)保持外阴部清洁:婴幼儿勤换尿布,大便后洗净臀部,每天用 1:5 000 的高锰酸钾液坐浴 1 次。

(5)入院后前 3 天,每天查尿常规,以后每周查尿常规 2 次。按医嘱留中段尿做培养(用抗生素前留取),标本要在 30 分钟内送检,以防变质。

(6)抗泌尿系统感染药应饭后服,如呋喃坦啶,以减少消化道反应。

(7)观察体温、尿量、尿色的变化,及有无尿频、尿急、尿痛。

七、儿童免疫和结缔组织疾病护理常规

(一)过敏性紫癜

过敏性紫癜是以小血管炎为主要病变的变态反应性疾病。临床表现为皮肤紫癜,伴关节肿痛、腹痛、便血和血尿等。多发于 2～8 岁的儿童,男多于女。

1.病情评估

(1)有无上呼吸道感染史,药物过敏史。

(2)近期用药及进食情况。

2.护理常规

(1)执行出血性与肾小球疾病(有肾损害)一般护理常规。

(2)给优质蛋白、高维生素、易消化的无渣饮食,如有胃肠道大出血、腹痛明显应禁食、输血及给止血药。禁食生、辛辣、冷硬食物及海鲜类食物。

(3)急性期卧床休息,至症状消失(皮疹消退、无关节肿痛、无腹痛)后下床活动。

(4)密切观察病情变化,注意紫癜形态、分布及消退情况,如有瘙痒时,剪短指甲,勿搔抓,遵医嘱使用止痒剂外涂(炉甘石擦剂)。

(5)对腹型患儿更应警惕肠穿孔和肠套叠的发生,注意腹痛性质、排便次数及有无血便,腹痛者遵医嘱给镇痛、解痉剂、肾上腺皮质激素并观察疗效。禁食应静脉补充营养液。关节肿痛者抬高患肢,并保持关节的功能位。对肾损害患儿按肾炎护理常规进行。

(6)筛出食物性变应原。半年内避免食用易致敏食物。

(7)遵医嘱应用抗感染、激素及抗组胺药物,并观察疗效及不良反应。

(8)消化道症状及皮疹明显,可遵医嘱予以血液灌流,执行血液透析后护理常规。

(9)出院指导:本病易复发或并发肾损害,应针对具体情况予以解释。教会家长和患儿观察

病情,合理调配饮食,1～3个月禁食鸡蛋、牛奶、辛辣食物及海鲜类食物,遵医嘱专科门诊随访半年或更长时间尿常规。

(二)幼年特发性关节炎

幼年特发性关节炎是儿童时期常见的风湿性疾病,以慢性关节滑膜炎为主要特征,伴全身多脏器功能损害。主要表现为不规则发热及关节肿痛,伴皮疹、肝脾及淋巴结肿大,若反复发作可致关节畸形和功能丧失。年龄愈小,全身症状愈重,年长儿以关节症状为主。

1.病情评估

(1)评估患儿的生活环境及心理状况,有无家族史。

(2)询问发病情况:有无发热、皮疹及关节肿痛等。

2.护理常规

(1)执行一般护理常规:急性期应卧床休息,维持病室适宜温湿度。病室阳光充足,避免风寒、潮湿。

(2)高热的护理:高热时应以物理降温为主,头部枕冰袋,温水擦浴或给予安乃近滴鼻,口服美林。观察体温、热型变化。

(3)病情观察:有无皮疹、眼部受损及心功能不全的表现。心功能不全者应卧床休息,恢复期症状消失后可适当活动。

(4)饮食护理:高热时摄入充足水分及能量,给予高热量、高蛋白、高维生素、易消化食物。

(5)减轻关节疼痛,维护关节的正常功能:可用夹板固定于功能位或用支架保护患肢不受压等减轻疼痛。急性期后尽早开始关节的康复治疗,指导家长帮助患儿做关节的被动运动和按摩,同时将治疗性运动融入游戏中,若运动后关节疼痛肿胀加重可暂时停止运动。鼓励患儿在日常生活中尽量独立。对关节畸形患儿注意防止外伤。

(6)用药护理:指导服药方法和注意事项,坚持服药并定期复查。非甾体抗炎药常见不良反应有胃肠道反应,对凝血功能、肝、肾和中枢神经系统也有影响。故长期用药的患儿应每2～3个月检查血常规和肝肾功能。

(7)本病病程较长,多了解患儿及家长心理感受,给予情感支持。介绍本病治疗新进展,做好受伤关节功能锻炼,帮助患儿克服因慢性病或残疾造成的自卑心理。

(8)出院后,定期专科门诊和眼科门诊随访。

(三)系统性红斑狼疮

系统性红斑狼疮是一种结缔组织免疫病理性疾病,病变可累及所有器官和组织,并以自身免疫为特征。患儿体内存在多种自身抗体。临床表现为发热、皮疹、关节肿痛和多器官损害症状。死亡主要原因为肾衰竭、中枢神经系统损害、感染、肺出血和心肌梗死等。

1.病情评估

(1)评估患儿的生活环境及心理状况,有无家族史。有无诱因,如日晒、药物、感染等。

(2)询问发病情况:皮疹形态、分布情况等。

2.护理常规

(1)执行儿内科一般护理常规。

(2)急性期卧床休息,恢复期适当活动。

(3)饮食:给高维生素、高蛋白饮食,如新鲜蔬菜、水果等。避免刺激性食物。肾脏受损应按病情参照肾脏疾病有关护理。消化系统受损时应摄入低脂或无渣饮食。

(4)心理护理:本病病程长,为慢性过程,患儿多为女性年长儿,由于面部和肢端红斑、口鼻溃疡、长期服用激素引起的容貌改变等原因,患儿思想负担重,医务人员应体贴、关心患儿,消除其恐惧和顾虑,增强战胜疾病的信心。

(5)病情观察:注意有无皮肤损害、血尿、蛋白尿、水肿、心前区疼痛、咳嗽、胸痛、呕吐及黄疸等。

(6)观察药物不良反应:应用糖皮质激素、水杨酸类、非甾体消炎药及免疫抑制剂,应注意上述药物反应,发现问题及时报告医师。

(7)对症护理。①关节疼痛:可热疗止痛。②面部红斑及肢端红斑的护理:忌用对皮肤刺激的碱性肥皂、化妆品等。避免日晒,在户外活动时可戴宽边帽,穿长袖衣,局部保持清洁干燥,用丙酸倍氯美松软膏,每天2次,涂于红斑处。③口鼻黏膜溃疡的护理:督促患儿饮食后清洁口腔,有感染用1:5 000呋喃西林液漱口,局部口腔溃疡散,有霉菌感染用制霉菌素鱼肝油涂患处,每天3次。④晚期红斑狼疮患儿可出现尿毒症、心力衰竭、咯血、胸膜炎,按相应疾病护理常规护理。

(8)狼疮活动期可行免疫吸附治疗,DNA免疫吸附可特异性结合抗DNA抗体及其复合物,达到控制狼疮活动的目的,因此行吸附治疗后参照血液净化护理常规。

(9)出院后注意休息,定期专科门诊随访。

(四)川崎病

川崎病目前病因不明,临床特点为发热伴皮疹,指、趾红肿和脱屑,口腔黏膜和眼结膜充血及颈项淋巴结肿大,故又称皮肤黏膜淋巴结综合征。以冠状动脉扩张及冠状动脉瘤形成为最常见的并发症。

1.病情评估

评估患儿体温、心率、心律、血压、心音。观察有无皮疹、杨梅舌、肛周脱屑、口唇皲裂、指(趾)端有无红肿和脱屑,口腔黏膜、眼结膜有无充血,淋巴结有无肿大。询问患儿有无腹痛、腹泻、腹胀、关节痛等表现。

2.护理常规

(1)执行儿内科一般护理常规。

(2)高热的护理:高热时应以物理降温为主,头部枕冰袋,酒精擦浴或给予药物降温等。

(3)口腔护理:口唇干裂、口腔炎者,可用过氧化氢溶液清洁口腔或用3%硼酸溶液每天清洗口腔2～3次,冲洗后外涂液状石蜡。口腔溃疡者,局部涂溃疡散。

(4)饮食护理:高热时消化液分泌减少,加上口腔炎症导致口腔不适或疼痛,患儿多有厌食,进食困难。应给高热量、高维生素的半流质饮食或流质饮食,以温凉为宜,切勿过热。也可在进食前涂1%普鲁卡因减轻疼痛。

(5)注意皮肤清洁:每天晨晚间护理,勤换内衣,皮肤瘙痒时可涂樟霜。臀部及肛周红斑脱屑时,便后用温水冲洗干净,外涂软膏。剪短指甲,避免抓破皮肤。指(趾)端脱屑时,不要人为撕拉,损伤皮肤的完整性,应让受损皮肤自行脱落。

(6)病情观察:有冠状动脉受损者应按心脏病护理常规测脉搏,注意心率、心律的改变,注意面色、四肢末梢循环及神志、尿量的改变,烦躁者给镇静剂。抽血在远离心脏的四肢静脉进行。勿在颈外静脉抽血。

(7)大多数川崎病患儿血小板高,血液呈高凝状态,易形成血栓而致身体各部位栓塞,应嘱患儿多饮水稀释血液。

(8)静脉丙种球蛋白的应用:①剂量为 1~2 g/kg,开始以 10~20 mL/h 的速度输入,观察 30 分钟如无反应,将余量在 10~12 小时内平均输入。②现配现用,室温下放置时间≤4 小时。③使用过程中注意有无血清学反应(发热、寒战、皮疹、心慌、胸闷、呼吸困难等)。如出现以上情况应报告医师并遵医嘱给予非乃根或地塞米松等处理,待患儿症状消除可继续输入。

(9)做好出院指导:①应遵医嘱口服阿司匹林。注意饭后服药减轻胃肠道反应,观察有无出血。②疗程的 2 周、1 个月、3 个月、半年分别来院随访心电图、超声、血常规、血沉。

(五)风湿热

风湿热是最常见的结缔组织病,其病变是全身性结缔组织非化脓性炎症。主要侵犯心脏和关节,其他器官如脑、皮肤、浆膜、血管等均可受累,但以心脏损害最为严重且多见。可反复发作。

1.病情评估

评估患儿精神状态、体温、呼吸、心率、心律、血压、心音,关节有无活动障碍、红肿,全身或局部肌肉有无不协调运动或痉挛,面部有无怪异表情,有无皮下小结、环形红斑。询问有无心前区疼痛或压迫感、气闷、眩晕、关节疼痛、食欲减退、多汗、鼻出血等表现。注意询问 1~3 周内有无上呼吸道感染病史。

2.护理常规

(1)执行儿内科一般护理常规。

(2)病室阳光充足,避免风寒、潮湿。

(3)饮食宜营养易消化。伴心功能不全者给低盐饮食,限制入量。

(4)关节炎患儿使之呈弯曲舒适位,减轻疼痛。

(5)患儿衣着要暖和,汗多时用温水擦洗,经常更换内衣。

(6)饭后服肠溶阿司匹林,观察有无呕吐、耳聋、头痛、眩晕、皮肤出血、皮肤及巩膜黄染等症状,服用泼尼松的患儿要观察用药的效果,及时与医师取得联系。

(7)有心功能不全者执行心力衰竭护理常规。

(8)有心包炎者执行心包炎护理常规。

(9)有舞蹈症者注意安全防护,防止跌伤。

(10)出院宣教:坚持用药,定期复查,避免上呼吸道感染,用长效青霉素 3~4 周 1 次,至18 岁。

八、儿童内分泌系统疾病护理常规

(一)糖尿病

糖尿病是由于体内胰岛素绝对不足或靶器官对胰岛素不敏感(胰岛素抵抗)或胰岛素拮抗激素(生长激素、胰高血糖素和糖皮质激素)增多等引起的以高血糖为主要生化特征的全身慢性代谢性疾病,可引起糖、蛋白质、脂肪、水及电解质紊乱。病因尚不清楚,可能与遗传、感染及自身免疫反应有关。98%儿童期糖尿病为胰岛素依赖型糖尿病。

1.病情评估

(1)有无多饮、多尿、多食、易饥饿、消瘦、精神不振、乏力、遗尿,有无突然发生恶心、呕吐、厌食、腹痛、呼吸深快、嗜睡、昏迷的表现。

(2)有无尿道、皮肤、呼吸道感染,饮食不当或情绪激惹等诱因。

（3）有无糖尿病慢性并发症，有无视力障碍、高血压、下肢疼痛等表现，有无生长发育落后，智力发育迟缓。

2.护理常规

（1）执行小儿内科一般护理常规。

（2）饮食管理：食物的能量要适合患儿的年龄、生长发育和日常活动的需要，每天所需能量（卡）为 1 000＋（年龄×80～100），对年幼儿宜稍偏高。饮食成分的分配为：碳水化合物 50%、蛋白质 20%、脂肪 30%。三餐热量分配：早餐 1/5、中餐 2/5、晚餐 2/5，每餐留少量食物作为餐间点心。食物清淡（每天含钠量＜6 g），富含蛋白质（鱼、蛋、肉、大豆蛋白）、纤维素（粗粮和蔬菜），限制高糖（白糖、糕点、甜饮料、巧克力等）和高脂饮食（肥肉及油炸食品）。每天进食应定时、定量，勿吃额外食品。若患儿仍诉饥饿感，可适当多吃含糖少（1%～3%）的蔬菜：如白菜、菠菜、油菜、韭菜、芹菜、西红柿、冬瓜、黄瓜、苦瓜、丝瓜、茄子、绿豆芽、菜花、冬笋等。当患儿运动增加时可给少量加餐或适当减少胰岛素的用量。

（3）胰岛素的使用：胰岛素剂型、剂量应绝对准确；未使用的胰岛素应贮存在 2～8 ℃冰箱中，使用中的胰岛素应在 25 ℃以下的室温中保存。胰岛素合用时，应先抽吸短效胰岛素，后抽吸中效胰岛素，抽吸时摇匀并避免剧烈振荡；注射部位可选用腹部、上臂外侧、股前部、臀部，每次注射应更换注射部位，逐点注射，间距为 1～2 cm，1 个月内不得在同一注射点重复注射，以免局部皮下脂肪萎缩硬化。短效胰岛素在餐前 15～30 分钟、速效胰岛素在餐前 0～10 分钟进行注射，注射后按时进餐，以防低血糖。可选择 1 mL 胰岛素注射器、胰岛素笔及胰岛素泵进行皮下注射。

（4）运动锻炼：糖尿病患儿无严重营养不良或并发症，血糖稳定者，应每周做适当轻、中度运动 3～4 次，但注意运动时间以进餐 1 小时后、2～3 小时以内为宜，每次运动时间自 10 分钟始，逐步延长至 30～60 分钟，其间可穿插必要的间歇时间。不宜在饱餐后或饥饿时运动，运动前血糖超过 15 mmol/L 时不宜运动，运动后有低血糖症状时可给予易吸收的碳水化合物食物，如含糖饮料等。

（5）按时监测血糖，测体重，记录出入量。急性期静脉使用胰岛素时每 1～2 小时测血糖，改为皮下注射且病情稳定后，减至三餐前半小时、餐后 2 小时、睡前及凌晨 3 时共 8 次血糖。达到治疗目标后每天监测血糖 2～4 次。

（6）预防并发症：①按时、准确进行血糖测定，根据测定结果调整胰岛素的注射剂量、饮食及运动量，并定期进行全面身体检查。②加强皮肤、口腔、尿道护理，避免外伤，生活有规律，避免过度紧张，保持乐观向上的生活态度。避免与上呼吸道感染患儿接触，防止呼吸道感染。③防治糖尿病酮症酸中毒：密切观察病情变化，监测血气、电解质以及血和尿液中糖和酮体的变化。纠正水、电解质、酸碱平衡紊乱，保证出入量的平衡。积极治疗原发感染。一旦患儿出现恶心、呕吐、食欲缺乏、关节或肌肉痛、腹痛、皮肤黏膜干燥、呼吸深长、呼气中有酮味、脉搏细速、血压下降、嗜睡甚至昏迷等情况，应立即纠正脱水，1 小时后进行小剂量胰岛素静脉滴注 0.1 U/(kg·h)，严密监测血糖波动并调整胰岛素的用量。④防治低血糖：在治疗过程中，应协调好饮食、药物和运动的关系，当血糖≤3.9 mmol/L 或患儿出现面色苍白、头晕、软弱无力、多汗、心悸等表现，应立即给予口服糖水、糖果或牛奶、饼干，必要时遵医嘱静脉推注 50%的葡萄糖水，以防虚脱。

（7）健康教育：①糖尿病的性质与危害。②糖尿病治疗目的和原则。③胰岛素注射技术。④如何调整胰岛素剂量。⑤饮食治疗的重要性及如何制定食谱。⑥运动疗法的选择及注意事项。⑦如何监测血糖、尿糖、尿酮体和记录要求，检测结果的判断。⑧酮症酸中毒、低血糖症的识别、预防和治疗。⑨足、皮肤、口腔保健和护理。⑩糖尿病患儿及其家庭成员的心理治疗。⑧随访内容及时间。

(二)糖尿病酮症酸中毒

糖尿病酮症酸中毒是一种糖尿病常见的急性并发症。常由于急性感染、过食、诊断延误或突然中断胰岛素治疗等而诱发。主要表现为除多饮、多尿、多食、体重减少外,还有恶心、呕吐、腹痛、食欲缺乏,并迅速出现脱水和酸中毒征象:皮肤黏膜干燥、呼吸深长、呼气中有酮味,脉搏细速、血压下降,随即可出现嗜睡、昏迷甚至死亡。

1.病情评估

(1)有无恶心、呕吐、腹痛、厌食、极度口渴等表现。

(2)有无呼吸困难,呼气中有无烂苹果味。

(3)皮肤弹性,眼球有无下陷,精神状态等。

2.护理常规

(1)呼吸困难的护理:绝对卧床休息,安排专人护理,中或高流量给氧,密切观察病情变化。

(2)检验标本的采集:末梢血糖、静脉血糖、电解质、肝肾功能、血脂、糖化血红蛋白、血常规、血浆渗透压、动脉血气分析,尿常规。

(3)恶心、呕吐的护理:快速建立静脉通路,给予静脉补液及胰岛素治疗,观察血糖及酮体情况。将患儿头偏向一侧,呕吐物污染衣被及时更换。①液体疗法:目前国际上推荐采用48小时序贯疗法。补液总量=累积丢失量+维持量。总液体张力约1/2张。对于中、重度脱水的患儿,尤其休克者,最先给予生理盐水10~20 mL/kg,于30~60分钟快速输注扩容,据外周循环情况可重复。继之以0.45%(1/2灭菌注射用水+1/2的0.9%生理盐水)盐水输入。对于输含钾液无禁忌证的患儿,尽早将含钾液加入上述液体中(浓度按0.3%);对于外周循环稳定的患儿,也可以直接48小时均衡补液而不需要快速补液。补液中根据监测情况调整补充相应的离子、含糖液等。②胰岛素降血糖:补液1小时后小剂量胰岛素即每小时0.1 U/kg静脉输入。可将胰岛素25 U加入生理盐水250 mL中,使用微量泵按每小时1 mL/kg的速度输入,血糖下降速度一般为2~5 mmol/L。

(4)精神症状的护理:①加强病情观察,如神志状态、瞳孔大小及反应、体温、呼吸、血压和心率等,心电监护并做好记录。②注意安全,意识障碍者应加床挡,骨突处贴无菌透明敷贴以保护,定时翻身,保持皮肤完整性。③遵医嘱给予小剂量胰岛素静脉滴注治疗。

(5)感染的护理:做好口腔、皮肤、尿道、呼吸道护理,防止感染;积极治疗原发感染。

(6)准确测量体重,记录出入量。

(7)健康指导:同糖尿病。

(三)甲状腺功能亢进症

甲状腺功能亢进症是一组由于甲状腺激素分泌过多所致的多表现为甲状腺肿大及基础代谢率增高的内分泌疾病。儿童时期甲状腺功能亢进症约95%为弥漫性毒性甲状腺肿。

1.病情评估

(1)患儿有无自觉乏力、多食、消瘦、怕热、多汗、排便次数增多、心悸、骨痛、月经紊乱等异常改变。

(2)询问何时发现甲状腺肿大或眼球突出。

(3)心理社会情况:患儿有无情绪不稳、多动、急躁、失眠、记忆力差、注意力不集中,学习成绩

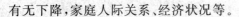

有无下降,家庭人际关系、经济状况等。

2.护理常规

(1)执行儿内科一般护理常规。

(2)休息与环境:每天有充分的休息,避免过度疲劳,急性期或有心功能不全或心律失常者应卧床休息。保持病室安静,治疗护理集中进行,室内宜通风,室温保持在20℃左右。

(3)饮食:给予高热量、高蛋白、富含维生素和钾、钙的饮食,限制高纤维素饮食,如粗粮、含纤维素多的蔬菜等。避免进食含碘丰富的食物,如海带、紫菜、虾、加碘食盐等,多进食饮料以补充丢失的水分,但避免进食浓茶及咖啡。

(4)眼部护理:注意保护角膜和球结膜,可用眼罩防止光、风、灰尘刺激。结膜水肿,眼睑不能闭合者,涂以抗生素眼膏或用生理盐水纱布湿敷,抬高床头,限制水及盐的摄入,防止眼压增高,并训练眼外肌活动。

(5)药物使用:定时、定量服药。观察其疗效及不良反应,如出现发热、皮疹、头痛、腹痛、腹泻、关节痛等立即报告医师。

(6)标本采集注意事项:如取血作血清蛋白结合碘时,禁用碘消毒局部皮肤。如做甲状腺131I试验时,试验期间禁食含碘食物,如海带、海蜇、紫菜、海参、虾、加碘食盐等,禁用碘消毒局部皮肤。

(7)心理护理:护士接触患儿应关心体贴,态度和蔼,避免刺激性语言,仔细耐心做好解释疏导工作,解除其焦虑紧张情绪,使患儿建立信赖感,配合治疗。

(8)甲状腺功能亢进症危象的防治:①遵医嘱定时、定量、按疗程服药,不能自行减量或停药。②注意安全,避免感染、外伤、劳累、精神创伤等诱发因素。③密切观察病情变化,如发现发热、心动过速、呕吐、腹泻、脱水、烦躁不安,甚至出现谵妄、昏迷等甲状腺功能亢进症危象表现,立即报告医师,遵医嘱降温、镇静处理,准确记录出入量,加强基础护理,做好床旁交接班。

(9)健康教育:①帮助患儿了解引起甲状腺功能亢进症危象的因素,尤其精神因素在发病中的重要作用,保持开朗乐观情绪。②坚持在医师指导下服药,不要自行停药或怕麻烦不坚持用药,指导患儿认识药物常见的不良反应,一旦发生及时处理。③在高代谢状态未控制前,必须给予高热量、高蛋白、高维生素饮食,保证足够营养。④向患儿解释检查的目的及注意事项,消除思想顾虑以免影响检查的效果。⑤合理安排工作、学习和生活,避免过度紧张。⑥教授患儿及家长有关甲状腺功能亢进症的临床表现,诊断性治疗、饮食原则和要求及眼睛的防护方法等知识。⑦定期门诊随访。

(四)先天性甲状腺功能减退症

先天性甲状腺功能减退症简称甲减,是由于机体合成甲状腺激素不足或作用受阻而引起小儿代谢水平低下、体格和智力发育严重障碍的内分泌疾病,是小儿时期最常见的内分泌疾病。根据病因可分为散发性先天性甲减及地方性先天性甲减,以散发性先天性甲减多见。

1.病情评估

(1)新生儿期有无黄疸持续不退、嗜睡、少哭、哭声低哑、吸吮力差、喂养困难、呆滞、便秘、体温低、水肿等。

(2)婴幼儿及儿童有无表情淡漠、反应迟钝、智力低下、出牙迟,坐、站、行走延迟,说话晚、怕冷、少动、便秘、腹胀、听力减退、食欲缺乏、嗜睡、憋气等。

2.护理常规

(1)执行儿内科一般护理常规。

(2)休息与环境:病情危重者应卧床休息。注意室内温度,适时增减衣服,避免受凉。

(3)饮食:指导喂养方法,给予高热量、高蛋白、高维生素、富含钙及铁剂的易消化食物。保证营养供给。对吸吮困难者要耐心喂养,提供充足的进餐时间,必要时用滴管喂或鼻饲,以保证生长发育所需。

(4)保持大便通畅:指导防治便秘的措施:提供充足液体入量;多吃水果、蔬菜;适当增加活动量;每天顺肠蠕动方向按摩数次;养成定时排便的习惯;必要时采用大便缓泻剂、软化剂或灌肠。

(5)药物使用:按医嘱正确给药,观察其疗效及不良反应,每周测身高、体重1次,注意观察体温、心率、腹胀、食欲、活动量及排便改善情况。药量过小,影响智力及体格发育;药量过大,则可引起烦躁、多汗、消瘦、腹痛和腹泻等症状。

(6)预防感染:勿与感染性疾病患儿同住一室,加强保暖及皮肤护理。

(7)安全:加强生活护理,防止外伤及意外。

(8)健康教育:①指导患儿家长掌握正确的服药方法及疗效观察。②重视患儿智力训练和体格训练,逐步培养自理能力。③重视新生儿筛查:生后1~2周即开始治疗者,可避免严重神经系统损害。④坚持终身服药,定期随访。

(五)性早熟

性早熟是由各种原因使儿童性发育特征初现年龄比正常儿童平均年龄提前2个标准差以上,即男孩在9岁前,女孩在8岁前出现性腺(睾丸或卵巢等)增大和副性征的内分泌疾病。中枢性性早熟是由于下丘脑-垂体-性腺轴提前发动所致;周围性性早熟是由于周围组织病变如肾上腺疾病、性腺肿瘤产生性激素增多导致同性或异性性早熟;部分性性早熟是指仅1项副性征早熟,包括单纯性乳房早发育、单纯性阴毛早发育、单纯性早初潮。

1.病情评估

(1)女孩是否是在8岁前,出现乳房增大、阴毛、月经初潮;男孩是否在9岁前出现睾丸增大、阴茎增长增粗,出现阴毛、腋毛、胡须、声音低沉、喉结、遗精等。

(2)有无服用避孕药史,有无服用激素类药物、保健品、食物,使用含激素类化妆品、外用药等。有无颅内肿瘤、外伤、感染,有无肾上腺疾病等。

(3)第二生长高峰是否提前出现。

2.护理常规

(1)执行儿内科一般护理常规。

(2)辅助检查项目:①骨龄评价、子宫、卵巢、肾上腺B超、头颅CT或MRI。②抽血进行促性腺激素释放激素刺激试验,以确定性早熟的分类。

(3)饮食:注意避免滥服滋补保健品、药品,要注意饮食的无害化,少吃洋快餐及用激素饲养的动物肉类,可选用土鸡、土鸡蛋,有绿色食品标志的瓜果、蔬菜。

(4)药物使用:促性腺激素释放激素类似物治疗可延缓骨骺愈合,改善最终身高,每月皮下或肌内注射1次,疗程至少1年以上,治疗至骨龄接近实际年龄,停药后开始青春期正常发育。治疗后3个月内检查血性激素水平,每6个月至1年检查骨龄、身高,观察血性激素水平有无下降,副性征表现有无停止发展,骨龄增加有无延缓或暂停,骨骼发育有无减慢,是否改善最终身高。观察药物不良反应:女孩治疗初期可出现阴道出血,不必处理。少数患儿治疗后可有肝功能异

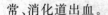

常、消化道出血。

（5）心理护理：向家长及患儿介绍性早熟发生的病因及预后，解除家长及患儿思想顾虑，做好精神安慰，鼓励患儿表达自己的情感，帮助其正确看待自我形象，树立正向的自我概念。注意保护患儿，避免凌辱造成的身心创伤。

（6）健康教育：①向家长及患儿介绍性早熟发生的病因及预后。②指导患儿家长掌握正确的用药方法及疗效观察。③避免滥服滋补保健品、药品等。④定期随访。

（六）生长激素缺乏症

生长激素缺乏症是由于腺垂体合成和分泌的生长激素部分或完全缺乏，或由于结构异常、受体缺陷等导致小儿生长发育缓慢，使其身高低于同年龄、同性别、同地区正常健康儿童平均身高2个标准差或在儿童生长曲线第3百分位数以下而产生的内分泌疾病。可分为先天性、获得性和暂时性生长激素缺乏症。

1.病情评估

（1）何时生长减慢，有无食欲低下、多饮多尿、呕吐、头痛、视力障碍、多汗、心慌、性发育落后、肥胖、怕冷等，有无智力障碍。

（2）有无颅内肿瘤、感染、外伤，婴儿期有无低血糖发作。

（3）准确测量身高、体重、坐高、指距、头围、皮下脂肪等，观察患儿发育是否匀称，头面部、躯干、四肢有无特殊，肌肉的发育、肌张力、关节韧带的活动，全身各器官尤其性器官及第二性征的检查有无异常。

2.护理常规

（1）执行儿内科一般护理常规。

（2）辅助检查项目：①骨龄评价、头颅 MRI。②抽血查染色体、甲状腺功能测定、血胰岛素样生长因子-1 及胰岛素样生长因子结合蛋白，做生长激素兴奋试验等。

（3）饮食：注意摄入充足的蛋白质，以优质蛋白质为主，如动物蛋白质的蛋、奶、肉、鱼以及植物蛋白质中的大豆蛋白，避免偏食挑食。

（4）药物使用：①根据检查结果制订治疗方案，对获得性生长激素缺乏症给予病因治疗或处理，有头痛、呕吐等对症处理；对先天性生长激素缺乏者使用生长激素替代疗法。②生长激素替代疗法：每天 0.1 U/kg，于临睡前 1 小时皮下注射，治疗至骨骺完全融合为止。注意观察有无局部一过性红肿、关节痛、水钠潴留等不良反应。③生长激素的治疗时间长，注射 3 个月才能初次评估身高有无增长，治疗过程中每 3 个月测量身高、体重，每 6～12 个月测骨龄，记录于生长发育曲线上。

（5）心理护理：关心、尊重、爱护患儿，帮助其正确看待自我形象的改变，树立正向的自我概念。

（6）健康教育：①向家长及患儿介绍生长激素缺乏症的病因及预后。②指导家长正确的用药方法及疗效观察。③注意合理营养，避免盲目使用增高保健品。④注意体格锻炼，加强纵向运动，心情愉快，保持充足睡眠。⑤积极防治慢性疾病。⑥定期随访。

九、儿童消化系统疾病护理常规

（一）腹泻

腹泻是一组多病原、多因素引起的，以大便次数比平时增多及大便性状改变（如稀便、水样

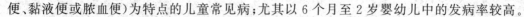

便、黏液便或脓血便)为特点的儿童常见病;尤其以6个月至2岁婴幼儿中的发病率较高。

(1)执行儿内科一般护理常规。

(2)床旁隔离,卧床休息。

(3)加强饮食管理。轻度腹泻者,人工喂养的小儿可喂易消化的低脂食物。如米汤、稀释牛奶或脱脂奶,糖类食物慎用;吐泻严重者暂禁食6~8小时,禁食期间除呕吐者外,可少量喂水或口服补液盐。母乳喂养者,可行当限制哺喂乳次数或缩短每次哺乳时间,宜暂停哺乳,恢复期限食易消化、富有营养的饮食。少食多餐,由稀至稠,逐渐恢复正常喂养。

(4)保证输液量准确供给,根据病情及需要量调整输液速度。

(5)密切观察病情并做好记录。①观察失水纠正情况及全身情况:观察体温、呼吸、脉搏、血压、尿量、皮肤弹性、前囟和眼眶有无凹陷,口腔黏膜是否干燥等情况,详细记录出入量。②观察排便次数,大便性状及量,有无腹痛、腹胀。③观察有无低钾、低钙等电解质紊乱的表现以及酸中毒表现。

(6)加强臀部护理,防止红臀。勤换尿布,保持皮肤清洁,便后用温水冲洗臀部,必要时涂紫草油。

(7)出院时指导家属合理喂养,注意饮食卫生,预防肠道感染,并注意避免腹部受凉。

(二)急性出血坏死性肠炎

急性出血坏死性肠炎是与C型产气荚膜芽孢杆菌感染有联系的一种急性肠炎。本病病变主要在小肠,病理改变以肠壁出血坏死为特征。其主要临床表现为腹痛、便血、发热、呕吐和腹胀。严重者可有休克、肠麻痹等中毒症状和肠穿孔等并发症。全年均可发病,但以夏、秋季多见。

1.病情评估

(1)询问发病前有无感染史,有无进食甘薯、玉米等含丰富胰蛋白酶抑制剂的食物。

(2)询问是否有突发腹痛并逐渐加重,多在脐周或上腹部,伴呕吐、腹泻和便血,无里急后重感。

(3)有无发热,观察腹部体征,如腹胀、肠鸣音消失。

2.护理常规

(1)执行儿科消化系统疾病一般护理常规。

(2)立即禁食至大便隐血阴性3次,腹胀消失和腹痛减轻后试行进食,从流质、半流质、少渣软食逐步过渡到正常饮食。新生儿患儿从喂水开始,再喂稀释奶,逐渐增加奶量和浓度。

(3)有腹胀者尽早安置胃肠减压,保持胃肠减压通畅,观察引流物的性质、颜色,并记录引流量。

(4)卧床休息,满足患儿生理、心理需要,避免外界刺激,操作尽量集中进行,保证患儿休息。

(5)密切观察病情变化,防治并发症发生。①监测生命体征,观察神志、周围循环,当脉搏细速、血压下降、肢端冰凉等中毒性休克表现时,配合医师抢救。②观察脱水程度、大便性质及量并做好记录。③观察腹部情况,如腹痛部位、程度、性质、有无肌紧张等。若发生严重腹膜炎、完全性肠梗阻、肠穿孔等外科急腹症,立即报告医师,做好术前准备。

(三)消化系统疾病检查

1.无痛胃镜检查

小儿胃镜是诊断和治疗上消化道疾病的重要手段之一,已在儿科广泛应用。临床上对原因不明的腹痛、呕吐、便血、厌食,X线检查难以确认的病变,小儿消化道疾病的外科术前诊断以及

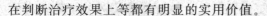

在判断治疗效果上等都有明显的实用价值。

(1)适应证:①反复腹痛,尤其是上腹部及脐周疼痛。②上消化道出血。③经常性呕吐。④有明显的消化不良症状,如厌食、反酸、嗳气、上腹饱胀、胃灼热感等。⑤原因不明的贫血。⑥不能用心肺疾病解释的胸骨后疼痛。⑦上消化道异物、息肉摘除、胃扭转复位。

(2)禁忌证:①严重的心、肺疾病或处于休克昏迷等,不能耐受检查者。②疑有上消化道穿孔、腹膜炎、腹水伴严重腹胀者。③吞食腐蚀物的急性期。④有发热、急性咽喉炎、扁桃体炎者。⑤有出血性疾病者检查时禁做活检和息肉摘除。⑥精神病患儿、严重智力障碍、脊柱明显畸形及极不合作者。

(3)护理常规:①检查前 1 天晚上 10 时后禁食、禁药,检查日晨起后禁水,哺乳期婴儿<5 个月禁食 4 小时、禁水 2 小时;6～12 月龄,禁食 6 小时以上;幽门梗阻患儿术前流质 1 天,禁食 12～14 小时;做过钡餐透视的患儿于透视后 2～3 天方可进行检查。②术前做好器械准备,检查用品准备,术前用药,急救药品及用物准备,并进行患儿资料核对。③术中取患儿双下肢屈曲左侧卧位,观察面色、唇色,分泌物多时及时抽吸。④配合医师插镜,循腔而进减少不适;退镜时吸出空气,减轻不适感。⑤术后留观至患儿完全清醒。禁食、禁水 2 小时,待患儿完全清醒后方可进温凉流质或软食,无不适感后逐渐恢复至正常饮食。

2.结肠镜检查

结肠镜检查是指内镜经肛门、直肠、乙状结肠、降结肠、横结肠、升结肠至回盲部的检查。小儿结肠镜的开展,扩大了对结肠疾病的诊断治疗范围,对明确疾病的性质有重要价值。借助结肠镜摘除息肉、取异物等,避免了剖腹手术,减轻了患儿痛苦与家长的经济负担。

(1)适应证:①下消化道出血。②慢性腹泻。③恶变的监视:溃疡性结肠炎、家族性结肠息肉病等。④肠放射学异常,但不能定性者。⑤结肠异物,结肠息肉摘除,乙状结肠扭转的减压与复原等。⑥腹痛,不明原因的发热、消瘦。

(2)禁忌证:①严重的心肺疾病无法耐受内镜检查,或处于休克的危重状态者。②疑有肠穿孔和腹膜炎并疑有腹腔内广泛粘连者。③严重的坏死性肠炎,巨结肠危象,疼痛的肛门病变,明显腹胀及极不合作者。④患出血性疾病(必须检查时,不做活检和息肉摘除)。

(3)护理常规:①评估患儿全身情况、营养状况、生命体征,复核心、肝、肾功能与血常规及出、凝血时间是否正常。②肠道准备。18 个月以下患儿:检查前 3 天无渣饮食(蛋、豆腐、面条等),检查前 1 天流质饮食,检查日上午晨起禁食。检查前 1 天晚上睡觉前开塞露通便,检查日清晨开塞露通便后温生理盐水清洁灌肠。18 个月以上患儿:检查前 96 小时服药,早饭后 2 小时服药,连服 3 天,检查前 1 天全天喝牛奶,晚上服用牛奶后 2 小时再服药 1 次,以后禁食,饮水 1 000～1 500 mL(糖盐水交替喝),喝水时间从晚餐后至夜间 12 点为宜。检查前 1 天晚上睡前用开塞露通便,检查日清晨开塞露通便后温生理盐水清洁灌肠。③术前准备:器械准备,检查用品,用药准备,核对患儿资料。④穿后开裆的检查裤,左侧屈曲卧位,循腔进镜,据肠腔走行改变体位消除肠管扭曲,保持镜身自由感。⑤观察患儿面色、唇色、脉搏、呼吸,注意腹壁紧张度,提醒医师合理注气。⑥术后回病房,监测生命体征,观察有无腹痛、腹胀、便血,肠内积气较多一时不能排出者,2～3 小时少活动,暂禁食。⑦做结肠镜检查,无特殊处理者,术后麻醉完全清醒后可正常饮食;行肠息肉摘除者,3 天内卧床休息、流质饮食,2 周无渣半流质,避免剧烈活动。

3.肝穿刺

肝脏穿刺活组织检查术简称肝穿,是在 B 超引导下用肝穿针取少量肝脏组织做病理检查的一种检查方法,创伤小,安全性好,定位准确,能直接了解肝组织的病理变化,是确诊肝脏疾病的重要手段之一。

(1)适应证:①原因不明的肝、脾大或肝功能异常。②原因不明的黄疸且已排除肝外胆道梗阻者。③慢性肝炎随访病情判断及判断疗效。④全身系统疾病累及肝脏者。⑤肝外疾病累及肝脏者。

(2)护理常规。①术前准备:完善相关检查,如血常规、凝血酶原时间、出凝血时间、血小板计数、心电图、B超、X线。②术中护理:取左侧卧位或平卧位,双手屈曲放于枕头附近,观察患儿生命体征、口唇颜色。③术后护理:监测患儿面色、体温、脉搏、呼吸、血压;术后绝对卧床休息24小时;观察有无腹痛、腹胀现象;观察穿刺点周围有无渗血及瘀斑;注意观察有无并发症发生,如气胸、腹腔出血等;遵医嘱使用止血药物。

(李瑞芬)

第三节　儿童外科疾病护理常规

一、儿童普外科护理常规

(一)儿童普外科一般护理常规

1.入院护理

(1)患儿入院后,热情接待安置,详细介绍环境、经管医师、责任护士姓名及入院须知,填写各种规定项目,及时通知医师。

(2)遵医嘱给予饮食及分级护理,急诊入院手术患儿,在无医嘱前,予以禁食。

(3)入院患儿在正常情况下,测量体温、脉搏、呼吸每天2次;若体温在37.5 ℃以上者,每天测量4次;39 ℃以上者,每4小时测量1次。连续3天无发热者,改为每天测量1次。

(4)新入院患儿测量体重1次,每天记录大便1次。

(5)病重、体弱、长期卧床患儿定时翻身,预防压疮和并发症的发生。

(6)危重、禁食、鼻饲及大手术后患儿应作口腔护理每天1~2次。

(7)急腹症患儿未确诊前,不能随意使用热水袋,禁用吗啡、哌替啶等止痛药物。

(8)有伤口者,及时换药,妥善包扎,如有管道外引流者,应接上无菌引流袋,妥善固定,保持引流通畅,引流袋按引流类型每天或隔天更换1次。

(9)按医嘱给药,采集血液、大小便标本等。

(10)密切观察病情,遇有病情变化时,立即报告经管医师或值班医师。

(11)进行健康教育,根据病情做好入院指导,征求患儿意见。

2.术前护理常规

(1)按外科一般护理常规。

(2)了解病情及患儿思想情绪,说明手术目的及术前、术中、术后注意事项,做好患儿心理护理,消除恐惧和疑虑,以取得合作。

(3)手术前1天:①测体温、脉搏、呼吸4次。②按医嘱做青霉素、普鲁卡因过敏试验,并记录。③准备手术野皮肤,做卫生处理。④按医嘱抽血验血型、血交叉配血。⑤饮食:普通手术者,术前12小时禁食,4小时禁水;肠道手术者,术前3天进流质饮食,术前1天禁食;幽门梗阻者,按医嘱术前3天禁食。⑥按医嘱给予清洁灌肠。⑦睡前按医嘱给镇静安眠药物,观察睡眠情况。⑧注意观察病情,如有感冒、发热、咳嗽、皮肤感染、女性患儿月经来潮等,应及时通知医师。

(4)手术晨:①将患儿头发梳好,长发者编成2条小辫。②胃肠道及上腹部手术患儿,术前置胃管。③检查患儿如有活动义齿、耳环等贵重物品,应取下交家属保管。④术前半小时按医嘱注射术前用药,嘱咐患儿排尽大小便,换上清洁患儿服。⑤根据手术需要备好物品,如病历、X线片、药品等并填写手术患儿交接记录单随患儿一同带入手术室。⑥根据麻醉及手术类型铺好麻醉床,按病情准备好各种引流装置、氧气,血压计,听诊器及吸引器及必要的急救药品和仪器。

(5)术前指导:①告知患儿与疾病相关的知识,使之理解手术的必要性。②告知麻醉、手术的相关知识、使之掌握术前准备的具体内容。③术前加强营养,注意休息和适当活动,提高抗感染能力。④早晚刷牙、饭后漱口,保持口腔卫生;注意保暖,预防上呼吸道感染。⑤指导患儿做术前训练,包括呼吸功能锻炼、床上活动、床上使用便盆等。

3.术后护理常规

(1)按外科一般护理常规。

(2)手术患儿返回病房,护士协助将患儿安置于床上,测量血压、脉搏、呼吸,与麻醉医师做好病情、输液等交接班工作,认真核对手术患儿交班记录单并记录签名。

(3)认真做好术后首诊护理记录重点记录麻醉方式、手术名称、患儿返回病房时间、麻醉清醒的时间与状态、生命体征、伤口情况、术后体位、引流情况、术后主要医嘱及执行情况等。

(4)接上各种引流装置,保持引流通畅,交班前需倾倒引流液或做好明显标记,观察引流液的性质、颜色与量并做好记录。

(5)密切观察病情,按医嘱测血压、脉搏、呼吸,记录出入量。

(6)测体温、脉搏、呼吸每天4次,连续3天无异常者,改为每天1次。术后患儿体温可略升,幅度在 $0.5\sim1.0$ ℃,一般不超过38.5 ℃。如术后3~6天仍持续发热,则提示存在感染或其他不良反应,应给予物理降温,必要时遵医嘱给予解热镇痛药物。

(7)观察伤口敷料有否渗血、渗液、污染等,如有上述情况及时向医师反映,更换敷料,注意保持衣裤、被褥干净。

(8)伤口疼痛不能入睡者,可遵医嘱给镇静剂或止痛剂,术后使用镇痛泵的患儿应定时观察,及时排除故障。

(9)术后出现尿潴留者,可采用改变体位,热水袋敷下腹部,按摩轻压膀胱,或用各种物理诱导方法,必要时给予导尿。

(10)颈部术后半卧位,胸腹部手术6小时后血压平稳者可取半卧位。

(11)术后饮食遵医嘱,胃肠道手术后肠蠕动未恢复者忌用牛奶、糖类,开始进食时给少量开水。

(12)观察术后腹胀情况,必要时给热敷或肛管排气。

(13)鼓励患儿咳嗽、做深呼吸。协助翻身拍背,以防并发症的发生。患儿宜早期下床活动,促进肠蠕动,防止肠粘连。

(14)术后指导:①恢复期患儿合理摄入均衡饮食,注意休息,劳逸结合,循序渐进,进行康复锻炼活动。一般出院后2~4周仅从事一般性工作和活动。②术后继续药物治疗者,应遵医嘱按时,按量服用。③切口局部拆线后可用无菌纱布覆盖1~2天,以保护局部皮肤。若有开放性伤口出院者,应将其到门诊换药的时间,次数向患儿及家属交代清楚。④一般手术患儿于术后1~3个月,评估和了解康复过程及切口愈合情况。

(二)儿童急腹症手术前后一般护理常规

1.术前准备

(1)一般术前准备。①心理上的准备:解释疾病及手术治疗的必要性和重要性,介绍术前准备,必要时进行现身说教,经常与家属、患儿沟通与交流,建立良好的护患关系。②改善营养状况:血红蛋白<90 g/L需输血。③全面检查:采血项目为血常规、血凝四项、肝肾功及电解质、术前免疫全套,必要时配血。④预防呼吸道感染。⑤手术区皮肤准备。⑥术晨准备。⑦术前禁食。

(2)急重症手术的术前准备:①纠正脱水和电解质紊乱。②中毒性休克的处理:给予纯氧,确保气道通畅和足够的通气。建立两条以上静脉通路。扩容(3∶1原则,按20 mL/kg输入)。监测血氧饱和度、心率、尿量。应用血管活性药物。高热的处理:密切观察患儿体温变化及伴随症状,给予温水或酒精擦浴,冰袋物理降温,遵医嘱给予药物降温,并注意观察降温效果。

2.术后护理

(1)麻醉清醒前的护理。①接患儿:必须了解患儿所行手术的种类,麻醉方法,术中补液、补血、意识、生命体征、呼吸道情况以及伤口敷料和引流管情况,回病房可能出现的问题及并发症。②体位:麻醉清醒前取去枕平卧位,头偏向一侧,肩下垫一软枕,保持呼吸道畅通。及时清除呼吸道分泌物。③心电监护仪监测生命体征,氧气吸入,保暖。④禁食,保持静脉输液及各种引流管的畅通,严防患儿在苏醒过程中抓脱敷料或管道,防止坠床。⑤病情观察:患儿的皮肤、甲床、口唇的颜色。观察胸、腹部的呼吸动度、连续观察血氧饱和度变化以了解呼吸状态。密切观察患儿的循环情况,如脉搏、血压、心电图等变化。注意体温的变化。观察手术部位的引流及出血情况。观察液体出入量。

(2)引流管护理:①妥善固定引流管,保持引流通畅。②引流袋应低于床沿,以免逆行感染。③防止引流管受压、折叠、脱落。④观察引流物的颜色、性质、引流量并记录。

(3)切口护理:保持敷料清洁干燥,观察有无渗血渗液,切口有无红肿,疼痛等。

(4)常见不适护理。①疼痛:术后24小时内疼痛最为剧烈,2~3天后逐渐缓解。妥善固定引流管。指导患儿在翻身、深呼吸或咳嗽时,用手按压伤口部位。镇痛药物的应用:麻醉清醒后才能使用,3个月至3岁患儿用氯丙嗪,3岁以上患儿用哌替啶,夏季避免药物在强烈阳光下照射,注意观察镇痛效果及药物不良反应。②发热:外科手术热为人体手术创伤做出的炎症性反应,一般不超过38.5 ℃。若术后3~6天仍持续发热,则提示存在感染或其他不良反应(肺部感染,切口感染,腹腔残余感染)。物理降温,药物降温。保证患儿有足够的液体摄入。及时更换潮湿的床单或被褥。监测体温。③腹胀:由于胃肠道功能受到抑制,肠腔内积气过多引起。胃肠减压,肛管排气。鼓励患儿早期下床活动。非胃肠道手术,使用促进肠蠕动的药物。④尿潴留:全麻或蛛网膜下腔麻醉后排尿反射抑制,切口疼痛引起膀胱和后尿道括约肌反射性痉挛,患儿不习惯床上小便。若无禁忌,协助其坐于床沿或站立排尿。建立排尿反射:听流水声,下腹部热敷。镇静止痛药解除切口疼痛。上述措施无效,则行导尿术。

(5)术后并发症的处理。①出血:伤口敷料被液体渗湿时应及时打开检查。引流管内有较多血性液体流出,或心率增高,血压下降疑体腔内出血。预防:术中严格止血;术后用止血药;凝血机制异常者,围术期输全血,凝血因子。处理:迅速建立静脉通道,及时通知医师作相应处理。

②切口感染:常发生于术后 3～4 天,切口疼痛加重或减轻后又加重,伴体温升高,切口有红、肿、热、痛或波动感。预防:术前完善皮肤和肠道准备;改善营养状况,增加抵抗力;保持敷料干燥。正确合理使用抗生素。处理:早期采用有效措施加以控制,勤换敷料,理疗,应用抗生素;换药时严格无菌技术操作;已形成脓肿者,及时切开引流;必要时可拆除部分缝线或引流管引流脓液。

③切口裂开:腹部切口裂开常发生术后 1 周左右,分为完全性和部分性。预防:手术前后加强营养支持;切口外用腹带或绷带包扎;及时处理引起腹内压增加的因素:腹胀、咳嗽、便秘;预防切口感染。处理:部分裂开用"丁字形"胶布固定,加强营养,抗感染;完全裂开用加强安慰和心理护理,禁食、胃肠减压,立即用无菌纱布覆盖切口并用腹带(绷带)包扎后入手术室重新缝合处理。

3.健康教育

(1)饮食:非消化道手术,麻醉完全清醒后可进食,消化道手术,视病情而定。

(2)活动:非制动患儿应早期下床活动,以促进康复,活动顺序:床上活动(足趾,踝关节伸屈,翻身)→试行离床活动(沿床而坐,床旁站立)→室内慢步行走→户外活动。

(3)静脉补液:目的在于补充禁食期内所需的液体和电解质,以及营养支持。

(4)口腔卫生:禁食期内唾液分泌减少,易致口腔炎症,每天口腔护理。

(三)肠梗阻

肠梗阻是由于肠粘连或腹腔粘连索带引起的急性或慢性肠梗阻。近年来由于麻醉水平的提高和手术操作技术的改进,临床上粘连性肠梗阻在所有小儿肠梗阻中所占的比例有所降低,但此症在小儿仍较常见。

1.病情评估

(1)急性机械性肠梗阻:可表现为完全性或不全性肠梗阻。完全性肠梗阻表现为阵发性腹痛或哭吵不安,进行性加重。伴恶心呕吐,肛门停止排气排便。不全性肠梗阻临床表现类似于完全性,但症状较轻,可有少量排气排便。

(2)慢性小肠梗阻:有间歇反复的阵发性腹痛,不剧烈,可有少量排便,腹部饱满,可见肠型及蠕动波、无发热。

(3)急性绞窄性肠梗阻:多发生于索带性粘连所致的压迫、内疝、扭转等。表现为阵发性腹痛或阵发性哭吵,持续性呕吐,呕吐物为粪汁或血性液,不排便或不排气。局限性腹胀,腹部可见肠型,肠鸣音亢进或消失,有中毒表现。

2.护理常规

(1)非手术疗法护理常规:①按急腹症一般护理常规。②观察腹部体征,面色及肢端循环情况,根据病情给予禁食、胃肠减压、补液、抗感染、给氧、心电监护等处理。③营养支持。④引便措施:开塞露纳肛、胃管注入四磨汤等。

(2)手术疗法护理常规:①观察腹部体征,面色及肢端循环情况,根据病情给予禁食、胃肠减压、补液、给氧、心电监护等处理。②完善相关检查,指导术前禁食禁饮时间及注意事项。③麻醉苏醒期护理。体位:去枕平卧,头偏向一侧,肩下垫软枕,保持呼吸道通畅。备吸痰器于床旁,及时清理呼吸道分泌物,给氧,心电监护监测生命体征至平稳。④伤口护理:观察伤口敷料有无渗血渗液,观察患儿面色及四肢循环情况,监测生命体征;如出血量>100 mL/h,立即报告医师配合处理。保持伤口敷料清洁干燥,防止大小便污染伤口,激光照射伤口 2 次/天,遵医嘱使用抗生素,预防伤口感染,取半卧位,使用腹带减轻腹壁张力使疼痛减轻。遵医嘱使用镇痛药物缓解伤口疼痛,注意观察效果及不良反应,及时对症处理。雾化吸入治疗 2 次/天,鼓励患儿咳嗽,防止肺炎发生。术后静脉补充足够的热量及蛋白质,保持有效胃肠减压,避免患儿哭吵、烦躁,必要时给予镇静剂,促进伤口愈合;如出现切口裂开者,应立即通知医师紧急处理。⑤保持胃管引流通畅,每班检查标记,防止胃管脱出、阻塞,每班用生理盐水或温开水冲洗胃管1次;观察引流物的颜色、性质和量,并做好记录;口腔护理1次/天。观察腹部体征情况,肛门有无排气排便,如发现腹痛、腹胀、呕吐、便秘、高热等肠梗阻或吻合口瘘表现时要立即通知医师并配合处理。⑥腹部不胀,拔除胃管排便后,遵医嘱开始进水→流质饮食→软食→普通饮食,并观察进食后有无腹胀、呕吐、腹痛等情况。

(四)阑尾炎

阑尾炎分急性阑尾炎与慢性阑尾炎。急性阑尾炎是小儿腹部外科疾病中最常见的急症。引起小儿急性阑尾炎的原因仍不明确,主要为阑尾腔梗阻、细菌感染、血流障碍及神经反射等因素相互作用、相互影响的结果。患儿急性阑尾炎的特点是以渗出为主。在炎症早期腹膜即有渗出,并迅速增加,炎症很快波及阑尾浆膜和壁腹膜。因此,小儿特别是婴幼儿,阑尾炎的早期发现和及时治疗非常重要,如果延误治疗,即可引起其他并发症。大多数慢性阑尾炎是急性阑尾炎消退后遗留下来的病变。

1.病情评估

(1)分型:急性单纯性阑尾炎、急性化脓性阑尾炎、坏疽性和穿孔性阑尾炎、阑尾周围脓肿。

(2)临床表现。①腹痛:是最常见、最早出现的症状,多从脐部开始,数小时后渐转移至右下腹,多为持续性钝痛。大多数患儿喜欢右侧屈髋卧位,以减少腹壁的张力,缓解疼痛。典型体征为右下腹麦氏点固定压痛,发生局限性腹膜炎时右下腹压痛、反跳痛、肌紧张。②恶心、呕吐:腹痛后数小时出现,次数不多;早期呕吐食物,晚期呕吐物为黄绿色胆汁、胃肠液等。可出现腹泻或便秘等症状。但婴儿阑尾炎时,呕吐是最常见的症状,并且往往出现于腹痛之前,有腹泻史者也多于年长儿童。③发热:初期表现低热,腹痛持续6~8小时后体温在37.5~38℃,此后,体温随病情发展,可逐渐升至38~39℃;如阑尾穿孔并发腹膜炎则可出现持续高热、精神不振等症状。④其他症状:年龄较小的患儿在查体时拒绝配合;在急性阑尾炎时,患儿喜右侧卧位,双腿稍屈选择疼痛最轻的位置;走路时腰不能伸直,弯向右侧;当出现腹膜炎时,患儿腹肌紧张,有压痛,拒按,有时伴有腹泻;偶尔盆腔内炎症时,小儿主诉有尿痛。婴幼儿阑尾炎,初期均表现哭闹、烦躁不安、频繁呕吐及高热等症状。

2.术前护理

(1)按急腹症手术前一般护理常规。

(2)病情观察:观察患儿生命体征、腹痛及呕吐情况,有无腹膜炎及脱水的情况。

(3)禁食禁饮,必要时胃肠减压。

(4)皮肤准备:按腹部手术常规备皮,年长儿注意会阴部备皮。

(5)治疗及术前准备:建立静脉通道遵医嘱使用抗生素,抽血急查血常规、凝血项等。

(6)诊断未明确以前禁止使用镇痛药物,禁止导泻及灌肠。

(7)心理护理:小儿急性阑尾炎治疗及时预后较好,热情耐心地为患儿及家属做入院宣教,使其能迅速接受和适应陌生的环境,消除恐惧心理,积极配合治疗。

3.术后护理

(1)按外科手术后一般护理常规。

(2)体位:去枕平卧,头偏向一侧,肩下垫软枕,保持呼吸道通畅。麻醉清醒后可摇高床头,使患儿半坐卧位,使炎症局限于盆腔。

(3)伤口护理:观察伤口敷料有无渗血渗液,观察患儿面色及四肢循环情况,监测生命体征;保持伤口敷料清洁干燥,防止大小便污染伤口,激光照射伤口 2 次/天;避免患儿哭吵、烦躁,必要时给予镇静剂;如出现切口感染,应立即通知医师处理。

(4)管道护理:有胃肠减压者保持胃管引流通畅,每班检查标记,观察胃管有无脱出、阻塞,每班用生理盐水或温开水冲洗胃管 1 次,观察引流物的颜色、性质和量,并做好记录;口腔护理1 次/天。

(5)遵医嘱使用抗生素,防止切口感染。

(6)饮食:手术当日禁食,禁食期间给予静脉补液,维持水电解质平衡。术后第 2 天若患儿腹部不胀,肛门有排气排便,肠鸣音及食欲恢复,拔除胃管,遵医嘱开始进水-流质饮食-软食-普通饮食,并观察进食后有无腹胀、呕吐、腹痛等情况。禁胀气及生、冷、硬的食物。

(7)鼓励早期下床活动,术后 24 小时鼓励患儿早期下床活动,防止肠粘连,促进肠功能恢复。

(8)观察腹部体征情况,肛门有无排气排便,如发现腹痛、腹胀、呕吐、便秘、高热等肠梗阻表现时要立即通知医师并配合处理。术后患儿如出现体温退后复升,腹痛,大便次数多且有黏液或脓样物,伴有里急后重感,提示有腹腔残余感染或盆腔脓肿,应报告医师并配合处理。

(9)有严重腹膜炎、肠蠕动恢复较差情况下,要严格禁食,同时应该继续静脉补液,胃肠减压、减低腹胀和促进肠蠕动。

(10)避免用力咳嗽增加腹内压使切口疼痛,如有咳嗽,可用手按压保护切口,以减轻疼痛。

(五)腹股沟疝

小儿腹股沟疝均是斜疝,在出生前由于腹膜鞘状突闭塞发生停顿、迟缓或不完全,使鞘突管保持开放或部分开放,当腹内压增高时,腹腔脏器被挤入未闭鞘状突即形成疝。手术年龄多在2 岁以内。

1.病情评估

患儿在哭闹或腹内压增高时,腹股沟区出现包块,安静后肿块消失。包块时间出现较长,且不能回纳时出现剧烈哭吵、腹胀、呕吐、进食少、精神萎靡等嵌顿性疝的症状。

2.护理常规

(1)完善相关检查,保持大便通畅,尽量避免患儿哭闹、烦躁,必要时遵医嘱予镇静剂,预防疝嵌顿,如出现嵌顿疝症状和体征应立即报告医师,配合处理。

(2)监测体温,预防呼吸道感染,指导术前禁食禁饮时间及注意事项。

(3)麻醉苏醒期护理。①体位:去枕平卧,头偏向一侧,肩下垫软枕,保持呼吸道通畅。②备吸痰器于床旁,及时清理呼吸道分泌物,给氧,心电监护监测生命体征至平稳。

(4)伤口护理:①观察伤口敷料有无渗血渗液,观察患儿面色及四肢循环情况;如出血量>100 mL/h,立即报告医师配合处理。②保持伤口敷料清洁干燥,防止大小便污染伤口,激光照射伤口 2 次/天,遵医嘱使用抗生素,预防伤口感染,监测体温,观察阴囊(阴唇)水肿情况。③遵医嘱使用镇痛药物缓解伤口疼痛,注意观察效果及不良反应,及时对症处理。雾化吸入治疗2 次/天,鼓励患儿咳嗽,防止肺炎发生。

(5)健康教育:保持大便通畅,预防感冒,尽量避免患儿哭吵、烦躁。

(六)肠套叠

肠套叠是指某段肠管及其相应的肠系膜套入邻近肠腔内引起的肠梗阻,是婴儿期最常见的

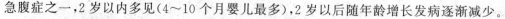

急腹症之一,2岁以内多见(4～10个月婴儿最多),2岁以后随年龄增长发病逐渐减少。

1.病情评估

(1)分型:小肠型、回盲型、回结型、结肠型、复杂型或复套型、多发型。

(2)临床表现:①起病急,常为肥胖健康婴儿,突然哭闹不安,安静5～10分钟或数十分钟又发作,如此反复。发作时与肠蠕动波相一致,并产生强烈疼痛,患儿面色苍白、手脚乱动,表情异常痛苦,蠕动波过后,患儿安静。②呕吐:腹痛发作后不久即可出现呕吐,初为奶汁及乳块或其他食物,以后转为胆汁样物,1～2天后转为带臭味的肠内容物,提示病情严重。③便血:是典型而重要症状,一般在发病后6～12小时便血,呈果酱样或肛门指检指套染血,小肠型肠套叠,便血发生较晚。④在右上腹肝下触及腊肠样、有弹性、稍活动并有轻压痛的包块,右下腹空虚感。晚期病例肿块常可沿结肠移致左侧,加之腹胀或腹肌紧张,肿块常不能触及。⑤全身情况:早期一般情况良好,晚期患儿可有脱水、电解质紊乱、精神萎靡不振、嗜睡、反应迟钝,发生肠坏死时有腹膜炎表现及中毒性休克症状。

2.护理常规

(1)心理护理:耐心细致地做好心理疏导与解释工作,增强患儿及其家长信心,促使其配合治疗,以最佳的心理状态接受手术治疗。

(2)一般护理:禁食,评估患儿一般情况,有无脱水征,维持水、电解质平衡和合理应用抗生素;病程长,腹胀、呕吐明显者维持有效的胃肠减压。皮试和完善各项检查:若患儿一般情况差,精神萎靡,有严重的脱水征,应立即建立静脉通道积极抢救。

(3)非手术疗法:病程不超过24小时,全身情况良好,无明显脱水及电解质紊乱,无明显腹胀和腹膜炎表现者可采用空气灌肠复位治疗。①空气灌肠前准备:遵医嘱给予苯巴比妥钠镇静,阿托品缓解痉挛状态。②空气灌肠后复位成功的指征及并发症观察:灌肠复位后腹部肿块消失,拔管后有大量臭气及粪便排出,腹胀缓解,患儿哭闹停止,安静入睡;口服活性炭0.5～1 g,6～8小时后随大便排出;观察患儿有无再次出现复位前症状,如有提示再次发生肠套叠,须报告医师做相应处理;空气灌肠后患儿如出现烦躁不安、精神萎靡、嗜睡、腹胀、呕吐、呼吸困难、面色苍白并伴有腹膜炎体征,提示迟发性肠坏死、肠穿孔可能,应立即报告医师,做好剖腹探查手术准备。③空气灌肠复位成功后,应向家长交代,注意患儿保暖,防止着凉、腹泻,饮食以稀、少、清淡并富营养为原则,量与质要逐渐增加,有助于肠功能的恢复。此外在小儿添加辅食时,应遵循由稀到稠、由少到多的原则,季节变化时注意加减衣物,预防感冒。

(4)手术疗法:空气灌肠复位失败或不适宜作空气灌肠复位的病例。①按急腹症手术前后护理一般护理常规。②给予禁食,胃肠减压,完善相关检查,根据血生化结果补充电解质。根据病情决定是否给氧、心电监护,有脱水或休克者快速补液扩容,密切观察脱水、休克纠正情况。完善相关术前检查,做好手术准备。③麻醉苏醒期护理:去枕平卧,头偏向一侧,肩下垫软枕,保持呼吸道通畅。备吸痰器于床旁,及时清理呼吸道分泌物,给氧,心电监护监测生命体征至平稳。④保持胃管引流通畅,每班检查标记,观察胃管有无脱出、阻塞,每班用生理盐水或温开水冲洗胃管1次,观察引流物的颜色、性质和量,并做好记录;口腔护理1次/天。⑤观察腹部体征情况,肛门有无排气排便,如发现腹痛、腹胀、呕吐、便秘、高热等肠梗阻或吻合口瘘表现时要立即通知医师并配合处理。⑥禁食期间给予胃肠外营养支持,维持水、电解质平衡,促进伤口愈合。遵医嘱使用抗生素,防止切口感染。⑦观察伤口敷料渗血渗液情况,使用腹带加压包扎伤口。高热时遵医嘱给予物理或药物降温,使体温降至38 ℃以下。避免患儿哭吵、烦躁,必要时给予镇静剂;如

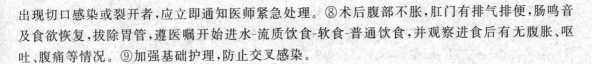

出现切口感染或裂开者,应立即通知医师紧急处理。⑧术后腹部不胀,肛门有排气排便,肠鸣音及食欲恢复,拔除胃管,遵医嘱开始进水-流质饮食-软食-普通饮食,并观察进食后有无腹胀、呕吐、腹痛等情况。⑨加强基础护理,防止交叉感染。

二、儿童肝胆疾病护理常规

(一)门静脉海绵样变

门静脉海绵样变是由于肝内或肝外的原因,使门静脉主干及其分支阻塞,导致门静脉压力增高,造成门静脉周围侧支循环代偿性建立,引起形似海绵的一种病变。门静脉海绵样变根据病因可分为原发性和继发性。儿童门静脉海绵样变多属原发性,有 $50\%\sim60\%$ 的门静脉海绵样变难以查明原因,与该疾病有关的主要因素有门静脉先天畸形及门静脉血栓形成。

1.病情评估

(1)上消化道出血:表现为呕血或黑便。

(2)脾大、脾功能亢进:表现为脾大,外周血细胞减少,患儿多出现贫血、白细胞减少和血小板减少(称为脾功能亢进),血小板明显减少时会发生皮肤瘀斑、鼻出血、齿龈出血等出血倾向。

(3)腹水:①门静脉压力升高,使门静脉系统毛细血管床的滤过压增加;②肝功能受损时低蛋白血症,血浆胶体渗透压下降及淋巴液生成增加,促使液体从肝表面、肠浆膜面漏入腹腔而形成腹水。

2.门静脉海绵样变护理常规

(1)预防食管胃底曲张静脉破裂出血:①避免劳累及恶心、呕吐、便秘、咳嗽、负重等可使腹内压增高的因素。②避免食用花生、瓜子等干硬食物,或辣椒等刺激性食物。③饮食温度不宜过热。④口服药片应研磨成粉末后再服用。⑤术前应选细软胃管充分涂以液状石蜡,口服 20 mL 液状石蜡后,以轻巧手法协助患儿徐徐吞入。

(2)腹水的观察及护理:①注意休息,平卧位,以增加肝、肾血流灌注。下肢水肿的患儿抬高患肢。②定期测量腹围和体重,每天清晨未起床前测量腹围 1 次;每周测量体重 1 次。保证每一次测量在同一体位、同一时间及同一部位。③按照医嘱限制液体和钠的摄入,少食用含钠高的食物,如酱油、含钠的味精及酱菜等。④根据病情遵医嘱给予利尿剂,注意出入量的平衡,密切观察有无低钾或低钠血症的发生。

(3)术前准备:①术前保证充分休息,必要时卧床。②适当的运动,在每天保证充足睡眠的情况下,早晚在病房楼道内散步并步行上下楼 2 次,不可进行剧烈的活动。③心理护理:通过交谈、观察等方法了解患儿心理状态,多给予安慰和鼓励,使之增强信心,积极配合。④加强营养,采取保肝措施。⑤防止食管及胃底曲张的静脉破裂出血。⑥预防感染:术前 2 天使用抗生素。

(4)术后护理:①密切观察病情变化,记录生命体征变化。②全麻术后,麻醉清醒前,取头偏向一侧,肩下垫一软枕,术后第一天采取半坐卧位;翻身拍背时动作轻柔;术后早下床活动,防止腹胀,保持大、小便通畅;术后发生下肢肿胀,可适当抬高。③预防静脉血栓的形成:术后 2 周内每天或隔天复查 1 次血小板,若超过 $600\times10^9/L$,立即遵医嘱给予抗凝治疗。应用抗凝药物前后要密切观察凝血时间的变化。脾脏切除后一般避免使用止血药物,以防止血栓的形成。④腹腔引流管保持通畅,注意观察并记录引流量及性质。更换引流袋时注意无菌操作。术后 1 周,引流量减少至每天 10 mL 以下,色清淡,即可考虑拔管。⑤预防感染:必要时可进行病室隔离,保持病室内较适宜的温、湿度,注意开窗通风,每天 3 次;保持床单位的清洁,每天整理,定期更换,防止交叉感染;定期擦澡,保持皮肤清洁、卫生;每天进行口腔护理,预防口腔感染。⑥饮食指导:在肠蠕动恢复后,可给予流质饮食,后改为半流食或普食;术后应限制蛋白质饮食(肝功能不好者);忌粗食和过热的食物;禁烟酒。⑦遵医嘱采取保肝措施。

(5)出院指导:①6 周内禁提 5 kg 以上重物,可进行轻体力劳动;每天保证充足的睡眠时间,晨晚间散步;终身都要避免高强度的体力劳动。②合理的饮食:宜食高热量、高维生素、适量蛋白质的软食,禁食干硬、辛辣、刺激性食物,吃鱼时要防止鱼刺刺破曲张的血管引起大出血。严格限制饮酒和吸烟,减少进食粗糙食物,防止便秘,减少内因性有毒物质的产生,避免腹压增高而导致出血,如果有腹水,应进低盐饮食。③拆线后 3 天可进行沐浴,但时间不宜过长,禁止搓洗。保持良好的个人卫生,防止感染。④定期复诊,并应遵医嘱按时服药,不得擅自停药或改药。勿滥用保肝药物,以免加重肝脏负担,口服药要碾碎服用。⑤出现并发症时如出现皮肤及巩膜黄染、呕血、黑粪、发热、恶心、呕吐或腹痛、腹胀,应及时就医。

(二)脾破裂

脾脏是一个很脆弱的实质性脏器,据其损伤的范围可分为:中央型破裂、被膜下破裂和真性破裂。前两种因被膜完整出血量受到限制,临床症状不明显最终形成血肿被吸收,但有些血肿(特别是被膜下血肿)在某些微弱外力的影响下,可转为真性破裂。但临床上 85% 都是真性脾破裂,临床症状主要以腹腔内出血为主。患儿表现为面色苍白,出冷汗,脉搏细数,血压下降,时有明显腹胀和移动性浊音,出血量大时可危及生命。

1.病情评估

(1)外伤性脾破裂,一般病情急、重而急诊入院,部分患儿存在着隐蔽性伤情,通过对家属或肇事者了解患儿致伤方式、受伤时间等进行病情评估。

(2)密切观察患儿的各种症状、体征变化,对面色由苍白变紫、手足发凉、烦躁不安等休克早期症状,应加以重视,重者出现血压低、脉细速、表情淡漠、感觉迟钝等休克症状时,立即给予抗休克处理。

(3)临床化验:可见红细胞、血红蛋白、血细胞比容等数值下降,白细胞计数可略有增高。

(4)B 超:可探测脾的外形的大小,脾实质内血肿的存在和演变。

(5)诊断性腹腔穿刺:可抽出不凝鲜血。

2.护理常规

(1)术前护理:①保持呼吸道通畅,鼻导管给氧。②积极建立 2 条以上静脉通路,必要时输血,以扩充血容量,保证循环灌注。③对躁动不安的患儿,应加强保护措施,如加床栏等,同时注意保暖,加快输液速度。④严重休克者,必须留置导尿并记录尿量,以观察单位时间内尿量是否充足。以此判断病情变化,如尿量接近正常范围[>1 mL/(kg·h)],说明休克已好转。⑤对于脾破裂引起迟发性大出血者,即腹部伤 48 小时以后出现急性腹部症状者或有低血容量性休克表现的患儿,应详细询问病史,了解致伤原因及受伤部位,监测生命体征,绝对卧床休息,以免下床活动或排便而引起腹压突然升高导致脾脏包膜下破裂而大量出血。⑥密切观察患儿的神志、生命体征、皮肤的温湿度及尿量,15~30 分钟测量 1 次。⑦腹部症状的观察:腹痛进行了性加剧,腹围增大,出现移动性浊音及腹膜刺激征,提示腹腔肘器破裂和出血可能。⑧腹腔穿刺抽出不凝鲜血,提示内出血与实质性脏器破裂,如伤后未抽出不凝固鲜血,也不能排除脾破裂的可能性,因而更应严密观察病情变化,每隔 2~4 小时重复穿刺以提高警惕,以免延误病情。⑨实验室检查结果的观察:尤其是红细胞和血红蛋白的变化进行连续性动态观察,如低于正常值呈下降趋势,说明腹腔内出血,有脾破裂可能。⑩准确记录出入量,保暖。8 积极做好术前准备:备皮、备血、药敏、禁饮、置管。

(2)术后护理。①疼痛的护理:在麻醉作用消失后 2～6 小时出现伤口疼痛,且可因翻身、咳嗽等加重,当肠鸣音恢复时,由于肠腔内气体存留,患儿有腹胀及腹牵扯痛时,其护理措施为早期给予适当的镇痛药;鼓励患儿深呼吸,协助患儿咳嗽、咳痰,给予雾化吸入;调至舒适体位,双腿屈膝侧卧或半卧位。②体位:首先平卧后半卧位,有利于血液循环,增加肺的通气量,减轻腹部张力,并早期活动,防止膈下积血积液、肠粘连和感染,有利于引流。③引流管护理:保持腹腔引流管的通畅,妥善固定,防止脱落。观察引流物的量及性质,若有较多新鲜血性液体流出,常提示有出血现象,可能是脾动脉结扎不牢,及时汇报医师。每天更换引流袋时注意无菌操作,防止上行感染。腹腔引流管一般留置 48～72 小时。观察引流管切口渗血渗液情况,注意保持切口敷料清洁干净。④脾热:外伤性脾破裂患儿在行脾切除术后 3～5 天可出现发热,即"脾热",体温在 38 ℃左右,持续 7～10 天,患儿自觉良好,不需特殊治疗。⑤膈下感染:膈下感染是造成患儿死亡的重要原因,患儿的体温较"脾热"高,持续时间长,多伴有畏寒、胃曾饱胀不适、肋部胀痛,检查发现左腋中线 9～10 肋间隙饱满,有压痛,呃逆不止,白细胞总数和中性粒细胞增高,超声检查有液平段,穿刺可抽出脓液。护理上要注意观察体温的高低、热型、持续时间和有无畏寒、寒战等,发现异常,及时汇报医师。⑥顽固性呃逆:为脾破裂后刺激膈神经所致,可肌内注射利他灵或针灸呃穴可缓解。若呃逆不止,提示可能有膈下脓肿。

(三)先天性胆道闭锁

先天性胆道闭锁是危及患儿生命的严重疾病,由于一系列的因素导致新生儿胆道发育欠完善,从而导致胆汁不能顺利地排出体外,引起诸如白陶土样大便、黄疸、肝硬化等的一种综合征。是新生儿时期梗阻黄疸的主要病因之一,先天性胆道闭锁病死率很高。

1.病情评估

(1)皮肤黄染情况。

(2)大便颜色。

(3)肝功能。

(4)肝脏 B 超及 MRI。

2.术前护理

(1)术前 3 天遵医嘱使用抗生素预防胆道术后感染。

(2)输血浆、清蛋白等支持。

(3)术前禁食和胃肠减压。

(4)术前常规备皮、皮试和完善各项检查,预防感冒。

3.术后护理

(1)体位:麻醉清醒前肩部垫枕头偏一侧位,防止误吸,麻醉清醒后可垫枕头。

(2)注意监测血氧饱和度,必要时吸氧。

(3)保暖:室温控制在 24～25 ℃,各种操作尽量集中进行,检查切口时注意及时加盖被子,使患儿四肢温暖,体温维持在 36～37 ℃,减少低温引起的肺部感染。

(4)饮食:术后禁食、胃肠减压;肠功能恢复后,停止胃肠减压,改为半量母乳或配方奶。

(5)腹带包扎:小儿腹腔容量相对较小,且腹壁薄弱,术后常规行腹带包扎,以防伤口裂开,应注意腹带的松紧度,以免影响小儿的呼吸。

(6)术后用药:术后应给予抗感染、保肝、补液、营养支持,禁食期间注意保持水、电解质、酸碱平衡,注意输液总量、速度,避免加重心脏负担。

(7)引流管的护理 保持各种引流管的通畅,密切观察引流物的颜色、性状及量。每天更换引流装置,更换时严格无菌技术操作。

(8)病情观察:①术后应严密观察生命体征、腹部体征变化情况。②术后胆汁是否排出关系到手术的成败,因此护士每班评估患儿皮肤巩膜黄染的变化趋势。③注意观察尿液及大便颜色。④注意出入量的平衡。⑤每周复查总胆红素、结合胆红素、非结合胆红素、肝功能。

(9)术后并发症的观察及护理。①预防和减少肺部并发症:保暖,防止肺部感染发生;病室定时通风,减少探视,保证空气流通;雾化吸入,对咳嗽无力和肺不张的患儿加强肺部叩击,叩击时避开切口,必要时辅以电动吸痰;严格无菌操作,接触患儿前后均要洗手,减少交叉感染机会;合理使用抗生素,控制感染。②胆管炎:胆管炎的发生可使肝功能损害加重。早期胆管炎发生在术后第1周左右,临床表现不典型,患儿通常无诱因的哭闹、精神萎靡或烦躁等;晚期胆管炎发生在术后1个月左右,可引起门静脉高压;早期发现和治疗胆管炎,术前3天应用抗生素和输血浆等支持治疗对预防胆管炎非常重要。腹胀、呕吐不明显者可进少量流质,喂毕取左侧卧位,防止食物沿胆支空肠襻反流入肝内胆管引起上行性胆管炎。③上消化道出血:早期少见,个别患儿出现消化道出血可能是术后禁食造成的应激性胃溃疡、胃肠减压管的刺激和肝功能障碍引起的凝血功能低下所致。遵医嘱予温盐水洗胃1次,以减轻胃内容物对胃黏膜的刺激。晚期胆汁性肝硬化导致门静脉高压可出现严重的上消化道出血,来势凶险,病死率高。

4.出院指导

(1)术后定期复查,每月1次。

(2)向家长讲解术后简单有效的病情观察和一般保健知识。

(3)饮食指导:随着患儿生长发育的需要,逐步添加辅食,少量多餐,进食高糖、高蛋白、高能量、低脂肪、低盐饮食,同时注意脂溶性维生素的补充,如维生素 A、维生素 D 等。

(4)加强皮肤护理:防止因外伤和挖鼻等引起皮肤瘀斑和鼻出血;了解皮肤黄染程度的观察方法。

(四)先天性胆总管囊性扩张症

胆总管囊性扩张症为临床上最常见的一种先天性胆道畸形。指胆总管的一部分呈囊状或梭状扩张,有时可伴有肝内胆管扩张,也称为胆总管囊肿。可发生在肝内外胆管的任何部位,但以远端多见。幼儿时期即可出现症状,75%病例在 10 岁前得到诊断,女性多于男性。病因可能是先天性发育异常、胰胆管合流异常、感染。典型的临床表现是腹痛,腹部肿块、黄疸。

1.病情评估

(1)有无腹痛、黄疸及腹部肿块等典型症状。

(2)皮肤黄染情况。

(3)大便颜色。

(4)肝功能。

(5)肝脏 B 超及 MRI。

2.护理常规

(1)术前护理:①术前3天遵医嘱使用抗生素预防胆道术后感染。②术前常规备皮、皮试和完善各项检查,预防感冒。③术前禁食和胃肠减压。④心理护理:热情接待患儿,向患儿/家属解释手术治疗的必要性、安全性及术后效果。介绍同病房相同病情的成功病例,消除对手术的恐惧心理,使他们能主动配合治疗和接受手术。

(2)术后护理:①全麻未清醒时应去枕平卧,头转向一侧,可防止呕吐物误吸。注意双肺呼吸音,有无痰鸣,及时给予吸痰,以避免引起吸入性肺炎或窒息。鼓励患儿咳嗽,年龄较小的患儿可鼓励吹气球等,以促进肺的扩张,预防肺部并发症的发生。②禁食、胃肠减压:观察并记录引流物的色、质、量。待肠功能恢复后可进食流质,半流质饮食。禁食期间,为预防低蛋白血症影响剖口愈合,应少量多次输血、血浆、清蛋白或氨基酸、脂肪乳剂等。禁食期间每天口腔护理 2～3 次,指导患儿用生理盐水或朵贝液漱口,鼓励和协助其刷牙,保持口腔清洁卫生。③"T"管护理:妥善固定管道,引流袋位置低于引流管,并每天更换引流袋及引流管处敷料,严格执行无菌操作。保持引流管畅通,发现不畅时及时检查原因,有无引流管扭折、压迫、阻塞,必要时视病情在严格无菌操作下用无菌生理盐水缓慢冲洗。观察胆汁颜色、性质、量,如引流液混浊,甚至有脓性分泌物,表示有感染的可能,胆汁的量为 50～100 mL,如引流出血性液体超过 300 mL/h,可手术止血。拔管:"T"管逆行造影证实胆总管下段通畅,肝内外胆管无结石、蛔虫及狭窄,胆汁量日渐减少,可试夹管 3 天,观察患儿如无恶心、上腹胀、发热、黄疸等症状可拔管。拔管后观察有无大量胆汁流出及患儿精神、食欲,大、小便情况,并注意有无畏寒、发热、黄疸等症状。④体温:术后3 天内体温＜38.5 ℃,则多为外科吸收热,如体温＞38.5 ℃,且有伤口疼痛,应检查伤口情况,注意是否有切口感染。发热患儿应加强全身皮肤的护理,及时擦干汗液,更换衣被。⑤留置导尿管者,应用 0.1％氯己定擦洗尿道口或外阴抹洗,每天 2 次。⑥保持水、电解质平衡:密切观察记录患儿胃肠减压、胆汁引流及尿的色、量,为补液提供依据。观察患儿有无体液不足的表现如精神差、皮肤弹性差、黏膜干燥、眼眶凹陷、尿少,及时汇报医师处理。按医嘱补充足量水分、电解质。

3.出院指导

(1)带管回家注意保护"T"管,定时消毒,更换引流袋,观察胆汁引流的量、色,拔管前夹闭"T"管 1～2 天,患儿无发热、腹痛、黄疸,说明胆汁能顺利到达十二指肠内,经"T"管造影证明胆管系统通畅方可拔管。

(2)饮食:低脂、易消化和营养丰富的饮食,少量多餐。

(3)定期随访肝功能,若出现腹痛、黄疸等,应及时就医。

三、儿童心胸外科护理常规

(一)儿童胸外科一般护理常规

1.术前准备

(1)按外科手术前一般护理常规。

(2)指导肺功能训练,预防感冒,防止术后肺部并发症。

(3)根据手术部位做皮肤准备。

(4)患儿送手术室后,做好床单位的准备,备好监护仪器及常规抢救物品。

2.术后护理

(1)按术后一般护理常规及麻醉后常规护理。

(2)麻醉清醒后,半卧位或 45°卧位。

(3)严密观察生命体征变化,做好监护记录。

(4)呼吸道护理是术后护理的重点。应加强雾化,坐起拍背,刺激隆突,鼓励咳痰,必要时吸痰,及时排出呼吸道分泌物,促进肺扩张。根据病情,给予鼻导管供氧或面罩供氧。

(5)严密观察气管位置,如发生突然呼吸困难,应立即报告医师。

(6)卧床期间做好基础护理,保持床单位清洁、干燥,防止压疮发生。禁食期间加强口腔护理。

(7)指导患儿合理饮食:早期宜清淡、易消化的半流质,逐渐增加高蛋白、高热量、维生素丰富的饮食,增加营养摄入。同时应注意多进粗纤维饮食,保持大便通畅。

(8)鼓励患儿做术侧肩关节及手臂的抬举运动,拔除胸管后应早期下床活动。

3.健康指导

(1)加强营养,少食多餐、多进高蛋白、高热量、高维生素、易消化饮食,禁烟酒。

(2)逐步增加活动量,注意室内空气调节,预防上呼吸道感染。

(3)保持大便通畅,多食粗纤维饮食,必要时给予缓泻药;食管术后患儿,餐后应半卧30分钟,防止食物反流。

(4)注意保持精神愉快,情绪稳定。

(5)门诊随访,及时了解病情变化。

(二)胸外伤

胸部损伤以直接暴力撞击胸部所致,其中以发生肋骨骨折气胸合并血胸多见。常见原因为刀伤、钝器、车祸、火器伤和高空坠落伤。

1.病情评估

(1)判断损伤类型,闭合型、开放型或张力型,体内有无异物如锐器等。

(2)有无胸痛、咯血、呼吸困难及休克。

(3)有无器官移位,如器官或心脏移位等。

(4)实验室检查及影像学检查情况。

2.护理常规

(1)按胸外科一般护理常规。

(2)急救配合:胸部损伤患儿若遇有危及生命的现象时,应协助医师采取急救措施。①连枷胸:用厚敷料加压包扎患处胸壁,以消除反常呼吸。②开放性气胸:用凡士林纱布封闭伤口。③张力性气胸:行穿刺抽气或胸腔引流。④病情无好转,出现胸腔内活动性出血者需迅速做好剖胸准备,对疑有心脏压塞者,须配合行心包穿刺术。⑤必要时行呼吸机辅助呼吸或配合气管切开。⑥同时建立静脉通路,遵医嘱予补充血容量或抗休克处理。

(3)观察生命体征:注意神志、瞳孔、呼吸情况,注意有无缺氧症状,气管是否移位,皮下气肿等,观察胸部、腹部和肢体活动等情况,疑有复合伤立即报告医师。

(4)维持呼吸功能:保持呼吸道通畅,预防窒息。鼓励和协助有效咳嗽,排痰,遵医嘱给氧,雾化吸入。

(5)疼痛与不适:胸骨骨折患儿可用胸带固定,当患儿咳嗽或咳痰时,协助或指导患儿或家属双手按压胸壁,减轻疼痛,遵医嘱给予镇痛剂。

(6)预防感染:密切观察体温变化,配合及时清创,缝合,包扎,遵医嘱合理使用抗生素,有开放伤口者,注射破伤风抗毒素。行胸腔闭式引流者,按胸腔闭式引流常规护理。

(三)先天性心脏病

先天性心脏病指出生前胚胎期心脏血管发育异常而造成的畸形性疾病,是小儿最常见的心

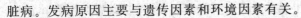

脏病。发病原因主要与遗传因素和环境因素有关。

1.病情评估

先心病可按病理生理(非发绀型及发绀型)和解剖部位分类。临床上为便于理解常按解剖分类可分为大血管畸形、心内间隔缺损、瓣膜畸形、复合畸形。

(1)大血管畸形:主动脉缩窄、肺静脉异位引流;永存动脉干、永存左上腔静脉;大血管转位、冠状动脉瘘。

(2)心内间隔缺损:房间隔缺损、室间隔缺损、心内膜垫缺损、主肺动脉隔缺损。

(3)瓣膜畸形:主动脉瓣——狭窄、二叶瓣;二尖瓣——狭窄、裂口;三尖瓣——下移畸形、闭锁、狭窄、裂口;肺动脉瓣——狭窄、闭锁。

(4)复合畸形:法洛三、四、五联症、单心室;左室双出口、右心室双出口等。

2.护理常规

(1)执行小儿内科一般护理常规。

(2)安排合理的生活制度。根据病情安排适当活动量;避免情绪激动,以免加重心脏负担,严重患儿应卧床休息。

(3)给予高热量、高蛋白、易消化饮食,少量多餐,避免过饱,保持大便通畅。

(4)实行保护性隔离,预防感染。

(5)密切观察患儿神志、面色、呼吸、心率、肝脏等变化,发现异常及时通知医师处理。

(6)严格控制输液速度和量,用输液泵控制滴速;尽量减少搬动和刺激患儿,治疗护理尽量集中完成。

(7)指导家长掌握先天性心脏病的日常护理,建立合理的生活制度,对家长和患儿解释病情和检查、治疗经过,减轻他们的紧张、恐惧心理,取得他们理解和配合。

(四)漏斗胸

漏斗胸是最常见的先天性胸壁畸形,其主要特征为胸骨柄下缘至剑突上缘胸骨体向背侧倾斜凹陷,两侧下部肋软骨也同时向背侧弯曲,使前胸下部呈漏斗状,凹陷顶点通常在胸骨体下端和剑突交接处。

1.病情评估

漏斗指数:是国内常用的评估方法。$FI=(a \times b \times c)/(A \times B \times C)$式中,a为漏斗胸凹陷部的纵径;b为凹陷部的横径;c为凹陷深度;A为胸骨长度;B为胸廓横径;C为胸骨角至椎体前的最短距离。

轻度:$FI < 0.2$;中度:$0.2 < FI < 0.3$;重度:$FI > 0.3$。

2.护理常规

(1)术前护理。①心理护理:减少患儿恐惧感觉,带患儿到其他相同手术的病房观看。②预防感冒,减少活动量,在床上练习排大小便,练习深呼吸每天2~3次。③术前准备:抽血做常规化验及生化检查,术前禁食6~8小时。

(2)术后护理。①监测生命体征,给氧1~2 L/min,保持呼吸道通畅。麻醉清醒前平卧位,头偏向一侧,完全清醒后取半卧位,床头抬高10°~20°,有利于引流管通畅。②体位:患儿睡硬板床,取平卧位,避免上肢上举或支撑动作,防止钢板移位。③观察胸腔或纵隔引流管是否通畅,引流液的颜色、性质、量,正常引流量<5 mL/(kg·h),如引流量过多,且为血性时,考虑为有出血可能,应立即通知医师,引流量过少,查看引流管是否通畅。④观察伤口敷料情况,保持敷料干

燥,如有渗血渗液应及时更换。⑤遵医嘱使用止痛剂,用止痛药期间,注意观察患儿生命体征情况,评价止痛的效果。⑥术后第 2 天可进行肺功能训练,如吹气球、吹口哨、使用呼吸训练器等。⑦加强营养,增强机体抵抗力。

3.健康宣教

(1)避免俯卧或侧卧位睡觉。

(2)防止前胸受压。

(3)防止受凉、感冒。

(4)加强呼吸功能训练,如练习深呼吸、吹气球、吹口哨等。

(5)适当体育锻炼,手术 3 月后每天定时做扩胸运动。

(6)术后 3 个月、6 个月、1 年分别门诊随访肺功能情况及胸廓形状,2～3 年后取出钢板。

(五)先天性食管闭锁

先天性食管闭锁是一种严重的先天性畸形,目前认为早期前肠的异常发育是导致食管畸形的根本原因。

1.病情评估

(1)食管闭锁通常采用 Gross 五型分类法。

Ⅰ型:食管上端闭锁、下端闭锁,食管与气管间无瘘管,约占 6%。

Ⅱ型:食管上端与气管间形成瘘管,下端闭锁,约占 2%。

Ⅲ型:食管上端闭锁,下端与气管相通形成瘘管,此型临床最常见,约占 85%;对于食管两盲端间距离＞2 cm 为Ⅲa型,食管两盲端间距离＜2 cm 为Ⅲb型。

Ⅳ型:食管上、下端均与气管相通形成瘘管,约占 1%。

Ⅴ型:食管无闭锁,但有气管食管瘘,形成 H 形瘘管,约占 6%。

(2)临床表现:唾液不能下咽,反流入口腔,出生后即流涎、吐白沫。每次哺乳时,Ⅰ型和Ⅲ型患儿由于乳汁不能下送入胃,溢流入呼吸道;Ⅱ型、Ⅳ型和Ⅴ型病例则乳汁直接进入气管,引起呛咳、呕吐,呈现呼吸困难、发绀、并易发生吸入性肺炎。食管下段与气管之间有食管气管瘘的 1 型和 4 型病例则呼吸道空气可经瘘管进入胃肠道,引起腹胀,同时胃液亦可经食管气管瘘反流入呼吸道,引致吸入性肺炎,呈现发热、气急。

2.护理常规

(1)术前护理:①做好患儿家长的心理护理:使家长能正确认识和对待此病,积极配合治疗。②呼吸道护理:因食管闭锁患儿不能咽下唾液,加之婴儿特别是早产儿的吞咽反射尚未健全,所以食管闭锁患儿呼吸道的护理是重中之重。术前胃管置于食管闭锁的盲端,每隔 10～15 分钟用 5 mL 空针抽吸食管盲袋内分泌物,以免咽喉部及口腔、气管内分泌物滞留。患儿取斜坡位,可减少分泌物反流的机会。③给予持续低流量氧气吸入:以增加肺部通气量,改善低氧状态。④保暖:患儿入院后应及时置于暖箱中,箱温以 30～32 ℃为宜,保持皮肤温度在 36.5 ℃左右。⑤术前造影:以了解食管闭锁为哪种类型,造影成功后立即抽出造影剂,清洁口腔。造影时护理人员要一起陪同,随时吸出口腔及咽喉部的分泌物,保证呼吸道通畅。⑥应用抗生素:食管闭锁患儿均合并有肺炎,手术为选择性急诊手术,由于肺炎较严重,有时应适当延长手术准备时间,借此期间应用抗生素加强肺炎的治疗。及时给予营养支持,保证水电解质平衡。

(2)术后护理。①密切观察生命体征变化:患儿置暖箱,予以心电监测,面罩吸氧,重点观察血氧饱和度的变化及口唇有无发绀等情况。②胃管护理:保持胃管通畅,随时抽吸,抽力大小要适宜,详细记录每天抽吸液的性质、颜色及量,随时观察有无腹胀、排便及肠蠕动恢复情况。③胸膜外引流管:妥善固定胸膜外引流管,防止引流管扭曲、脱落,观察引流液的颜色、性质和量,并记录 24 小时总量。④呼吸道的护理:患儿取斜坡位,及时清除呼吸道分泌物,保持呼吸道通畅,并在吸痰管上做标记,吸痰管切忌插入过深,以免损伤吻合口而引起吻合口漏。保持暖箱湿度在65%左右,使分泌物不至于过度黏稠。⑤输液护理:输液速度不可过快,按照 6 mL/(kg·h)的速度均匀静脉输入。⑥纠正水、电解质平衡紊乱并给予营养支持。⑦鼻饲的护理:术后48 小时后先给予 5 mL 温水或 100 g/L 葡萄糖注射液 5 mL 从胃管内注入,患儿如果无呛咳、憋气、呼吸困难及胸膜外引流管引流液增多等现象,遵医嘱给予吸出的母乳或配方奶 20 mL,每 3 小时经胃管注入 1 次,术后 72 小时给予吸出母乳或配方奶 30 mL,每 3 小时经胃管注入 1 次。鼻饲喂养时操作要轻柔,以免患儿出现呛咳,并且随时观察患儿的反应。

3.出院指导

食管闭锁患儿术后有发生食管狭窄的可能,应指导患儿家长出院后合理喂养。如果出现呕吐、咳嗽,并发肺炎或营养不良时要及时就诊,必要时进一步治疗。

(六)呼吸道异物

呼吸道异物为耳鼻咽喉科常见急危疾病之一,多见于 5 岁以下儿童,严重性取决于异物的性质和造成气道阻塞的程度,轻者可致肺部损害,重者可窒息死亡。

1.病情评估

(1)异物分内源性和外源性。内源性异物乃因呼吸道炎症发生的假膜、干痂、血块、脓液、呕吐物等。外源性异物是经口吸入的各种物体。

(2)临床表现。①误吸史:进食时突然出现呛咳(阵发性、痉挛性、窒息性),面色发绀、呼吸困难、恶心呕吐,异物相对固定后咳嗽减轻。②间歇性咳、喘。③呼吸困难,气管异物多有吸气困难。

2.护理常规

(1)术前护理:①密切观察呼吸情况,保持患儿安静,避免哭闹而引起的异物移位并且增加耗氧量。必要时遵医嘱使用镇静剂,忌用吗啡、哌替啶等抑制呼吸的药物。②遵医嘱给予氧气吸入,床旁备气管切开包、吸痰器等急救物品。如呼吸困难加重,应立即加大氧流量至 5~6 L/min。并将患儿侧卧,轻拍背部,同时派人通知医师采取有效的抢救措施。③观察有无体温增高、咳嗽、痰多等呼吸道感染征象。遵医嘱准确使用抗生素。④积极完善术前准备,争取时间尽早取出异物。⑤患儿不能擅自离开病房,外出检查必须由医师陪同,以防发生意外。

(2)术后护理:①了解手术过程是否顺利,异物是否完整取出,有无损伤或发生并发症,以便采取相应的术后护理措施。②麻醉清醒前取平卧位,头偏向一侧,及时吸出呼吸道分泌物,保持呼吸道通畅。有活动的牙齿或义齿事先取出,以防呕吐物或牙齿吸入气道。③遵医嘱及时给予吸氧、抗生素和激素治疗,以预防感染和喉头水肿的发生。如有严重呼吸困难发生,经药物治疗无缓解,并进行性加重,应及时通知医师,必要时行气管切开。④植物性异物在镜检钳取时易破碎,小碎片可能再度吸入引起呼吸困难及呛咳,术后应密切观察面色、口唇、呼吸及呛咳情况,注意有无残余异物。⑤行气管切开的患儿,按气管切开护理常规护理。

3.急救措施

(1)拍背法:让小儿趴在救护者膝盖上,头朝下,托其胸,拍其背部,使小儿咯出异物;也可将患儿倒提离地拍背。

（2）催吐法：手指伸进口腔，刺激舌根催吐，适用于较靠近喉部的气管异物。

（3）拍挤胃部法（海默来克手法）救护者抱住患儿腰部，用双手示指、中指、无名指顶压其上腹部，用力向后上方挤压，压后放松，重复而有节奏进行，以形成冲击气流，把异物冲出。

4.出院宣教

（1）向患儿及家长宣传防止呼吸道异物的保健知识，帮助其正确认识呼吸道异物的危险性。

（2）5岁以下幼儿避免吃花生、瓜子、豆类等颗粒性的食物。

（3）小儿进食时不要哭闹、嬉戏，以免异物误入呼吸道。

（4）纠正口中含物的不良习惯，如发现小儿口中含物时，应诱其吐出，不可强取，以免哭闹而误入呼吸道。

（李瑞芬）

参 考 文 献

[1] 盖壮健.儿科常见疾病诊疗学[M].沈阳:辽宁科学技术出版社,2022.

[2] 周立.临床儿科疾病诊疗[M].北京:科学技术文献出版社,2020.

[3] 朱燕.儿科疾病护理与健康指导[M].成都:四川科学技术出版社,2022.

[4] 马晓花.实用临床儿科疾病诊疗学[M].长春:吉林科学技术出版社,2022.

[5] 王伟丽.儿科与新生儿疾病诊疗实践[M].北京:科学技术文献出版社,2021.

[6] 杜爱华.儿科诊疗技术与临床实践[M].北京:科学技术文献出版社,2020.

[7] 郝菊美.现代儿科疾病诊疗[M].沈阳:沈阳出版社,2020.

[8] 赵小然,代冰,陈继昌.儿科常见疾病临床处置[M].北京:中国纺织出版社,2021.

[9] 王敏,杨丽霞,牛宛柯.儿科常见病诊断与治疗[M].北京:世界图书出版有限公司,2021.

[10] 陈莹,齐雪娇,李霞,等.儿科常见疾病预防与诊治[M].哈尔滨:黑龙江科学技术出版社,2021.

[11] 苏娟.临床儿科疾病与儿童保健[M].哈尔滨:黑龙江科学技术出版社,2021.

[12] 徐玮玮.小儿常见病综合诊疗学[M].南昌:江西科学技术出版社,2020.

[13] 许铖.现代临床儿科疾病诊疗学[M].天津:天津科学技术出版社,2020.

[14] 徐迪.小儿泌尿外科疾病诊疗指南[M].福州:福建科学技术出版社,2020.

[15] 王翠霞.儿科常见病诊疗常规[M].天津:天津科学技术出版社,2020.

[16] 梅梅.儿科学基础与诊疗要点[M].北京:中国纺织出版社,2021.

[17] 杨建美,曹慧芳,郎晓剑.儿科常见病诊疗技术[M].长春:吉林科学技术出版社,2021.

[18] 吴超,王佩瑶,雷大海,等.现代临床儿科疾病诊疗学[M].开封:河南大学出版社,2021.

[19] 萧建华.儿科临床规范诊疗与新进展[M].北京:科学技术文献出版社,2020.

[20] 王健.新编临床儿科诊疗精粹[M].上海:上海交通大学出版社,2020.

[21] 王婷,张京晶,范勇.儿科常见疾病诊疗与护理[M].广州:世界图书出版广东有限公司,2021.

[22] 郭勇,张守燕,郑馨茹,等.儿科疾病治疗与急救处理[M].哈尔滨:黑龙江科学技术出版社,2022.

[23] 崔清波,邵庆亮.儿科疾病诊疗与康复[M].北京:科学出版社,2021.

[24] 刘瀚旻.基层儿科常见症状与疾病[M].北京:人民卫生出版社,2022.

[25] 于吉聪.临床儿科诊疗进展[M].哈尔滨:黑龙江科学技术出版社,2020.

［26］王永清.儿科基本诊疗备要［M］.苏州:苏州大学出版社,2022.

［27］郭燕.临床儿科诊疗思维与实践［M］.长春:吉林科学技术出版社,2020.

［28］张大宁,闫梅,布治国,等.临床儿科疾病诊治与急症急救［M］.哈尔滨:黑龙江科学技术出版社,2021.

［29］刘丽.儿科诊疗技术与临床应用［M］.北京:科学技术文献出版社,2020.

［30］刘庆华.现代儿科常见病临床诊疗［M］.汕头:汕头大学出版社,2020.

［31］吕伟刚.现代儿科疾病临床诊治与进展［M］.开封:河南大学出版社,2021.

［32］高玉梅,徐莎莎,焦东立,等.实用临床儿科常见病诊治精要［M］.哈尔滨:黑龙江科学技术出版社,2021.

［33］邹国涛.儿科常见疾病临床诊疗实践［M］.北京:中国纺织出版社,2022.

［34］夏正坤,黄松明,甘卫华.儿科医师诊疗手册［M］.北京:科学技术文献出版社,2021.

［35］毛庆花,冯萍,王怡,等.实用儿科疾病诊疗思维［M］.北京:科学技术文献出版社,2021.

［36］李春玉,张迪,王丽敏,等.维生素 D 与小儿迁延性腹泻的相关性研究［J］.微量元素与健康研究,2023,40(2):80-81,84.

［37］韩啸,吴继志,孙耀义.MSCT 联合超声心动图对小儿先天性心脏病心血管畸形的诊断价值［J］.中国妇幼健康研究,2022,33(6):86-90.

［38］谭晓莉,张翼.小儿呼吸道感染临床药物治疗效果观察［J］.世界最新医学信息文摘,2021,21(74):79-80.

［39］贺蓉,张雪,陈文霞,等.利奈唑胺联合布地奈德治疗儿童肺炎的效果观察［J］.中国实用医药,2020,43(10):2061-2064.

［40］唐培东.布地奈德雾化吸入治疗小儿呼吸道感染的疗效分析［J］.世界最新医学信息文摘,2022,22(79):34-37.